Joseph Groben · Requiem für ein Kind

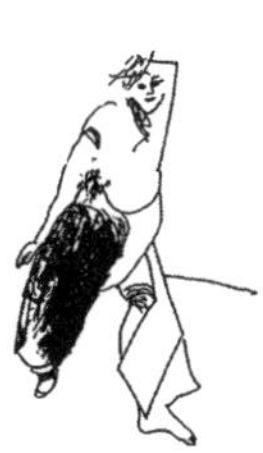

Joseph Groben

Requiem für ein Kind

Trauer und Trost berühmter Eltern

Dittrich

2. Auflage, 2002

CIP-Einheitsaufnahme: Groben, Joseph
Requiem für ein Kind / Joseph Groben – Köln 2001:
Dittrich, 2001
Lektorat: Julia Kuschmann
Fotosatz: Sankt-Paulus-Druckerei, Luxemburg
Druck: Wiener Verlag, Himberg

ISBN 3-920862-32-5

www.dittrich-verlag.de

Dieses Buch ist dem Andenken der Unzähligen gewidmet, die allzu früh dahingegangen sind und ihre Eltern in tiefer Trauer zurückgelassen haben. Einige davon haben dem Autor nahegestanden, ihr Tod hat ihn betroffen.

Carole B. 1961-1982

Johny B. 1944-1967

Marc E. 1952-1995

Anne G. 1961-1992

André H. 1943-1961

Vivi H. 1949-1986

Romain K. 1959-1982

Andrée L. 1963-1995

Rudo M. 1934-1957

Dominique M. 1955-1992

Fernand M. 1935-1957

Michel S. 1967-1994

André S. 1958-1985

Marie-Jeanne S. 1957-1994

Daniel de S. 1946-1969

Frank S. 1948-1997

Laurent V. 1971-1993

Pascal V. 1977-1993

Tommy W. 1966

Mariette W.-B. 1948-1995

Inhaltsverzeichnis

Einleitung

Und Kinder wachsen auf mit tiefen Augen,
die von nichts wissen, wachsen auf und sterben.
Hugo von Hofmannsthal

Dass wir alle sterben werden, dass unsere Existenz also nur ein »Da-Sein zum Tode« (Heidegger) ist, das ist die einzige Gewissheit, die das Leben uns beschert. Diese banale Wahrheit wird tagtäglich so tausendfach bestätigt, dass wir ihr kaum noch Beachtung schenken oder sie aber mit allen Mitteln aus unserem Bewusstsein zu verdrängen suchen. In Deutschland stirbt alle 40 Sekunden ein Mensch, weltweit sterben über 100.000 Menschen am Tag. Bei weitem nicht alle im statistischen Durchschnittsalter von 74 Jahren für den Mann und 80 Jahren für die Frau. In Afrika und Asien wird wesentlich jünger gestorben.

Ein alter Spruch besagt, dass jeder Mensch, sobald er geboren ist, schon alt genug zum Sterben ist. Aber der frühzeitige Tod – »mors immatura«, »der unreife Tod«, wie die Römer sagten – wurde immer als besonders schmerzlich empfunden. Indem er die natürliche Ordnung umkehrt, zwingt er die Eltern, ihre eigenen Kinder zu begraben. Nichts ist tragischer als die Unterbrechung der Generationenkette, das Auslöschen der Zukunftsperspektiven. Die Zahl der »jugendlichen« Sterbefälle liegt in der Bundesrepublik bei 22.000 jährlich, d.h. bei rund 60 toten Kindern und Jugendlichen täglich; sechs von ihnen sind Säuglinge, die den »plötzlichen Kindstod« sterben.

Im UNICEF-Bericht von 2001 liest man, dass im Jahr 1998 weltweit 1.129.697 Kinder unter 15 Jahren allein durch Unfälle und Krieg umgekommen sind. Hinter dieser Zahl verbirgt sich ein Abgrund menschlicher Tragödien. Wie der Bericht ausführt, übersteigt die wahre Tragik dieser Verluste jegliches Maß: »The true scale of the children injury tragedy should be gauged by its depth and its breadth – by asking not only how many families are affected but also how severely. And in this case the multiplier – the depth of grief and anguish involved in the death of a child – is beyond all measuring.«

»Und Kinder wachsen auf mit tiefen Augen, die von nichts wissen, wachsen auf und sterben«, der unfassbare Übergang vom ahnungslosen Wachstum zum jähen Sterben kann nicht prägnanter zum Ausdruck kommen als in den bekannten Versen Hugo von Hofmannsthals. Unwissenheit und Unschuld sind die Eigenschaften, die man den Kindern in den meisten Kulturkreisen seit jeher zuschreibt. Sie haben sich nicht gegen göttliche oder menschliche Gesetze verfehlt oder »versündigt« und kehren makellos zum Ursprung zurück. Für die Kindergräber hat die Antike den schönen Spruch gefunden: »Die Erde sei dir leicht!«, da auch die Frühverstorbenen die Erde nicht belastet haben, weder durch ihr Gewicht noch durch ihre Taten.

Für die überlebenden Eltern indes bricht eine Welt zusammen. Der Mythos der Niobe illustriert es greifbar: Nach dem jähen Tod ihrer Kinder ist die Mutter so untröstlich, dass der Schmerz sie zu Stein erstarren lässt. Der geduldige Hiob akzeptiert den Tod seiner 50 Söhne und Töchter mit dem berühmten Satz: »Der Herr hat's gegeben, der Herr hat es genommen.« Aber Hiob ist nur die paradigmatische Figur eines Lehrgedichts, kein Mensch aus Fleisch und Blut. Rachel beweint verzweifelt ihre Kinder, König Davids Klagerufe über den Tod des aufrührerischen Sohnes Absalom – »Absalom, mein Sohn, o wär ich doch an deiner Stelle gestorben!«– hallen durch den Palast und zeigen uns den biblischen Menschen in seinem ganz unheroischen Trauerschmerz. Maria gilt als die »Mater dolorosa«, als die schmerzensreiche Mutter schlechthin. Wie sie unter dem Kreuze steht oder den Leichnam ihres Sohnes auf ihren Knien trägt, das hat die abendländische Kunst zu zahllosen »Stabat mater«- und »Pietà«-Darstellungen inspiriert. Und nicht selten wird auf diese fast archetypischen Situationen unaussprechlichen Leides die Klage des Propheten Jeremias angewandt: »O vos omnes qui tansitis, animadvertite et videte, si quis dolor similis est dolori meo« (»O ihr alle, die ihr des Weges zieht, schaut doch und seht, ob ein Schmerz meinem Schmerze ähnlich ist«). Gerade die Erfahrung des Leides erklärt, warum man Maria seit jeher als Trösterin in allen leidvollen Lagen anruft, warum der Marienkult so tiefe Wurzeln im Volk schlagen konnte.

Die zahlreichen Zeugnisse der Vergangenheit lassen vermuten, dass seit jeher der Verlust eines Kindes als das schlimmste Unglück empfunden wurde, das Eltern widerfahren kann. Das scheint eine anthropologische Konstante zu sein. Noch einen Schritt weiter geht die französische Psychologin Ginette Raimbault, indem sie behauptet: »Der Schmerz über den Verlust eines Kindes ist in einer Epoche so intensiv wie in der andern.« Vielleicht drängt sich dennoch eine differenziertere Beurteilung auf, die den historischen Umständen Rechnung trägt.

Die ungetauften Kinder

Im christlichen Mittelalter, unter den Bedingungen eines allgemeinen unerschütterlichen Gottesglaubens und der Tröstungen der Kirche, wurde der Verlust eines Kindes gewiss leichter verwunden, als das in Zeiten des Zweifels oder des Unglaubens der Fall ist. Engel geleiteten die Seelen der Entschlafenen ins Paradies, wo sie in der Geborgenheit der »Hand Gottes« ruhten, woran noch manche lateinische Formel der Trauerliturgie erinnert: »In paradisum te ducant angeli … justorum animae in manu Dei sunt.« In manchen Gegenden wird das Totenamt für Kleinkinder noch heute als »Engelsmesse« bezeichnet.

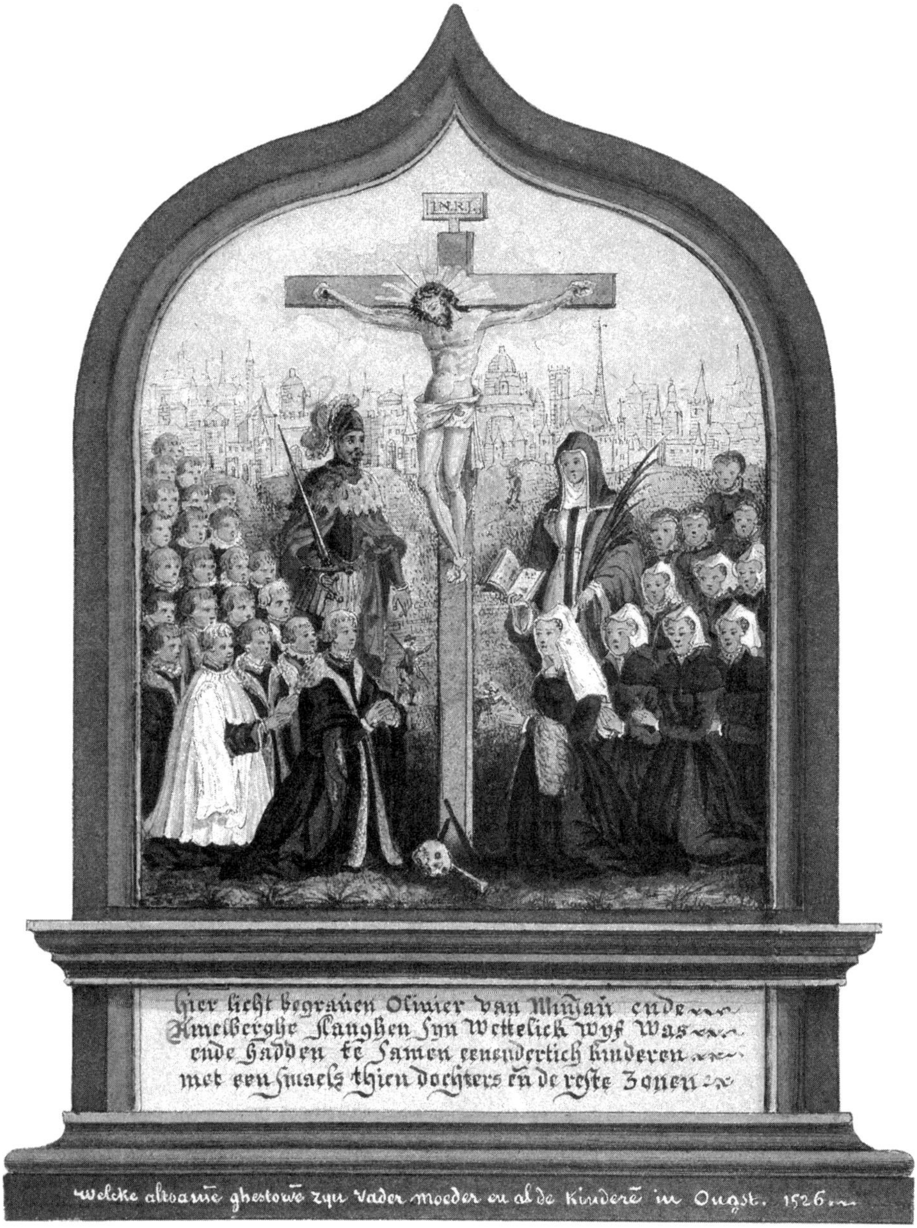

Die Familie van Miniau mit ihren 31 Kindern, die alle im August 1526 starben

Ein erbauliches Zeugnis christlicher Ergebenheit liefert Clotilde, die Gemahlin des Frankenkönigs Chlodwig, nach dem Tode ihres ersten Sohnes Ingomir: »Ich danke Gott dem Allmächtigen und Schöpfer aller Dinge, dass er mich nicht unwürdig fand, Mutter eines Kindes zu sein, das er in sein himmlisches Reich berufen hat. Der Schmerz über seinen Verlust trübt meine Seele nicht. So wie es diese Welt im weißen Kleid seiner Unschuld verlassen hat, wird es sich an Gottes Anblick weiden in Ewigkeit.« Clotildes christliche Zuversicht hat entscheidend dazu beigetragen, dass sich Chlodwig nach dem Verlust seines Sohnes im Jahre 496 in Reims taufen ließ.

Andrerseits jedoch erwuchs gerade aus dieser Glaubenssituation ein besonders schmerzliches Problem bei Totgeburten oder beim Tod ungetaufter Kinder. Da diese Kinder nicht vom Makel der Erbsünde reingewaschen waren, konnten sie, gemäß der offiziellen Lehre der Kirche, der ewigen Seligkeit nicht teilhaftig werden. Sie durften nicht einmal in »geweihte Erde« begraben werden. So weinte man weniger über den Verlust der Kinder selbst als über die Gefährdung ihres Seelenheils. Die Eltern fühlten sich schuldig, wenn Kinder ungetauft dahinstarben.

Ein konkretes Beispiel dieser seelischen Not der Eltern stellt die Entwicklung des Wallfahrtsortes Avioth in der nordfranzösischen Grafschaft Chiny dar. Die Muttergottes wurde hier von den unglücklichen Eltern angefleht, ihren Kindern für eine kurze Zeit das Leben wiederzuschenken, damit sie schnell getauft werden konnten, bevor sie dann endgültig dem Todesschlaf verfielen. Der Glaube an diese wundertätige Vermittlung Marias ließ im 13. und 14. Jahrhundert eine der schönsten gotischen Kirchen der Gegend erstehen. Von weit und breit strömte man zur »Notre-Dame de la Consolation«. Die letzten »wunderbaren« Nottaufen fanden kurz vor der Französischen Revolution statt, bis der aufgeklärte Bischof Hontheim, der als »Febronius« in die Kirchengeschichte eingegangen ist, die Wallfahrten und die Taufen unter Strafe verbot.

Die Kindersterblichkeit in früheren Jahrhunderten

In der Sankt-Nikolaus-Kirche in Gent hängt ein seltsames Gemälde: es stellt das Ehepaar Olivier van Miniau und Amelberga Stangen mit ihren 31 Kindern dar. Bei seinem Einzug in die Stadt war Kaiser Karl V. auf den wackeren Handwerker mit seiner ungewöhnlichen Kinderschar aufmerksam geworden und hatte ihm Hilfe bei der Erziehung zugesichert. Bereits einige Monate später, im August 1526, wurden alle 31 Kinder von einer Seuche dahingerafft. Die Eltern folgten ihnen unmittelbar in den Tod. Sicher ein Extremfall von Kinderfreundlichkeit und gehäufter Verlusttragik, aber nicht untypisch für diese Zeit. Der junge Albrecht Dürer erlebte, wie fünfzehn seiner achtzehn Geschwister in jungen Jahren dahinstarben. Welche Spuren soviel Geburten und Sterbefälle bei den Frauen hinterließen, belegt uns das realistische Portrait seiner Mutter im Alter von 63 Jahren. So ausgemergelt sehen Frauen heute nicht einmal aus, wenn sie zwanzig Jahre älter sind. Hans Sachs verlor zur selben Zeit, ebenfalls in Nürnberg, alle seine sieben Kinder.

Es waren Zeiten, in denen man den Kindertod als eine »normale« Erscheinung hinnahm und sich damit abfand, dass etwa 40% der Kinder im niedrigen Alter starben. Noch 1762 stellte Jean-Jacques Rousseau in seinem »Emile« fest: »Von allen Kindern, die geboren werden, erreichen nur die Hälfte das Jugendalter.« Die hohe Kindersterblichkeit wurde meist durch eine entsprechende Geburtenfreudigkeit aufgewogen. Der Verlust wurde in kurzen Abständen ersetzt, alle Kinder, so tröstete man sich, hätte man sowieso nicht ernähren oder erziehen können. Die Nachgeborenen erhielten oft die Namen der Frühverstorbenen, für die Kontinuität des Geschlechts oder des Familienbetriebes war meistens mehrfach gesorgt, »überzählige« Nachkommen fanden ihr Auskommen als Dienstpersonal, als Soldaten oder als Mönche und Nonnen.

Das Unglück wurde durchweg als eine Prüfung angesehen oder als göttlicher Wille. Zwar gibt es auch Zeugnisse der Auflehnung gegen die unerbittliche Macht des Todes, u.a. das berühmte »Streitgespräch« des Johannes von Tepl, »Der Ackermann aus Böhmen« (1400), aber es endet mit der Unterwerfung unter den Willen Gottes. Dass ein früher Kindertod für die Eltern »unannehmbar«, »empörend« oder »ungeheuerlich« (Freud) sei, das kommt in Dokumenten vor dem 19. Jahrhundert selten zum Ausdruck. Zu sehr überwog überall das Gefühl, dass man Gott nur »zurückgebe«, was er »geschenkt« habe. Und entsprechend dämpfte man auch Schmerz und Trauer. Konnten sie nicht als ein vermessenes Rechten mit Gott gedeutet werden?

Bach hatte zwanzig Kinder, von denen er elf begraben musste; es ist nicht bekannt, dass er viel Aufhebens von einem solchen Verlust machte. Im Korpus seiner über tausend Werke gibt es keine Kantate, keine Motette o.Ä., die er dem Andenken eines verstorbenen Kindes gewidmet hätte. Als tiefgläubiger Christ war es für ihn eine fraglose Selbstverständlichkeit, dass »Gottes Zeit die allerbeste Zeit« sei; zudem verblieben ihm noch neun Kinder, von denen vier musikalisch genial begabt waren. Auch Mozart, von dessen sechs Kindern vier sehr früh wieder starben, nahm diese Verluste anscheinend gelassen hin. Seine »Prager Sinfonie« schrieb er in den Tagen, als seine Tochter Therese im Sterben lag, aber man könnte bestenfalls die lange Moll-Einleitung als eine Spur seiner Trauer deuten. Goethe begrub vier seiner fünf Kinder, wovon er nie sprach und was in den meisten Biographien nicht einmal beiläufig erwähnt wird. Goya verlor neunzehn seiner zwanzig Kinder, aber das Thema taucht nicht auf inmitten der schrecklichen Visionen der »Caprichios« und wird auch von den Biographen kaum erwähnt.

Wichtige politische Folgen hatte die Tragik, dass die englische Königin Anna Stuart ihre sechzehn Kinder vor dem Alter von zehn Jahren verlor. Bei ihrem Tod im Jahr 1714 ging die englische Krone an die Hannover-Dynastie über. Ihr Gegenspieler, Ludwig XIV., hätte 1712/13, nach dem plötzlichen Tod dreier Dauphins, beinahe das Auslöschen der Capetinger-Dynastie erlebt. Wer die Kapuziner-Gruft in Wien besucht, ist betroffen von den vielen Kindersärgen, welche das Grabmal der

Kaiserin Maria-Theresia umgeben. Das Kindersterben war damals ein so allgemein übliches Phänomen, dass es – anscheinend oder scheinbar? – nur selten Anlass zu einer starken Erschütterung bot. Jedenfalls gibt es wenige Künstler, die sich das Recht herausnahmen, ihren persönlichen Schmerz in einem Werk zu verewigen. Aber sie setzten ihr ganzes Talent ein, um Traueroden und -kantaten für ihre verstorbenen Fürsten zu schreiben. Es ist mehr als wahrscheinlich, dass Michael Haydn 1771 sein ergreifendes Requiem in c-Moll für den Verlust seiner einzigen Tochter komponierte; als aber sein Brotherr, der Fürstbischof von Schrattenberg, kurze Zeit später starb, wurde es dem hohen Herrn offiziell gewidmet.

Der Kindertod als persönliche Tragik

Seitdem die Fortschritte von Hygiene und Medizin dem Kindersterben weitgehend Einhalt geboten haben, ist auch die Geburtenrate entsprechend zurückgegangen. Das Einzelleben hat dadurch eine nie dagewesene Aufwertung erfahren. Seit der Entwicklung der romantischen Gefühlskultur misst man jedem Einzelkind eine unverwechselbare und unersetzliche Bedeutung zu. Mit der Rarefizierung der Sterbefälle wächst zugleich ihre Tragik. Was einst »sors communis« war, ein Schicksal, das man mit fast allen Familien teilte, wird jetzt zum tragischen, schicksalhaften Ausnahmefall, der von den Betroffenen doppelt schmerzlich empfunden wird. »Das Unglück geschah auch mir allein«, klagt Rückert in einem seiner 446 »Kindertotenlieder«. Stefan Andres schreibt: »In den ersten Tagen und Wochen, da kam es mir so vor, als ob noch nie Eltern ein Kind hätten begraben müssen.« Der Verlust kann zum Trauma werden, der den Rest der Existenz überschattet und verdüstert. Jetzt gilt zusehends der berühmte Vers Lamartines: »Ein einziges Wesen fehlt, und alles ist wie ausgestorben.«

In der modernen Kleinfamilie spitzt sich die Krise tragisch zu. Der Tod des einzigen Kindes führt zur Identitätskrise und zum Verlust des Lebenssinns. Plötzlich ist alles vorbei. Mit dem Kinde stirbt nicht nur die Zukunft des Kindes, sondern auch gewissermaßen die »Unsterblichkeit« der Eltern, deren Angst vor dem Tod jetzt panisch aufbricht. Häufige Begleiterscheinungen sind Dauerstress, Depressionen, Misstrauen, Hypochondrie, Wirklichkeitsverlust oder Wirklichkeitsflucht (Drogen Alkohol, Spiritismus), höhere Anfälligkeit für Krankheiten und Unfälle, Selbstmorde.

Sehr oft kommen Schuldgefühle hinzu, Selbstvorwürfe, falsch gehandelt, etwas Wichtiges unterlassen zu haben. Cicero bekennt sein »summa mea culpa«, Grétry verdammt seinen Künstlerehrgeiz, den er für den Verlust seiner drei Töchter verantwortlich macht, Dostojewski macht sich schreckliche Vorwürfe. Mallarmé verflucht sein »Blut«, das seinem Sohn den Tod gebracht hat, Tagore klagt sich an wegen der Kinderheiraten. Nicht selten bedauern Eltern lebhaft, dass sie nicht anstelle ihrer Kinder gestorben sind. Schuldzuweisungen an den Ehepartner sind nicht selten, so dass es oft zur Entfremdung oder Trennung der Eltern kommt. Nach dem plötzli-

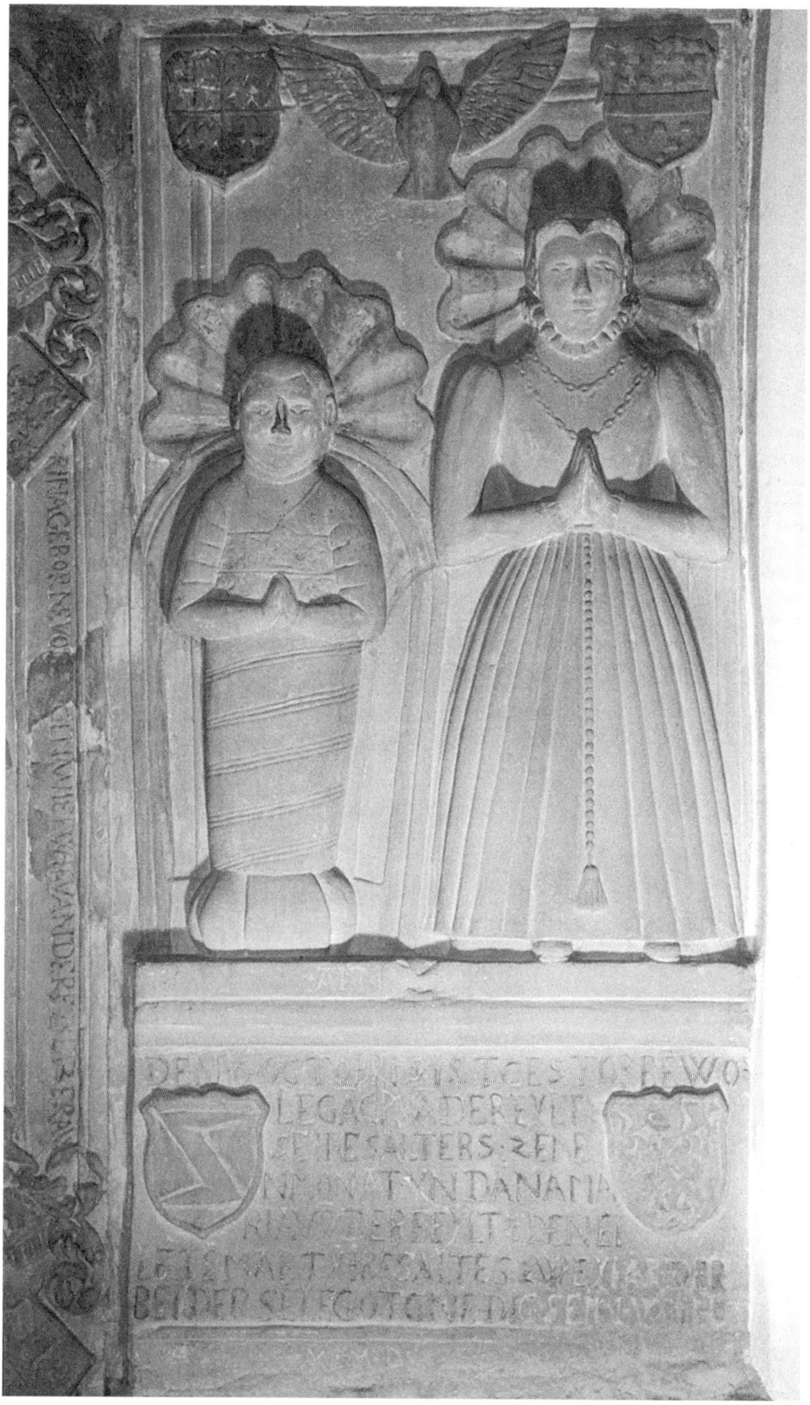

Kindergräber von 1581

chen Tod seiner beiden Söhne – der eine war aus dem Fenster gestürzt – trennte sich Saint-Saëns von seiner Frau. Die Änderung der Wohnung gehört zu den häufigen Abwehrreaktionen der trauernden Eltern. Die Last der Erinnerung an quälende Einzelheiten, die sich in diesen Wänden abgespielt haben, wird auf die Dauer unerträglich und verhindert jeden Abstand zum Verlust. So empfanden es Dickens, Dvorak, Mahler, Marx, Verdi und viele andere mehr.

Paradox erscheint, dass auch einzelne Betroffene, wie Victor Hugo und Alma Mahler, die traumatische Leere des Verlustes durch verstärkte sexuelle Kontakte und »erotisch-lüsterne Impulshandlungen mit Zwangscharakter« (G. Raimbault), bewusst oder unbewusst, zu überwinden trachteten.

Die Flucht in die Arbeit gehört zu den typischsten Versuchen, den Alptraum zu bannen. Cicero schuf fast sein ganzes philosophisches Werk nach dem Verlust der Tochter Tullia. Nach dem plötzlichen Tod seines einzigen Sohnes stürzte sich Goethe in sehr anstrengende Studien und vermeinte so, den Schmerz gewaltsam zu unterdrücken. Ein lebensgefährdender Blutsturz war die Folge. Ähnlich reagierte Pasteur nach dem Tod seiner Tochter Cécile. In aufreibender Forschungsarbeit glaubte er, »die einzige Ablenkung von so großen Schmerzen« zu finden.

Für die Frauen bieten sich die Abwehr- und Fluchtstrategien selten im gleichen Ausmaß dar. Da ihre Bindung an das Kind biologisch-emotionaler, fast viszeraler Natur ist, empfinden sie die gewaltsame Trennung auch entsprechend schmerzlicher. »Was dem Vater bis an die Knie geht, geht der Mutter bis ans Herz«, lautet ein altes Sprichwort. Margarete Mitscherlich drückt denselben Sachverhalt in der Sprache unserer Zeit aus: »Mit dem Verlust eines Kindes tragen Mütter ... einen Teil ihres Selbst zu Grabe, erleiden einen empfindlichen Wertverlust, der einer seelischen Amputation gleichkommt. Im schlimmsten Fall wird Trauer zur Trauerfalle, zum monotonen Kreisen um die Trauer, zum Gefangensein im totalen Selbstverlust.«

Immerhin, manche Mütter haben versucht, den Schlag aktiv zu bewältigen, nicht nur Künstlerinnen wie Kollwitz, Kaléko und Lasker-Schüler, sondern auch »ungeniale« Ehefrauen wie Dorothee Andres, Anna Dostojewski, Alma Mahler und Luise Rückert haben in ergreifenden Darstellungen ihre Trauerarbeit dokumentiert.

Kindergräber

Wer die Gräberzeilen eines Friedhofs durchwandert und die Lebensdaten der Epitaphen auch nur flüchtig liest, kann etwas von der Häufigkeit und der Tiefe dieser Familientragödien ahnen. Die Denkmäler sind meist anders, ausdrucksreicher, pathetischer als das schlichte Kreuz oder die glatte Marmorplatte. Sie tragen oft Abbildungen der Begrabenen oder allegorische Szenen, in denen die Engelsflügel ein übliches Attribut sind. Vielfach scheinen sie dem »Andenken eines Engels« gewidmet. Kindergräber werden mit größerer Sorgfalt und Innigkeit gepflegt, niemand besucht häufiger ein Grab als »verwaiste« Eltern. Solange sie leben oder ihre Füße

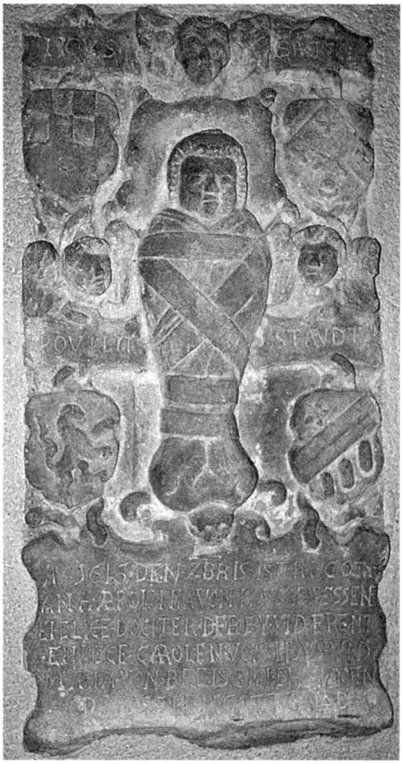

sie tragen, sind sie ängstlich bemüht, um zu verhindern, dass »schon ernstes Moos« die »frühen Gräber« bewächst, wie Klopstock so empfindsam klagt.

In früheren Zeiten wurden die Kinder auch mancherorts an privilegierter Stelle beigesetzt, in geschlossenen oder geweihten Räumen. Unerträglich war für die Eltern die Vorstellung, dass der wehrlose Leichnam ihres Kindes »bösen Geistern« ausgeliefert oder einfach den Unbilden der Jahreszeiten ausgesetzt sei. Die Nähe des Altars und der Heiligenreliquien schenkte Schutz und Geborgenheit. Ein aufschlussreiches Beispiel unter zahlreichen andern liefert das kleine luxemburgische Moseldorf Schengen, das durch den Vertrag über die Abschaffung der europäischen Grenzkontrollen 1985 zu unverhoffter Berühmtheit gelangte. Während der napoleonischen Zeit rügte der Geistliche in einer Klageschrift den »ordnungswidrigen« Brauch der Schengener, alle Kinder in der Kirche zu begraben, obwohl der Friedhof sich unmittelbar neben der Kirche befand – »...contre le bon ordre tous les enfants furent enterrés dans l'intérieur de l'église.« – Der Präfekt des Departements verhängte daraufhin ein strenges Verbot, und die Schengener mussten sich fügen, zähneknirschend. Kurze Zeit darauf erwirkten sie die Versetzung des missliebigen Geistlichen. Erhalten geblieben ist ein bedeutsamer Kindergrabstein aus dem Jahr 1616. Die sehr früh verstorbene Anna-Appolonia von Hous wird als kraushaariges Wickelkind dargestellt, umgeben von Familienwappen und geflügelten Engelsköpfen. Seit vielen Generationen umspinnt eine fromme Sage das »Schengener Kindchen«: Sofort nach seiner Geburt habe das Kind sprechen können, es habe seine Eltern angefleht, unverzüglich getauft zu werden und sei bald darauf »in Gott verschieden«.

Heute belegen auf manchen Friedhöfen die Frühverstorbenen eigene Grabfelder. Buntes Spielzeug erinnert an das harmlose Dasein der Kinder, die um das reife Leben betrogen worden sind. Dennoch, in den meisten Fällen künden nur die nackten Zahlen und Lettern der Epitaphen von den außergewöhnlichen Schicksalsschlägen, sie überlassen es der Vorstellungskraft des Besuchers, sich das unsichtbare und unbekannte Schicksal der Betroffenen, der Toten wie der Trauernden, auszumalen.

Kunst und Kindertod

Tieferen Einblick in das fremde Leid gewinnen die meisten Menschen heutzutage durch die Kunst, wenn ein Dichter, ein Maler, ein Bildhauer oder ein Musiker seinem persönlichen Schmerz einen öffentlichen Ausdruck verleiht oder das Kindersterben zum Thema wählt. Kein Leser der Buddenbrooks (1900) vergisst das unheimlich jähe Sterben des kleinen Hanno, mit dem Thomas Manns »Verfall einer Familie« abrupt endet; kein Leser des Romans »La peste« (1947) von Albert Camus kann die schreckliche Szene vergessen, als der Arzt Rieux ohnmächtig und empört der Agonie eines Kindes zusehen muss. Das Wiedersehen der Eltern in Athen, am Sterbe- und Todesbett ihrer Tochter Sabeth in Frischs Roman »Homo faber« (1959) ist von aufwühlender Tragik, trotz der unterkühlten Ausdrucksweise des Technikers Walter Faber. Anspruchsvolle Romane erreichen allerdings nur eine Elite von Lesern.

Dass aber auch eine breite Schicht der Bevölkerung für das tragische Thema empfänglich ist und davon unmittelbar ergriffen werden kann, davon zeugt exemplarisch der große Publikumserfolg des Filmes von Nanni Moretti »La stanza del figlio« (2001). »Das Zimmer des Sohnes« ist die Geschichte einer glücklichen Familie, die durch den jähen Verlust des 16-jährigen Sohnes Andrea zutiefst erschüttert wird und verweifelt nach Trost und neuem Gleichgewicht sucht. Einzelne Szenen, wie die drastische Einsargung des Sohnes, der elementare Schmerzensausbruch des Vaters in der vergitterten Gondel des Lunaparks prägen sich unbarmherzig jedem Gedächtnis ein. Nach dem Urteil der Fachpresse hat der Film »ganz Italien zu Tränen gerührt«, er wurde dreifach mit dem »David de Donatello«, einer italienischen »Oscar« oder »Cäsar«-Variante, ausgezeichnet. Bei ihrer Vorführung auf dem Filmfestival von Cannes, am 17. Mai 2001, hinterließ die Familientragödie bei den Jury-Mitgliedern »Verunsicherung, Verwirrung, Verstörung«. Drei Tage später wurde »La stanza del figlio« mit der »Goldenen Palme« einstimmig – was äußerst selten ist – als bester Film des Festivals preisgekrönt.

Einige der hier dargelegten Fälle haben in jüngster Zeit durch Bühnenwerke das Interesse eines breiten Publikums wieder erregt. So wurden François Husters Schauspiele »Putzi« (1991) und »Mahler« (2000), die den Verlust der Tochter ergreifend thematisieren, mit großem Erfolg in Paris und verschiedenen Provinzstädten aufgeführt. In Wien geriet der Selbstmord von Lili Schnitzler und Franz von Hofmannsthal wieder in die öffentliche Diskussion dank des Salonstücks »Späte Worte« (2000) der österreichischen Autorin Michaela Ronzoni. André Link beschwört in seinem Monologdrama »Mein Flügel und ich, wir waren eins« (2001) die tragische Existenz Clara Schumanns, die hin- und hergerissen zwischen ihrer Künstlerkarriere und ihrer Mutterrolle, den Verlust von fünf Kindern beklagen musste. Der Selbstmord des Kronprinzen Rudolf hat nie aufgehört, die Gemüter zu beschäftigen, wie zahlreiche Darstellungen beweisen, von den populären Sissy-Filmfolgen bis zum Musical »Elisabeth«, in denen die Tragödie von Mayerling den tränenreichen Schwerpunkt bildet.

Viele erschütternde Kunstwerke spiegeln die Tragödien wider, die das Lebensgefühl der betroffenen Künstler beim Schaffensprozess geprägt haben. Die zahlreichen Trauermusiken, Totenmessen, Elegien, Nänien und Lamentos der Musikliteratur sind nicht selten das Ergebnis persönlicher Verluste, Zeugnisse echter Trauer. Haydn, Smetana, Dvorak, Janacek, Sibelius und zahlreiche andere Musiker haben ihren verstorbenen Kindern ein unvergängliches Denkmal gesetzt. Eichendorff, Rückert, Franck, Andres, Hugo u.a.m. haben ganze Gedichtzyklen dem Andenken ihrer verstorbenen Kinder gewidmet. Die künstlerische Arbeit, das Ringen um den angemessenen Ausdruck, zwang zu einem gewissen Abstand und half den Schmerz zu dämpfen. Für manche Künstler wird die »Monumentalisierung« zu einer Art Lebensaufgabe. Cicero beabsichtigte, dem Andenken seiner Tochter Tullia einen öffentlichen Tempel zu errichten. Käthe Kollwitz arbeitete fast zwanzig Jahre am Denkmal für ihren Sohn Peter, der 1914 als Freiwilliger in den Krieg gezogen war und zu den ersten Gefallenen zählte.

Wie besonders aus den letzten Beispielen ersichtlich, wird der Begriff »Kind« hier in seinem weiten Sinne aufgefasst. Auch erwachsene Söhne und Töchter bleiben die »Kinder« der Eltern, besonders wenn diese sie überleben. Und der Verlust eines Jugendlichen oder Erwachsenen ist für die Eltern gewiss schmerzlicher als der Tod eines Kleinkindes. Jahrelang haben sie einen festen Platz im Leben und im Herzen der Eltern eingenommen; wenn sie herausgerissen werden, zerbricht ein ganzer Lebensabschnitt voll gemeinsamer Erlebnisse, Erinnerungen und liebgewonnener Gewohnheiten. Der emotionale Verlust einer vertrauten entfalteten Person ist größer als jener einer nur knospenhaften Existenz ohne Individualität. Bei älteren Kindern ist der Tod auch deswegen oft tragischer, weil die Hinterbliebenen damit jegliche Hoffnung auf Nachkommenschaft begraben müssen. In mehr als einem Fall stirbt damit der »Stamm« aus: Berlioz, Grétry, M. Haydn, Lamartine, Kaléko, Lasker-Schüler, Verdi, Gropius u.a.m. starben einsam und »verwaist«.

Trauer ohne Tränen

Nicht allen ist es gegeben, ihre Trauer so elementar zu äußern wie Dostojewski oder Hugo. Manche tragen stumm an ihrem Leid, erstarren seelisch und verlieren den Kontakt zur Umwelt. Bei anderen weiß man nicht, ob das Schweigen echte Gefühlsscheu, Stoizismus oder Gefühlskälte ist. Der sonst so mitteilsame Michel de Montaigne verlor wenig Worte über den Tod seiner fünf Töchter, vermutlich weil es »nur« Mädchen waren, und schickte seiner Frau den Trostbrief des Plutarch.

Theodor Fontane schrieb nach dem Tode seines Sohnes: »Der Dritte, seines Todes froh / Liegt auf dem weiten Teltow-Plateau.« Dass der befremdliche Ausdruck nicht nur »des Reimes willen« zustande kam, belegt eine Tagebuchnotiz, die von geradezu bestürzender Unberührtheit des Gefühls zu zeugen scheint: »... Am Freitag schien es etwas besser, dann kam eine furchtbare Nacht (Mete pflegte ihn von Dienstag an) und am Sonnabend früh um 9 Uhr starb er. Als ich eintrat, war er eben tot. Das Begräbnis war herrlich, 4 Uhr Nachmittag, schönster Herbsttag, Exzellenzen und Generäle in Fülle. Kränze über Kränze, und die Gardeschützen gaben die drei Salven, die ihm als ›alten Krieger‹ zukamen. Er liegt nun auf dem Lichterfelder Kirchhof, einem umzäunten Stück Ackerland, und ich wünschte mir die gleiche Stelle … « Bei Effi Briests Tod offenbarte er eine ganz andere Wärme des Gefühls. Ob seine Romanfiguren ihm näher gestanden haben als der eigene Sohn oder ob der altersweise Schriftsteller seine Resignation hinter äußeren Fakten verbirgt oder neutralisiert, wer wagte es, darüber ein Urteil zu fällen?

Nach dem Tod seines einzigen Kindes und seiner Frau schrieb Lessing recht philosophisch und geistreich: »Die Freude war nur kurz. Und ich verlor ihn so ungern, diesen Sohn! Denn er hatte soviel Verstand! soviel Verstand! – Soviel Verstand! … Glauben Sie nicht, dass die wenigen Stunden meiner Vaterschaft mich schon zu einem Affen von Vater gemacht haben! Ich weiß, was ich sage. War es nicht Verstand, dass man ihn mit eisernen Zangen auf die Welt ziehen musste? dass er so bald Unrat merkte? War es nicht Verstand, dass er die erste Gelegenheit ergriff, sich wieder davon zu machen? Freilich zerrt mir der Ruschelkopf auch die Mutter mit fort.« Wenn er dann noch hinzufügt: »Ich wollte es auch einmal so gut haben wie andere Menschen. Aber es ist mir schlecht bekommen«, so verstehen wir, dass hier jemand in seinem Tiefsten getroffen ist, dass er aber seinen Schmerz heroisch-männlich niederkämpft. Nicht bei jedermann haben Tränen eine heilsame Wirkung.

Rabindranath Tagore zeigte äußerlich keine Trauer beim Verlust seiner drei Kinder, weil er sich schämte, vor aller Augen seinen Schmerz »zu erniedrigen«.

Thomas Mann ging sofort nach dem Freitod seines Sohnes Klaus zur »Tagesordnung« über und sagte keinen einzigen öffentlichen Auftritt ab. Offensichtlich wollte er sich nicht die Blöße geben, einem Fremden Einblick in sein innerstes Gefühlsleben zu gewähren. Die Trauer blieb seine Privatsphäre. Ihm war deutlich bewusst, was Platen so scharf und pessimistisch formuliert hat:

»Es liegt an eines Menschen Schmerz, an eines Menschen Wunde nichts.
Es kehrt an das, was Kranke quält, sich ewig der Gesunde nichts.«

In einer Gesellschaft, deren Wertmesser nur Glück, Schönheit und Erfolg gelten lassen, ist Trauer eine höchst unwillkommene Erscheinung. Ihre äußeren Zeichen werden als Störfaktor und Zumutung empfunden und müssen tunlichst in die Unsichtbarkeit verbannt werden. Wer dennoch Trauer bekundet, begibt sich ins Abseits der Isolation. Bei einem Großteil der Bevölkerung scheint die Fähigkeit zu trauern oder mitzuleiden völlig abhanden gekommen zu sein. Für sie ist bereits der obligate alljährliche Friedhofsbesuch zu Allerseelen oder zum Totentag eine Belastung und ein leeres Ritual. Wie sollten sie echten Anteil am Schmerz anderer, fremder Menschen nehmen? Die Trauer gehört zu jenen einsamen Grenzerfahrungen, die man nur versteht, wenn man sie selbst durchleben muss.

Das Verhältnis des modernen Menschen zum Tod, auch wenn das Todesthema durch die grausigen Berichte des Bildschirms »enttabuisiert« scheint, bleibt höchst ambivalent, und meistens geradezu unaufrichtig. Jeder ist bereit einzusehen, dass der Tod der natürliche und unabwendbare Ausgang des Lebens ist, dennoch versuchen alle, wie Freud scharfsinnig entlarvend formuliert, den Tod »totzuschweigen, denn im Unbewussten ist jeder von seiner Unsterblichkeit überzeugt.« (Zeitgemäßes über Krieg und Tod, 1915)

Kleine Anthologie der trauernden Eltern

Die vorliegende Sammlung versucht, eine Reihe von authentischen Einzelschicksalen, anhand von Dokumenten, seien es Tagebücher, Briefe, Gedichte, Romankapitel, Bildwerke oder musikalische Kompositionen vorzustellen, die aus Anlass solch eines Verlustes entstanden sind. Es sind Berichte ohne Ausschmückung oder Wehleidigkeit, ohne psychologisierende Zergliederung oder Besserwisserei, rein faktographische Darstellungen, die für sich sprechen sollen. Jeder der chronologisch geordneten Artikel möchte gleichzeitig, obwohl er hauptsächlich auf den Verlust des Kindes und den Trauerprozess zentriert ist, auch ein knappes Lebensbild des Betroffenen vermitteln. Die Darstellung greift etwas weiter aus bei Persönlichkeiten, die zwar berühmt sind, deren Biographie aber beim Leser nicht ohne weiteres als bekannt vorausgesetzt werden kann.

Die Auswahl der Beispiele, die auf einer breiten Recherche beruht, wurde aus verschiedenen Epochen und Ländern des abendländischen Kulturkreises – Tagore ist eine Ausnahme – mit Schwerpunkt auf dem 19. und 20. Jahrhundert getroffen. Alle diese Fälle erschütterten das Leben der Eltern – Hofmannsthal starb zwei Tage nach dem Freitod seines Ältesten, Kaiserin Elisabeth trug Trauerkleidung bis ans Ende ihres Lebens – und wurden Anlass zu einer langen »Trauerarbeit«, ob die Trauernden nun tiefgläubige Christen waren wie Andres, Eichendorff und Rückert, oder überzeugte Atheisten wie Marx und Freud. In solch tragischen Situationen ist auch der Unterschied zwischen einem Sonnenkönig und einem Revolutionär nicht gewaltig; wenn die Axt an die Wurzeln gelegt wird, erweist sich fast jedes Vaterherz als weich und verwundbar.

Die sprachliche Vielfalt der Texte hat zur Folge, dass alle nichtdeutschen Texte in Übersetzungen aufgenommen wurden. Um dennoch einen Hauch des Originals zu vermitteln, schien es angebracht, auch eine Reihe von Kern-Zitaten in der Originalsprache einzustreuen (mit Übersetzung oder Umschreibung). Zudem bedient sich der Trauernde meist nur des schlichten Grundwortschatzes, weithergeholte Ausdrücke und Metaphern sind dem Gegenstand wenig angemessen.

Eine besondere Aussagekraft kommt dem Bildmaterial zu. Wer z. B. das große Familienportrait A. Manzonis mit seinen Kindern sieht, von denen sieben ihm im Tode vorausgingen, ermisst mit einem Blick das tragische Familienleben des gefeierten Dichters; die Aufzeichnung der »letzten Worte« Olga Janaceks, deren »Sprechmelodien« teilweise in die Oper »Jenufa« eingeflossen sind, vergegenwärtigt fast unerträglich grell die Agonie des Mädchens und die Verzweiflung des Vaters.

Vielleicht hilft es Eltern, die einen ähnlichen Verlust erlitten haben, zu erkennen, wie sich andere Menschen, sogenannte »berühmte« Menschen, ihre Schicksalsgenossen in der »Brüderschaft der vom Schmerze Gezeichneten« (Schweitzer), zu einem Ausdruck durchrangen, oft wieder neuen Halt gewannen oder sich wenigstens mit ihrem Leid abfanden. Für den verschonten oder »ungeprüften« Leser können diese Artikel ein Anlass sein, ein besseres Verständnis für die Lage und das vielleicht andersartige Benehmen der trauernden Eltern zu finden, ein Benehmen, das man ihnen leicht übel nimmt: ihre Scheu, ihr Schweigen, ihre latente Schwermut, ihr unfrohes Lachen, ihr geringes Interesse am Treiben der Welt, am Jahrmarkt der Eitelkeiten. Der neuerdings gebrauchte Ausdruck von »verwaisten Eltern« umschreibt wohl am nächsten, in Ermangelung einer adäquaten sprachlichen Bezeichnung, ihre seelische Verfassung. Das Buch möchte auch Brücken schlagen zwischen den zwei Welten, über den Abgrund hinweg, der die glücklichen Eltern von den einst auch glücklichen, aber jetzt trauernden Eltern trennt.

Marcus Tullius Cicero

Ein Tempel für Tullia

Tullia war tot, vor einem Jahr gestorben,
zum unbeschreiblichen Schmerz des Vaters,
dem sie das Liebste auf Erden gewesen war.
Max Brod. Armer Cicero, 1955

Marcus Tullius Cicero ist der berühmteste Redner, den das alte Rom hervorgebracht hat. Sein Aufstieg war das Produkt von Talent, Tüchtigkeit und Ehrgeiz. Als »homo novus«, als Aufsteiger oder Emporkömmling, der am 3. Januar 106 v. Chr. in einer bescheidenen Familie in Arpinum geboren wurde, gelang es ihm, die höchsten Ämter im Staat einzunehmen. Besonders stolz war er darauf, dass er alle Ämter zum frühestmöglichen Zeitpunkt (»suo anno«) bekleidete. Den Höhepunkt seiner politischen Laufbahn erreichte er als Konsul, im Jahre 63 v. Chr., indem er die Verschwörung des Catilina aufdeckte und die Staatsfeinde mit großer Festigkeit unschädlich machte. Mit naiver Eitelkeit feierte der »Vater des Vaterlandes« seine Rettungstat in dem Gedicht »De consulatu«, worin er Rom dafür glücklich pries, dass es dank seines Konsulats wiedergeboren wurde: »O fortunatam natam me consule Romam!«

Dank der fast 1000 überlieferten Briefe, die er an seine Freunde schrieb – Ciceros Korrespondenz ist die umfangreichste und kunstvollste der lateinischen Literatur –, ist das Privatleben Ciceros ziemlich gut bekannt, mit Ausnahme seiner frühen Jahre, als er sich einen Namen als Gerichtsredner machte, Terentia, eine Frau aus altem und reichem Adelsgeschlecht heiratete und mit ihrer Mitgift einige Landgüter und Villen erwarb.

Tulliola deliciae nostrae

Die Forschung nimmt heute an, dass er Terentia im Jahre 77 heiratete und seine einzige Tochter Tullia am 5. August 76 geboren wurde. Cicero berichtete voller Stolz an seinen Freund Atticus, dass Tullia sehr aufgeweckt sei und schon mit fünf Jahren juristische Fachausdrücke wie »sponsor« verwende. Alle Zeugnisse belegen, dass er diese Tochter unendlich liebte (»Tulliola deliciae nostrae« – die kleine Tullia ist unsere Freude«, schreibt er an Atticus, sie ist das »Licht seines Daseins«, die »Vielgeliebte«, und »Allersüßeste« – »suavissima«). Marion Giebel nennt die »väterliche Liebe zu Tullia eine Beziehung, die an Innigkeit in der Antike ohne Beispiel ist.« Cicero war narzisstisch in sie vernarrt, da er in ihr sein Ebenbild zu erkennen glaubte. Mit Entzücken entdeckte er bei dem »Töchterchen« dieselbe Intelligenz, dieselben

Gesichtszüge, dieselbe Stimme, dasselbe Wesen. (»Quid quod ...desidero filiam? ...effigiem oris, sermonis, animi mei...«, berichtet er an den Bruder Quintus.) Wenn sie erkrankte, litt er Qualen (»excruciat me valetudo Tulliae nostrae«).

Als sie acht Jahre alt war, verlobte er sie mit Calpurnius Piso. (»Tulliolam Pisoni despondimus«, ad Att. I,3). Die Heirat fand fünf Jahre später statt, in einem Alter, das in Rom nicht unüblich war. Als Piso nach wenigen Jahren starb, litt Tullia sehr unter diesem Verlust. Nach dem Willen ihres Vaters heiratete sie ein Jahr später Furius Crassipes, der dem hohen Adel angehörte und über großen Reichtum verfügte. Cicero schätzte vor allem die ausgedehnten Gärten seines Schwiegersohnes und empfing dort seine Gäste. Diese zweite Ehe, die sich als wenig glücklich erwies, wurde nach zwei oder drei Jahren durch eine Scheidung wieder gelöst.

Die Gewissensbisse eines Vaters – »Summa culpa mea«

Da Cicero zu dem Zeitpunkt die Provinz Cilicien verwaltete, war es ihm nicht möglich, sofort persönlich nach einem neuen Mann für seine Tochter Ausschau zu halten. Er beauftragte mehrere Vertraute mit dieser Angelegenheit, die ihm sehr am Herzen lag (»gratissimum... quo nihil carius«). Aus politischem Opportunismus schlug einer von ihnen einen zehn Jahre jüngeren Mann vor, P. Cornelius Dolabella, der einen ziemlich üblen Ruf als Draufgänger und Lebemann genoss, aber erklärter Parteigänger Cäsars war. Zweimal schon hatte Cicero den dreisten jungen Mann verteidigt und eine Verurteilung abwenden können. Diese dritte Verbindung war von Anfang an wenig glückverheißend für Tullia, aber im Augenblick politisch vorteilhaft. Nach einigem Widerstreben fügte sich Cicero und fand schließlich sogar Gefallen an seinem neuen Schwiegersohn (»gener suavis est mihi, Tulliae, Terentiae...«). Als der Bürgerkrieg zwischen Pompeius und Cäsar ausbrach, versuchten beide Parteien den angesehenen Redner, der eine moralische Autorität darstellte, für sich zu gewinnen.

Das Kind, das Tullia am 17. Mai 49 zur Welt brachte, war eine Frühgeburt, die nicht überlebte. Bald darauf suchte Tullia Zuflucht bei ihrem Vater und beklagte sich über das Benehmen Dolabellas, der sich als Trinker und Schürzenjäger erwies und die Mitgift seiner Frau mit einer Geliebten verschwendete. Im Herbst 46 kam es zur endgültigen Trennung, obwohl Tullia ein zweites Kind erwartete. Cicero fühlte sich schuldig am Unglück seiner Tochter, die jetzt zum dritten Mal, ohne irgendwelches persönliches Verfehlen, eine schreckliche Enttäuschung erlebte (»idque accidere nullo ipsius Tulliae delicto, summa culpa mea«, bekennt er Atticus XI, 17). Als Vater hatte er versagt, er hätte diese Ehe verhindern oder wenigstens das Leiden Tullias durch eine rasche Trennung verkürzen müssen. Er machte sich bittere Vorwürfe, dass er so blind war (»caeci fuimus«, ad Att., XI, 25). Dieses Kind, das ihm teurer als das eigene Leben war (»Tulliola, quae nobis nostra vita dulcior est«, Ad fam. XIV, 7), war trotz seiner höchsten Tugendhaftigkeit und seiner Güte durch den Fehler des Vaters (»nostra neglegentia«) in ein Unglück geraten, das es keineswegs verdient hatte.

Mittlerweile war auch in Ciceros eigener Ehe eine Krise ausgebrochen, die damit endete, dass er sich nach rund 30 Jahren von Terentia trennte. Diese heiratete daraufhin den Historiker Sallust, während Cicero sein junges Mündel Publilia ehelichte, zum nicht geringen Befremden seiner Umgebung. Ob ihre »Jugendschönheit«, wie Plutarch schreibt, oder ihre Wohlhabenheit den Ausschlag beim verschuldeten Cicero gaben, ist unklar geblieben. Max Brod hat dieser »Spätliebe« des berühmten Redners den Roman »Armer Cicero« (1955) gewidmet.

Der Tod in Tusculum

Ende Januar 45 schenkte Tullia einem Jungen, Lentulus, das Leben. Cicero brach mit seiner Tochter und seiner jungen Frau nach seinem Landsitz Tusculum auf, in der Hoffnung, dass die gesunde Luft der Albaner Berge die geschwächte Tochter schneller auf die Beine bringe. Wenige Wochen später, Mitte Februar 45, starb Tullia, ohne Anzeichen einer Erkrankung, vor Kummer und Entkräftung. Sie war 31 Jahre alt. Cicero war zutiefst erschüttert über diesen herben Verlust (»fortunae gravissimo perculsus vulnere« Acad. post I,3). An Sulpicius Rufus schrieb er, daß dieser Schicksalsschlag ihn um sein ganzes Glück gebracht habe. »Es ist aus mit mir ... nachdem ich das Einzige, was mich noch gehalten hat, verloren habe«, bekannte er Atticus. Seit vielen Jahren war Tullia seine enge Vertraute gewesen. Die üblen Verleumdungen seiner Widersacher gingen sogar so weit, diese sehr innige Vater-Tochter-Beziehung als inzestuös hinzustellen. Bei allen Schwierigkeiten und Rückschlägen in der Politik hatte er stets bei Tullia einen Rückhalt gefunden, weit mehr als bei seiner Frau. Die Gespräche mit ihr hatten ihn immer wieder aufgerichtet und getröstet. Sofort nach Tullias Tod schickte er Publilia nach Rom zurück. Er wollte sie nicht mehr sehen, da sie auf Tullia eifersüchtig gewesen war und ihr jetzt nicht aufrichtig nachtrauerte.

Cicero selbst verließ fluchtartig Tusculum, das ihm unerträglich geworden war, und fand Zuflucht bei Atticus. Er suchte Trost in dessen Bibliothek, indem er sämtliche Werke über das Thema des Trauerschmerzes durchlas. »Auf diese Weise bleibt meine Trauer innerhalb der Grenzen, welche die Philosophen vorschreiben. Ich habe nicht nur alles gelesen, was sie zu diesem Thema geschrieben haben, was an sich schon Mut erfordert, sondern ich habe es in mein Werk übertragen ...« Da er möglichst jeden Kontakt mit Besuchern meiden wollte, zog er sich schließlich auf ein Landgut zurück, das er in Astura, am Meer, gekauft hatte. Dort gab es einen dichten undurchdringlichen Wald, in dem er sich den ganzen Tag aufhielt, um zu lesen, zu meditieren und zu schreiben. In mehreren Briefen an Atticus teilte er seine Absicht mit, eine »consolatio«, eine Trostschrift, »an sich selbst« zu verfassen, um seinen Schmerz zu lindern (»librum de minuendo luctu«). »Ganze Tage schreibe ich, nicht damit ich dadurch etwas gewinne, doch es lenkt mich eine Weile ab. Freilich nicht genug – der Schmerz ist übermächtig – aber ich erhole mich doch dabei und bin nach Kräften bemüht, wenn nicht den Geist, so doch meine Miene so weit wie möglich in

Fassung zu bringen. Wenn ich das tue, komme ich mir bisweilen vor, als beginge ich ein Unrecht; bisweilen glaube ich auch wieder, es sei unrecht, wenn ich es nicht tue.«

Die »consolatio«, die er »mitten in der Trauer und im Schmerz« verfasste, ist verschollen, nur einige Fragmente davon sind überliefert worden, u.a. vom hl. Hieronymus. Aber das große philosophische Werk der »Tusculanae disputationes«, das im August jenes Jahres entstand und verwandte Themen behandelt, ermöglicht es, den Inhalt dieser Trostschrift zu rekonstruieren, um so mehr als Cicero sich auf einige Autoren beruft, deren Ideen zum philosophischen Gemeingut des Altertums gehören. Als Einleitung entwickelt Cicero folgende »tröstliche« Hauptideen: Es ist kein Übel, jung zu sterben, das menschliche Dasein ist so traurig, dass es gut ist, daraus zu fliehen. Cicero kritisiert die Argumente gegen das Leid, die von den verschiedenen philosophischen Schulen des Altertums vertreten wurden, von den Peripatetikern, den Epikuräern, den Stoikern usw. Stichhaltig und wirksam erscheint ihm nur die Beweisführung Crantors, eines Akademikers, der sich an Platos Lehre anlehnt, vor allem an seine Lehre von der Unsterblichkeit der Seele. Seelen wie die Tullias können nicht vergehen, so wenig wie die Seelen großer Menschen der Vergangenheit, wie z. B. die Scipios. Mit dem Tode seiner Tochter wird diese Hypothese nicht bloß eine Hoffnung für ihn, sie wird ihm zur Gewissheit – oder zu einer notwendigen emotionalen Kompensation.

Die Apotheose Tullias

Vielleicht traute Cicero seiner Trostschrift nicht zu, ein zeitüberdauerndes Zeugnis, ein »monumentum aere perennius« zu sein. Jedenfalls unterbreitete er am 11. März seinem Freund Atticus sein Projekt, ein Marmordenkmal für Tullia zu errichten. Dieses Heiligtum sollte kein Grabmal sein, eher eine Kapelle oder ein kleiner Tempel, der von Säulen umgeben wäre (»De fano illo dico, de quo tantum, quantum me amas, velim cogites...« Ad Att, XII, 18). Als Begründung fügte er hinzu: »Vielleicht reißt das meine Wunden wieder auf, aber ich fühle mich wie durch ein Gelübde oder ein Versprechen gebunden.«

Bei den Griechen errichtete man solch ein Gebäude, das sie »heroôn« nannten, zu Ehren von Personen, denen man eine göttliche Natur zusprach, z. B. Städtegründern, mythischen Vorfahren usw. Insgesamt sahen manche Philosophen damals in den überlieferten Gottheiten nur Sterbliche, die der Menschheit große Dienste geleistet hatten und dadurch »unsterblich« geworden waren. Sie argumentierten, dass ein Wesen, das mit einer außergewöhnlichen Intelligenz ausgestattet sei, nicht auf ewig verschwinden könne; dieselbe Überlegung war gültig für alle Wesen, die besonders geliebt und verehrt wurden. Die Toten besaßen, in ihren Augen, ein eigenes Leben, eine immaterielle Existenz, die sie halbwegs zwischen ihrem früheren Aufenthalt und jenem der überlieferten Gottheiten führten. So wurde Tullia heroisiert. Dank der Liebe, die sie verdiente und die ihr entgegengebracht wurde, hatte sie eine unvergängliche Daseinsform gewonnen.

Cicero ging unverzüglich an die Verwirklichung seines Planes heran. Bereits im Sommer gedachte er, das Heiligtum zu vollenden (»Cogito… ita tamen, ut hac aestate fanum absolutum sit«, ad Att. 14.3.45). Er beauftragte den Architekten Cluatius mit dem Entwurf, er beabsichtigte, den Bau »mit allen Verzierungen der griechischen und römischen Kunst zu dekorieren.« Atticus wurde beauftragt, wegen der Beschaffung von Marmorsäulen mit Apelles von Chio zu verhandeln.

Mehrere Monate lang suchte Cicero einen geeigneten Platz für das Heiligtum. Er dachte zuerst an die Insel Arpinas, seinen Geburtsort, dann an sein Landgut Tusculum, dann an den Meeresstrand von Ostia. Alle drei Standorte wurden schließlich verworfen, weil sie zu weit entfernt und abgelegen waren. Deshalb unternahm Cicero Schritte, um einen Garten in Rom selbst zu erwerben. Aber die angesprochenen Besitzer wollten nicht verkaufen, trotz der Bereitschaft Ciceros, einen sehr hohen Preis zu bezahlen. »Hab nur keine Angst wegen der Preise für diese Gartengrundstücke. Ich brauche kein Silbergeschirr mehr, keine Teppiche, keine schön gelegenen Villen wie einst: Nur dies Eine brauche ich noch.«

Am besten gefielen ihm die Gärten eines gewissen Scapula, weil dort immer viel Volk vorbeikam (»maxima celebritas«). Damit würde der Kult für Tullia eine echte Aussicht auf Popularität erhalten. Diesen Plan eines zentral gelegenen Standortes musste er aufgeben, als er hörte, dass die Gärten Scapulas im Perimeter der Urbanisierungspläne Cäsars lagen. Er konnte es sich nicht leisten, die Erweiterung des Marsfeldes zu behindern. Atticus gab zu bedenken, dass die Megalomanie des Tempelbaus Ciceros Vermögensverhältnisse überforderten. Vergeblich bemühte sich dieser um Anleihen (»video etiam a quibus adiuvari possim«). Angesichts der sich häufenden Schwierigkeiten bekräftigte er am 3. Mai 45 nochmals: »Ich will, dass dieser Tempel gebaut werde und nichts kann mich von diesem Vorhaben abbringen.« Deutlich betonte er, dass es ihm nicht um ein Grabmal gehe, sondern um eine »Apotheose«. Im lateinischen Text steht das griechische »αποθεωσιν«.

Als Atticus die Befürchtung aussprach, dass Ciceros Trauer seinem Ansehen schaden könne, antwortete dieser mit der vorwurfsvollen Frage: *»Ich sollte nicht trauern? Wie könnte man das?«* Dennoch wurde es bald merklich still um das Anliegen. Im Spätsommer 45 verlor sich das Thema im Briefwechsel. War der Bau vollendet? Es ist eher wahrscheinlich, dass das Tempelchen nie gebaut wurde.

In Max Brods Roman wird das Projekt im Rückblick folgenderweise dargestellt: »Tullia war tot, vor einem Jahr gestorben, zum unbeschreiblichen Schmerz des Vaters, dem sie das Liebste auf Erden gewesen war … Hatte der Jammernde damals nicht einen Tempel zum Gedächtnis Tullias bauen wollen, – nicht etwa eine Grabstätte; denn für ihn sollte sie nicht tot sein, als Gottheit sollte sie weiterleben, verehrt von ihm und von allem Volk. Deshalb sollte ja auch der Tempel unbedingt an einer vielbefahrenen und begangenen Straße liegen. Monatelang hielt der

Konsular Ausschau nach einem passenden Grundstück ...« (S. 32) Im Roman sind es die »schrecklichen Zuckungen des Bürgerkriegs«, welche die Verwirklichung des Tempelbaus vereitelten.

Die philosophischen Werke

Der Tod seiner Tochter bedeutete auch eine Krise im Denken Ciceros. Er wurde zum Anlass, die großen Theorien kritisch zu überprüfen. Nie war Cicero philosophisch so produktiv wie in den Monaten nach Tullias Tod. Er betäubte seinen Kummer in einer ungeheuren Arbeitswut, die ihm fast keine Zeit zum persönlichen Grübeln übrigließ. Die lateinische Literatur verdankt dieser übermenschlichen »Trauerarbeit« einige ihrer besten Bücher, inhaltlich wie stilistisch. Es darf nicht vergessen werden, dass die Grammatik und Stilistik der lateinischen Sprache wesentlich auf den Werken Ciceros und Cäsars beruhen. Ciceros Reden und Abhandlungen bilden das Rückgrat der Latinität, er schuf die klassische lateinische Sprache, die für Jahrhunderte gültig blieb.

Schon am 16. Mai kehrte Cicero wieder nach Tusculum zurück, wo die Erinnerung an die letzten Tage Tullias keine unerträgliche Qual mehr darstellte. Er nahm eine ganze Reihe von philosophischen Abhandlungen in Angriff, die »Academica«, »De finibus bonorum et malorum«, und vor allem die »Tusculanae disputationes«, die er schon am 29. Mai begann. Das erste der fünf Bücher handelt vom Tod, das zweite vom Schmerz, das dritte vom seelischen Leiden, alles Themen, die Cicero jetzt, nach dem Verlust Tullias, mit besonderer Betroffenheit untersuchte und ergründete. Die im selben Jahre geschriebenen Bücher über die Natur der Götter (»De natura deorum«) und über die Weissagungen (»De divinatione«) offenbaren ebenfalls das Interesse Ciceros, sich mit metaphysischen Fragen auseinanderzusetzen und für sein Denken, für seine Weltanschauung neue Grundlagen zu finden. Er schuf eine Synthese der jüngeren griechischen Philosophen und wirkte so, besonders als Vermittler ihrer Ethik, auf die ersten christlichen Jahrhunderte.

Das Ende

Nach der Ermordung Cäsars an den Iden des März 44 v. Chr. versuchte Cicero wieder ins politische Geschehen einzugreifen, indem er den Tyrannenmörder Brutus als Befreier Roms hinstellte. Er setzte die staatspolitischen Ideen, die er in seinem »De re publica« vertreten hatte, der Praxis des machthungrigen Marcus Antonius entgegen. Mit großer Leidenschaft prangerte er die undemokratischen Methoden seines Gegners in 15 Reden, den berühmten »Philippica«, an. Er hatte nicht damit gerechnet, dass Octavian, der Adoptivsohn Cäsars, sich mit Antonius und Lepidus zum 2. Triumvirat zusammenschließen würde. Jetzt konnte Antonius Rache an Cicero nehmen.

Wahrscheinlich gegen den Widerstand Octavians, der ein gutes Verhältnis zum Redner unterhielt, wurde Cicero auf die Liste der Geächteten gesetzt. Die Häscher holten ihn ein, am 7. Dezember 43 v. Chr., nicht weit von Gaeta, als er in seiner Sänfte ans Meer flüchtete. Plutarch schildert ausführlich die barbarische Ermordung des großen Redners.

»Cicero befahl den Trägern, die Sänfte an Ort und Stelle niederzusetzen, und schaute selbst, indem er nach seiner Gewohnheit die linke Hand ans Kinn legte, mit starrem Blick auf die Mörder, von Staub bedeckt, mit ungeschorenem Haar und Bart und das Gesicht von Kummer verzehrt, so dass die meisten sich verhüllten, als Herennius ihn abschlachtete. Er erhielt den tödlichen Hieb in den Hals, den er aus der Sänfte vorstreckte, im vierundsechzigsten Lebensjahr. Dann schlugen sie ihm, gemäß Antonius' Befehl, den Kopf und die Hände ab, mit denen er die Philippinischen Reden geschrieben hatte.«

Der Centurio Herennius schickte die »abgeschnittenen Teile« nach Rom zu Antonius, der sie auf dem Forum, auf der Rednertribüne, ausstellen ließ. Vor Jahren hatte Cicero seinen Mörder, der des Vatermordes angeklagt war, vor Gericht verteidigt und seinen Freispruch erwirkt.

Marcus Tullius Cicero: Ad Atticum/Ad Familiares/Tusculanae disputationes. Collection Budé. Paris.
Max Brod: Armer Cicero. Herbig. Berlin 1955.
Jérôme Carcopino: Les secrets de la correspondance de Cicéron. Paris 1947.
Marion Giebel (Hrsg. und Übers.): Cicero zum Vergnügen. Reclam. Stuttgart 1997.
Pierre Grimal: Cicéron. Fayard. Paris 1986.
Plutarch. Von großen Griechen und Römern. Doppelbiographien. DTV. München 1991.

Plutarch und Timoxena

Trostschreiben an seine Gattin

Ich schicke Ihnen den Trostbrief des Plutarch …
Ich überlasse Plutarch die Aufgabe, Sie zu trösten.
Michel de Montaigne an seine Frau nach dem Tod der Tochter. 1570

»Ich wohne in einer kleinen Stadt, und ich lebe gerne dort, damit sie nicht noch kleiner werde.« Chäronea, die Geburtsstadt Plutarchs, liegt in Böotien, in Zentralgriechenland. Sie war berühmt in der Antike wegen des Sieges, den Philipp II. von Mazedonien im Jahre 338 v. Chr. dort über die Thebaner errungen hatte. Hier verbrachte der im Jahr 46 n. Chr. geborene Plutarch seine Kindheit, hierhin kehrte er im reifen Alter zurück, um sich seinem Werk zu widmen. Sein Bildungsgang hatte ihn nach Athen und nach Alexandrien geführt. In Athen hatte er viele Jahre als hochangesehener Philosoph gelehrt und war Bürger der Stadt geworden. Er reiste auch mehrfach nach Rom, wo er lehrte, die Freundschaft bedeutender Römer gewann und auch die Bürgerrechte erhielt. Nach seiner Rückkehr in seine Heimatstadt bekleidete Plutarch verschiedene politische Ämter. Noch wichtiger war, dass er zum Priester des Orakels von Delphi ernannt wurde und häufig zwischen Chäronea und Delphi unterwegs war.

Verheiratet war Plutarch mit Timoxena, der Tochter Alexions aus Chäronea. Sie brachte wenigstens fünf Kinder zur Welt, von denen drei sehr früh verstarben. Da sie selbst eine philosophische Abhandlung verfasste, muss sie eine gebildete Frau und ebenbürtige Partnerin ihres berühmten Mannes gewesen sein.

Als Historiker, Moralist und Philosoph hat Plutarch ein sehr umfangreiches Werk hinterlassen, das große Verbreitung fand und daher auch weitgehend erhalten geblieben ist. Man unterscheidet meist zwei Gruppen von Schriften: die historischen Biographien und die so genannten »moralischen« Schriften. In seinen »Lebensbeschreibungen berühmter Männer« stellt er oft einen Griechen und einen Römer gegenüber, z. B. Alexander und Cäsar, Demosthenes und Cicero. Diese Doppelviten oder »parallele Biographien« mit ihrem Hang zur Heroisierung und Idealisierung prägten für viele Generationen das Bild der großen Gestalten der Antike. Sie hatten eine starke Nachwirkung, z. B. auf Shakespeare und Corneille, die sie als Quellen für ihre Römerdramen benutzten, auf Friedrich den Großen, Napoleon und Beethoven, denen sie als Musterbeispiele antiker Größe dienten.

In seinen »Moralia« untersucht Plutarch religiöse, ethische, politische, literarische, naturwissenschaftliche und medizinische Fragen, wobei er sich in seinen

Ansichten stark an den Platonismus anlehnt. Sie sind ein wahres Kompendium, eine Enzyklopädie philosophisch-wissenschaftlicher Themen, wie sie in hellenistischer Tradition, meist in Dialogform, im kaiserlichen Rom und in Athen diskutiert wurden.

Zu den »moralischen Schriften« zählt man auch einen Text, der streng autobiographischen Charakter hat, den oft zitierten Trostbrief, den Plutarch an seine Frau Timoxena nach dem Tod ihrer gleichnamigen Tochter schrieb. Er gilt als ein exemplarisches Zeugnis für eine antike »Consolatio«. Für den hochgebildeten und feinfühligen Michel de Montaigne hatte er noch 1500 Jahre später eine solch zeitlos gültige Bedeutung, dass er seiner Frau eine Übersetzung davon zuschickte, als ihr ältestes Kind im Jahre 1570 starb. »Ich überlasse Plutarch die Aufgabe, Sie zu trösten … er wird Ihnen meine Absichten entdecken und was man in einer solchen Lage anführen kann, viel besser als ich es selbst tun könnte …«

Ich bin nicht aus Eichen und Steinen gemacht

Als rücksichtsvoller Philosoph und Gatte geht Plutarch kaum ein auf den Schmerz, den dieser Verlust ihm persönlich zufügt. Die Versicherung, dass er nicht unempfindlich wie Stein und Eiche sei, muss als Hinweis genügen. Sein Hauptanliegen ist die Tröstung und Ermunterung seiner Frau, deren Lieblingskind plötzlich gestorben ist.

»Plutarchus wünscht seiner Frau Glück! Der Bote, den du mir mit der Nachricht vom Tode unseres Kindes geschickt hast, hat mich wahrscheinlich auf dem Wege nach Athen verfehlt; ich habe es jedoch, als ich nach Tanagra kam, von der Nichte erfahren. Vermutlich ist die Bestattung schon vor sich gegangen: möge alles so geschehen sein, wie es dir jetzt und für die Zukunft am wenigsten Kummer macht. Falls du aber etwas, was du tun wolltest, unterlassen hast, weil du meine Meinung darüber abwarten willst, und, wenn ich bei dir bin, leichter zu tun glaubst, so magst du auch dieses noch besorgen, ohne jede Übertreibung und ohne Ängstlichkeit, was ja auch gar nicht deine Sache ist.

Nur erhalte mich, liebe Frau, und dich selbst bei diesem Schlage in gehöriger Fassung. Denn ich kenne und begreife die Größe unseres Verlustes; wenn ich aber finden sollte, dass du dich zu sehr darüber grämst, so würde mir dieses noch mehr leid tun als die Sache selbst. Dennoch aber bin ich nicht aus Eichen und Steinen gemacht, wie du selbst weißt, die du in Gemeinschaft mit mir so viele Kinder aufgezogen hast, weil wir alle zu Hause persönlich erzogen. Ich weiß, dass diese Tochter, deren Geburt nach vier Söhnen deinen sehnlichsten Wunsch erfüllte und mich veranlasste, ihr deinen Namen zu geben, dir ganz besonders lieb war. Was deine zärtliche Liebe zu dem Kinde noch besonders steigerte, ist die reine, unschuldige, niemals durch Ärger und Tadel getrübte Freude, die es uns machte. Es besaß von Natur eine wunderbare Gelassenheit und Sanftmut, und seine Gegenliebe und

Hingebung machte uns Vergnügen und ließ zugleich sein liebreiches Wesen ahnen; wie es denn seine Amme bat, nicht nur andern Kindern, sondern selbst Gerätschaften und Spielsachen, an denen es eine Freude hatte, die Brust zu reichen, ganz so, wie wenn es sie aus Menschenliebe an seinen eigenen Tisch zur Teilnahme an seinen Genüssen einladen und mit denen, welche ihr Freude machten, sein Süßestes teilen wollte ...«

Da die Tochter eine reine Freudenquelle war – »die allersüßeste Liebkosung ... Augenweide und Ohrenschmaus« – soll ihr Andenken auch mehr Freude als Trauer erregen. Das sind die Eltern ihrem Liebling schuldig.

»So machen es edle Frauen, die ihre Kinder lieben«

Plutarch lobt seine Frau, dass sie weder Trauerkleidung angezogen noch sich und den Mägden »Selbstquälung« gestattet hat. Die Bestattung hat sich in aller Stille, ohne »kostbaren und festlichen Prunk« abgespielt. Auch diese »maßvolle Einfachheit« passt zum Wesen seiner Frau, die auch nie bei einer freudigen Gelegenheit durch übertriebenes Vergnügen oder unsinniges Gelächter ihre Würde verloren hat. Sie hat stets alles Auffällige in Putz und Kleidung verschmäht. »Verwerflich« findet er »die unersättliche Neigung zum Jammern«, das Klageschreien, das Brüsteschlagen, das Abschneiden der Haare, die Vernachlässigung der Körperpflege. Timoxena war in diesen Punkten immer in Übereinstimmung mit ihrem Mann.

»Denn durch deine einfache Kleidung und unverzärtelte Lebensweise hast du bei allen Philosophen, die mit uns in Umgang und Bekanntschaft lebten, Bewunderung erregt, und alle unsere Mitbürger haben schon bei Festen, Opfern und Schauspielen dein bescheidenes Wesen beobachtet. Auch in ähnlichen Fällen hast du schon große Standhaftigkeit gezeigt, zuerst bei dem Verluste deines ältesten Kindes und dann wieder, als der gute Chäro uns verließ. Ich erinnere mich, wie ich damals, als ich die Nachricht vom Tode des Kindes erhielt, mit einigen Freunden auf dem Rückwege von einer Seereise war, welche dann, nebst anderen, mit mir nach meiner Wohnung gingen; wie sie nun hier alles in schönster Ordnung und Ruhe fanden, glaubten sie, es sei hier kein Unglück geschehen, sondern nur ein falsches Gerücht davon verbreitet worden. So verständig hattest du alles im Hause angeordnet, unter Umständen, wo selbst Unordnung ganz verzeihlich gewesen wäre. Und doch hattest du jenes Kind an deiner Brust gesäugt... So machen es edle Frauen, die ihre Kinder lieben.«

Plutarch dankt seiner Frau, dass er das »Schlimmste und Gefährlichste« nicht zu befürchten hat: »ich meine den Besuch und das Geschrei und Mitgeheul schlechter Weiber, welche die Trauer bloßlegen und noch steigern.« Dadurch bringen sie nur »noch Feuer zum Feuer«. »Wenn man das Haus eines Freundes brennen sieht, löscht jeder so schnell und so gut er kann, wenn aber Seelen im Feuer stehen, so tragen sie ihnen noch Brennstoff zu.«

Im nächsten Teil fordert der Philosoph seine Frau auf, sich in Gedanken »in jene Zeit vor der Geburt dieses Kindes zu versetzen.« Nach seinem Tode sind beide »wieder in gleiche Verhältnisse gekommen« und so dürfen sie nicht undankbar sein für die Lebensjahre des Kindes, »da sie uns den schönsten Genuss verschafften«. Er warnt davor, immer und überall mit dem Schicksal unzufrieden zu sein. »Denn es trägt immer gute und süße Früchte, wenn man von den Göttern nur Gutes redet und das Schicksal mit Gleichmut und Zufriedenheit erträgt ...«

Zudem soll sie bedenken, dass sie noch von vielen Menschen wegen ihrer Kinder, ihres Hauses und ihrer Lebensart von andern Menschen beneidet wird. Es wäre falsch, nur über das Verlorene zu jammern und darüber zu versäumen, die Annehmlichkeiten, die sie besitzt, zu genießen.

Ein Ort, wo es keinen Schmerz mehr gibt

Timoxena war erst zwei Jahre alt, als der Tod sie hinwegraffte. Aus elterlicher Sicht war sie um die schönsten Lebensgüter betrogen worden, um Liebe, Ehe und Mutterschaft. Als Philosoph und Psychologe jedoch relativiert Plutarch diesen Verlust, indem er den Standpunkt des Kindes selbst einnimmt, das jetzt in einem schmerzlosen Zustand weilt und das nicht entbehrt, was es weder gekannt noch besessen hat.

»Bedauerst du aber unsere Tochter vielleicht darum, weil sie ehelos und kinderlos aus dem Leben ging, so kannst du dich andrerseits wieder darüber freuen, dass du jener beiden Vorzüge nicht hast entbehren dürfen. Denn es ist nicht so, als ob diese Güter für die, welche dieselben verlieren, großen Wert hätten, und nur geringen für die, welche sie besitzen. Unsere Tochter aber, welche sich an einem Ort befindet, wo es keinen Schmerz mehr gibt, braucht uns keine Sorge zu machen; denn wie sollte uns von ihr aus etwas Schlimmes zukommen, wenn sie selbst keinen Kummer mehr hat; verliert ja auch der Verlust großer Güter seinen Stachel, wenn man dahin kommt, wo man sie nicht mehr braucht. Deine Timoxena aber hat nur einen unbedeutenden Verlust erlitten, denn sie hat nur Unbedeutendes gekannt und an Unbedeutendem Freude gehabt; was aber ihrer Empfindung, ihren Gedanken und ihrem Willen ferne lag, wie sollte man sagen können, sie habe dies verloren?«

Der Kindertod – eine Gnade für die unsterbliche Seele

Im letzten Teil seines Trostschreibens beruft sich Plutarch auf ihren gemeinsamen Glauben an die Unsterblichkeit. Dieser Glaube wird von vielen Zeitgenossen nicht geteilt, die überzeugt sind, dass mit der »Auflösung des Körpers« alles definitiv zu Ende ist. Timoxena und er werden von diesem Unglauben bewahrt »durch die von den Vätern überlieferte Lehre und die mystischen Sinnbilder der orgiastischen Dionysoszeremonien - die uns beiden als Eingeweihten bekannt sind.« Dank dieser religiösen Zuversicht kann Plutarch so weit gehen, zu behaupten, dass der frühe Tod für die unsterbliche Seele einen unzweifelhaften Vorteil darstelle. Wer lange lebt, verwickelt sich in »irdische Leidenschaften und Zufälle«, das Leben »entfremdet die Seele der Erinnerung an die jenseitigen Dinge und fesselt sie an die diesseitigen Dinge. ... Diejenige Seele dagegen, welche zwar auch an den Körper gefesselt, aber nur kurze Zeit mit ihm verbunden war, wird von den höheren Geistern befreit und gelangt gleichsam durch eine sanfte und geschmeidige Umbiegung wieder in ihren natürlichen Zustand zurück.«

Plutarch belegt die Richtigkeit seiner Überzeugung durch die überlieferten Gewohnheiten und Gesetze. Wenn Kinder sterben, bringt man ihnen keine Totenopfer dar, man unterlässt die meisten Handlungen, die beim Begräbnis eines Erwachsenen üblich sind. Die Kinder nämlich hatten »noch keine Gemeinschaft mit der Erde und den irdischen Dingen«, infolge ihrer Unschuld kehren sie sofort zu ihrem göttlichen Ursprung zurück. Trauer ist also nicht angebracht, wenigstens nicht für den Gläubigen:

»Denn die Gesetze gestatten nicht, Tote von solchem Alter zu betrauern, weil dies bei solchen, welche in einen besseren und göttlicheren Zustand und Ort übergehen, nicht recht wäre. Ich weiß freilich wohl, dass diese Sache viele Schwierigkeiten bietet; weil aber der Unglaube noch mehr Schwierigkeiten macht als der Glaube daran, so wollen wir das Äußerliche dabei, wie es die Gesetze vorschreiben, beobachten, das Innerliche aber noch viel mehr unbefleckt und rein und leidenschaftslos erhalten.«

Der Brief scheint nicht vollständig erhalten zu sein, dennoch ist er reich genug, um wichtige Aufschlüsse über die Haltung der antiken Gebildeten dem Kindertod gegenüber zu vermitteln. Er verrät, neben seiner tiefen Menschlichkeit, eine Erhabenheit der Gedankenführung, die das Klischee einer dekadenten heidnischen Welt Lüge zu strafen scheint. Als Priester des Apollo in Delphi glaubt Plutarch zweifellos an die Wahrheit der Orakel. Sie wird ihm bescheinigt durch die geistige und materielle Wiedergeburt des Apolloheiligtums. In seinem Dialog »Über die Orakel der Pythia« beschreibt er den rezenten Aufschwung Delphis, der beispiellos seit tausend Jahren sei, und schlussfolgert: »Es ist nicht möglich, dass eine so vollständige Veränderung in so kurzer Zeit allein durch Menschenhand sich ereignet hat, ohne die Gegenwart eines Gottes, der dem Orakel seine göttliche Autorität verleiht.«

Bezeichnend für diesen hochgebildeten und toleranten Philosophen ist auch, dass er Dionysos mit der ägyptischen Gottheit Osiris und mit dem Gott der Juden identifiziert und den gemeinsamen Jenseitsglauben unterstreicht. Infolge dieses erstaunlichen Gedankengutes, das sich hauptsächlich aus dem Platonismus speist, glaubten manche Kirchenväter, in Plutarch einen Vorläufer des Christentums zu erkennen. So wurden seine Texte in großer Zahl überliefert und konnten eine starke Nachwirkung ausüben.

1929 schrieb Carl J. Burckhardt an Hugo von Hofmannsthal: »Plutarch: die ganze virtù von der Renaissance bis zum napoleonischen Epos ist durch ihn bestimmt, und er wirkt noch weit ins 19. Jahrhundert hinein, bei den Engländern, den Preußen. Er ist eine eminent europäische Kraft.«

Friedrich Dübner: Plutarchi Chaeronensis scripta moralia. Berlin 1841.
Robert Flacelière/Jean Irigoin: Plutarque. Oeuvres morales. Paris 1987.
Richard Volksmann: Leben, Schriften und Philosophie des Plutarch von Chaeronea. Berlin 1869.
Reprint: Hildesheim 1980.

René Descartes und Hijlena Jans

»Der grösste Schmerz seines Lebens«

Ich zähle nicht zu jenen,
die der Meinung sind,
dass Tränen und Trauer
nur zu den Frauen gehören.
Descartes, 1640

Als Philosoph und Mathematiker ist Descartes einer der genialsten Denker der Menschheitsgeschichte. Sein Werk stellt den Übergang von der mittelalterlichen Scholastik zur modernen Philosophie dar. Als Mathematiker begründete er die analytische Geometrie.

René Descartes wurde am 31. März 1596 in der Touraine, in La Haye – heute La Haye Descartes – als jüngster Sohn eines Juristen geboren. Der Vater nannte seinen geistig sehr frühreifen Sohn »mon philosophe« und schickte ihn bereits mit zehn Jahren an das Jesuitenkolleg von La Flèche, wo er acht Jahre lang studierte. 1618 reiste Descartes nach Holland, um eine militärische Ausbildung zu erhalten. Zu Beginn des 30-jährigen Krieges nahm er vorübergehend Kriegsdienste in der Armee des Herzogs von Bayern. Im November 1619 träumte er von einer »wunderbaren Wissenschaft« (»science admirable«) und erblickte darin ein Zeichen des Himmels, dass er den Rest seines Daseins der Wahrheitssuche widmen solle. Von 1628 bis 1649 lebte er in verschiedenen Städten in Holland, wo er, ungestört von allen Verwandten und Bekannten, die vollkommene Muße zum Forschen wie auch Sicherheit und Forschungsfreiheit fand. Als Galilei 1633 von der Inquisition verurteilt wurde, verzichtete Descartes aus Vorsicht auf die Veröffentlichung seines »Traité du Monde«.

Seine Devise lautete : »Hoc theatrum mundi conscensurus, larvatus prodeo.« (»Wenn ich diesen Schauplatz der Welt betrete, trage ich eine Maske.«) Gemäß diesem Wahlspruch versuchte Descartes, ein eher zurückgezogenes Leben zu führen und wenig Einblick in sein Privatleben zu gewähren. In einem Brief des Jahres 1647 befindet sich ein kurzer Satz über seine Kindheit: »Als ich noch ein Kind war, liebte ich ein Mädchen meines Alters, das ein wenig schielte ...« (»Lorsque j'étais enfant, j'aimais une fille de mon âge qui était un peu louche...«) In den Taufregistern von La Haye des Jahres 1596 befinden sich zwei Mädchen, die beide Françoise hießen. Man vermutet, dass eine davon seine Kindheitsfreundin war, denn als ihm später eine Tochter geboren wurde, ließ er sie auf den Vornamen Francine taufen.

Helene und Francine

Nach einem Aufenthalt in Deventer wohnte Descartes in den Jahren 1633 bis 1635 am Westermarkt in Amsterdam, zwischen der Prinsengracht und der Kaisergracht. Den Haushalt führte eine holländische Dienstmagd aus Deventer, Helene, die der Gelehrte seit einigen Jahren kannte und mit der er ein Verhältnis hatte. Sein Biograph, der Geistliche Baillet, schrieb 1691, dass es eine »so geheime Eheverbindung« gewesen sei, dass auch die subtilsten Kanoniker sie beim besten Willen nicht vom Konkubinat unterscheiden könnten. Entschuldigend fügte er hinzu, dass es »für einen Mann, der sein ganzes Leben die seltsamsten Operationen der Anatomie durchführen musste, schwierig war, die Tugend des Zölibats streng zu praktizieren.«

Als »cartesianischer« Mensch notierte Descartes gewissenhaft die wichtigen Ereignisse seiner Existenz. So hielt er auf der ersten Seite eines Buches fest, dass er am Sonntag, dem 15. Oktober 1634, mit seiner Magd Helene ein Kind gezeugt hatte.

Das Kind kam am 19. Juli 1635 in Deventer zur Welt und wurde am 7. August in der dortigen reformierten Kirche auf den Namen »Fransintge« getauft. Im Taufregister finden sich folgende Eintragungen: »Vader: Reyner Jochems (René, Sohn des Joachim). – Moeder: Hijlena Jans (Helene, Tochter des Johannes). – Kint: Fransintge«. Es wird allgemein angenommen, dass die Jahre, die Descartes als Vater einer kleinen Tochter verbrachte, zu den glücklichsten seines Daseins zählten. Seine Korrespondenz in diesen Jahren ist von einer seltenen Heiterkeit geprägt. Auffallend ist ebenfalls, dass er in diesem kurzen Zeitraum von 5 Jahren seine bedeutendsten Werke schrieb: »Discours de la Méthode«, die drei »Essais«: »La Dioptrique«, »Les Météores«, »La Géométrie« und »Les Méditations métaphysiques«. Als französischer Edelmann hatte er allerdings Bedenken, sich öffentlich zu dieser »unebenbürtigen« Beziehung zu bekennen und das uneheliche Kind zu legitimieren. Immerhin hatte er die Absicht, Francine später nach Paris zu schicken und einer Verwandten anzuvertrauen. Da Madame du Tronchet die Mutter eines Kanonikus der Sainte-Chapelle war, nimmt man an, dass Descartes seiner Tochter eine katholische Erziehung geben wollte, oder, wie der Biograph de Sacy schreibt, sie der »Religion seiner Amme und seines Königs« zurückzugeben. (»La rendre à la religion de sa nourrice et de son roi.«)

Nach der Veröffentlichung des »Discours« im Sommer 1637 ließ Descartes sich in Sandport am Meer nieder und gab Francine als eine Nichte aus, die er um sich haben wollte. Der Vermieterin stellte er Helene als die Erzieherin des Kindes vor. So hatte diese nichts gegen die Anwesenheit der beiden einzuwenden. Ähnliche Verhältnisse waren im toleranten Holland damals keine Seltenheit. Auch Rembrandt lebte in Amsterdam mit seiner Dienstmagd Hendrikje Stoffels zusammen, die ihm die Tochter Cornelia gebar.

Dennoch gab es Menschen, die Anstoß an der freien Beziehung des Philosophen nahmen, die hässliche Verleumdungen und Gerüchte darüber ausstreuten. So unterstellten sie ihm z. B., er habe mehrere uneheliche Kinder. Darauf erwiderte Descartes mit entwaffnender Offenheit in einem Brief an Voetius: »Und wirklich, wenn ich solche hätte, würde ich sie nicht verleugnen: vor kurzem noch war ich ein junger Mann und auch jetzt noch bin ich ein Mensch und ich habe nie ein Keuschheitsgelübde abgelegt (»neque umquam castitatis votum feci«).«

Die Trauer eines Philosophen

In einem 1996 erschienenen pseudo-autobiographischen Werk von Brigitte Hermann »Histoire de mon esprit« schildert Descartes seine Vaterfreuden mit Francine, seine Spiele, seine Spaziergänge mit dem Kind am Meeresstrand … Das Familienidyll dauerte jedenfalls nicht sehr lange. Als er 1640 in Leiden weilte, um einen Verleger für seine »Méditations« zu finden, erreichte ihn am 30. August ein ängstliches Schreiben von Helene, der Körper Francines sei ganz von Röte bedeckt. Descartes eilte nach Hause, aber er musste ohnmächtig zusehen, wie das Scharlachfieber sich verschlimmerte und das Kind dahinraffte. Francine starb in Amersfoort am 7. September 1640.

Der schon erwähnte Roman widmet dieser Agonie mehrere ergreifende Seiten, die sicher nicht weit an der Wirklichkeit vorbeitreffen. »Es war ein leises Absteigen in den Tod, und diese beiden Wesen, die ich liebte, Helene und Francine, die ich nur gewagt hatte, Dienstmagd und Nichte zu nennen, teilten meinen Schmerz und meine Verzweiflung. Sie lag im Sterben! Ich hoffte noch auf das Unmögliche, und dennoch sah ich sie vor meinen Augen ersticken, ohne dass ihre Lungen sich noch entfalten konnten. Mein Herz zersprang beim Gedanken, dass ich auf immer von diesem kindlichen und liebenden Geschöpf getrennt würde, dass ihm die Zukunft und das Leben verweigert würden … Ich empfahl meine geliebte Kleine der Muttergottes, ich rief Christus und alle Heiligen an, über sie zu wachen und sie zu retten … Ich warf mir heftig vor, meine Tochter vernachlässigt zu haben …«

Der erste Biograph, der Geistliche Baillet, erwähnt diese Vaterschaft des Philosophen nur sehr kurz, man spürt seine Verlegenheit bei dieser »fleischlich-sündigen Verirrung« des großen Gelehrten. Dennoch muss er bekennen: »Er beweinte sie mit einer Zärtlichkeit, die ihm zu fühlen gab, dass die Philosophie die natürlichen Gefühle nicht erstickt.« (»Il la pleura avec une tendresse qui lui fit éprouver que la philosophie n'étouffe point le naturel.«) Dann folgt eine Aussage, die eindeutig belegt, dass hier der Philosoph des »Cogito ergo sum«, des gefühlsscheuen Rationalismus, zutiefst getroffen war, wie nie mehr sonst in seinem Leben: »Er beteuerte, dass sie ihm durch ihren Tod den größten Schmerz gegeben, den er je in seinem Leben empfunden habe.« (»Le plus grand regret qu'il eût jamais senti de sa vie.«) In einem vier Monate später geschriebenen Brief machte er auch das bezeichnende Eingeständnis, dass »er nicht zu jenen zähle, die der Meinung seien, dass Tränen und Trauer nur zu den Frauen gehören.«

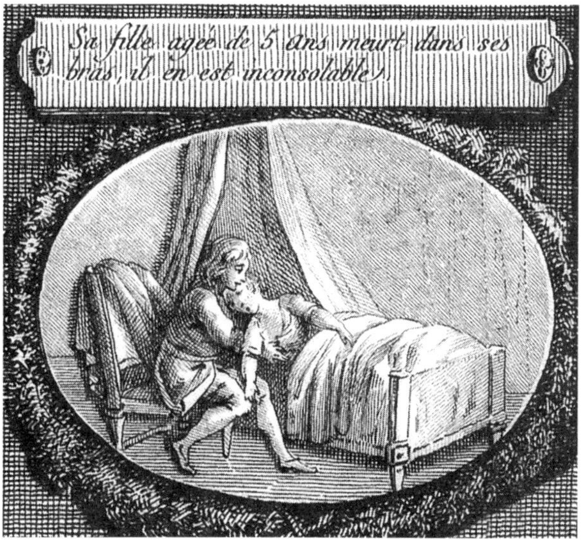

Descartes am Sterbebett seiner Tochter

Mitte Januar 1641 schrieb Descartes über seine Trauer: »Ich habe seit kurzem den Verlust von zwei Personen erfahren, die mir sehr nahe standen (der Vater Joachim war am 27. Oktober im 78. Jahr verstorben). Ich habe die Erfahrung gemacht, dass diejenigen, die mir die Trauer verbieten wollten, diese hervorriefen, wohingegen ich getröstet wurde durch das Mitgefühl jener, die ich von meinem Unglück betroffen sah.« (»J'ai senti depuis peu la perte de deux personnes qui m'étaient très proches et j'ai éprouvé que ceux qui me voulaient défendre la tristesse, l'irritaient, au lieu que j'étais soulagé par la complaisance de ceux que je voyais touchés par mon déplaisir.«)

In seinem Briefwechsel mit der Prinzessin Elisabeth, der Tochter des abgesetzten Königs von Böhmen, vertiefte Descartes gewisse Punkte seiner Philosophie. Vor allem legte er dar, fast wie ein Beichtvater, wie die Seele aus eigener Kraft alle Widrigkeiten des Schicksals überwinden könne. Er bemühte sich, die souveräne Überlegenheit der Tugendübung über alle irdischen Güter, wie Ehre, Reichtum und Macht, zu beweisen. Als unmittelbare Folge dieser fast stoischen Tugendlehre trennte er sich von Helene. Baillet stellte erleichtert fest, dass sein Geistes- und Tugendheld sich schnell von seinem Fall erhoben habe (»relevé promptement de sa chute«) und dass er »sein Zölibat in seiner ersten Vollkommenheit wiederhergestellt habe.«

In seinem letzten Werk, dem Traktat der Leidenschaften (»Les Passions de l'âme«, 1649) kam er zwar zur Schlussfolgerung, dass alle Leidenschaften gut seien (»elles sont toutes bonnes«), d.h., dass sie eine nützliche Rolle bei der Erhaltung des Lebens spielten, aber man müsse auch die Mittel kennen, um sie geschickt zu beherrschen. So könnten sie den Menschen berühren, ohne ihn zu versklaven. Dann gesteht er den Leidenschaften zu, dass sie dem Menschen erlauben, »die größte Süßigkeit in diesem Leben zu kosten« (»de goûter le plus de douceur en cette vie«).

Descartes starb in Stockholm, wohin ihn die schwedische Königin Christine eingeladen hatte. Jeden Morgen früh um 5 Uhr ließ sie ihn zu sich kommen, um mit ihm zu philosophieren und die Pläne einer Akademie zu besprechen. Der

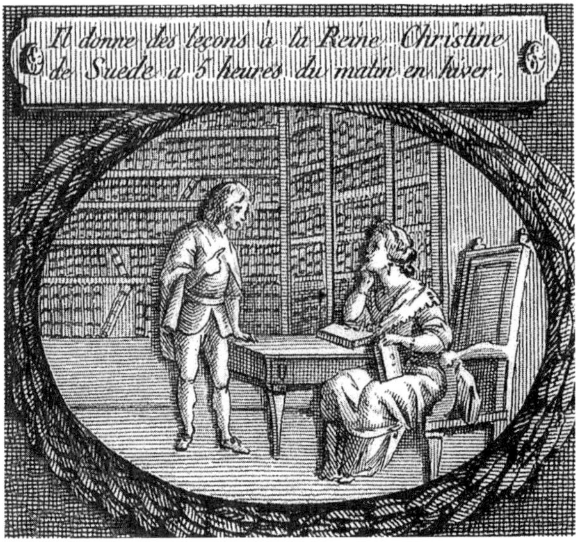
Il donne des leçons a la Reine Christine de Suede a 5 heures du matin en hiver,

Descartes unterrichtet die Königin von Schweden

Philosoph erkältete sich im »Lande der Bären«. Am 2. Februar verrichtete er noch alle Frömmigkeitsübungen, nahm das Abendmahl und wurde bettlägerig. Er starb an einer Lungenentzündung am 11. Februar 1650, im Alter von 53 Jahren. Ironie des Schicksals: Der Hauptbegründer der modernen Verstandesphilosophie wurde als Katholik auf dem »Friedhof für ungetaufte und verstandesunreife Kinder« beigesetzt. Seine sterblichen Überreste wurden später getrennt – der Körper 1667, der Schädel 1821 – nach Frankreich übergeführt.

Im Jahr 1798 (An VII) gab Nicolas Ponce (1746-1831) sein Werk »Les Illustres Français« heraus. Das Portrait des Philosophen ist von einigen Szenen umgeben. Die ergreifendste davon zeigt Descartes, wie er seine Arme nach seiner Tochter ausstreckt, die sich auf ihrem Sterbebett ihm entgegenhebt. Der Bildtext lautet: »Seine fünfjährige Tochter stirbt in seinen Armen. Er ist untröstlich darüber.« (»Sa fille âgée de cinq ans meurt dans ses bras. Il en est inconsolable.«) Ein anderes Bild illustriert die Ursache seiner tödlichen Erkältung: »Er erteilt der Königin Christine von Schweden Unterricht um 5 Uhr morgens im Winter.«

Adrien Baillet: La vie de Monsieur DesCartes. Paris 1691.
Brigitte Hermann: Histoire de mon esprit ou le roman de la vie de René Descartes. Bartillat 1996.
André Glucksmann: Descartes, c'est la France. Flammarion. Paris 1987.
Germaine Lot: René Descartes. Esprit-Soleil. Seghers. Paris 1966.
Geneviève Rodis-Lewis: Descartes. Calmann-Lévy. Paris 1995.
Samuel de Sacy: Descartes. Seuil. Paris 1996.

Ludwig XIV.

»Gott straft mich, ich habe es wohlverdient«

In den letzten Jahren seiner Regierungszeit war Ludwig XIV. nicht mehr der europaweit bewunderte und nachgeahmte Sonnenkönig. Das Kriegsglück war nicht mehr auf seiner Seite, die meisten seiner Eroberungen hatte er zurückgeben müssen und seinen Traum vom Rhein, als der natürlichen Grenze Frankreichs, endgültig begraben. Er musste sogar befürchten, dass die feindliche Armee des Prinzen Eugen nach Paris vorstoßen würde. Mit dem Marschall Villars erwog er die Möglichkeit, sich selbst an die Spitze seines letzten Heeres zu stellen, um den Feind an der Somme aufzuhalten: »Ich rechne damit ... einen letzten Versuch mit Ihnen zusammen zu machen und mit Ihnen unterzugehen oder den Staat zu retten.«

Nach mehr als 50 Jahren Krieg war das Königreich ausgeblutet, die großen Feldherren der ersten ruhmreichen Jahrzehnte waren tot oder im Ruhestand. Die große Hungersnot, die nach dem schrecklichen Winter 1709 ausbrach, erzeugte eine gefährliche Aufruhrstimmung im Volk. Eine auf die Mauern der Hauptstadt geschriebene Parodie des »Vaterunser« zeugt von der angestauten Unzufriedenheit mit dem Herrscher von Gottes Gnaden: »Vater unser, der du bist in Marly, dein Name ist nicht mehr glorreich, dein Wille geschieht weder auf Erden noch auf dem Meere; unser Brot gib uns heute zurück, denn wir sterben vor Hunger; vergib deinen Feinden, die dich geschlagen haben, aber vergib deinen Generälen nicht und führe uns nicht in Versuchung, unsern Herrn zu ändern, sondern erlöse uns von der Maintenon. Amen.«

Die Dämmerung einer Glanzherrschaft

Längst waren die glänzenden Versailler Feste verrauscht, der Monarch hielt sich jetzt meist in der kleinen Residenz von Marly auf und hatte seinen Hofstaat stark reduziert. Seine letzte Maitresse, Madame de Maintenon, jetzt seine Gattin in morganatischer Ehe, war der Bigotterie verfallen, sie hatte allen Froh- und Leichtsinn vom Hof verbannt.

Die berühmten Bühnenklassiker Corneille, Molière und Racine waren längst gestorben. An die Stelle der prunkvollen Opernaufführungen Lullys mit ihren schmetternden Fanfaren waren die wehmütigen Violenklänge des François Couperin getreten, der dem alternden König in kleinem Kreis an den Sonntagnachmittagen seine »Concerts royaux« vorspielte.

Wenn Frankreich in diesen Jahren auch militärisch, politisch und kulturell viel an Glanz eingebüßt hatte, so war die königliche Familie als solche fast vollkommen intakt. Zwar waren von seinen sechs ehelichen Kindern nur ein Sohn am Leben geblieben und von den zehn unehelichen nur fünf, aber als wahrer Patriarch durfte Ludwig XIV. auf eine zahlreiche Nachkommenschaft herabblicken. Er war Urgroßvater und wusste, dass seine Thronfolge mehrfach, durch drei Generationen von männlichen Nachkommen, gesichert war. Da wurde auch dieses Vertrauen durch eine unerhört grausame Reihe von Schicksalsschlägen erschüttert, welche die uralte Dynastie der Capetinger, deren Herrschaft bis ins 10. Jahrhundert zurückreichte, auszulöschen drohten. In weniger als einem Jahr starben drei Thronfolger, in der natürlichen Reihenfolge ihres Anspruchs auf den Thron. Sie waren normalerweise dazu berufen, Ludwig XV., Ludwig XVI. und Ludwig XVII. zu werden. Das Schicksal entschied anders und übertrug anderen Personen diese Rollen. Gerade eine solch unheilvolle Zukunftsentwicklung war dem Sonnenkönig in seinen glücklichen Tagen als ein Gespenst erschienen, »eine Möglichkeit, die Gott immerdar abwenden möge.«

Der Tod des »Grand Dauphin«

Im April 1711 verlor Ludwig seinen einzigen legitimen Sohn, den »Grand Dauphin«, den Liebling der Pariser, der Armee und der einfachen Menschen. Er war der Einzige, der es wagte, vor dem König das Thema der verelendeten Bauern aufzuwerfen. Bis dahin war er fast nie krank gewesen, und jeder erblickte in ihm den zukünftigen König. Aber in seiner Residenz von Meudon wurde der Dauphin am Abend des 8. April plötzlich von heftigen Kopfschmerzen befallen. Am nächsten Tag zwang die Migräne den leidenschaftlichen Jäger, eine Jagdpartie abzubrechen und sich niederzulegen. Die herbeigeeilten Hofärzte befürchteten, dass er von den Pocken angesteckt sei, und ihre Diagnose erwies sich als zutreffend. Schon am nächsten Tag war das Schlimmste nicht mehr auszuschließen. Der Dauphin träumte mit offenen Augen. Die Ärzte ließen ihn mehrfach zur Ader. Der König verbot den Zugang zum Zimmer des Dauphins. Nach einer kurzen Besserung erfolgte dann das jähe Ende am 14. April. Monsieur de Sourches schreibt: »Gegen sieben Uhr abends begann er mit dem Tod zu ringen, er starb um elf Uhr.« Schon eine halbe Stunde später ließ der König seine Karrosse vorfahren und kehrte zurück nach Marly. Erst drei Stunden nach seiner späten Ankunft konnte er sich niederlegen, da er fürchtete, vor übergroßem Schmerz zu ersticken (»appréhendant d'étouffer, tant sa douleur était grande«.)

Zwei Tage später schrieb Madame: »Ich habe den König gestern abend um elf Uhr gesehen, er ist so niedergeschlagen, daß es einen Felsen erweichen könnte; (»il est en proie à une telle affliction qu'elle attendrirait un rocher«) … er spricht mit jedermann mit einer gefaßten Traurigkeit und gibt seine Befehle mit großer Festigkeit, aber jeden Augenblick steigen die Tränen ihm in die Augen, und er erstickt sein Schluchzen. Ich habe einen tödlichen Schrecken, daß er selbst krank werde, denn er sieht sehr schlecht aus. Ich bedaure ihn mit ganzer Seele.« – Bei einer

Sitzung des Staatsrates war das Gesicht des Monarchen tränenüberströmt, so dass auch die Minister alle zu weinen begannen.

Auch Personen, die sich früher über seine Frömmigkeit lustig gemacht hatten, waren tief beeindruckt von seiner Ergebenheit, seiner Unterwerfung unter den Willen Gottes. Ein großer Trost für den König war, dass der Beichtvater seines Sohnes ihm versicherte, dieser habe vor seinem christlichen Ende noch seine Ostern gehalten. Sobald der König sich über das Seelenheil seines Sohnes beruhigt hatte, führte er selbst so fromme Gespräche, dass sie vielen zu Herzen gingen.

Der Dauphin wurde schnell und fast heimlich in der königlichen Nekropole von Saint-Denis beigesetzt. Einerseits bestand große Ansteckungsgefahr. Andrerseits bemühte sich der König, seine Tränen in der Öffentlichkeit zu verbergen. Als Familienvater und sehr empfindlicher Mensch war er zutiefst von diesem Verlust betroffen. Er durfte seiner persönlichen Trauer indes keinen zu starken Ausdruck verleihen, sonst hätte man ihm vorgeworfen, die zahllosen Schwierigkeiten und Unglücksfälle seines Königreichs zu vergessen.

Manche Historiker glauben, dass Frankreich mit diesem sehr humanen und beliebten Dauphin seinen vielleicht besten König verloren habe, trotz der abfälligen Urteile, die Saint-Simon in seinen »Mémoires« über ihn gefällt hat.

»Gott straft mich, ich habe es wohlverdient«

Zu Beginn des nächsten Jahres wurde der nächste Thronanwärter, der älteste Sohn des Grand Dauphin, der Duc de Bourgogne, zusammen mit seiner Gattin Marie-Adelaïde, der Dauphine, von einer geheimnisvollen und jähen Krankheit, – man vermutet, dass es die Masern waren –, dahingerafft. Die Dauphine starb als Erste, am 12. Februar. Ludwig XIV. schrieb über diesen Verlust an seinen Enkel, den spanischen König Philipp V., am 16. Februar 1712:

»Ich habe meine Tochter, die Dauphine, verloren, und obschon Sie wissen, wie sehr sie mir immer lieb gewesen ist, können Sie sich den Schmerz nicht richtig vorstellen, den ihr Verlust mir verursacht ...« (»J'ai perdu ma fille, la Dauphine, et quoique vous saviez à quel point elle m'a toujours été chère, vous ne pouvez encore vous représenter assez la douleur que sa perte me cause.«) Die Dauphine, eine Prinzessin von Savoyen, war noch keine 26 Jahre alt. Ihr jugendfrischer Charakter hatte die allzu ernste Atmosphäre des Hofes stark gelockert, zur großen Freude des Königs. Sogar Madame de Maintenon musste zugeben, nicht ohne Neid, daß die junge Frau von jedermann geliebt wurde. (»Elle se fait aimer de tout le monde.«)

Einige Tage später, am 18. Februar, folgte der Dauphin seiner Gattin in den Tod. Über diese neue Hiobsbotschaft schrieb der Monarch: »Sie werden die Mehrung meines Schmerzes verstehen, wenn Sie den Tod des Dauphins erfahren. Das sind in wenig Tagen zwei schreckliche Prüfungen, die Gott über mich verhängt

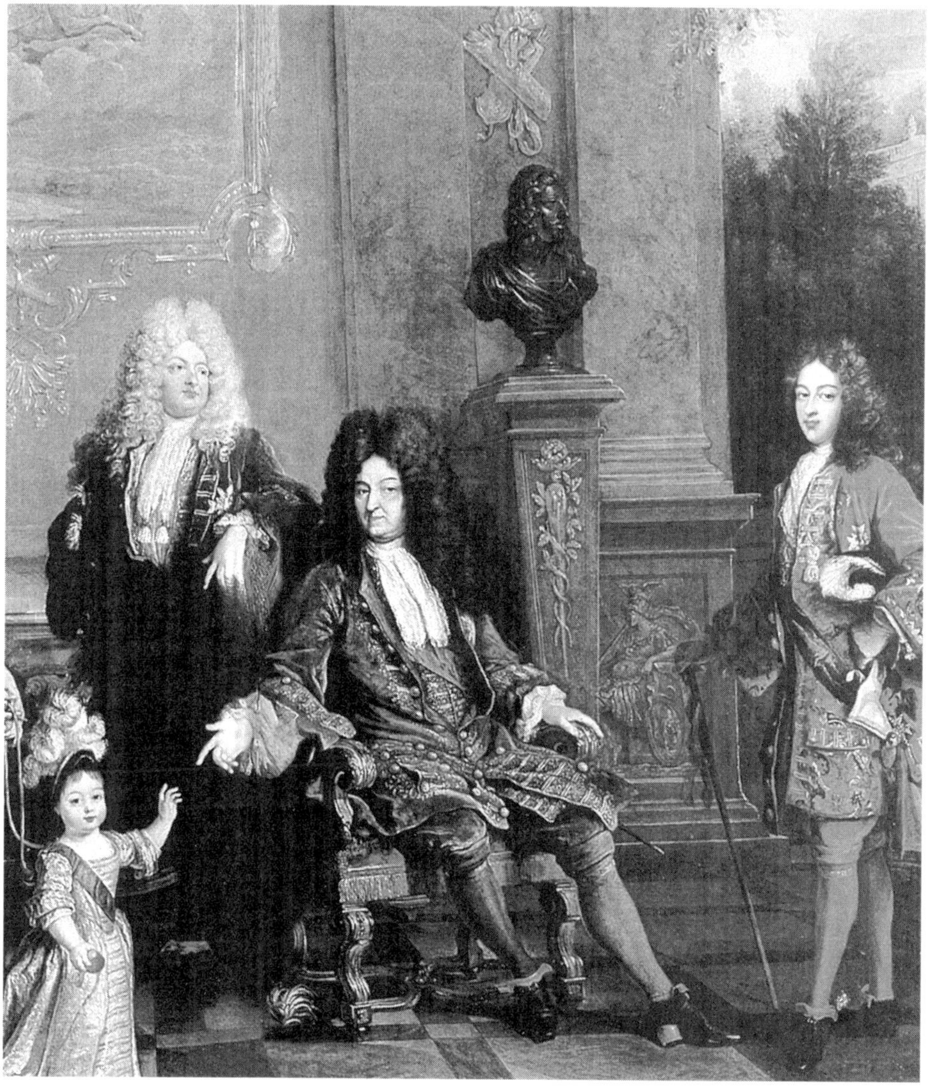

Ludwig XIV. umgeben von den drei Thronfolgern

hat, um mich seinen Befehlen zu unterwerfen.« (»Ce sont en peu de jours deux terribles épreuves que Dieu a voulu faire de ma soumission à ses ordres.«) Lieselotte von der Pfalz schrieb an ihre Tochter, dass die Ärzte die arme Prinzessin auf dem Gewissen hätten.

Der zweite Dauphin war von Fénélon erzogen worden, der danach getrachtet hatte, aus ihm einen modernen Telemachos zu machen. Auch er hatte hohe Hoffnungen geweckt, vor allem in der gebildeten Klasse. Ein Satz, den er im Salon von Marly ausgesprochen hatte, hatte für beträchtliches Aufsehen gesorgt: »Die Könige sind für die Völker da, nicht die Völker für die Könige.« Der Abstand zum berühmten Ausspruch des absolutistischen Sonnenkönigs »L'Etat, c'est moi!« war gewaltig. Der Akademiker Dangeau schrieb über diesen Verlust: »Mit ihm ist der weiseste und frömmste Fürst gestorben, den es vielleicht auf Erden gegeben hat.« Der Maréchal de Tessé schrieb, die Hand Gottes sei schwer über Frankreich niedergefallen, indem sie dem Land einen Fürsten von so hohen Tugenden geraubt habe.

Kurze Zeit später, am 8. März 1712, starb der älteste Sohn des zweiten Dauphins, der Urenkel des Königs und dritte Thronanwärter, der Duc de Bretagne, im Alter von 5 Jahren. Er war nur 19 Tage lang Dauphin gewesen.

Dem Marschall Villars gegenüber äußerte sich der König über seine Verluste: »Es gibt wenig Beispiele dessen, was mir zustößt, daß man in derselben Woche (sic) seinen Enkel, seine Schwiegertochter und deren Sohn verliert, in die alle ich hohe Hoffnungen gesetzt hatte und die ich zärtlich liebte. Gott straft mich, ich habe es wohlverdient; ich werde darum weniger im Jenseits leiden ...« (»Il y a peu d'exemples de ce qui m'arrive, et que l'on perde dans la même semaine son petit-fils, sa belle-fille et leur fils, tous de très grande espérance et tendrement aimés. Dieu me punit, je l'ai bien mérité; j'en souffrirai moins dans l'autre monde...«)

Die Pfalzgräfin notierte: »Man spricht ›im Allerheyligsten‹ weder vom Krieg noch vom Frieden. Man spricht ebenfalls nicht von den drei Dauphins und der Dauphine aus Angst, den König ins Grübeln zu bringen ... Sobald er dieses Kapitel berührt, spreche ich sofort von andern Dingen, und ich tue, als ob ich nichts vernommen hätte.« (24. 3. 1712)

Die wiederholten Todesfälle in der königlichen Familie riefen Angst und Bestürzung auch beim französischen Volk hervor. Die einen erblickten darin einen »Fluch«, den Zorn Gottes gegen den König und gegen die Zustände am Hofe, andere erwogen die Hypothese von Giftmorden. Vor allem Philippe von Orléans, der zukünftige Regent, den jeder Sterbefall näher an den Thron rückte, wurde von manchen verdächtigt, die Hand im Spiel zu haben. Aber der König nahm kaum Notiz von diesen bösen Gerüchten.

Die heutige Geschichtsschreibung glaubt, für die mysteriöse Serie von Todesfällen eine plausible Erklärung gefunden zu haben: Die Ignoranz der Leibärzte Fagon und Boudin. Die königlichen Patienten sind das Opfer ihrer Ärzte geworden, die bei hohem Fieber zu einem probaten Allheilmittel griffen: zum Aderlass. Dadurch verhinderten sie, dass die Krankheit ausbrach und normal bis zur Heilung verlief – aber sie sprachen damit ein Todesurteil über die Kranken aus. Dieser Verdacht wurde schon damals geäußert, aber die Leibärzte, in die Enge getrieben, behaupteten, die Autopsie habe den Beweis einer Vergiftung erbracht. Molières Farcen über die Scharlatanerie und Wichtigtuerei der Ärzte, vor allem in seinem

»Malade imaginaire« (1672) mit den standardisierten Prüfungsantworten von »seignare und purgare«, haben durch die Ereignisse des Jahres 1712 eine tragische Aktualität gewonnen, fünfzig Jahre nach der Aufführung des »Eingebildeten Kranken«, die Molière selbst das Leben kostete.

Das geistige Vermächtnis

Ab März 1712 hing die ganze Zukunft der Dynastie von dem vierten Dauphin, Louis duc d'Anjou, ab, der am 15. Februar 1710 geboren worden war. Auch er wurde von den Röteln befallen, genas aber paradoxerweise, – oder ganz natürlich – weil seine Gouvernante, die Herzogin von Ventadour, das Krankenzimmer absperrte und die Ärzte nicht zu ihm ließ. (»S'est opposée catégoriquement aux médecins«.) Die Krankheit nahm einen normalen Verlauf, und das Kind blieb am Leben, zur großen Schande der Ärzte. (»Cet enfant a été sauvé à la honte des médecins«, wie Lieselotte schrieb.) Nach der Régence wurde dieser vierte Dauphin im Jahre 1725 in der Kathedrale von Reims als Ludwig XV. gesalbt und gekrönt.

Ludwig XIV. traute dem Schicksal nicht mehr. Im Jahre 1714 änderte er das Grundgesetz über die Thronnachfolge, indem er auch seine unehelichen Nachkommen als erbberechtigt anerkannte. Auch sie waren von »königlichem Blute«, und wenn es um das Überleben der Dynastie ging, glaubte der König sich zu diesem ungewöhnlichen Schritt berechtigt.

Als der Sonnenkönig sein Ende nahen spürte, erhielt er am 24. August 1715 die Sterbesakramente und nahm in seltsamer Gelassenheit Abschied von seinen Höflingen. Dann ließ er seinen fünfjährigen Urenkel an sein Sterbebett kommen, um ihm sein geistiges Vermächtnis mitzuteilen, das auch ein vernichtendes Urteil über seine Herrschaft beinhaltete: »Mein Kind, Sie werden ein großer König sein. Ahmen Sie mich nicht nach in der Freude, die ich an Gebäuden und an Kriegen hatte; bemühen Sie sich im Gegenteil, mit ihren Nachbarn in Frieden zu leben. Geben Sie Gott, was Sie ihm schuldig sind; erkennen Sie die Verpflichtungen an, die Sie ihm gegenüber haben; lassen Sie ihn durch Ihre Untertanen ehren. Folgen Sie immer den guten Ratschlägen; bemühen Sie sich, das Leben Ihrer Völker zu erleichtern, was ich nicht fertiggebracht habe und worüber ich sehr unglücklich bin.«

Als am 31. August die Sterbegebete für ihn gesprochen wurden, betete der König mit lauter Stimme das Ave Maria und das Credo. In seinen Memoiren überliefert Saint-Simon, dass die letzten Worte des Sonnenkönigs gewesen sind: »O mein Gott, komm mir doch schnell zu Hilfe!«

Ludwig XIV. starb in Versailles am 1. September 1715 im Alter von 77 Jahren. Er hinterließ ein durch seine Eroberungskriege und seine maßlose Prunksucht völlig ruiniertes Königreich. »Niemand weinte ihm eine Träne nach«, wird berichtet. Die Nachwelt vergaß schnell den ruhmvollen Titel »Louis le Grand«, den man ihm in den Glanztagen seiner Herrschaft verliehen hatte.

François Bluche: Louis XIV. Fayard. Paris 1986.
Michel de Grèce: L'envers du Soleil. Louis XIV. Paris 1979.
Nancy Mitford: Le Roi-Soleil. Gallimard. Paris 1968.
Dirk Van der Cruysse: Madame Palatine, princesse européenne. Fayard. Paris 1998.
Bernd-Rüdiger Schwesig: Ludwig XIV. Rowohlt. Reinbek 1986.
Ziegler: Les coulisses de Versailles. Paris 1963.

Peter der Grosse und Eudoxia

Alexej – Zarewitsch und Absalom

Der tragische Tod des russischen Thronerben ist ein untypischer Extremfall im Rahmen dieser Darstellungen. Wo sonst in der Regel ein unabwendbares und unerbittliches Schicksalsgesetz den Verlust des Kindes verursachte, stand in diesem Fall eine persönliche Entscheidung des Vaters. Vor das Dilemma gestellt, entweder sein gesamtes politisches Lebenswerk, die radikale Reformierung des russischen Imperiums, oder seinen Sohn zu opfern, glaubte sich der Zar gezwungen, der Staatsraison zu gehorchen. Er wurde damit, notgedrungen und widerwillig, selbst mitverantwortlich für den Untergang des Zarewitschs. Der ungewöhnlich komplexe Sachverhalt erfordert ein weiteres Ausgreifen der Vorgeschichte.

Nach dem Tod seines Vaters, des Zaren Alexej (1645-1676), und seines Halbbruders, des Zaren Theodor (1676-1682), wurde Peter 1682, im Alter von zehn Jahren, zum Zaren gekrönt, gemeinsam mit seinem Halbbruder Iwan. Diese Doppelherrschaft war ein Kompromiss zwischen den Familien der beiden Gattinnen des Zaren Alexej, den Miloslawskis und den Naryschkins, die einen unerbittlichen Kampf um die Macht im Kreml führten. Da beide Jungzaren aber nicht imstande waren, die Herrschaft wirklich anzutreten, setzte ihre 25-jährige Schwester Sophie, eine sehr ehrgeizige und intelligente Frau, es durch, dass sie zur Regentin bestellt wurde und so die Macht jahrelang ausüben konnte.

Kurze Zeit später ließ sie das Gerücht ausstreuen, ihr Bruder Theodor sei von der Naryschkin-Familie vergiftet worden und auch ihr Bruder Iwan sei bedroht. Daraufhin brach ein Aufstand der Strelitzen aus, der Garde des Kremls, die sich der meisten Mitglieder und Anhänger der Naryschkin-Familie bemächtigten und sie niedermetzelten. Seit der 10-jährige Thronfolger diese Schreckensszenen im Kreml erlebt und selbst um sein Leben gezittert hatte, hasste er die Hauptstadt Moskau, wo er sich nur noch ungerne aufhielt. Dieses Jugendtrauma gehörte mit zu den Gründen, die ihn später an der Ostsee eine neue Hauptstadt gründen ließen. (Ähnlich war der 10-jährige Ludwig XIV. durch den Aufstand der Fronde (1642) traumatisiert worden, was auch die Gründung der neuen Königsresidenz Versailles stark beeinflusste.)

Bis zu seinem 17. Lebensjahr hielt sich Peter fast ausschließlich auf dem Lande, in Kolomenskoje, auf und kam nur nach Moskau, um protokollarische und repräsentative Pflichten auszuüben. Er erhielt zwar keine geordnete geistige Ausbildung, aber er erlernte zahlreiche Handwerke und füllte seine Zeit mit Kriegsspielen aus. Er ließ immer neue Waffen, Kanonen und Pulver kommen und hielt wahre Manöver ab. Immer mehr junge Adlige scharten sich um ihn, unterwarfen sich einer eisernen militärischen Disziplin und bildeten schließlich zwei Regimenter von je 300 Soldaten, die den Kern der späteren Armee Peters darstellten. Auf einem See, 120 km nördlich von Moskau, baute er mit zwei holländischen Seeleuten mehrere kleine Schiffe und manövrierte mit ihnen wie mit einer Kriegsflotte. Die Regentin Sophie, die auf die Treue der 20.000 Strelitzen zählte, sah mit Nachsicht und Geringschätzung auf die »Spiele« des jungen Zaren herab.

Im August 1689, als Peter 17 Jahre alt war, kam es zur Kraftprobe zwischen den beiden »Gegnern«. Viele Strelitzen schlugen sich auf die Seite des Zaren, so dass Sophie schließlich abdanken und sich in das »Neujungfrauenkloster« bei Moskau zurückziehen musste, wo sie ihre letzten 15 Lebensjahre verbrachte.

Der Aufstieg Russlands zur Großmacht

In wenigen Jahren revolutionierte Peter den rückständigen russischen Staat. Zuerst unternahm er – »inkognito« mit einem großen Gefolge, aber schnell erkannt wegen seiner außergewöhnlichen Größe von 2 Metern – eine zweijährige Reise nach dem Westen, um alle technischen und kulturellen Errungenschaften gründlich kennenzulernen und um geschulte Spezialkräfte für seine Reformpläne anzuwerben. In Holland arbeitete er als einfacher Zimmermann auf einer Schiffswerft. Er besuchte England, Deutschland, Polen, Österreich. Um einen Zugang zum Meer zu finden, führte er jahrelang Kriege mit der Türkei, wobei ihm fast der Durchbruch zum Schwarzen Meer gelang. Der »große nordische Krieg« (1700-1721) gegen Schweden, die führende Seemacht in der Ostsee, begann mit der Niederlage von Narwa (1700). Aber in der Schlacht von Poltawa (1709) wurde der Schwedenkönig Karl XII. vernichtend geschlagen und musste in die Türkei fliehen. Beim Friedensschluss von 1721 gewann Russland große Teile der baltischen Staaten. An der sumpfigen Newa-Mündung hatte Peter schon 1703 Sankt Petersburg gegründet, die neue Hauptstadt, das »Fenster nach dem Westen«.

Russland wurde gewaltsam, gegen manche Widerstände im Adel, im Klerus und im Volk, und unter unermesslichen Opfern, zu einem modernen Imperium mit einer starken Armee, einer großen Flotte. Die übermenschliche Leistung, die größtenteils das persönliche Verdienst des Zaren war, brachte ihm 1721 offiziell den Beinamen »der Große« ein.

Eudoxia und Katharina

Die Bilanz im privaten Bereich ist weit weniger glänzend. Als Peter 17 Jahre alt war, suchte ihm seine Mutter eine Frau unter den adligen Mädchen Moskaus aus, Eudoxia Lopuchin, die drei Jahre älter war. Es wurde eine in jeder Hinsicht unglückliche Verbindung. Zwar gebar Eudoxia dem jungen Peter zwei Söhne, den Zarewitsch Alexej im Jahre 1690 und Alexander (1692), der schon nach einigen Monaten starb, aber der Zar nahm so wenig Anteil am Schicksal seiner ungeliebten Gattin, dass er nicht einmal zum Begräbnis seines jüngsten Sohnes erschien. Jahrelang mied er Eudoxia und suchte nur nach einer Gelegenheit sich ihrer zu entledigen. Als Alexej acht Jahre alt war, wurde er seiner Mutter gewaltsam entrissen, sie selbst wurde in ein Kloster nach Susdal gebracht. Zehn Monate später nahm Eudoxia den Schleier unter dem Namen Helene. So hatte Peter seine Freiheit wiedergewonnen.

1703 begegnete ihm ein junges litauisches Bauernmädchen, Martha Skawronski, das seine Geliebte wurde. Sie hatte sich zur Orthodoxie bekehrt und den russischen Namen Katharina angenommen. In ihr fand der Zar die »ebenbürtige« Frau: mutig, aufgeschlossen, tatenfreudig. In seinen epileptischen Anfällen war sie es, die ihn beruhigte, in kritischen Lagen war sie es, die ihm mit Rat und Tat zur Seite stand. 1712 heirateten Peter und Katharina mit großem Pomp und sie wurde jetzt offiziell als Zarin anerkannt. Sie gebar zwölf Kinder, sechs Knaben und sechs Mädchen. Zehn davon starben sehr jung. Es überlebten Anna, die Mutter des späteren Zaren Peters III., und Elisabeth, die von 1740 bis 1762 als Zarin herrschte. Katharina selbst folgte ihrem Mann auf dem Thron als Katharina I. (1725-1727).

Die Erziehung des Zarewitschs

Das Verhältnis Peters zum Thronfolger war nie sehr herzlich, allmählich wurde es immer schwieriger. Zuerst vernachlässigte der Zar das Kind, da er zu sehr mit seinen Schiffen, seinen Kriegen und seinen Reformen beschäftigt war und die Mutter seines Sohnes verachtete. Später ließ er ihn durch deutsche Gelehrte erziehen, die ihm große sprachliche und wissenschaftliche Kenntnisse sowie moralische Grundsätze beibrachten. Einer seiner Erzieher berichtete an Leibniz über die Anlagen und Fortschritte des Prinzen: »Ich finde bei ihm einen großen Hang zur Frömmigkeit, zur Gerechtigkeit, zu geradem Sinn und zu sittlicher Reinheit. Er liebt die Mathematik und die Fremdsprachen und zeigt einen starken Wunsch, fremde Länder zu besuchen. Er möchte Deutsch und Französisch gründlich beherrschen. Er hat schon Tanzstunden zu nehmen begonnen und unternimmt militärische Übungen, die ihm viel Vergnügen bereiten. Der Zar hat ihm erlaubt, das Fasten nicht streng einzuhalten, aus Angst, seine Gesundheit und seine körperliche Entwicklung zu gefährden, aber aus Frömmigkeit weist der Prinz jede Vergünstigung in dieser Hinsicht zurück.«

Aber der Zarewitsch konnte sich nie für die kriegerischen Pläne seines Vaters begeistern. Nur ungern wohnte er dem Stapellauf eines neuen Schiffes bei. Er liebte die alten Traditionen, verkehrte viel mit orthodoxen Geistlichen und weilte lieber in Moskau mit seinen unzähligen Kathedralen, Kirchen und Klöstern als in Sankt Petersburg mit seiner westlichen Architektur und seinem Hafen. Infolgedessen beschloss der Zar, seinen Sohn noch stärker westlich erziehen zu lassen und ihm eine Frau aus dem Westen zu suchen.

Die Hochzeit in Torgau

Der Zarewitsch traf seine »Auserwählte«, Charlotte von Wolfenbüttel, im Winter 1710 und schrieb darüber an seinen Beichtvater: »Ich weiß also jetzt, dass er (Peter) mich nicht mit einer Russin verheiraten will, aber mit einer dieser Personen … Ich habe ihm geschrieben, dass, wenn es sein Wille ist, dass ich eine Fremde heiraten soll, ich diese Prinzessin heiraten werde, die ich gesehen habe und die mir gefällt und die eine gute Person ist und solcherart, dass ich keine bessere werde finden können. Ich flehe Sie an, für mich zu beten, wenn es der Wille Gottes ist, dass es so geschehe; wenn nicht, dass es verhindert werde, denn meine Hoffnung ist in ihm …«

Am 25. Februar 1711 erklärte Peter vor den im Kreml paradierenden Regimentern den »heiligen Krieg gegen die Feinde Christi« und brach mit einem Heer gegen den Sultan auf. Er rief alle Christen des Balkans auf, sich gegen ihre mohammedanischen Herrscher zu erheben, »damit die Nachkommen des Heiden Mohammed in ihr altes Gebiet, in den Sand und die Steppen Arabiens zurückgeworfen würden.« Bevor der eigentliche Feldzug begann, unterzeichnete er den Heiratsakt des Zarewitschs mit der Prinzessin Charlotte von Wolfenbüttel. Bei diesem Anlass erklärte er: »Ich will das Glück meines Sohnes nicht länger aufschieben … Er ist mein einziger Sohn und ich möchte das Vergnügen haben, bei seiner Hochzeit zugegen zu sein, am Ende des Feldzugs. Die Hochzeit wird in Braunschweig stattfinden.«

Am Prut, in Moldawien, wurde Peter von den Türken umzingelt und wäre beinahe in Gefangenschaft geraten. Er überließ dem Sultan alle seine früheren Eroberungen, um freien Abzug zu erhalten. Im Schloss von Torgau fand am 14. Oktober 1711 die Hochzeit seines Sohnes statt. Ein zeitgenössischer Chronist berichtet: »Ihre Große Majestät, der Zar, erteilte den Jungvermählten seinen väterlichen Segen auf eine überaus rührende Weise und geleitete sie selbst in ihr Schlafgemach.«

Diese politische Ehe mit einer deutschen Prinzessin, die nach Peters Plänen seinen Sohn für die westliche Lebensart gewinnen sollte, wurde ein völliger Fehlschlag. Der Zarewitsch vernachlässigte schon nach kurzer Zeit seine Gattin und begann ein öffentliches Verhältnis mit Euphrosine, einer finnischen Kriegsgefangenen, der er einen Flügel seines Hauses überließ. Zudem begann er zu trinken und seine Frau in betrunkenem Zustand vor dem Personal in derbster Weise zu beleidigen. Als er an Tuberkulose erkrankte, schickten ihn die Ärzte nach Karlsbad in die Kur. Mittlerweile brachte Charlotte eine Tochter zur Welt, aber Alexej reagierte mit keinem Wort auf die Nachricht, während der sechs Monate seiner Kur schickte er keinen einzigen Brief an seine junge Frau. Charlotte ertrug ihr Los still und resigniert. Peter machte seinem Sohn wütende Vorwürfe, aber ohne sichtbares Ergebnis. Nur widerwillig ging Alexej seinen ehelichen Pflichten nach, um den gewünschten Thronnachfolger zu bekommen. Im Oktober 1715 gebar die unglückliche Charlotte einen Sohn, den späteren Zaren Peter II., und starb wenige Tage später. Kurz darauf gebar auch Katharina dem Zaren einen Sohn.

»Lieber ein Rosenkranz als eine Pistole«

Die Spannungen zwischen Peter und seinem Sohn wuchsen. Alexej fühlte sich den Ansprüchen seines Vaters keineswegs gewachsen und suchte seine Zuflucht immer häufiger im Alkohol. Um sich der Verantwortung zu entziehen, die er nicht übernehmen konnte, stellte er sich häufig krank. Um offiziellen Aufträgen und Zeremonien aus dem Weg zu gehen, nahm er Medikamente, die ihn krank machten. Als Peter seine Fortschritte in Geometrie überprüfen wollte und eine Zeichnung einer Befestigung wünschte, geriet Alexej in solche Aufregung, dass er sich selbst verstümmeln wollte, indem er sich mit einer Pistole in die Hand schoss. Seine Schwiegermutter sagte von ihm: »Er hält lieber einen Rosenkranz als eine Pistole in der Hand.«

Alexej begann seinen Vater zu hassen, seinen Tod zu wünschen, wie er seinem Beichtvater gestand. Ohne es vielleicht wirklich zu wollen, stand der Zarewitsch allmählich im Zentrum einer Oppositionsbewegung. Alle Gegner Peters erhofften sich von ihm eine Wende: der Klerus eine Restauration seiner alten Macht, der Adel die Wiedererlangung der alten Privilegien, das Volk eine Erleichterung von Lasten wie Militärdienst, Zwangsarbeit, Steuern …

Das Ultimatum

Am Tage des Begräbnisses von Charlotte ließ Peter seinem Sohn einen ultimativen Brief überreichen, in dem er ihm bittere Vorwürfe über sein Betragen machte und über seinen mangelhaften Willen, sich die Fähigkeit zu erwerben, um die Regierungsgeschäfte zu übernehmen. Am Schluss des langen Schreibens gestand er ihm noch eine kurze Zeit zu, sich zu bessern, andernfalls drohte er, er werde ihm das Nachfolgerecht entziehen, »wie man ein unnützes Glied abschneidet«. Er solle nicht glauben, es sei nur eine leere Drohung, da er keinen andern Sohn habe. »Ich werde es vorziehen, sie (die Herrschaft) eher einem Fremden zu übergeben, der ihrer würdig ist, als meinem eigenen Sohn, der sich ihrer unwürdig macht.«

Die Reaktion war ganz anders, als Peter sie erhofft hatte. Statt Besserung zu geloben, flehte der Zarewitsch seinen Vater an, ihn auf die Thronnachfolge verzichten zu lassen, um den Rest seiner Tage ruhig auf einem Landgut zu verbringen: »Sehr milder Herr und Vater, ich habe gelesen, was Ihre Majestät mir am 27. Oktober, nach dem Begräbnis meiner verstorbenen Gattin geschrieben hat. Ich habe darauf nichts zu antworten, als dass Ihre Majestät mich der Nachfolge auf die Krone Russlands berauben will wegen meiner Unfähigkeit. Ihr Wille soll geschehen. Ich flehe Sie sogar sehr inständig darum an, weil ich mich selbst nicht fähig halte zu regieren.« Er schwur bei Gott und seiner Seele Seligkeit, dass er auch in Zukunft keinen Anspruch auf den Thron erheben werde.

Trotz des feierlichen Schwurs war Peter nicht beruhigt für die Zukunft. Er fürchtete vor allem den Einfluss der »langen Bärte«, der Geistlichen, die nach Peters

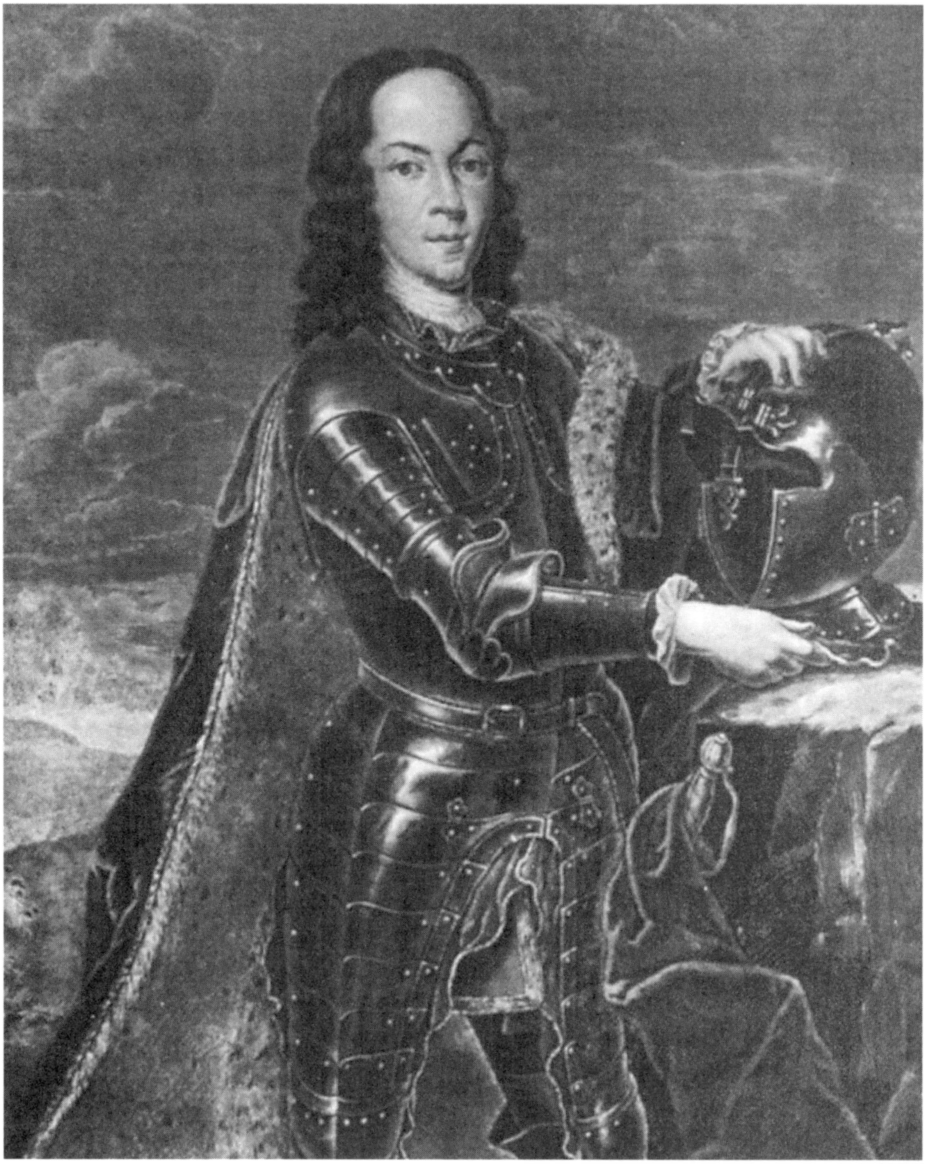

Der Zarewitsch Alexej

Tod seinen Sohn umstimmen könnten. Eine »letzte Mahnung« sollte eine endgültige Klärung herbeiführen. Am 17. Januar 1717 stellte Peter seinen Sohn vor die Wahl, entweder sich zu ändern und ein würdiger Nachfolger zu werden, oder vollständig auf die Welt zu verzichten und ins Kloster einzutreten. Das Schreiben schloss mit der dringenden Aufforderung: »Sobald Sie meinen Brief erhalten haben, geben Sie mir eine Antwort darauf, schriftlich oder mündlich. Falls Sie es nicht tun, werde ich Sie wie einen Übeltäter behandeln.«

Alexej wurde von diesem Ultimatum überrumpelt, auf keinen Fall wollte er auf Euphrosine verzichten. Dennoch antwortete er unverzüglich, dass er sich ins Kloster zurückziehen werde. Diese sofortige und völlige Unterwerfung hatte Peter nicht erwartet und auch nicht gewünscht. Er besuchte seinen fiebernden Sohn an seinem Krankenbett und gewährte ihm noch einmal sechs Monate Bedenkzeit. Anschließend trat er eine große Reise in den Westen an.

Die Flucht zum Kaiser

Als die Frist verstrichen war, wich Alexej der Entscheidung aus, indem er heimlich mit Euphrosine und einigen Dienern nach Wien floh. Kaiser Karl VI. hatte seine Schwägerin geheiratet. Er stellte dem unbequemen Flüchtling das Schloss Ehrenberg in Tirol als Versteck zur Verfügung.

Als Peter in Amsterdam vom Verschwinden seines Sohnes erfuhr, geriet er in große Wut. Vor allen Höfen fühlte er sich bloßgestellt und beschämt. Seine Diplomaten und Häscher benötigten 5 Monate, um das Versteck ausfindig zu machen. Alexej floh weiter nach Neapel, wo er sich in der Festung Sant Elmo fünf Monate verborgen hielt. Peter forderte vom Kaiser die Auslieferung des Abtrünnigen, er schickte seinen besten und verschlagensten Diplomaten, Peter Tolstoi, nach Neapel, um Alexej zur Rückkehr zu bewegen. Durch große Geschenke und Versprechungen wurde Euphrosine gewonnen. Alexej wollte noch beim Papst Zuflucht suchen, kapitulierte aber schließlich unter der Bedingung, dass er auf dem Lande mit Euphrosine leben dürfte. Am 21. Januar 1718 erreichte er in Riga wieder russisches Territorium und erwartete die Befehle seines Vaters. Euphrosine, die hochschwanger war, folgte in kleineren Etappen.

Die Stunde des Gerichts

Am 3. Februar 1718 versammelten sich alle Großen des Reiches im Audienzsaal des Moskauer Kremls, um einem historischen Akt beizuwohnen: der Absetzung des Zarewitschs Alexej und der Ausrufung eines neuen Thronerben in der Person seines 3-jährigen Halbbruders Peter. Alexej wurde als Gefangener hereingeführt, fiel auf die Knie und bekannte seine Fehler. Peter selbst führte die Anklage, deren Hauptpunkte lauteten: Missachtung der väterlichen Befehle, Vernachlässigung seiner Gemahlin, unerlaubte Beziehungen zu Euphrosine, Desertion und Flucht in ein fremdes Land.

Alexej bat feierlich um Verzeihung und schwor in der Uspjenski-Kathedrale auf die heiligen Reliquien, dass er beim Tode seines Vaters seinem Halbbruder huldige und nie mehr nach der Krone strebe. Peter hatte ihm Verzeihung versprochen, jetzt aber knüpfte er daran die Bedingung, dass der Sohn ihm alle seine »Komplizen« nenne. Alexej nannte alle Personen, mit denen er Kontakt gepflegt hatte. Die meisten davon, Adlige, Geistliche, Offiziere, wurden sofort verhaftet, gefoltert und auf dem Roten Platz öffentlich, vor rund 250.000 Zuschauern, hingerichtet. Auch Peters erste Gattin, Eudoxia, die seit 19 Jahren in Susdal lebte, wurde bestraft und in ein einsames Kloster verbannt. Ihr Liebhaber, durch den sich Peter persönlich in seiner Ehre beleidigt fühlte, wurde mit glühenden Zangen gekniffen, auf ein Nagelbett geheftet und anschließend gepfählt. Seine Agonie dauerte mehrere Tage.

Daraufhin nahm Peter seinen Sohn und dessen Geliebte ins Verhör. Euphrosine verriet alle Einzelheiten der Flucht und belastete Alexej mit ihren Aussagen: Alexej habe nie auf den Thron verzichten wollen und sich über die Rebellion russischer Truppen gefreut. Als Zar wolle er auf alle Eroberungen Peters verzichten und Moskau wieder zur Hauptstadt machen. Er beabsichtige, die Flotte aufzugeben und die Schiffe verfaulen zu lassen. Die Armee solle auf wenige Regimenter reduziert werden, die Kirche ihre alten Rechte wiedererhalten ... Das genügte Peter vollauf, um einen Hochverratsprozess einzuleiten. Ein doppeltes Hochgericht wurde eingesetzt, um diese Verbrechen, die Peters Lebenswerk zunichte machen wollten, gebührend zu bestrafen. Peter fragte das geistliche Gericht, wie er mit diesem modernen Absalom umgehen solle. Die Referenzen des Alten Testamentes verlangten alle die Todesstrafe, im Neuen Testament verwiesen sie auf das Gleichnis des verlorenen Sohnes.

Alexej wurde gefoltert, erhielt 40 Peitschenhiebe und gab zu, seinem Beichtvater bekannt zu haben, er wünsche den Tod seines Vaters. Am 24. Juni wurde einstimmig das Todesurteil über Alexej verhängt, wegen beispielloser Rebellion, wegen schrecklichen »doppelten Vatermordes«.

Bevor der Zar das Urteil bestätigen oder eine Begnadigung aussprechen konnte, überstürzten sich die Ereignisse. Alexej erlitt eine Art Schlaganfall, bat um Verzeihung und um den väterlichen Segen. Peter besuchte den Verurteilten in seiner Zelle in der Peter-und-Pauls-Festung und erfüllte die Wünsche des völlig zerrütteten Sohnes. Alexej starb einige Stunden später unter Umständen, die nie restlos geklärt wurden und die zu schrecklichen Gerüchten Anlass gaben.

Schon am folgenden Tag sandte Peter ein Schreiben an alle europäischen Höfe, um eine offizielle Version der Todeserklärung zu verbreiten und so den schlimmsten Spekulationen zuvorzukommen, die ihn persönlich als den Henker seines Sohnes darstellten. Alles geschah durch Gottes Willen und durch seine Gnade. In christlicher Demut musste alles ertragen werden.

Am 30. Juni fand der Leichendienst und das Begräbnis statt. Gemäß Peters Anordnungen trug niemand Trauerkleidung, da der Zarensohn als Verbrecher gestorben war. Dennoch hatte der Prediger die Worte Davids »O Absalom, mein Sohn, mein Sohn« für die Trauerrede gewählt und rührte damit Peter bis zu bittern Tränen. Alexej wurde neben seiner Frau Charlotte in der Kaisergruft der Festung beigesetzt.

Die Geschichte ist voll von Gräueltaten, aber die Fälle, wo jemand seine eigenen Kinder umbringt, sind selten. Iwan der Schreckliche hatte seinen Sohn getötet, aber in einem Anfall von blinder Wut. Peter hat seinen Sohn angeklagt und foltern lassen, diese Episode wird als die hässlichste seines Lebens angesehen, eines Lebens, das sehr viele blutige Szenen gekannt hat ...

Peter, der zweite Zarewitsch

Peter trauerte seinem Sohn wenig nach, er glaubte, die Staatsraison habe dieses Opfer gefordert. Aber weniger als ein Jahr später wurde er von einem Schlag getroffen, der ihn wirklich niederschmetterte. Peter, der dreieinhalbjährige Sohn des Zaren und Katharinas, starb plötzlich im April 1719. In diesen einzigen überlebenden Sohn hatte Peter alle Hoffnungen der Dynastie gesetzt. Er rannte mit dem Kopf so heftig gegen die Wände, dass er einen Krampfanfall erlitt. Während drei Tagen und drei Nächten sperrte er sich in seinem Zimmer ein, aß nichts, sprach kein Wort. Erst als der Senat sich vor seiner Tür versammelte und ihm vorwarf, der ganze Staatsapparat leide Schaden durch seine übermäßige Trauer, öffnete er, umarmte Katharina sanft und sagte: »Wir haben uns zu lange betrübt. Wir dürfen nicht gegen den Willen Gottes murren.«

Von den zwölf Kindern, die Katharina geboren hatte, blieben nur noch zwei Töchter am Leben, Anna und Elisabeth.

Peter der Große starb am 28. Januar 1725 an einem Blasenleiden. Nach der letzten Ölung und der Absolution sagte er: »Ich hoffe, dass Gott mir meine zahlreichen Sünden verzeihen wird wegen des Guten, das ich versucht habe meinem Volke zu tun.« Er stand im 53. Lebensjahr.

Robert K. Massie: Peter the Great. Knopf. New York 1980.

Michael und Maria Magdalena Haydn

Das Requiem in c-Moll

*Der Tod seines Kindes veränderte zutiefst Haydns Lebensweise …
Schwermut überschattete seitdem sein sonst stets heiteres Gemüt.*

Charles Shermann, 1989

Michael Haydn hat immer im Schatten seines berühmten und erfolgreicheren Bruders Joseph gestanden; sein Talent, das nur in provinzieller Enge zur Geltung kam, ist dennoch fast ebenso hoch einzustufen. Auf einem Gebiet zumindest, dem der geistlichen Musik, ist Michael, nach dem Urteil namhafter Musikologen, seinem Bruder nicht nur ebenbürtig, sondern sogar überlegen. Joseph Haydn selbst hat an seinem Lebensende neidlos zugegeben, dass die religiösen Werke seines Bruders seine eigenen an Schönheit und Tiefe übertreffen. Mehr als ein Kenner geht so weit, Michaels Beitrag zur sakralen Musik über die kirchenmusikalischen Werke Mozarts zu stellen.

Der hohe Rang der über 40 Messen und etwa 200 geistlichen Chorkompositionen Haydns hängt sicher zusammen mit seiner ernst-grüblerischen Religiosität; sie führte ihn in Tiefen, die seinem Bruder, dem Gott einen unverwüstlichen Optimismus und ein so »fröhliches Herz« geschenkt, dass er ihm auch »fröhlich« dienen musste, verborgen blieben. Das klarste Beispiel, das diese Verschiedenheit illustriert, ist die Tatsache, dass Michael zwei oder drei Totenmessen komponierte, wohingegen Joseph sich nicht vom Requiem-Text inspirieren ließ. Die existenzielle Grundlage und Voraussetzung der ergreifenden Qualität des ersten Requiems (1771), eines »epochemachenden Meisterwerkes« (Carl de Nys), ist mit größter Wahrscheinlichkeit ein persönlicher Schicksalsschlag: der Tod seiner einzigen Tochter Aloisia Josefa, eine bittere Erfahrung, die seinem kinderlosen Bruder erspart blieb.

Kapellmeister in Salzburg

Der 1737 in Rohrau geborene Johann Michael war zunächst in die Fußstapfen seines fünf Jahre älteren Bruders getreten. Von 1745 bis zu seinem Stimmbruch im Jahre 1755 war er Sängerknabe am Wiener Stephansdom. 1757 wurde er bischöflicher Kapellmeister in Großwardein, dem heutigen rumänischen Oradea. 1763 wurde ihm die Stellung angeboten, die er dann über 40 Jahre lang innehatte und auch nicht gegen vorteilhaftere Positionen vertauschen wollte, er wurde als Konzertmeister an den Hof des Salzburger Fürsterzbischofs Sigismund von Schrattenbach berufen. Der bescheidene und umgängliche Konzertmeister pflegte gute Beziehungen zu all seinen Kollegen. Ein besonders herzliches Verhältnis unterhielt er zum jungen Wolfgang Amadeus Mozart, den er neidlos bewunderte und an dessen stilistischer Entwicklung er maßgeblich beteiligt war. Sein Einfluss war unvergleichlich stärker und fruchtbarer als der des Vaters Leopold. Der junge Mozart hat in Salzburg eine Reihe von Kompositionen regelrecht im Fahrwasser seines väterlichen Freundes und Kollegen Michael geschrieben, so z.B. eine Sinfonie in A-Dur, das Streichquintett KV 174, einige Divertimenti. Die Stilverwandtschaft war zeitweilig so groß, dass einige Werke Michael Haydns 200 Jahre lang Mozart zugeschrieben werden konnten, so die 37. Sinfonie KV 444. Haydn hat insgesamt 43 Sinfonien geschrieben, von denen manche von Mozart aufgeführt wurden und Spuren in seinem Schaffen hinterlassen haben. So wurde die Finalfuge der 41. Sinfonie Haydns zum unmittelbaren Vorbild für die entsprechende Fuge in Mozarts 41. Sinfonie, der so genannten »Jupiter-Sinfonie«.

Der Tod der Tochter

Als Konzertmeister und Orchesterdirektor der fürsterzbischöflichen Kapelle hatte Michael Haydn mit seinem Jahresgehalt von 300 Gulden und freier Kost an der »Offiziers-Tafel bey Hof« ein gutes Auskommen. Am 17. August 1768 heiratete er die 23-jährige Hofsängerin Maria Magdalena Lipp, die Tochter des Hoforganisten, eine ausgezeichnete Musikerin. Als sie 16 Jahre alt war, hatte der Erzbischof sie zur Ausbildung ihrer prächtigen Stimme nach Venedig geschickt, wo sie drei Jahre lang die »Singkunst« studierte. Die erste Biographie, die 1808 in Salzburg erschien, kennzeichnet Haydns Gattin als ein »vortreffliches«, von ihm selbst »vorzüglich geschätztes Weib«. Die gemeinsame Liebe zur Musik war vermutlich ein engeres Band als die wenig ausgeprägten Eigenschaften der Hausfrau, die nicht wirtschaften konnte und immer wieder Schulden anhäufte.

Am 31. Januar 1770 brachte Maria Magdalena ihr einziges Kind zur Welt. Auf Befehl des Erzbischofs wurde es noch am selben Tag »solemniter« auf den Namen Aloisia Josefa getauft. Der »überglückliche« Vater hing mit »wahrhaft inniger Liebe« an seinem »Töchterchen«, für das er die schönsten Zukunftspläne schmiedete. Aber schon am 27. Januar 1771 wurde ihm das einjährige Kind durch den Tod entrissen und auf dem Sankt-Peters-Friedhof begraben. Das Wohnhaus der Familie Haydn lag unmittelbar neben dem Friedhofseingang, so dass die Eltern das Bild des frischen Grabes stets vor Augen hatten. Beide waren gleicherweise tief getroffen und betrauerten diesen Verlust viele Jahre lang. Wenn wir W. A. Mozart Glauben schenken dürfen, wurde Maria Magdalena kränklich und verfiel in eine überstreng frömmelnde Lebensart: »Mich wundert, dass sie durch ihr beständiges geiseln, Peitschen, Cilicia-tragen, übernatürlich fasten, nächtliches betten – ihre Stimme nicht schon längst verlohren hat.« (7. August 1778) Zu welch hohen Leistungen diese Stimme fähig war, erkennen wir aus den herrlichen Solopartien der Marienantiphon »Regina coeli« KV 127, die der junge Mozart einst für die »Haydin« komponiert hatte.

Wir besitzen keine schriftlichen Zeugnisse Haydns mehr über seinen Schmerz, da die meisten Briefe verschollen sind. Nur die Berichte der ersten Biographen belegen die Erschütterung des Komponisten. Als »untröstlicher« Vater, der Tag und Nacht sein Töchterlein und dessen Spiele vermisste, hielt es ihn nicht in den Mauern des verödeten Hauses am Friedhofseingang. Sobald es der Dienst erlaubte, verließ er die Wohnung und unternahm anstrengende Wanderungen durch die Umgebung, um in der freien Natur Ablenkung von seinem Schmerz zu suchen. »Haydn war wie vernichtet, er erholte sich niemals mehr ganz von diesem Kummer«, schreibt ein früher Biograph. Die Schwermut begann sich über sein sonst stets heiteres Gemüt auszubreiten. Aber musikalisch verlieh Michael Haydn seiner Trauer einen überwältigenden Ausdruck, er setzte seinem »Töchterchen« ein unvergängliches Denkmal, wenn auch gewissermaßen unter fremdem Namen.

Missa pro defuncto archiepiscopo...

Rund zehn Monate nach diesem Sterbefall in der Familie Haydn, am 16. Dezember 1771, verschied der Fürsterzbischof, Graf Sigismund von Schrattenbach. Knapp zwei Wochen später, am 31. Dezember 1771, führte Haydn im Salzburger Dom sein Requiem in c-Moll als »Missa pro defuncto Archiepiscopo Sigismundo« auf. Auch die beiden Mozarts, Vater und Sohn, wirkten als Mitglieder der Hofmusik bei der Aufführung im Dome mit. Das monumentale Werk erregte sofort Aufsehen, es wurde bei so manchen ernsten Anlässen gesungen, nicht nur in Salzburg. Michael Haydn hatte sein erstes bedeutsames Chorwerk komponiert, sein Ruhm verbreitete sich in Österreich und in Süddeutschland. Sowohl sein Bruder wie Mozart zitierten kurze Zeit später das Thema der Schlussfuge »Cum sanctis tuis« in Kammermusikwerken.

Alle Musikologen wundern sich über die Ausdruckstiefe des Werkes, über die plötzliche Meisterschaft des 34-jährigen Haydn und über die unglaubliche Schnelligkeit der Komposition. Es gibt dafür nur eine plausible Erklärung: Michael Haydn hat das Werk, wenigstens teilweise, schon früher geschrieben, unter dem unmittelbaren Eindruck des Verlustes seines eigenen Kindes. Kein Text kam seiner seelischen Verfassung so entgegen wie die pathetischen Bitten um ewige Ruhe oder die düstere Weltgerichtsstimmung der Dies-irae-Sequenz. Die altehrwürdigen Verse, die ihm schon seit seiner Zeit als Sängerknabe vertraut waren, griffen unmittelbar ans Herz, aus ihnen schöpfte Haydn Trost und Hoffnung. Als der Erzbischof starb, brachte er sein Requiem schnell zum Abschluss. Die Trauerfeier für den Fürsten war die willkommene Gelegenheit, die insgeheim private Totenfeier bei einem »erlauchten« Anlass zur öffentlichen Aufführung zu bringen. Zu dieser Zeit hatte man wenig Sinn für den persönlichen Schmerz eines Untergebenen, eines nichtadligen Menschen. Nur hohe Persönlichkeiten hatten einen Anspruch auf eine große Trauerfeier. Unter dem Deckmantel des Namens des Erzbischofs war es Haydn vergönnt, die Trauer um seine Tochter gebührend auszudrücken. Andrerseits wäre es für den

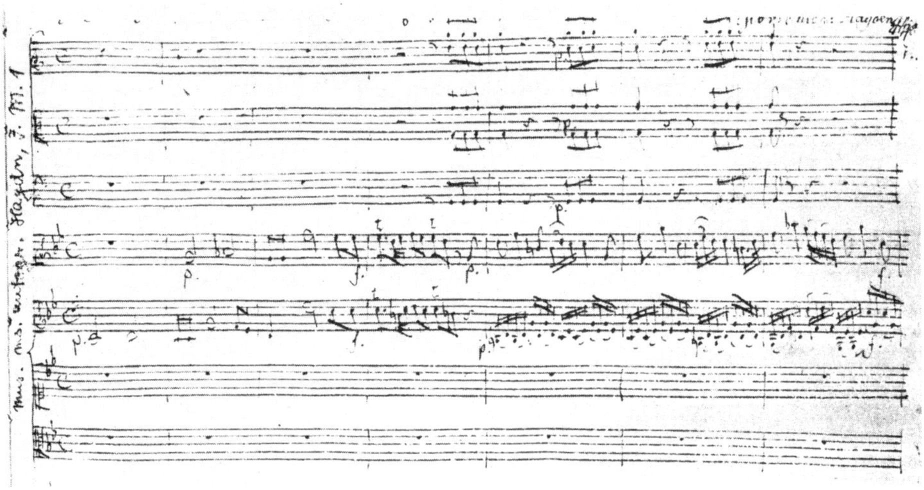

Requiem. Erste Seite der autographen Partitur.

Musiker auch finanziell nicht leicht gewesen, den festlichen Klangkörper, Soli, Chor und Orchester mit Trompeten, Posaunen und Pauken für eine eigene Aufführung zu engagieren, als »Totenmesse für das verstorbene Töchterchen Aloisia Josefa«, wie er das Werk vermutlich in seinem Herzen nannte.

Missa pro defuncta filiola Aloisia Josefa...

Zwei gewichtige Gründe sprechen dafür, dass die Dinge sich tatsächlich so entwickelt haben. Es war praktisch unmöglich, innerhalb des knappen Zeitraums von zwei Wochen ein Werk dieses Umfangs – es dauert etwa 40 Minuten – zu schreiben und einzustudieren, trotz der drei Kopisten, die das Aufführungsmaterial herstellten. Selbst Mozart, der unvergleichlich schneller komponieren konnte, war nicht imstande, innerhalb von vier Monaten sein Requiem zu vollenden, an dem er allerdings nicht ununterbrochen arbeitete.

Noch bedeutsamer ist das innere Kriterium: Plötzlich, sprunghaft, schuf Haydn ein so ergreifend persönliches Werk wie nie zuvor – und man möchte hinzufügen – und wie vielleicht auch nie mehr nachher. Die Stimme des echten Trauerschmerzes durchdringt das schwerblütige Werk. Es ist kaum anzunehmen, dass der Tod seines bejahrten Brot- und Landesherrn – er stand im 75. Lebensjahr – ihn tiefer erschüttert hat als der kürzliche Verlust seines geliebten einzigen Kindes. »Nothing else adequately explains the depth and passionate intensity that illuminate this work«, schrieb der große Haydn-Forscher Charles H. Sherman 1991 anlässlich der Neuherausgabe des Werkes.

Hier ist etwas Einmaliges in Haydns Werk geschehen, das nur verständlich wird, seelisch wie musikalisch, wenn wir einmalige Lebensumstände voraussetzen.

Der Tod der Tochter stellt die größte Erschütterung in der ereignisarmen Biographie des Salzburger Kapellmeisters dar. In der provinziellen Enge der Salzachstadt verlief das Leben in sehr geruhsamen Bahnen, ein Schicksalsschlag löste ein stärkeres seelisches Beben aus als in einer Stadt mit zahlreichen Ablenkungen.

Haydns Requiem stellt einen Markstein in der geistlichen Musik der Klassik dar. Trotz seines Festhaltens am ernsten kontrapunktischen Stil des Johann Joseph Fux – bereits 1757 hatte Haydn dessen »Missa canonica« eigenhändig kopiert, und später sein Lehrwerk »Gradus ad Parnassum« autodidaktisch studiert – gelingt dem Komponisten etwas Bahnbrechendes, etwas Mustergültiges, das neue Maßstäbe setzt. Bester Beweis dafür: Als Mozart 20 Jahre später sein Requiem komponierte, nahm er kein anderes Werk zum Vorbild als jenes seines früheren Kollegen aus Salzburg, das ihm nachweislich durch mehrere Aufführungen vertraut war. Zahlreiche Gemeinsamkeiten belegen Mozarts Anlehnung: die unüberhörbare Ähnlichkeit einzelner Themen, z.B. der Chorfuge »Quam olim Abrahae«, die innere Struktur und Gliederung bestimmter Sätze, dieselben Auslassungen im Text, eine als »emotional echt« empfundene Tonsprache, die den Hörer unmittelbar berührt und ergreift. Es ist offenkundig, ohne Michael Haydns Requiem von 1771 hätte Mozart ein völlig anderes Werk hinterlassen. Beide Totenmessen bilden die Höhepunkte dieser Textvertonung im Zeitalter der Klassik. So wurden beide kurz nacheinander im Juni 1809 bei den Wiener Totenfeiern für Joseph Haydn aufgeführt.

Michael Haydn starb an Schwindsucht in Salzburg, am 10. August 1806. Er hinterließ das Torso einer Totenmesse, die ihm die Kaiserin Maria-Therese in Auftrag gegeben hatte. Bei seiner Leichenfeier wurden die fehlenden Teile des unvollendeten Werkes durch Sätze aus dem Requiem von 1771 ergänzt.

Mozarts Komposition gilt heute als genialer als jene Michael Haydns. Dank des Nimbus seiner Entstehungsgeschichte wurde es das populärste Requiem der Musikgeschichte schlechthin. Dennoch erscheint es ungerechtfertigt, dass es Haydns Werk fast völlig verdrängt hat. Dessen musikalisch-emotionaler Wert ist so außergewöhnlich, dass einer der besten Kenner der Klassik, Carl de Nys, sein Befremden folgenderweise äußert: »Man muss sich immer wieder fragen, warum seine (Haydns) Totenmesse nicht ebenso oft aufgeführt wird wie Mozarts Requiem.«

Gerhard Croll, Kurt Vössing: Johann Michael Haydn. Salzburg 1987.
Michael Haydn: Requiem in c. Herausgegeben von Charles H. Sherman. Carus. Stuttgart 1991.
Hans Jancik: Michael Haydn. Ein vergessener Meister. Amalthea Verlag. Wien 1952.
Carl de Nys: Requiem c-moll. Aufnahme der Mozartwoche 1980. Schwann AMS 3529 F.
Georg Otter und Franz Schinn: Biographische Skizze von Michael Haydn. Salzburg 1808.
Otto Schmid: Johann Michael Haydn. Sein Leben und Wirken. Beyer. Langensalza 1906.
Marc Vignal: Michael Haydn. In: Guide de la Musique sacrée. Fayard. Paris 1993.

André-Ernest-Modeste und Jeanne-Marie Grétry

Jenny, Lucile, Antoinette

Grétry war der erfolgreichste Opernkomponist Frankreichs im letzten Drittel des 18. Jahrhunderts. Als er nacheinander seine drei Töchter verlor, lähmte der Kummer darüber seine musikalische Inspiration. Daraufhin wandte sich Grétry allmählich von der Musik ab und suchte ein neues, lohnenderes Tätigkeitsfeld in der Literatur. Wie er in ergreifenden Ausdrücken die Zerstörung seines Familienglückes schildert, das gilt als das persönlichste und lesenswerteste Kapitel seines umfangreichen Memoiren-Werkes.

Grétry wurde am 8. Februar 1741 in der belgischen Bischofsstadt Liège (Lüttich) geboren, die in ihm ihren berühmtesten Sohn erkannte und die ihn durch zahlreiche Auszeichnungen ehrte. 1750 wurde er Sängerknabe in der Stiftskirche Saint-Denis, mit 18 Jahren wurde er Violinist im Orchester derselben Stiftskirche seiner Geburtsstadt. Für eine heimlich komponierte Messe erhielt er den »Prix de Rome«. Ein längerer Aufenthalt in Italien (1761-1765) ermöglichte ihm, bei verschiedenen Komponisten (Casali, G.B. Martini) zu studieren. In Bologna wurde er in die berühmte Akademie aufgenommen.

Paris und Versailles

Auf Anraten Voltaires ging Grétry 1767 nach Paris, wo er schon bald nachhaltige Erfolge verzeichnen konnte, vor allem mit den komischen Opern »Lucile« (1769) und »Le tableau parlant«. Fortan brachte er jährlich mehrere neue Opern zur Aufführung, von denen ihm viele stürmische Huldigungen einbrachten. 1770 wurde seine erste Tochter, Andriette-Marie-Jeanne, genannt Jenny, geboren. Im folgenden Jahr heiratete Grétry die Mutter Jennies, Jeanne-Marie Grandon (1746-1807). Seine Erfolge ebneten ihm den Weg an den Hof von Versailles, wo er enge Beziehungen zu Marie-Antoinette, der zukünftigen Königin, knüpfte und wo zahlreiche seiner Opern zuerst aufgeführt wurden. Der Graf der Provence, der spätere König Ludwig XVIII., schrieb für ihn den Text zur Oper »La Caravane du Caire«, seinem bedeutendsten Werk. 1772 wurde die zweite Tochter, Angélique-Dorothée-Lucie, geboren, die er nach seiner Erfolgsoper »Lucile« nannte. Bei der Geburt der dritten Tochter, Charlotte-Antoinette-Philippine, war Marie-Antoinette Taufpatin. Kurze Zeit darauf wurde Grétry Musikdirektor der jungen Königin.

Sein Ruhm gelangte bald in seine Heimatstadt, wo mit großer Feierlichkeit seine Büste eingeweiht wurde. 1782 folgte er einer weiteren Einladung nach Lüttich und wurde offiziell geehrt und gefeiert. Äußerer Höhepunkt seiner Karriere in Frankreich war 1784 die Ernennung zum königlichen Zensor der Musik. Trotz seiner belgischen Herkunft – und seines breiten Lütticher Dialekts – galt Grétry allgemein als der »geistreichste und französischste« Komponist seiner Zeit, dessen Opern überall in Europa gespielt und nachgeahmt wurden. In einer einzigen Spielsaison wurden in Wien nicht weniger als elf verschiedene Opern Grétrys aufgeführt.

1786 erlebte er als Vater und als Komponist eine seltene Freude, die erste Talentprobe seiner Tochter Lucile. Mit sichtlichem Stolz schrieb er an das »Journal de Paris«: »Ich habe die Ehre, Ihnen anzuzeigen, dass das kleine Stück in einem Akt mit dem Titel ›Le mariage d'Antonio‹, das man heute in der Italienischen Komödie geben wird, von einer meiner Töchter, dreizehn Jahre alt, komponiert worden ist.« Er war sich der Zweischneidigkeit dieser frühen Leistung für den Charakter seiner Tochter bewusst und fügte deshalb hinzu: »Da ich jedoch keineswegs die Reinheit ihrer Jugend gefährden will, indem ich in ihr einen trügerischen Dünkel erwecke, muss ich hinzusetzen, dass ich, nachdem sie selbst alle Melodien mit Bass und einer einfachen Harfenbegleitung komponiert hat, die Partitur geschrieben habe, wozu sie selbst nicht in der Lage war.« (29. Juli 1786)

Grétrys Familienglück schien vollkommen zu sein. Gerne zeigte er sich mit seinen schönen Töchtern in der Opernloge und genoss »die Wonnen der Vaterschaft«. Nicht zufällig war es eine Lobeshymne auf das Familienglück gewesen, die ihn zu seiner berühmtesten Melodie inspirierte: »Où peut-on être mieux qu'au sein de la famille?« (»Wo lässt sich's wohler sein als im Schoße der Familie?«) Bei zahlreichen öffentlichen Gelegenheiten wurde das Lied gesungen, während der Revolution, beim Russlandfeldzug Napoleons, bei der Rückkehr der Bourbonen, die Melodie hielt sogar Einzug in die Kirchenmusik, als Gesang der Glückseligen beim Weltgericht. Dass Grétry so vernichtend in seinem Heiligsten, seinem Familienglück, getroffen wurde, das macht die Tragik seiner Existenz aus. Noch im Jahre 1786 begann die Serie seiner Familientragödien und damit auch der künstlerische Niedergang des Erfolgskomponisten Grétry.

Der unglückliche Vater

In der Einleitung zum zweiten Band seiner »Memoiren oder Essays über die Musik« fasst Grétry seine Schicksalsschläge zusammen: »Ich habe in sehr kurzer Zeit drei Kinder verloren, mein Glück und das ihrer Mutter, die Hoffnung unseres Alters.« (»J'ai perdu en fort peu de temps trois enfants, qui fesaient mon bonheur et celui de leur mère, et l'espoir de notre vieillesse.«) Er zählt mehrere Auswirkungen auf: Infolge seines »tödlichen Kummers« hat er fast keine künstlerischen Einfälle mehr; seine Freude an der Musik hat abgenommen; er ist dickleibig geworden (»J'ai pris de l'embonpoint«).

Die ausführliche Darstellung der persönlichen Tragödie folgt im Schlusskapitel des Bandes, das den »Frühbegabungen« gewidmet ist. Im ersten, theoretischen Teil stellt Grétry die pauschale Behauptung auf, dass die frühen Talente weder der Kunst noch dem jungen Künstler nützen, ja sogar im Gegenteil, dass sie beiden schaden: Der Beifall erstickt beim Künstler den Wunsch sich zu vervollkommnen, die jugendliche Natur wird vergewaltigt, der Ehrgeiz wird zu einer verhängnisvollen Leidenschaft ...

Als natürlichste »Anwendung« (»Application«) wählt der »unglückliche Vater« (»le père malheureux«) das Beispiel seiner eigenen Kinder. Mit geradezu beschwörenden Worten leitet er die Darstellung über sein Leid und seine Schuldgefühle ein: »Wer hat mehr als ich, wer hat mehr als ein unglücklicher Vater das Recht, die Leiden zu beklagen, die vor seinen Augen drei reizende Kinder ergriffen, welche alle die Beute eines ebenso frühen wie unerwarteten Todes geworden sind? Könnte ich noch einmal die Zeiten zurückrufen, da sie mit nichts anderem als ausgelassenen kindlichen Spielen beschäftigt waren! Ich schwöre, ja ich schwöre es bei meiner Ehre – kein Lehrer, kein Buch sollte ihren Eifer anstacheln noch sie zu übergroßen Anstrengungen verleiten, die ein allzu zartes Wesen schwächen, den gesunden Instinkt abtöten und uns das Gift des Ehrgeizes (›le poison de l'amour-propre‹) einflößen, den schrecklichsten Feind, den wir zu bekämpfen haben.«

Jenny – die Stütze meines Alters

Über den ersten Verlust schreibt er am ausführlichsten. Jenny, die Älteste, »hatte das Antlitz einer Heiligen; ihre Sanftmut und Treuherzigkeit unterschied sie von den beiden Jüngeren. Oft sagte ich zu meinen Freunden: ›Dies ist die Stütze meines Alters. Sie wird, einer Antigone gleich, ihren Vater in die Sonne führen, um seine alten Tage zu erhellen.‹ – Die weitere Analyse beweist eine erstaunliche psychologische Intuition, die er allerdings erst im Nachhinein gewonnen hat, zu spät, um noch etwas zu ändern, aber nicht zu spät, dass seine Leser eventuell noch aus seinem Unglück lernen mögen. »Möge euch mein Beispiel eine Lehre sein! ... Sie (Jenny) kam jedermann mit kleinen Gefälligkeiten zuvor, doch zeigten diese ihre Aufmerksamkeiten nur an, dass sie selbst ihrer bedurfte, damit man ihr ihre Schwächlichkeit erleichtere. Man hätte sie ganz für sich in einer süßen Trägheit dahinleben lassen sollen. Alles deutete darauf hin, dass sie dessen bedurfte, um sich entwickeln zu können. Ich erinnere mich, dass ihre hübschen Züge sich beim Lernen des Alphabets sichtlich entstellten. Aber, so meint man, wo gibt es Kinder, die man nicht mit sanfter Gewalt zur Arbeit zwingen muss? Alle würden in einer tiefen Unwissenheit verbleiben, wenn man sie nicht zwingen würde, etwas zu lernen. Was für eitle Täuschungen sind diese gouvernantenhaften Ratschläge! Die Kindheit ist die Zeit der Aktivität, aber der des Körpers und nicht des Geistes. Spielen, Springen, Herumtollen – das ist alles, was ihr ansteht. Wenn das Kind nichts Derartiges tun will, ist es krank ...«

Grétry erweist sich als ein aufmerksamer Leser des »Émile« von Jean-Jacques Rousseau, dessen Ermitage in Montmorency er 1798 erwarb und wo er auch starb. Grétry hat seine Tochter nicht wie »Émile« erzogen: »O unglückselige Erfahrung!

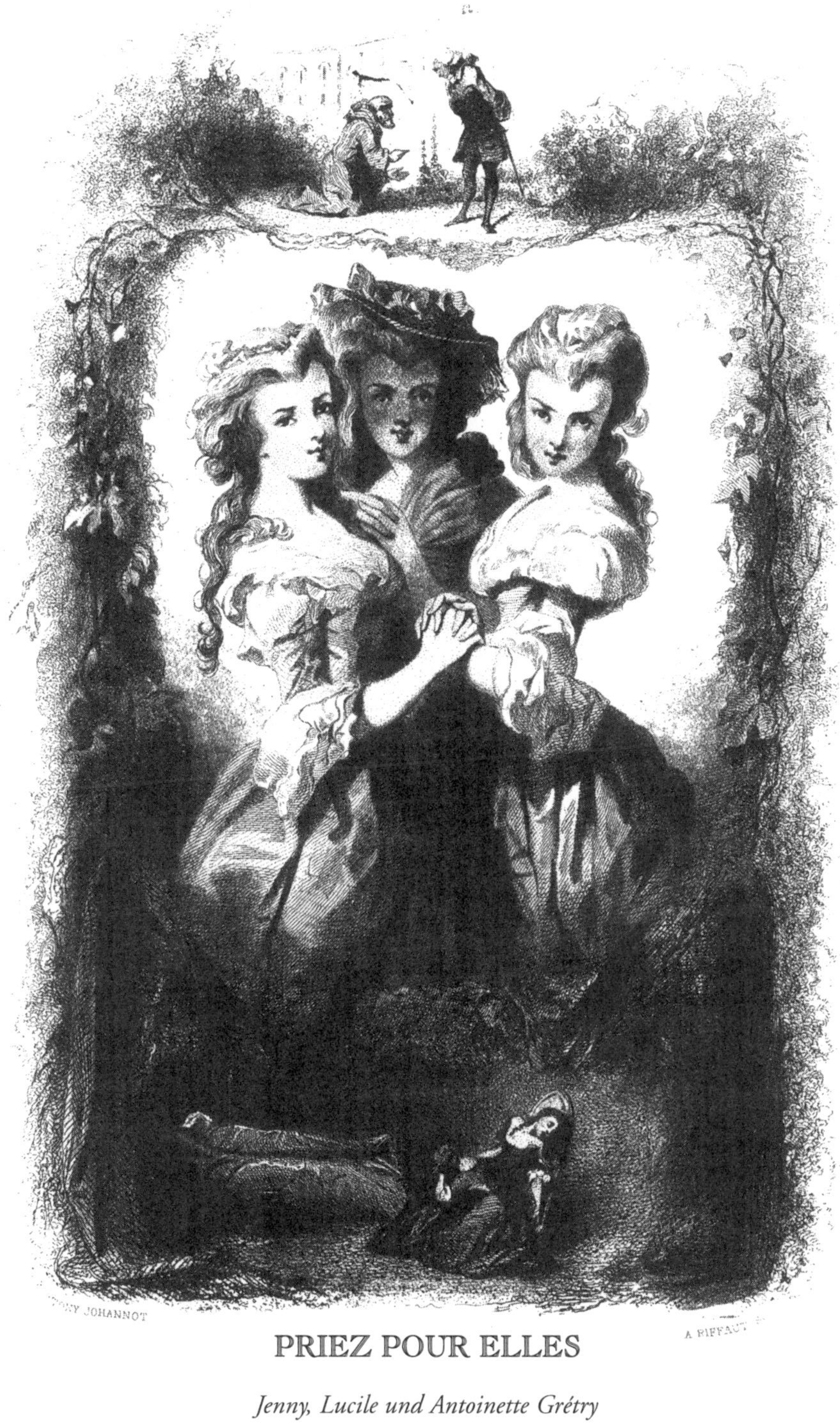

PRIEZ POUR ELLES

Jenny, Lucile und Antoinette Grétry

Vergebliches Klagen! Man tat nichts von dem, was zu tun nötig gewesen wäre. Man sagte zu meiner Tochter, dass alle hübschen Frauenzimmer im allgemeinen dumm seien und dass sie doch zweifellos nicht zu diesen zählen wolle. Man gab ihr Lehrer, die ihre Neigungen über Gebühr strapazierten, die sie töteten, vielleicht nur, damit sie ihre Aufgaben besser erledige.«

Der pädagogische Zwang war kontraproduktiv, nur Freiheit und Neigung hätten die Selbstverwirklichung des jungen Mädchens ermöglicht: »Mit fünfzehn Jahren konnte meine älteste Tochter nur unvollkommen, was man ihr mit Mühe eingeschärft hatte: Lesen, Schreiben, Geographie, Cembalospielen, Notenlehre, die italienische Sprache. Aber sie sang mit dem Wohllaut eines Engels, und diese Kunst des Gesangs war das einzige, was man sie nicht gelehrt hatte.«

Die Fehlentwicklung, die Grétry auf seine »Irrtümer« und »Versäumnisse« als Vater und Erzieher zurückführt, wirkt sich tragisch aus: »Mit sechzehn Jahren hatte ihre Natur nicht mehr genug Kraft, sich weiter zu entfalten. Die Kraft, die sie für ihre Studien gebraucht hatte, war nun nötig, um dem Kampf zu begegnen, der ihr bevorstand. Mit sechzehn Jahren erlosch sie sanft, in dem festen Glauben, dass ihre Schwäche ihre sichere Genesung ankündige … Sie entschlief für immer auf meinen Knien, genauso schön wie im Leben. Ich drückte sie noch einmal an mein verzweifeltes Herz, wohl eine Viertelstunde lang; aber die Schreie ihrer Schwestern, die ihr bald folgen sollten, trennten mich von dieser kostbaren Last.«

Lucile – das frühe Talent

Vom »geradezu überragenden musikalischen Talent« seiner zweiten Tochter, seines Lieblingskindes, erwartete Grétry sich sehr viel. 1787 war bereits eine zweite Oper Luciles, »Toinette et Louis« (1787), aufgeführt worden. In seinen »Memoiren« (1798) werden diese Erfolge, die ihn einst mit Stolz erfüllt hatten, nur noch Anlass zu bitteren Selbstvorwürfen und zu Warnungen an verblendete Eltern: »Misstraut, o ihr allzu unglücklichen Mütter, den Begabungen, die sich in euren Kindern allzu leicht und ungestüm entwickeln, denn für mein Kind stand am Ende dieser Entwicklung der Tod! Möge euch mein Beispiel eine Lehre sein! Ich hatte drei Kinder, ich hatte drei Töchter, die man bewunderte. Nun habe ich keine mehr, ich bin allein. Dieses Unglück begreift nur, wer es erlitten hat. Ich werde Ihnen sagen, was ich getan und was ich zu bereuen habe, und werde Ihnen auch sagen, was ich hätte tun sollen …«

Lucile war sehr verschieden von ihrer älteren Schwester, sie erfreute sich einer guten Gesundheit, sie war energisch, wissbegierig, ehrgeizig und immer aktiv. »Sie in ihrem Tatendrang zu hindern, hätte bedeutet, sie zu töten. Ihr Geist war ständig beschäftigt, ihre Mienen immerzu in Bewegung … Ihr außergewöhnlicher Charakter (der in jeder Hinsicht dem meinen ähnlich war,) empörte sich gegen jede Ungerechtigkeit, die sie mit Abscheu erfüllte, und immer mäßigte die Wahrheitsliebe, die sie tief im Herzen trug, ihren jähzornigen Charakter. Ich war stets ihr Zufluchtsort in allen Lebenslagen.« Grétry schildert sie beim Komponieren, wie sie zornig und ungeduldig die Harfe zupfte, wenn ihr nichts einfiel, wie er sie korrigierte, vorsichtig, um »das heilige Feuer nicht auszulöschen«, wie »das kleine Wesen« im Schaffensrausch weinte, sang und seine ganze Umgebung vergaß. Ihre Leistung bewies, »dass ihr Geschlecht mit jenem Genie begabt sein kann, das man ihm noch bestreitet.«

Diese zweite Tochter schien alle Erwartungen des Vaters zu übertreffen, intellektuell und charakterlich: »Gibt es eine schönere Wesensart, einen kostbareren Charakter als den ihren? Kann man mehr Reinheit, Einfachheit und Kraft zugleich besitzen? Man brauchte ihr gegenüber weder Nachsicht noch Strenge zu üben. Man musste nur gerecht sein.« Er vermisste bei ihr die typisch weibliche Eitelkeit, die Zeit war ihr zu kostbar, um sie mit Äußerlichkeiten zu verlieren: »Ich glaube bemerkt zu haben, dass die Zeit, die sie bei einer sorgfältigen Toilette verlieren musste, ihr diese gleichgültig machte. All ihr Glück lag in der Lektüre, besonders der von Versen, und in der Musik, die sie leidenschaftlich liebte.«

Grétry vermeinte ein gesundes Gegengewicht zu diesem einseitigen Glück zu schaffen, indem er Lucile mit einem jungen Mann, einem ausgezeichneten Musikliebhaber, verheiratete. Er erlebte eine bittere Enttäuschung. Der allzu streng erzogene junge Mann fand es normal, jetzt seine Frau zu tyrannisieren. »Für ihn war es nur natürlich, seine Frau so zu behandeln, wie er selbst behandelt worden war. Er zerriss das Herz, in dem er hätte herrschen sollen; zwei kummervolle Jahre brachten sie ins Grab.« Was Grétry hier so pauschal und ohne Einzelheiten darstellt, als die seelische Folge einer unglücklichen Ehe, war andrerseits auch bedingt durch die Tuberkulose, von der alle seine Töchter befallen wurden und der sie alle im fast selben Alter erlagen.

Antoinette – »Wofern du nur lebst! Wofern du uns nur bleibst!«

Nach dem frühen Tod der beiden Ältesten hatten die Eltern nur noch einen Gedanken und eine Sorge: wie sie ihr jüngstes Kind vor demselben Schicksal bewahren könnten. Bei der geringsten Unpässlichkeit, die das Kind befiel, gerieten sie in Panik. Antoinette aber versuchte, ihre Befürchtungen zu zerstreuen und benahm sich bisweilen übermütig und forciert lebensfroh: »Oft lächelte sie über unsere übertriebene Fürsorge und machte absichtlich einige Streiche, einen Fehler, um unsere übergroße Sorgfalt zu mäßigen.« Ihren Eltern verbarg sie auch rücksichtsvoll, wie sehr sie selbst durch den Verlust der Schwestern erschüttert war und sie bemühte sich stattdessen, ihren Schmerz durch allerlei Vernunftgründe zu lindern. Über den Tod Luciles äußerte sie sich folgendermaßen: »Tröstet Euch … indem Ihr Euch vor Augen haltet, dass der Tod den schweren Leiden, die die Ehe ihr bereitete, ein Ende gemacht hat.« Grétry kommentiert: »Ich fühlte die Wahrheit dieser traurigen Überlegung, und mein Herz antwortete ihr ganz leise: »Wofern du nur lebst! Wofern du uns nur bleibst! Dann werden deine Mutter und ich noch einige schöne Tage haben.«

Ihre Erziehung war schonend, frei und wenig anspruchsvoll: »Ich bat unsere liebe Antoinette, sich mit keinerlei Wissenschaft zu beschäftigen, die sie anstrengen könnte. Ich beschwor meine Frau, sie ganz frei nach ihren Wünschen handeln zu lassen.« Sie war »schön wie die Morgenröte«, als einzige Tochter eines wohlhabenden Vaters eine gute Partie, so dass es nicht an Bewerbern fehlte, aber Antoinette war durch das schreckliche Beispiel ihrer Schwester allzu ernüchtert worden und wies jeden »Kavalier« zurück. So liest man wenigstens in den »Memoiren«. Tatsächlich verlobte sie sich mit Nicolas Bouilly, dem nachmaligen Librettisten des »Fidelio«, der einzigen Oper Beethovens.

Als sie im Frühling den Wunsch äußerte, nach Lyon zu reisen, wo sie schon einmal in glücklicheren Tagen gewesen war, willigten die Eltern sofort ein und fuhren mit ihr zur Ablenkung nach Lyon. Grétry erwog sogar den Plan, solange auf Reisen zu bleiben, bis ihre Tochter das gefährliche Alter hinter sich hätte, in dem sie die beiden ältesten Töchter verloren hatten. Bereits im Herbst desselben Jahres kündigte sich die Katastrophe an: Antoinette verlor ihren Frohsinn und nahm fast keine Nahrung mehr zu sich. »Ohne zu wagen, uns unser Entsetzen mitzuteilen, beobachteten wir sie unablässig. Schliesslich nahm ich meine Frau beiseite und sagte: ›Du siehst, dass deine Tochter ...‹ und allein bei diesen Worten wurde sie von eisiger Kälte erfasst, und ihre und meine Tränen ließen sich nicht länger zurückhalten. Ein Strom entfloss unseren Augen, während wir uns fest umarmt hielten, ohne uns das Schreckliche unseres Schicksals erklären zu können ...« Man beschloss, bald nach Paris zurückzukehren. Antoinette machte sich keine Illusionen über ihre Lage, aber sie war so selbstlos, nur an das Wohlergehen ihrer Eltern zu denken: »Von diesem Zeitpunkt an bis zum letzten Augenblick ihres Lebens beschäftigte sich dieses liebe Kind nur noch damit, uns von der Vorstellung, sie zu verlieren, abzubringen. Es war offensichtlich, dass sie nicht danach trachtete, sich selbst zu beruhigen; erst von da an begann sie uns von ihrer Zukunft, ihrer Hochzeit, ihren Kindern zu reden, die uns, wie sie sagte, so liebhaben würden wie sie selbst. Und ich merkte wohl, dass sie nur dann so sprach, wenn sie unserer Traurigkeit gewahr wurde, die zu verbergen wir nicht täglich die Kraft hatten.«

In Paris kaufte sie sich ein elegantes Kleid und ging damit zu einem Ball. Rouget de l'Isle, der Autor der Marseillaise, machte dem »glücklichen« Vater Komplimente für seine schöne Tochter. Die Antwort Grétrys ließ ihn erschauern: »›Ja‹, sagte ich ihm ins Ohr, ›sie ist schön und noch liebenswerter. Sie geht zum Ball, und in wenigen Wochen wird sie im Grabe liegen.‹ – ›Was für ein schrecklicher Gedanke!‹, sagte er zu mir. – ›Ich habe ihre beiden Schwestern gesehen‹, sagte ich, ›und mein Unglück ist nur allzu gewiss.‹« Er sollte Recht behalten, denn schon bald begann Antoinette zu fiebern. Sie starb ohne eigentliche Agonie, fast »heiter«, wie es in Grétrys ergreifender Darstellung heißt: »Sie nahm meine Hand und die ihrer Mutter und sagte mit einem sanften Lächeln: ›Ich sehe wohl, dass ich Abschied nehmen muss. Ich fürchte den Tod nicht – aber Ihr beiden, was wird aus Euch werden!‹ Sie saß aufrecht im Bett, als sie zum letzten Mal zu uns sprach. Dann legte sie sich nieder, schloss ihre schönen Augen und ward mit ihren Schwestern vereint.«

Verwaiste Eltern

Der Euphemismus des letzten Satzes kann nicht darüber hinwegtäuschen, in »welch entsetzlichem Zustand« die Eltern zurückblieben. Sie richteten sich einer am andern auf: »Aus Mitleid mit mir hatte meine Frau die Kraft, das Leben zu ertragen, und zwang mich dadurch, es ihr nachzutun.« Beide durchlebten »eine lange und tiefe Trauer«. Die verwaiste Mutter übertrug alle ihre Liebe auf ihren Gatten, sie griff ihre Jugendbeschäftigung, das Malen, wieder auf und portraitierte zuerst ihre drei Töchter, später malte sie dann »öffentlich«, d.h. für den Lebensunterhalt der Familie, denn die Revolution hatte mittlerweile die Gehälter des einstigen »königlichen« Komponisten gestrichen.

Nach 1790 geriet Grétry in Schwierigkeiten wegen seiner früheren Beziehungen zum Königshaus. Eine seiner »royalistischen« Partituren wurde öffentlich verbrannt. Er hatte nur die Wahl, sich in den Dienst der neuen Ideen zu stellen oder sich Verfolgungen auszusetzen. Die Königin Marie-Antoinette, seine ehemalige Gönnerin, bestieg im Jahre 1793 das Schafott. Grétry glaubte, dass er einen genügend »hohen Tribut an das Schicksal gezahlt« habe und schrieb einige republikanische Opern, ohne große Begeisterung und ohne sonderlichen Erfolg, sowie eine Reihe von opportunistischen Gelegenheitswerken für die Französische Revolution, u.a. eine »Hymne zum Pflanzen des Freiheitsbaumes«. Sie trugen nichts zu seinem Ruhme bei und sind allesamt vergessen. Dem »aimablen« Grétry blieben die allzu lauten Revolutionsfanfaren eigentlich fremd.

Wesentlicher für Grétry war in diesen Jahren vermutlich das Redigieren seiner Memoiren. Das Kapitel 67 des zweiten Bandes, in dem er seine Tragödien schildert, kostete ihn am meisten Mühe. »Seit ich an diesem Kapitel schreibe, verdunkeln mir oft die Tränen den Blick. Drei Jahre ist es her, dass ich aufgehört habe, Vater zu sein … Zwanzigmal habe ich die Feder fortgeworfen, während ich dies schrieb.« In einer Fußnote präzisiert er, dass das Kapitel »im Verlauf dreier Jahre entstanden« sei. Kein Wunder, dass Romain Rolland gerade in diesen Bekenntnissen eines Erschütterten »das Lesenswerteste und Wertvollste« des riesigen Memoiren-Werkes erblickte, das in der Originalfassung 1376 Seiten umfasst.

Dass Grétry überhaupt darauf bestand, diese schmerzlichsten Episoden aus seinem Leben in seine musikästhetischen, moralischen und philosophischen Erörterungen zu integrieren, erklärt er aus zwei Gründen: einerseits aus der »väterlichen Schwäche«, seine Freunde dazu zu bewegen, »über dem teuren Grab meiner drei reizenden, für den Tod bestimmten Blumen eine Träne zu vergießen«, andrerseits aus der Furcht, ein anderer könnte sein Schicksal teilen.

Der Preis des flüchtigen Ruhms: »Dein Stamm aber sei ausgelöscht«

Grétry leitete sein ganzes Unglück von seinem Ehrgeiz ab. »Ich wollte den Ruhm, ich wollte arme Eltern unterstützen, eine Mutter, die mir teuer war.« Wenn er jetzt daran denkt, stößt er bittere Rufe aus: »O grausames Schicksal! Mitleidlose Natur ... Unerbittliche Natur! Zwar gestandest du mir zu, worum ich dich inständig und unter Schmerzen bat, aber nur, um dich an meinen Kindern zu rächen.«

Der zweite Teil der »Memoiren« schließt mit einem pathetischen Appell an alle Väter, ihr wahres Glück zu erkennen und seinem Beispiel nicht zu folgen: »O ihr allzuglücklichen Väter, hört auf mich: Genießt das Glück, euch in euren Kindern wiederzufinden! Möget ihr niemals den Kummer, sie verloren zu haben, kennenlernen. Ohne sie ist das Leben ein Nichts. Es gibt keinen Trost, keine wahre Freude mehr, weil man keinerlei Halt mehr hat, der eine schöne Zukunft erhoffen ließe. Wir alle wissen: Die Hoffnung ist es, die uns aufrecht hält und den Reiz unseres gegenwärtigen Glückes ausmacht, und alle Hoffnung ist zerstört, wenn man nicht mehr den süßen Namen ›Vater‹ hören kann. Wacht daher über eure Kinder, mehr, als ich es getan habe! Glaubt nicht, dass besondere Talente ihr Glück bedeuten müssten; sie geben ihnen, im Gegenteil, einen zerstörerischen Ehrgeiz ...«

Die Einmaligkeit seines Unglücks zwingt ihn zur Einsicht in sein fehlerhaftes Verhalten und zum Anerkennen der »Strafe«. Das Verdikt der »Natur« ist unerbittlich und unwiderruflich. Als Freund und Anhänger der Philosophen der Aufklärung erwartet er keinen Trost von der Religion und den Jenseitsverheißungen: »Gibt es wohl viele Beispiele für eine Verkettung von Unglücken denen vergleichbar, die ich erlitten habe? (...) Ich rufe das Vaterherz, das mehr als ich die Wonnen der Vaterschaft gekostet hat und die Qualen, ihrer beraubt zu sein. O unerbittliche, grausame Natur! Ich höre deine Stimme: ›Du willst‹, sagst du zu mir, ›ausgezeichnet sein vor deinesgleichen? Durch Anstrengungen, die ich verdamme, willst du die Grenzen einer heilsamen Unwissenheit überschreiten? Es sei denn: Laufe der Chimäre einer Unsterblichkeit nach, aber erleide meine unwiderruflichen Beschlüsse (›l'irréfragabilité de mes decrets‹), die verlangen, dass das künstliche Glück erkauft sei mit dem Verlust des wahren Glücks. Lebe für einige Zeit im Gedächtnis der Menschen fort, aber sei tot in deiner Nachkommenschaft.‹« (›Sois mort dans ta postérité.‹) – oder »Dein Stamm sei ausgelöscht!«, wie Dorothea Gülke frei und pointiert übersetzt.

Der Stamm war endgültig ausgelöscht. Ob er durch ein ehrgeizfreies Dasein Grétrys sich erhalten hätte, ist eine offene Frage. Die moderne Wissenschaft würde wohl kaum die selbstquälerische Analyse des Komponisten bestätigen, sondern andere Gründe ins Feld führen.

Als Grétry seine Selbstverdammung aussprach, glaubte er wohl kaum, dass er so schnell in Vergessenheit geraten würde. Seine Opern werden kaum noch aufgeführt, sie sind praktisch vergessen, wenigstens vom großen Publikum. Jedoch seine Memoiren, ein musikästhetisches Dokument ersten Ranges, werden immer wieder aufgelegt. Im Jahre 1798, nachdem er dieses Werk veröffentlicht hatte, erwarb er die berühmte Ermitage von Jean-Jacques Rousseau in Montmorency und verbrachte dort einen großen Teil seines Lebensabends. Das monumentale Werk, an dem er bis zu seinem Ende arbeitete, die »Réflexions d'un solitaire«, blieb unvollendet. André-Ernest-Modeste Grétry starb am 24. September 1813 in Montmorency und wurde unter großer Teilnahme der Bevölkerung begraben. Seine Manuskripte wurden an seine sieben Erben verteilt. Der kleine Teil, der nicht verloren ging, wurde mehr als 100 Jahre später veröffentlicht. Sic transit ...

André-Ernest-Modeste Grétry: Mémoires ou Essais sur la musique. Paris 1797.
Memoiren oder Essays über die Musik. Deutsch von Dorothea Gülke. Leipzig 1973.
Réflexions d'un solitaire. Bruxelles 1919/1922.
Martin Witteck: Documents Grétry dans les collections de la bibliothèque royale Albert Ier. Bruxelles 1989.

Johann Wolfgang Goethe

»Das Aussenbleiben meines Sohnes drückte mich sehr heftig und widerwärtig«

Der Tod ... dieser Übergang aus einer uns bekannten Existenz
in eine andere, von der wir auch gar nichts wissen,
ist etwas so Gewaltsames,
dass es für die Zurückbleibenden
nicht ohne die tiefste Erschütterung abgeht.

Goethe zu Eckermann am 15. Februar 1830

Die meisten Biographen hat der Ehemann Goethe weit weniger beschäftigt als der große Liebende, dem die Frauen fast zum Lebenselixier wurden, angefangen beim Frankfurter Gretchen bis zur 17-jährigen Ulrike von Levetzow, um deren Hand er noch mit 74 Jahren anhielt. Dazwischen windet sich ein duftiger Kranz von »holdseligen Geschöpfen«: Friederike Brion, Charlotte Buff, Lily Schönemann, Charlotte von Stein, Maddalena Riggi, Faustina Antonini, Minchen Herzlieb, Sylvie von Ziegesar, Ludovika von Österreich, Marianne Willemer... Sie alle standen ihm einmal herzlich nahe, einigen hat er »liebend Leid zugefügt«, bei andern hat er selbst erfahren, dass »Leidenschaft Leiden schafft.«

Christiane Vulpius

Alle diese Frauen jedoch überragt bei weitem Christiane Vulpius, die Lebensgefährtin, mit der er 27 Jahre zusammengelebt hat und die sein Schicksal wirklich geteilt hat. Bei der Plünderung Weimars durch die französischen Soldaten im Oktober 1806 bewies sie so viel Tapferkeit, dass Goethe, der sich ängstlich auf dem Dachboden verborgen hielt, einen alten Vorsatz in die Tat umsetzte: »Ich will meine kleine Freundin, die so viel an mir getan und auch diese Stunden der Prüfung mit mir durchlebte, völlig und bürgerlich anerkennen, als die Meine.« Zwei Tage später ließ er sich in der Jakobskirche bei Weimar, in aller Stille, mit Christiane trauen. Schließlich nimmt Christiane noch eine andere entscheidende Sonderstellung ein: sie hat dem Dichter fünf Kinder geboren.

Goethes Beziehung zu Christiane nahm einen ungewöhnlichen Anfang. Als er nach seiner großen Italienreise im Juni 1788 nach Weimar zurückkehrte, war er völlig verwandelt, als Dichter wie als Mensch »neu geboren«. In Rom hatte er ein heidnisches Lebensgefühl entwickelt und seine Erlebnisse in den »Römischen Elegien« – die bezeichnenderweise zuerst »Erotica Romana« hießen – ziemlich unverschleiert geschildert. Im Juli 1788 bat ihn im Park von Weimar ein 23-jähriges Mädchen aus kleinbürgerlicher Familie um Unterstützung für ihre verarmten Verwandten. Goethe fühlte sich sofort durch das südländisch anmutende Aussehen, durch den natürlichen Liebreiz, die »naturhafte Persönlichkeit« und Naivität des Mädchens angezogen. Christiane wurde seine Geliebte und bald seine ständige Hausgenossin. Dass die Gesellschaft von Weimar, einer Kleinstadt von 6000 Einwohnern, Anstoß an diesem Verhältnis des Ministers mit einer einfachen Blumennähterin nahm, ist kaum überraschend. Goethe jedoch nahm wenig Notiz vom Klatsch, er empfand die Gemeinschaft als gleichwertig mit einer Ehe und stellte sie auch als solche hin: »Ich bin verheiratet, nur nicht durch Zeremonie.«

» ... so hab' ich vorerst nichts weiter zu wünschen«

Der Sohn August wurde Weihnachten 1789 geboren. Dieses Geburtsdatum war nicht ohne Bedeutung für Goethe, wie ein 1815 an Charlotte von Stein gerichtetes Gedicht belegt, in dem er beide Geburten als glückliche Fügung feiert: *»Daß Du zugleich mit dem heilgen Christ/An diesem Tag geboren bist,/Und August auch der werthe Schlancke,/Dafür ich Gott im Herzen dancke –«* Am 27. Dezember wurde das Kind auf den Namen Julius August getauft, eine »heilige Handlung«. Von nun an wurde Goethe immer häuslicher, sesshafter, »kein Zugvogel mehr«. Nur ungern entfernte er sich aus Weimar, er empfand die Dienstreisen als Störungen seines Familienlebens. Wie sein Wilhelm Meister hatte er »mit dem Gefühl des Vaters ... auch alle Tugenden eines Bürgers erworben.« Unterwegs bangte er um die Sicherheit seiner kleinen Familie: »Mein Mädchen und mein Kleiner ganz und gar verlassen sind, wenn ihnen irgend etwas zustieße ...«

Den Herzog bat er, sich der wehrlosen Angehörigen anzunehmen: »Meine Neigung zu dem zurückgelaßnen Erotio und zu dem kleinen Geschöpf in den Windeln, die ich Ihnen beyde ... bestens empfehle.« (Mai 1790) Noch deutlicher offenbarte er sein Gefühl dem Ehepaar Herder gegenüber: »Meine Zurückgelaßnen ... liegen mir sehr nahe und ich gestehe gern, daß ich das Mädchen leidenschaftlich liebe. Wie sehr ich an sie geknüpft bin, habe ich erst auf dieser Reise gefühlt. Sehnlich verlange ich nach Hause ...« (Mantua, 28. Mai 1790) Im selben Jahr schrieb Schiller an Körner: »Sein Mädchen ist eine ziemlich berüchtigte Mlle Vulpius, die ein Kind von ihm hat.«

Aus Schlesien teilte Goethe dem Ehepaar Herder mit, dass sich seine »vis centripeta mehr als die vis centrifuga vermehrt« habe. Was er sich von der Zentripetalkraft ersehnte, zählt er ganz unbefangen auf: »Ich habe gewiß keine eigentlich vergnügte Stunde, bis ich mit Euch zu Nacht gegessen und bei meinem Mädchen geschlafen habe. Wenn Ihr mich lieb behaltet, wenige Gute mir geneigt bleiben, mein Mädchen treu ist, mein Kind lebt, mein großer Ofen gut heizt, so hab' ich vorerst nichts weiter zu wünschen.« (11. September 1790) Der ganz unfaustische Goethe wünschte sich die Wonnen der bürgerlichen Behaglichkeit. Ein Zeitgenosse beschreibt seine Spitzweg-»Häuslichkeit«: »Abends sitzt er in einer wohlgeheitzten Stube, eine weisse Fuhrmannsmütze auf dem Kopf, ein Moltumjäckchen und lange

Flauschpantalons an, in niedergetretenen Pantoffeln und herabhängenden Strümpfen im Lehnstuhl, während sein kleiner Junge auf seinen Knien schaukelt ... auf der andern Seite die Dame Volpia mit dem Strickstrumpf.« (Grumach)

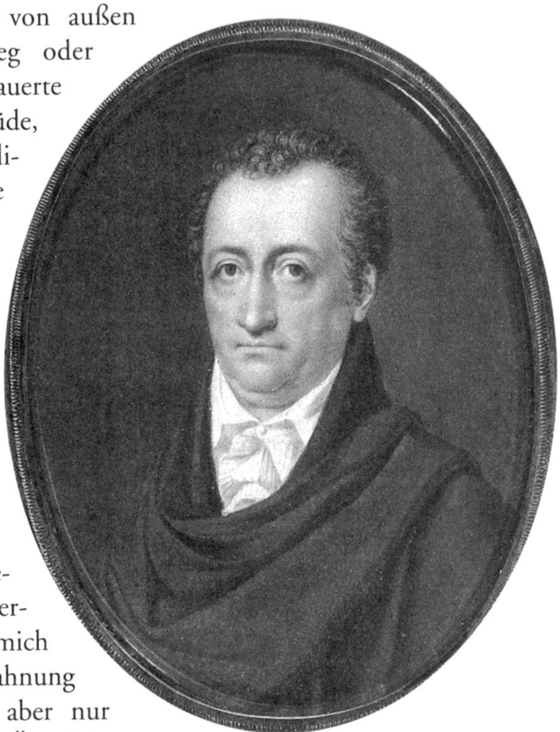

Dieses Nestglück konnte von außen bedroht werden, durch Krieg oder Unglück, aber auch innerlich lauerte Gefahr. Goethe wurde nicht müde, vor Christianes Augen die Familienidylle zu beschwören, ihr die Hausfrauen- und Mutterrolle schmackhaft zu machen, ihre kleine Welt zu idealisieren, »alles, was um dich ist, ... unsere gepflanzten Kohlrüben.« Während der »Campagne in Frankreich« verkündete er: »Ach! mein Liebchen! Es ist nichts besseres als beysammen zu seyn. Wir wollen es uns immer sagen wenn wir uns wieder haben ...« Vor allem wiederholte er unablässig: »Behalte mich lieb!« Manchmal mit einer Mahnung verbunden: »Du mußt mich aber nur lieb behalten und nicht mit den Äugelchen zu verschwenderisch umgehen.« Aus dem »Lager bey Verdün« bettelte der berühmte Dichter und Minister Goethe um die Liebe des ungebildeten Mädchens: »Sorge für das Bübchen und behalte mich lieb. Behalte mich ja lieb! denn ich bin in Gedancken manchmal eifersüchtig und stelle mir vor: daß dir ein anderer besser gefallen könnte, weil ich viele Männer hübscher und angenehmer finde als mich selbst. Das mußt du aber nicht sehen, sondern du mußt mich für den besten halten, weil ich dich ganz entsetzlich lieb habe und mir außer dir nichts gefällt. Ich träume oft von dir, allerley konfuses Zeug, doch immer daß wir uns lieb haben. Und dabey mag es bleiben.« (10. September 1792)

Mehrfach ist in den Briefen die Rede von der »Krabskrälligkeit« Christianes, einer privaten Chiffre für ihre Schwangerschaften. Denn auf August folgten noch vier Kinder, oder wenigstens vier Geburten: zuerst eine Totgeburt (1791), dann Carolina (1793), Carl (1795) und Kathinka (1802); alle Kinder starben in sehr niedrigem Alter, wahrscheinlich wegen einer Blutgruppenunverträglichkeit der Eltern. Nach außen hin machte Goethe wenig Aufhebens von diesen vier Todesfällen, seine starke Betroffenheit steht aber außer Zweifel. Als Caroline starb, »wand sich Goethe weinend am Boden, massig wie er war, mit seinen 44 Jahren und vor den Augen Meyers.« (N. Boyle). Nach dem Tod seines letzten Kindes, des winzigen Töchterchens Kathinka, verfiel Goethe in die tiefste Depression seines Lebens. »Sieben Wochen lang, bis Ende Februar, verließ er nicht das Haus, angeblich nicht einmal sein Zimmer, und als er sich schließlich ins Freie wagte, brach er zusammen und schloß sich für weitere zwei Wochen ein.«

August, der einzige Sohn, »ein göttliches Kind«

Goethe war sehr darum bemüht, seinem einzigen Kinde eine gute Erziehung und Ausbildung zu geben. Die rührende Sorgfalt, mit der Wilhelm Meister seinen Sohn Felix in den beiden »Meister«-Romanen umgibt, ist sicher der dichterische Niederschlag der innigen Gefühle, die Goethe für den ausnehmend schönen Knaben in diesen Jahren empfand.

Über den fünfjährigen August berichtet David Veit an Rahel Levin: »Ein göttliches Kind hat Goethe. Kohlschwarze Augen, sprechende Physiognomie und wahres Goldhaar, das gar keine Lust zum Dunkelwerden hat.« (20./21. Oktober 1794)

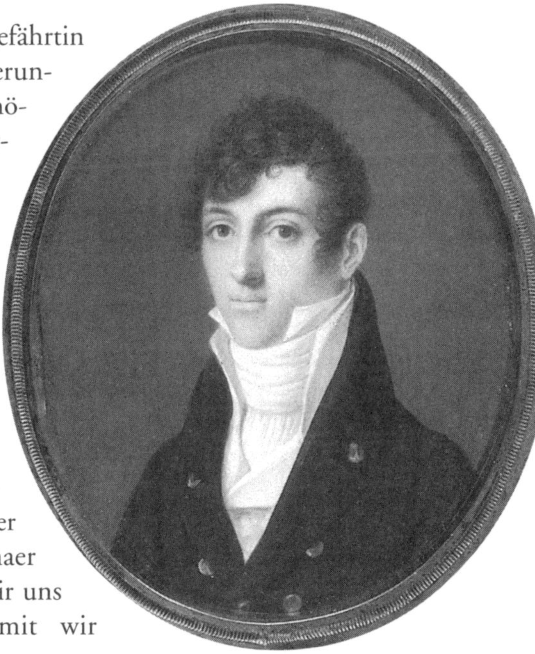

Louise Seidler, eine Spielgefährtin Augusts, schreibt in ihren Erinnerungen: »August war ein wunderschöner Knabe und sah in der schwarzen idealen Bergmannstracht, die ihm sein Vater hatte anfertigen lassen, besonders reizend aus. Goethe hing mit unendlicher Liebe an ihm; oft fütterten beide miteinander die Tauben; noch öfters versüßte der Dichter des Götz und Werther unsere Kinderspiele dadurch, daß er Stückchen Torte, an einem Bindfaden gebunden, aus dem Fenster seines Arbeitszimmers (im Jenaer Schloß) in den Schloßhof, wo wir uns tummelten, herniederließ, damit wir danach haschten.«

Als Goethe in der Schweiz weilte, schrieb ihm sein 7-jähriger Sohn einen Brief: »Lieber Vater! Ich spiele jetzt in meinen freien Stunden mit Kastanien, die ich mit dem kleinen Kästner bei Ober-Weimar aufsuche. Wir tragen sie in großer Menge nach Hause, durchbohren sie, reihen sie an einen Bindfaden und behängen unsern ganzen Körper mit Kastanienketten. – Am ersten October feierte Herttels Wilhelm seinen Geburtstag, er bat mich auch dazu und tractirte mich mit Milch, Zucker und Kuchen. Auf den Abend spielten wir ein Schattenspiel...« Die Hauptpersonen sind Columbine, der Hanswurst, Doctor Faust und der Teufel. »Leben Sie wohl und behalten Sie mich lieb. August Göthe.«

Aus solchen unbedeutenden kindlichen Szenen gewinnen wir einen kleinen Einblick in den bürgerlichen Alltag des »Olympiers« und in das Vaterherz Goethes. Goethe legitimierte seinen Sohn am 15. März 1800 und ließ ihn zwei Jahre später durch Herder konfirmieren. Mehrere Hauslehrer erteilten dem Knaben Privatunterricht, aber Goethe nutzte jede Gelegenheit, um August mit auf Reise zu nehmen, da er den Reisen einen sehr hohen Bildungswert zusprach.

Im Schatten des Vaters

Nach drei Jahren Gymnasium studierte August, »vom Vater ferngelenkt«, Jura in Heidelberg und Jena. Als die deutsche Jugend sich in den Befreiungskriegen gegen Napoleon erhob, verbot Goethe seinem Sohn die Teilnahme. August blieb stets in einem Abhängigkeitsverhältnis zu seinem Vater, dessen geistige Größe ihn zu stark überragte und fast keine Selbstverwirklichung des Sohnes ermöglichte. Als ziemlich schwache Persönlichkeit schlug er die Beamtenlaufbahn ein und wurde, dank der väterlichen Protektion, Kammerassessor, Hofjunker, Kammeradjunkt, Kammerrat und schließlich, im Jahre 1823, Geheimer Kammerrat. Als praktischer, gewissenhafter und ordnungsliebender Kanzleibeamter war er sehr hilfreich, um Goethes Akten und Sammlungen zu ordnen. August bildete auch ein gesundes Gegengewicht zum ziemlich ungeordneten Dasein seiner Mutter, die durch ihre Vergnügungssucht, ihre Tanzlust und ihre laute Trinkfreude für manchen Ärger im Hause und in der Öffentlichkeit sorgte.

Nach dem Tode Christianes im Jahre 1816 wurde er zur wichtigsten Stütze in Goethes Dasein, der ihn folgenderweise beschreibt: »Helfer, Ratgeber, ja einzig haltbarer Punkt in dieser Verwirrung.«

August heiratete im Juli 1817 Ottilie von Pogwitsch, eine ebenso intelligente wie exaltierte und kapriziöse Frau aus verarmtem Adelsgeschlecht, das erst mit dieser Verbindung einverstanden war, als die »plebejische« Christiane das Zeitliche gesegnet hatte. Zu ihrem Schwiegervater, den sie verehrte, gewann sie ein herzliches Verhältnis, das pedantisch-phlegmatische Wesen ihres Mannes hingegen – sowie auch sein Hang zur Trunksucht – führten zu einer allmählichen Entfremdung der Ehepartner. Da Goethe dem jungen Paar eine bequeme Wohnung im Dachgeschoss eingerichtet hatte, musste er mehr als einmal Zeuge der lautstarken, turbulenten Eheszenen werden. Kleinlaut verschloss er sich in seinen Arbeitsräumen, bis der Sturm sich legte. Dass die Wut des vereinten Ehepaars sich auch einmal gegen ihn selbst richten konnte, erlebte er 1823, als August und Ottilie sich entschieden seinem Heiratsprojekt mit der 19-jährigen Ulrike von Levetzow widersetzten. Der Sohn, der auch sein Erbe gefährdet sah, drohte, mit seiner Familie nach Berlin zu ziehen.

Ottilie gebar drei Kinder: Walter (1818), Wolfgang (1820) und Alma (1827) und gab Goethe die willkommene Gelegenheit, sich als vorzüglicher Großvater zu bewähren. Alle drei Enkelkinder starben übrigens, ohne Nachkommen zu hinterlassen, so dass Goethes Geschlecht schon vor 1900 erloschen war.

Die Italienreise

»Wie gelähmt von der väterlichen Übergröße, entwickelte er (August) nie die Aktivitäten, die ihn (vielleicht) zur Entfaltung der eigenen Persönlichkeit hätten bringen können.« (K.O. Conrady) Nur in seinem letzten Lebensjahr unternahm er zwei Befreiungsversuche, einen poetischen und eine große Reise. In Ottiliens Zeitschrift »Chaos« veröffentlichte er ein Gedicht, in dem er gegen die Bevormundung, gegen das »Gängelband«, aufbegehrte:

»Ich will nicht mehr am Gängelbande
Wie sonst geleitet seyn,
Und lieber an des Abgrunds Rande
Von jeder Fessel mich befrein ...«

Konsequenter – und leider auch tragischer – war der zweite Versuch, größere Selbständigkeit zu gewinnen: die große Italienreise, zu der er im April 1830 aufbrach. Der Vater, der ihm 2000 Taler zur Verfügung stellte, hatte ihn sogar lebhaft dazu ermuntert und erwartete regelmäßig Bericht von den Eindrücken seines Sohnes. Er überhäufte ihn mit guten Ratschlägen: »Die Hauptsache bleibt, daß du von fremden Gegenständen und von fremden Menschen berührt werdest ... Deine Absicht sei, eine große Welt in Dich aufzunehmen und jede in Dir verknüpfte Beschränktheit aufzulösen.« (29. Juni 1830) »Ich freue mich schon auf alle Fortschritte im Guten und Heilsamen.« (5. Juli).

August reiste mit den Schriften seines Vaters im Kopf und erlebte nur, um seine Eindrücke in tagebuchartigen Briefen festzuhalten, die er seinem Vater wie ein Tagespensum nach Weimar schickte. Seine Briefe lagen bis 1999 unentziffert im Weimarer Archiv und wurden erst dann transkribiert und auszugsweise in der »Frankfurter Allgemeinen Zeitung« veröffentlicht. Sie dokumentieren, wie schwierig es ist, aus dem Schatten eines großen Vaters herauszutreten. Vom Comer See berichtete August pflichtgetreu nach Weimar: »Hier fand man alles, was in Ihrem Gedicht ›Kennst Du das Land?‹ so schön ausgedrückt ist, weiter brauche ich nichts zu sagen.«

Am 1. August schrieb August aus Spetia: »Sie werden sich wundern, daß Sie Brief an Brief von mir erhalten! Doch es ist mein einziger Trost, Ihnen zu schreiben, und immer liegt ein Blatt auf dem Tische an welchem ich schreibe wenn trübe Gedanken kommen wollen.«

Der Brief aus Rom vom 16. Oktober wirkt wie eine Bilanz und ein Abschied: »Ich sitze in einem kleinen Zimmerchen am Caminfeuer und erfreue mich der Vergangenheit, wie der Zukunft. Ich habe Italien gesehen und genossen … Bis jetzt war ich so unschuldig wie das Kind im Mutterleibe. Doch sehe ich, daß es überall Toll gegangen, da man aber keine Actio in Distanz hat so kann man auch nicht helfen! Deßwegen verfolge ich meine Zweke, Italien zu sehen und kennen zu lernen, ich hoffe es gelingt mir und ist für meine ganze künftige Existenz sehr wichtig. Menschenkenntniß und höhere Kunst- und Naturbildung sind etwas Großes. Es ist das erste mal, im 40t Jahre, daß ich zum Gefühle der Selbständigkeit gekommen, und unter fremden Menschen Lazaronis, sogar Räubern, Barcaroles und andern, auch vornehmen Gesindel. Man wollte mich heranziehen, Spiel, Mädchen, Frauen. Die drei letzteren Dinge hatte ich verschworen. So kehre ich frey und frank zurük, wenn ich auch bei andern Gelegenheiten etwas mehr Geld ausgegeben als andere. Kunst, Natur- und Volks-Leben kennen zu lernen war mein Zwek und den habe ich soweit meine Kräfte reichen, erreicht. ›Vieler Menschen Städte gesehen und Sitten gelernet.‹ Und so will ich heute diesen Brief schließen und wünschen, daß es Ihnen, dem ich dieß Glük danke so wie allen den Uebrigen wohl ergehe. Leben Sie wohl und grüßen Sie Frau, Kinder, Verwandte u. Freunde. Ihr treuer Sohn A. v. Goethe.«

Dieser Brief, einer der letzten, die August pflichtschuldig nach Weimar schrieb, entsprach sicher voll den optimistischen Erwartungen, die der Vater in diese Bildungsreise gesetzt hatte. Auch Goethe hatte einst euphorisch geschrieben, dass er in Rom zum ersten Male zu sich selbst gefunden habe und als ein anderer Mensch zurückkehren werde.

Mit einem gewissen Vaterstolz berichtete er an Wilhelm von Humboldt: »Mein Sohn nimmt nun schon seit sechs Monaten an der Fülle teil, die, auf der unschätzbaren Erdzunge, Natur und Jahrhunderte an Leben gehäuft und zerstört, an Künsten erbaut und eingerissen, an Menschenschicksalen, Nationalität und Persönlichkeiten auf das wunderbarste durcheinander gewürfelt haben.«

Nemo ante obitum beatus – »Prüfungen erwarte bis zuletzt«

Jedoch, als Goethe den Brief Augusts in Händen hielt und sich über dessen glückliche Entwicklung freute, war das Unheil schon in Rom über den Sohn hereingebrochen: August lag bereits auf dem protestantischen Friedhof, bei der Cestiuspyramide, begraben, unweit von Keats und Shelley. In der Nacht vom 26. zum 27. Oktober war er im Hause Kestners, des Sohnes von Charlotte Buff, der hannoverscher Gesandtschaftssekretär beim päpstlichen Stuhl war, durch einen Schlaganfall (oder Meningitis) plötzlich gestorben. Auf den Grabstein schrieb man lakonisch: GOETHE FILIUS. Damit war alles gesagt über das Schattendasein Augusts.

Die Todesnachricht wurde nach Weimar durch einen Brief Kestners an den Kanzler von Müller übermittelt. Durch diesen erhielt Goethe am 10. November die traurige Mitteilung. In einem Brief an Rochlitz berichtet der Kanzler, wie der 81-jährige Dichter auf die Hiobsbotschaft reagierte: »Sie können leicht ermessen, welche bittere Aufgabe es für mich war, solche Schreckenskunde dem ehrwürdigen Vater beizubringen! Doch er empfing sie mit großer Fassung und Ergebung. ›Non ignoravi, me mortalem genuisse‹, rief er aus, als seine Augen sich mit Thränen füllten.« Im Augenblick des höchsten Schmerzes nahm Goethe, angesichts des Unaussprechlichen, seine Zuflucht zu einer lateinischen Sentenz: »Ich wußte wohl, daß ich einen Sterblichen gezeugt hatte.«

Das erste schriftliche Zeugnis, das seine Erschütterung dokumentiert, ist sein Brief an Zelter, dem er selbst erst sechs Wochen früher sein Beileid ausgedrückt hatte zum Tod seiner jüngsten Tochter Clara – eines der zwölf Kinder, von denen Zelter zehn begraben musste. Wieder fällt auf, dass Goethe mit einem klassischen Zitat – ›Niemand kann vor dem Tode als glücklich gepriesen werden‹ – die Schwelle des Schweigens überwindet. Am 21. November schrieb er: » ›Nemo ante obitum beatus‹ ist ein Wort, das in der Weltgeschichte figurirt, aber eigentlich nichts sagen will. Sollte es mit einiger Gründlichkeit ausgesprochen werden, so müßte es heißen: ›Prüfungen erwarte bis zuletzt‹.

Dir hat es, mein Guter, nicht daran gefehlt, mir auch nicht, und es scheinet, als wenn das Schicksal die Überzeugung habe, man seye nicht aus Nerven, Venen, Arterien und andern daher abgeleiteten Organen, sondern aus Draht zusammengeflochten.

Dank für Deinen lieben Brief! hatt ich Dir doch auch einmal eine solche Hiobsbotschaft als gastlichen Gruß einzureichen. Dabei wollen wir es denn bewenden lassen.

Das eigentliche Wunderliche und Bedeutende dieser Prüfung ist, daß ich alle Lasten, die ich zunächst, ja mit dem neuen Jahre abzustreifen und einem jünger Lebigen zu übertragen glaubte, nunmehr selbst fortzuschleppen und sogar schwieriger weiter zu tragen habe.

Hier nun allein kann der große Begriff der Pflicht uns aufrecht erhalten. Ich habe keine Sorge, als mich physisch im Gleichgewicht zu bewegen; alles andere gibt sich von selbst. Der Körper muß, der Geist will, und wer seinem Wollen die notwendigste Bahn vorgeschrieben sieht, der braucht sich nicht viel zu besinnen.

Weiter will ich nicht gehen, behalte mir aber doch vor, von diesem Punkte gelegentlich fortzuschreiten. Meine herzlichsten dankbaren Grüße an alle so treulich Teilnehmende.«

Der Brief enthält nur Umschreibungen, ein Uneingeweihter könnte den Sachverhalt höchstens erraten. Der Sohn bleibt unerwähnt.

Dasselbe bewusste Ausweichen, ja Verschweigen, berichtet Eckermann, der Goethe am 23. November besuchte. Er ging zuerst zu Augusts Frau. »Ich fand sie bereits in tiefer Trauerkleidung, jedoch ruhig und gefaßt, und wir hatten viel gegeneinander auszusprechen.« Ottilie war nicht verzweifelt wegen des jähen Todes ihres Ehemannes. An Adele Schopenhauer schrieb sie: »Ich beklage mehr die Art unseres Zusammenlebens wie seinen Tod ... wie waren gewiss beide grenzenlos unglücklich.« Am Vortage hatte Eckermann notiert: »Meine größte Besorgnis war, daß Goethe in seinem hohen Alter den heftigen Sturm väterlicher Empfindungen nicht überstehen möchte.« Jetzt erlebte er eine Überraschung: »Ich ging sodann zu Goethe hinunter. Er stand aufrecht und fest und schloß mich in seine Arme. Ich fand ihn vollkommen heiter und ruhig. Wir setzten uns und sprachen sogleich von gescheiten Dingen ... seines Sohnes jedoch ward mit keiner Silbe gedacht.«

»Der unterdrückte Schmerz«

Die bewusste Verdrängung der Trauerarbeit erzeugte solch einen Druck, dass Goethe drei Tage später »mit einem heftigen Blutsturz erwachte, so daß Sein Leben in Gefahr schwebte und nur ein schneller Aderlaß und eine so kräftige Natur wie die Seine Ihn retten konnte.« (Eckermann an Thomas Carlyle)

Als Goethe am 10. Dezember an Zelter über diese lebensbedrohliche Krise berichtete, analysierte er auch scharfsinnig die Ursachen: »Das Außenbleiben meines Sohnes drückte mich, auf mehr als Eine Weise, sehr heftig und widerwärtig; ich griff daher zu einer Arbeit, die mich ganz absorbieren sollte ...« Er schlussfolgert über diese Arbeitstherapie: »Es dürfte wohl kein Zweifel sein, daß der unterdrückte Schmerz und eine so gewaltsame Geistesanstrengung jene Explosion, wozu sich der Körper disponiert finden mochte, dürften verursacht haben. Plötzlich, nachdem keine entschiedene Andeutung, noch irgendein drohendes Symptom vorausging, riß ein Gefäß in der Lunge und der Blutauswurf war so stark: daß, wäre nicht gleich und kunstgemäß Hülfe zu erhalten gewesen, hier wohl die ultima linea rerum sich würde hingezogen haben.«

Zu Beginn desselben Jahres hatte Goethe sich mit Eckermann über den Tod an sich unterhalten und ihn als eine fremde, gewaltsame, unvorstellbare Macht hingestellt. Der Verlust eines geliebten Menschen erschien ihm als etwas Unmögliches, das »die tiefste Erschütterung« hervorrufen würde: »Der Tod ist doch etwas so Seltsames, dass man ihn, unerachtet aller Erfahrung, bei einem uns teuren Gegenstande nicht für möglich hält und er immer als etwas Unglaubliches und Unerwartetes eintritt. Er ist gewissermaßen eine Unmöglichkeit, die plötzlich zur Wirklichkeit wird. Und dieser Übergang aus einer uns bekannten Existenz in eine andere, von der wir auch gar nichts wissen, ist etwas so Gewaltsames, dass es für die Zurückbleibenden nicht ohne die tiefste Erschütterung abgeht.« (15. Februar 1830)

Kurze Zeit nach dem Tod seines Sohnes ordnete Goethe seine irdischen Angelegenheiten. In einem umfangreichen Testament traf er »die möglichste Fürsorge« für seine »geliebte Schwiegertochter Ottilie« und seine Enkelkinder.

»Hülflos klaget ein Greis Kinder und Enkel umsonst«

Der 81-jährige Goethe hat seinem Schmerz keinen besonderen dichterischen Ausdruck mehr verliehen, er verstummte in seiner Qual. Oft genug hatte er die Erschütterung der Überlebenden nachempfunden und gestaltet, zuletzt bei Helena, die freiwillig ihrem Sohn Euphorion in den Tod folgte. In seinen letzten Werken betonte er auffallend seinen Glauben an die Unvergänglichkeit. Sei es der ätherische Makarien-Mythos oder das philosophische Gedicht »Vermächtnis« (›Kein Wesen kann zu nichts zerfallen, / Das Lebendige regt sich in allen ...‹) im Wilhelm-Meister-Roman von 1829, sei es Fausts Tod und Verklärung (›Alles Vergängliche ist nur ein Gleichnis ...‹), alles deutet darauf hin, dass Goethe sich an die tröstliche Vorstellung der Unsterblichkeit und die Idee der Erlösung ernsthaft klammerte, ohne sich zu den Dogmen einer Religion zu bekennen. Er blieb »Hypsistarier«, d.h. er wählte sich das ihm Passende aus mehreren Religionen aus.

Früher hatte Goethe auch in mehreren Werken das Thema des »unzeitgemäßen« Todes behandelt, u.a. in dem Melodrama »Proserpina«, das 1776 als Auftragswerk für Christoph Willibald Gluck nach dem Tod seiner Nichte gedichtet worden war. Und Goethe, der den frühen Tod seiner Schwester Cornelia verschmerzen musste, hatte dem Werk die explosive Kraft des Protestes verliehen, der auch heute noch nichts an Wucht eingebüßt hat, wie rezente Aufführungen in der Vertonung von Eberwein (1815) bewiesen haben.

Rund 20 Jahre später dichtete Goethe »Euphrosyne«, »den vollendetsten Totengesang in der deutschen Dichtung, was die Form anbelangt« (R. Petsch), anlässlich des Todes der 19-jährigen Schauspielerin Christiane Becker (1778-1797). Die Verstorbene war dem Dichter als die Verkörperung von Anmut und jugendlichem Frohsinn erschienen. Die Elegie spricht deutlich das Widernatürliche aus, – also den Widerspruch zu den ewigen und zuverlässigen Gesetzen der Natur – das im frühen Hinscheiden der Kinder liegt und die Eltern verwaist zurücklässt. In erhabener klassischer Form formuliert der Mittelteil der Elegie eine zeitlos gültige Aussage über die Umkehr der natürlichen Reihenfolge, wenn die Naturgesetze »schwankend« werden:

Ach, Natur, wie sicher und groß in allem erscheinst du!
Himmel und Erde befolgt ewiges, festes Gesetz,

Jahre folgen auf Jahre, dem Frühling reichet der Sommer,
Und dem reichlichen Herbst traulich der Winter die Hand.

Felsen stehen gegründet, es stürzt sich das ewige Wasser,
Aus der bewölkten Kluft, schäumend und brausend hinab.

Fichten grünen so fort, und selbst die entlaubten Gebüsche
Hegen, im Winter schon, heimliche Knospen am Zweig.

Alles entsteht und vergeht nach Gesetz; doch über des Menschen
Leben, dem köstlichen Schatz, herrschet ein schwankendes Los.

Nicht dem Blühenden nickt der willig scheidende Vater,
Seinem trefflichen Sohn, freundlich vom Rande der Gruft;

Nicht der Jüngere schließt dem Älteren immer das Auge,
Das sich willig gesenkt, kräftig dem Schwächeren zu.

Öfter, ach! verkehrt das Geschick die Ordnung der Tage;
Hülflos klaget ein Greis Kinder und Enkel umsonst,

Steht ein beschädigter Stamm, dem rings zerschmetterte Zweige
Um die Seiten umher strömende Schloßen gestreckt.

Goethe hat sich immer als einen vom Schicksal besonders Begünstigten angesehen. Im ersten Satz seiner Autobiographie »Dichtung und Wahrheit« erklärt er, dass seine Geburt unter einem besonders glücklichen Stern stand – »Die Konstellation war günstig ...« Auch später hat er gerne die Seite des Götterlieblings gezeigt. »Man hat mich immer als einen vom Glück besonders Begünstigten gepriesen; auch will ich mich nicht beklagen und den Gang meines Lebens nicht schelten«, äußerte er sich noch 1824 gegenüber Eckermann.

Seine letzten Lebensjahre waren indes verdüstert durch das Gefühl der Vereinsamung. Der 82-Jährige zog es vor, seinen letzten Geburtstag nicht mehr zu feiern und sich in die Einsamkeit des Harzes zurückzuziehen, wo er nach der »Urschrift« seines berühmten Gedichtes »Über allen Gipfeln ist Ruh« suchte, das er im September 1780 einst in einer Jagdhütte auf einen Holzbalken geschrieben hatte. Als er sich den Schluss halblaut vorlas: »Warte nur, balde ruhest du auch«, rollten ihm dicke Tränen über die Wangen, da seine Verse jetzt für ihn eine bestürzend aktuelle Bedeutung erhalten hatten.

Goethe starb am 22. März des Jahres 1832, in seinem Sessel sitzend. Nur die Schwiegertochter Ottilie war bei ihm, als er Atemnot verspürte und sie bat, das Fenster zu öffnen. Seine letzten Worte waren keine bedeutsame Botschaft für die Menschheit, aber das Zeugnis eines liebenden Menschen, der sich in seiner Todesangst nach menschlicher Wärme und Geborgenheit sehnte: »Nun, Frauenzimmerchen, gib mir dein gutes Pfötchen.«

Johann Wolfgang Goethe: Sämtliche Werke. Deutscher Klassiker Verlag. Frankfurt 1999.
August Goethe: Es ist mein einziger Trost, Ihnen zu schreiben. F.A.Z. – 16.1.1999.
Peter Boerner: Goethe. Rowohlt. Reinbek 1980.
Nicholas Boyle: Goethe. Beck. München 1999.
Carl Otto Conrady: Goethe.
Johann Peter Eckermann: Goethes Gespräche mit Eckermann.
Christian Michel: Goethe – Sein Leben in Bildern und Texten. Insel. Wiesbaden.
Gero von Wilpert: Goethe-Lexikon. Kröner. Stuttgart 1998.

Alessandro und Enrichetta Manzoni

»Epigrafi« für Giulietta, Cristina, Sofia, Matilde, Filippo und Pietro

Manzoni wurde im Jahr 1785 in einer Aristokratenfamilie geboren. Sein Großvater mütterlicherseits war der berühmte Jurist und Schriftsteller Cesare Beccaria (1738-1794), dessen Schrift »Dei delitti e delle pene« (1764) einen Markstein in der Humanisierung der Justiz darstellt.

Alessandro Manzonis Hauptwerk ist sein Roman »I Promessi Sposi« (1827). Die »Mailänder Geschichte aus dem siebzehnten Jahrhundert« wurde verdeutscht unter dem Titel »Die Verlobten« und »Die Brautleute«. Goethe äußerte bewundernd über dieses Erzählwerk, dass es »alles überflügelt, was wir in dieser Art kennen«. Nach Ansicht vieler Kritiker ist dieser Roman der bedeutendste Roman der italienischen Literatur.

Man könnte Manzoni einen »italienischen Goethe« nennen, wegen seiner Vielseitigkeit – er schrieb Meisterwerke in allen literarischen Gattungen, Lyrik, Dramen, Romane – wegen seiner überragenden Rolle im Italien des XIX. Jahrhunderts, wegen seiner Langlebigkeit, er wurde 88 Jahre alt.

Zwischen beiden Dichterfürsten gibt es allerdings zwei bedeutende Unterschiede: Manzoni erhielt Ovationen von den Studenten wegen seiner patriotischen Rolle bei der Einigung Italiens, er erhielt von ihnen den ehrenvollen Auftrag, die italienische Nationalhymne zu schreiben. Goethe hingegen wurde von den Studenten in Jena ausgepfiffen, weil er eine wenig vaterländische Gesinnung bei den Befreiungskriegen gegen Napoleon bewiesen hatte und die politische Einheit Deutschlands nicht als erstrebenswert ansah.

Manzoni lebte fast wie ein Patriarch inmitten einer Großfamilie, Goethe hatte nur einen Sohn. Enrichetta Manzoni schenkte ihrem Mann zehn Kinder, drei Söhne und sieben Töchter. Das Schicksal aber nötigte ihn dazu, sie nacheinander fast alle zu beweinen und Grabinschriften (»Epigrafi«) für sie zu verfassen. Eine seiner Biographien (Monticone, 1938) trägt den bezeichnenden Titel »Un povero grand' uomo« (»Ein armer großer Mann«).

Das Familienglück

Bis zum Jahr 1830 sieht Manzonis Biographie wie die eines erfolgreichen Schriftstellers und eines glücklichen Familienvaters aus. Als Angehöriger einer bekannten und begüterten Famile erhielt er eine vorzügliche Ausbildung, weilte längere Zeit in Paris, unterhielt Briefwechsel mit zahlreichen bedeutenden Geistern seiner Zeit.

1808 heiratete er die 16-jährige Enrichetta Blondel, die Tochter einer calvinistischen Familie aus Genf. Sie schwor ihrem Glauben ab und trat zum Katholizismus über, ein spektakulärer Schritt, der zum Bruch mit ihrer Familie führte. Als »Katholikin durch göttliche Barmherzigkeit«, wie sie schrieb, führte sie ein strenges, fast klösterliches Dasein und trug zur Bekehrung ihres Mannes bei, der in seiner Jugend als Atheist galt. Manzoni selbst erlebte eine religiöse »Erleuchtung«, die ihm 1810, in der Pariser Kirche Saint-Roch, den Glauben wiederschenkte und sein weiteres Leben in eine teilweise mystische Atmosphäre tauchte. In der Kirche erinnert bis heute eine Gedenktafel an die Bekehrung des italienischen Dichters. Noch im hohen Alter äußerte sich Manzoni zu diesem existenziellen Erlebnis: »Es war die Gnade Gottes, mein Sohn, es war die Gnade Gottes.«

Die ständig wachsende Familie Manzoni wohnte abwechselnd in einem stattlichen Patrizierhaus in Mailand und in einer großen Villa in Brusuglio. Außer der Frühgeburt der zweiten Tochter, die nur einen Tag lebte, – ›IMMATURE NATA ILLICO PRAECEPTA, COELUM ASSECUTA‹, (»Frühzeitig geboren, wurde sie sofort dahingerafft und gelangte in den Himmel.«) wie die vom Dichter entworfene Grabinschrift lautet – verlief alles in schönster Harmonie. Um 1828 schrieb Manzoni scherzhaft als Familienvater einen Vierzeiler, der gleichzeitig seinen Stolz als Patriarch von sieben Kindern durchschimmern lässt:

Non è ver che sia Pierino	*Es ist nicht wahr, dass Pierino*
Il peggior de' miei ragazzi,	*das schlimmmste meiner Kinder sei.*
Tutti i sette sono pazzi,	*Alle sieben sind sie Spinner,*
Dalla Giulia al Filippino.	*Von Giulia bis zu Filippino.*

Diese Glückszahl Sieben sollte sich bis 1830 noch um eine Einheit vergrößern, aber dann musste Manzoni erleben, wie die meisten seiner Kinder dahinstarben.

Giulietta

Nach dem Riesenerfolg seines Romans »I Promessi Sposi« (1827), war Manzoni so etwas wie ein Nationalautor geworden. Kein anderes Werk trug mehr zur Stärkung der nationalen Identität im großen Bewusstseinsprozess bei, der zur politischen Einheit Italiens führte.

Diese Berühmtheit Manzonis war vermutlich der Hauptgrund, weshalb sich Massimo d'Azeglio, ein sehr ehrgeiziger und selbstsicherer italienischer Aristokrat »glücklich schätzen« wollte, Schwiegersohn des Romanciers »sein zu dürfen«. Nach einem Besuch bei der Familie Manzoni in Mailand schrieb er an den Vater einen Brief mit einem Heiratsantrag für die älteste Tochter Giulia. Er musste allerdings auch kleinlaut hinzufügen: »Meine Einkünfte belaufen sich auf 21.000 Franken«. Die Tochter war völlig überrascht, bat um einige Bedenkzeit und lehnte schließlich den Antrag dieses fremden Mannes, der ihr nur Angst einflößte, ab. Als ihre Großmutter Giulia, die Tochter Cesare Beccarias, Druck auf ihre Lieblingsenkelin ausübte und die Vorteile dieser Verbindung pries, ließ sich das junge Mädchen umstimmen. Die Heirat fand am 21. Mai 1831 statt und stellte ungefähr den äußeren Höhepunkt in der Familienchronik der Manzonis dar.

Aus den Briefen der Mutter spricht das Bewusstsein einer intakten Familiensituation. 1831 schrieb sie an eine Kusine: »Sie werden wissen, wie zahlreich meine Familie ist, ich muss Sie ein wenig mit meinen Kindern bekannt machen, acht an der Zahl, obwohl ich zwölfmal niedergekommen bin, aber die Kinder, die Gott so gütig war, mir zu erhalten, sind gesund und von der Natur gut ausgestattet; sie haben Gott sei Dank alle einen guten Charakter und sind intelligent. Wie Sie gehört haben, hatte meine Tochter Giulia das Glück, im Mai den Marquis Massimo Taparelli d'Azeglio zu heiraten, einen höchst vollkommenen jungen Mann, und ich kann Ihnen in wenigen Worten nur unzureichend die unvergleichliche Seligkeit unserer Tochter schildern. Nach Giulia kommt mein Sohn Pietro, der bereits einen ganzen Kopf größer ist als sein Vater, er ist gerade achtzehn Jahre alt geworden, danach kommt Cristina, sechzehn Jahre alt, Sofia ist vierzehn, Enrico zwölf, Vittoria neun, Filippo fünfeinhalb und meine kleine Matilde erst dreizehn Monate, und sie ist mir genauso lieb und erscheint uns genauso interessant, als wäre sie unser erstes Kind.«

Sie konnte nicht ahnen, dass drei ihrer fünf Töchter im Alter von 26 Jahren sterben würden, eine vierte im 28. Lebensjahr, dass nur einer ihrer drei Söhne den Vater überleben würde. Somit stellt die Familiengeschichte Manzonis ein besonders düsteres Kapitel dar, das die Biographie des berühmten Dichters in der zweiten Lebenshälfte vollständig überschattete.

Die Mutter überzeugte sich vom Eheglück ihrer Tochter und schrieb euphorisch: »Wir sind bezaubert von diesem schönen Ort. Das Schloss, das sehr alt ist, liegt hoch über schönen Hügeln und einem reizenden kleinen See. Ich verbringe hier sehr ruhige Tage. Wir genießen das Glück, das Gott unserer Tochter gewährt hat. Ihr Massimo wird hier, wo man ihn als Herrn des Dorfes betrachtet, von allen geliebt und verehrt.« Ihr Herz schlägt höher, wenn sie ihr Familienidyll beschwört, alle ihre Kinder um sich versammelt. »Das ist mein Reichtum und mein Glück!«

Sie genoss noch kurz das Glück, Großmutter zu sein, starb aber im selben Jahr, Weihnachten 1833, gerade rechtzeitig, um nicht mehr erleben zu müssen, wie ein Schicksalsschlag auf den andern folgte. Im Sommer 1834 wurde Giulietta bettlägerig, wurde mit Aderlässen und Schröpfköpfen behandelt und starb am 20. September auf dem Landgut ihrer Eltern in Brusuglio, wo sie auch begraben wurde. Die Todesursache wurde mit »Gekrösefäule« angegeben.

Manzoni verfasste folgende Inschrift für das Grab seiner Ältesten:

PER LA PRIMAGENITA GIULIETTA (1834)/A GIULIA D'AZEGLIO NATA MANZONI/MORTA NELLA PACE DEL SIGNORE/IL GIORNO XXII

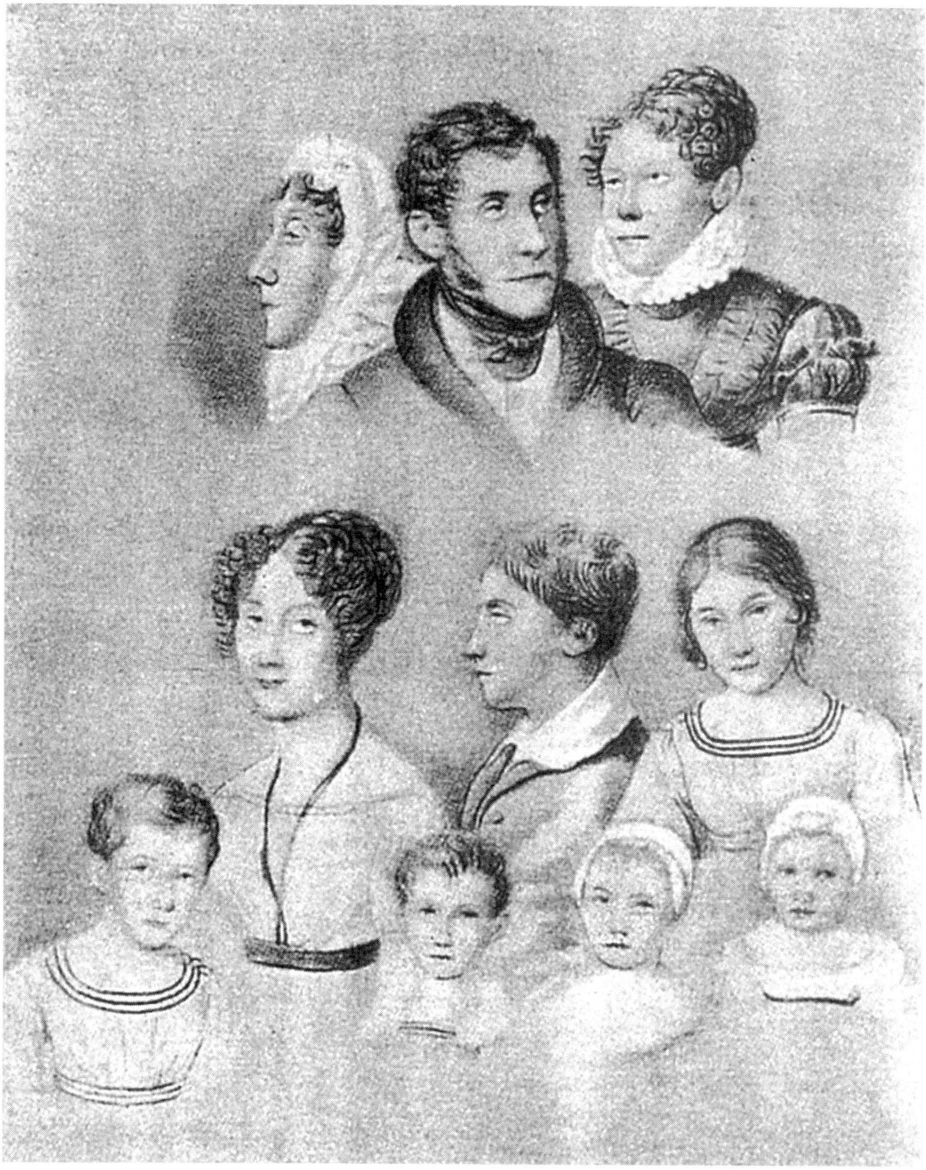

Die Familie Manzoni im Jahr 1823

Giulia Manzoni-Beccaria, Alessandro Manzoni, Enrichetta Manzoni-Blondel,
Giulietta, Pietro, Cristina,
Sofia, Enrico, Clara, Vittoria

SETTEMBRE MDCCCXXXIV/IL MARITO E I PARENTI DESOLATI/LA RACCOMANDONO/ALLA MISERICORDIA DI LUI/E ALLE PREGHIERI DEI FIDELI.

(Für die erstgeborene Tochter Giulietta (1834) Für Giulia d'Azeglio, geborene Manzoni/gestorben im Frieden des Herrn/am 22. September 1834/ihr Gatte und ihre untröstlichen Verwandten/empfehlen sie seiner Barmherzigkeit/und den Gebeten der Gläubigen)

Manzoni war tief erschüttert durch den doppelten Verlust, der ihm die Grausamkeit des Schicksals offenbarte. Ein 1835 geschriebenes Gedicht beginnt mit dem Vers: »Si che Tu sei terribile!« (»Ja, du bist schrecklich!«) Wenn der Titel »Il Natale del 1833« sich auch auf den Todestag der Frau bezieht, so stellt dieses anklagende Werk insgesamt fest, dass der »gestrenge Knabe« auf dem Arm der Jungfrau sich kaum durch unsere Tränen, Gebete und unsere Schreie erweichen lässt. »E fato il tuo pensiero.« (»Schicksal ist dein Gedanke«). Es ist nicht der allgütige Gott, denn er lässt die Blitze herabfahren, wo er verletzen will (»Dove tu vuoi ferir«). Die fünfte Strophe des Entwurfs besteht aus dem einzigen Ausruf »Omnipotente!« (»Allmächtiger!«), der sowohl Zerknirschung wie Vorwurf bedeuten kann, und dem Vergilzitat »cecidere manus«. Es ist das Bild des Vaters Dädalus, der vergeblich versucht, sein Kind zu retten und dessen Hände ohnmächtig niedersinken. Die Vorstellung des allgütigen Allmächtigen hat einige Risse bekommen. Gott scheint fern oder vollkommen anders zu sein, als schlichte Frömmigkeit vertrauensvoll oder fraglos voraussetzt. Manzoni wurde zwar nicht endgültig irre an Gott, aber ein Schwert hatte seine Seele durchdrungen (»pertransivit gladius animam...«) wie er zitierte. Jedes weitere Jahrzehnt brachte wenigstens einen neuen Verlust.

Einen wichtigen Halt fand Manzoni, als er im Januar 1837 Teresa Borri, die Witwe des Grafen Stampa, heiratete, die ihn grenzenlos bewunderte, ihm aber durch ihr kränkelndes Wesen viel Kummer bereitete.

Cristina 1841

Manzonis zweite Tochter heiratete 1839 Cristiforo Baroggi, den Sohn eines Notars, der sich lange und heftig gegen diese Verbindung gesträubt hatte, da die Mitgift ihm viel zu niedrig schien. Im nächsten Jahr brachte Cristina ein Mädchen zur Welt und begann anschließend zu kränkeln, wobei ihr Gesicht durch einen hässlichen Ausschlag verunstaltet wurde. Der erste Arzt behandelte sie mit Aderlässen, Blutegeln, Schwefelbädern, Morphium und Opium. Die junge Frau wurde jedoch immer magerer und blasser. Sie wandte sich an einen anderen Arzt, der die Therapie seines Kollegen sofort einstellte und vollständig andere Heilmittel anwandte, die zuerst eine Besserung herbeiführten. 1841 aber traten die alten Beschwerden wieder auf, und die Krankheit nahm einen sehr raschen Verlauf. Cristina wehrte sich verzweifelt gegen den Tod. Sie hatte eine glückliche Ehe geführt und fand ihr Schicksal ungerecht und unverdient. Ihre Auflehnung ging so weit, dass sie die Sakramente verweigerte und der Vater seine revoltierende Tochter besänftigen musste.

Teresa, Manzonis zweite Frau, berichtete in ihren Briefen über das schreckliche Ende der »armen Cristina«, aber sie bedauerte vor allem den unglücklichen Vater: »... Sie kommen, um den armen anbetungswürdigen untröstlichen Alessandro an die Seite Cristinas zu rufen, die den Ekel nicht überwinden kann, den das heilige Öl ihr einflößt; ihr Beichtvater hat nicht erreichen können, dass sie ihm glaubt, und sie will niemandem glauben, außer ihrem Vater ... Armer Alessandro! Ihm ist es schon zugefallen, sie zur Beichte und zur Eucharistie zu überreden ... Oh, Herr, welch bitteren Kelch muss er leeren, mein armer Alessandro!« Sie beschrieb ihn als »vom Schmerz gebrochen«, nachdem er sein Kind auf die Letzte Ölung und den Todeskampf vorbereitet hatte.

Auch Cristina wurde nach dem väterlichen Gut Brusuglio gebracht, von den Dorfschulkindern mit brennenden Kerzen empfangen und mit großer Feierlichkeit neben ihrer Mutter und ihrer Schwester Giulietta auf dem Friedhof beigesetzt.

Manzoni verfasste für Cristina eine lange Grabinschrift, in der er ihre »erbauliche Geduld in langer und schmerzlicher Krankheit« (EDIFICANTE PAZIENZA IN LUNGA E PENOSA MALATTIA) pries, ihre »christliche Ergebenheit« (RASSEGNAZIONE CRISTIANA), »ihr makelloses, frommes und barmherziges Leben« (UNA VITA IMMACOLATA PIA CARITATEVOLE) und »ihren in den Augen Gottes kostbaren Tod« (UNA MORTE PREZIOSA AL COSPETTO DI DIO) hervorhob. Wie ihre Schwester Giulietta wurde Cristina 26 Jahre alt.

Sofia 1845

Sofia, die dritte Tochter Manzonis, heiratete im Oktober 1838 den früheren Ulanenhauptmann Lodovico Trotti und gebar in den nächsten Jahren vier Kinder. Im Sommer 1842 begann man, um ihre Gesundheit zu bangen. Sie litt an einer chronischen Brustfellentzündung. Wie ihre Schwester Cristina führte sie eine glückliche Ehe, sie hatte einen zärtlichen, empfindsamen Mann und vier geliebte Kinder, sie fühlte sich umgeben von freundlichen Gesichtern und herrlichen Landschaften. Nathalia Ginzburg fasst den jähen Umschwung knapp zusammen: »Und da stürzte auf einmal alles ins Dunkel, die schönen Seen, die schönen Berge, die Villen, die Bootsfahrten, alles.«

Sofia starb am 31. März 1845. Anfang Februar hatte Manzonis zweite Frau, im Alter von 45 Jahren, frühzeitig Zwillinge zur Welt gebracht, die aber beide sofort starben. Der Arzt nahm, mit Manzonis Erlaubnis, einen toten Körper für seine Sammlung von Föten mit. Der Dichter, der seiner Frau diesen Umstand verschwieg, schrieb einen Nachruf auf nur ein Kind (PER UNA SUA CREATURA), das zwar ohne Namen in der Erde sei (SENZA NOME IN TERRA), aber eine selige Tochter des Erlösers im Himmel (MIA FIGLIA BEATA DEL SALVATORE IN CIELO).

Matilde 1856

Am Trostlosesten erscheint das Ende der jüngsten Tochter, die unverheiratet blieb und fern von ihrem Vater sterben musste. Matilde hatte ihren Eltern schon sehr früh Sorgen bereitet, »aber Gott hat sich herabgelassen, unsere Gebete zu erhören und zu gestatten, dass die Arzneien ihre heilende Wirkung entfalten konnten; so ist uns unser liebes Kind erhalten geblieben. Die Krankheit dieser armen Kleinen war eine heftige Brustentzündung: Wir haben ihr zweimal Blutegel anlegen und ihr viel Blut abzapfen müssen …«, schrieb dankerfüllt und erleichtert die Mutter.

Nach dem Tod ihrer Mutter hatte Matilde einen großen Teil ihrer Kindheit und Jugend im Internat verbracht, wo sie sich sehr nach ihrem Elternhaus sehnte und vor Sehnsucht fast verzehrte. Mit elf Jahren schrieb sie ehrfurchtsvolle Briefe an ihren Vater: »Nehmen Sie jene respektvolle und kindliche Zärtlichkeit entgegen, die mir stets eine unsägliche Befriedigung bereitet.« Manzoni antwortete ihr nur sehr selten, so dass sie sich wie eine Waise fühlte.

Als sie mit sechzehn Jahren das Internat verließ, wurde sie von einer Tante in Florenz aufgenommen. Hier hielt ein paar Jahre später ein junger Witwer um ihre Hand an, verschwand dann aber plötzlich ohne Erklärung. Wie man herausfand, hatte er Befürchtungen um Matildes Gesundheit. Da seine erste Frau an Schwindsucht gestorben war, wollte er das Risiko einer zweiten schmerzlichen Erfahrung nicht eingehen. Daraufhin wurde Matilde melancholisch und schloss sich zusehends von ihrer Umgebung ab. Ihre ältere Schwester Vittoria, die in Pisa geheiratet hatte, nahm sie in ihren Haushalt auf.

Im Jahre 1851 erlitt Matilde einen ersten Blutsturz. Bisweilen erhielt sie einen kleinen Brief von ihrem Vater und floss über vor Dankbarkeit: »Dein Brief hat uns so gerührt, ich habe geweint, Du hast eine Art, die Dinge zu sagen, dass sie einem wirklich bis ins tiefste Herz dringen. Wie gern würde ich Dir auch so gut sagen können, was ich fühle, wie gern würde ich Dir von der Dankbarkeit, der Liebe, der Verehrung erzählen können, die ich für Dich empfinde. Lieber, lieber Papa, lies selbst im Herzen Deiner Matilde!«

Und schon bald begann die Reihe jener rührenden bis erschütternden Briefe, welche die kranke Matilde an ihren Vater richtete, um sich für ihre Krankheiten zu entschuldigen und noch mehr für die Unkosten, welche ihre Krankheiten dem Vater verursachten.

»Lieber Papa, ich muss Dir leider große Unannehmlichkeiten machen, glaub mir, dass ich es tue, weil ich dazu gezwungen bin, aber mit größtem Widerwillen. Ich möchte nichts als ein Trost für Dich sein, und statt dessen bin ich Dir ständig eine Sorge und eine Last! …

An allem ist wirklich meine elende Gesundheit schuld; wenn es mir gut ginge, würde ich Dich wenig kosten, weil ich wirklich nichts wegwerfe.«

Die Lage wurde indes immer trostloser: »Es sind nun neun Monate, dass ich nicht mehr spazierengehe ... Ich habe immer noch jeden Abend Fieber ... Denk nur, lieber Papa, dass ich heute seit 75 Tagen im Bett bin! Ich stehe jeden zweiten Tag auf, um mir das Bett frisch machen zu lassen, und sitze eine halbe Stunde, ganz in eine Wolldecke gewickelt, in einem Sessel, den sie ans Bett schieben; aber kaum wird die halbe Stunde überschritten, setzt die Erschöpfung ein, und ich werde blass, als sollte mir schlecht werden.«

Die Augenblicke des Verzagens und der »großen Melancholie« wurden immer häufiger. Die Kranke rechnete mit dem Schlimmsten: »Oft dachte ich: Wenn es mir schlechter geht, werde ich an Papa schreiben, dass er um Gottes willen herkommen soll... ich kann einfach nicht sterben, ohne ihn wiederzusehen und ohne dass er mich mit seinen Worten und seinem Segen tröstet ...«

Manzoni stellte in Aussicht, er werde seine Tochter besuchen, die darüber eine »unermessliche Freude« empfand und großen Trost, »dass wir Dich in zwei Monaten wirklich und leibhaftig hier bei uns haben werden ... Lieber Papa, wie dieser Gedanke mich meinen so traurigen Winter und alles erlittene Ungemach vergessen läßt.« (361) Der Besuch musste jedoch verschoben werden, und auch die Briefe kamen nur sehr spärlich. Der Zustand Matildes verschlechterte sich zusehends. Manzoni versuchte, seine »arme und liebe Matilde« zu trösten, dass es Hoffnung gebe, dass der »neue Feind, der Husten, ... durch die Barmherzigkeit des Herrn nach und nach wieder aufhören kann. Mögen Deine sanfte Ergebenheit, der zärtliche und demütige Wunsch, dass sie noch vollkommener werde, und die Gebete derer, die Dich so sehr lieben, bei Ihm Gnade erwirken!«

Am 15. März 1856 schrieb Matilde ihren letzten Brief: »Mein lieber Papa, ich schreibe Dir nachts, weil ich ziemlich hohes Fieber habe, das mich nicht schlafen lässt und mir eine Kraft gibt, die mir tagsüber gänzlich fehlt, es ist das 95. Mal! ... ich leide Tag und Nacht wirklich in einer Weise, dass ich manchmal mein Bett von Weinenden umringt sehe. Lieber Papa, ich glaubte, Weh und Krankheit zu kennen! ... Seit vier Monaten bin ich nun in diesem Bett. Gott, was habe ich gelitten und was leide ich! ...«

Trost hatte sie gefunden in den Sakramenten, in einer umfassenden Beichte, in der Kommunion, aber der Gedanke an die notwendigen Ausgaben für ihre Gesundheit bedrückte sie bis in die Agonie: »Welch ein Unglück, Papa, eine so geplagte, unselige Tochter zu haben, wie ich eine bin! ... Ich flehe Dich an, schick mir, was Du kannst, um die dringendsten Ausgaben zu bestreiten ...«

Am Karsamstag, dem 19. März 1856, schrieb Manzoni seinen letzten Brief an die jüngste Tochter: »Meine immer liebere Matilde (»Mia piu sempre cara Matilde«) ... wie musste der Schmerz überhandnehmen, als ich sah, wie sehr Du leidest! (come dovette soprabbondare il dolore al sentire quanto tu patisca!) und nichts tun zu können, als mit Dir zu leiden, und zu beten, zu beten in dem Wissen, wie unwürdig ich, leider, bin, erhört zu werden! Der aber, zu dem ich bete, ist so gut und hat Dich lieb, (Ma Quello che prego è tanto bono, e ti vuol bene) und es beten hier auch viele barmherzige Seelen für Dich, denen ich mich anvertraut habe (e pregano anche qui per te tante anime caritatevoli a cui mi sono raccomodato)«. Als Beispiel gab er die 141 Schüler des Kollegiums von Porta nova an, die am Osterfest für sie beten würden.

Matilde starb am 30. März, ohne ihren Vater wiedergesehen zu haben, und wurde in einem Kloster in Siena beigesetzt. Manzoni nahm nicht am Begräbnis teil, er schickte für ihr Grab eine Inschrift, die ihre schleichende Krankheit und ihr tugendreiches Leben, das dem weiblichen Geschlecht zur Ehre gereiche, besonders unterstrich.

MATILDE / FIGLIA DI ALESSANDRO MANZONI / QUI RIPOSA / SPENTA DEL LENTO MORBO / IL XXX MARZO MDCCCLVI / NELL'ULTIMO ANNO DEL QUINTO LUSTRO / LASCIAVA DESIDERIO DI SE / PER UNA VITA BELLA DI TUTTE VIRTU / CHE SUBLIMANO IL SESSO...

Der schwer getroffene Vater suchte und fand Ablenkung in der Arbeit. Er dankte Gott für diese unerwartete Gnade (»Il Signore mi fa una grazia... quella di trovare... una qualche distrazione nel lavoro.«) (18. 3. 1859)

Filippo (1868) und Pietro (1873)

Auch zwei der drei Söhne Manzonis gingen dem Vater im Tod voraus. Filippo, der Jüngste, war leichtsinnig und versank immer wieder in Schulden. Manzoni erwog ernsthaft, ihn zu entmündigen. Der Sohn kam sogar ins Gefängnis, aber der Vater blieb hart und weigerte sich auch standhaft, seine unerwünschte Schwiegertochter – »eine Frau von nicht gutem Lebenswandel« – zu empfangen. Er war »unerschütterlich« in seiner Überzeugung, dass seine strenge Haltung in voller Übereinstimmung »mit den Pflichten eines Christen und eines Vaters« sei. Erst nach dem Tod seiner zweiten Frau versöhnte er sich mit Filippo, der 1868 starb. Der zweite Sohn, Enrico, war kurz vorher ruiniert und bat seinen Vater um Geld für einen schwarzen Anzug zum Begräbnis.

Auch mit seinem Ältesten, Pietro, hatte Manzoni zeitweilig Ärger, zuerst wegen dessen Hang zur Trunksucht. Später wurde Pietro sehr fügsam, fast unterwürfig und machte sich unentbehrlich: er verwaltete die Güter, das Vermögen, züchtete die Seidenraupen und ging, als gebildeter Linguist, seinem Vater sogar bei den Korrekturen seiner Werke zur Hand. 1846 überrumpelte er seinen Vater, indem er eine Tänzerin der Mailänder Scala heiratete, ohne den Vater zu informieren. Die Ehe wurde glücklich, und Manzoni fand sich schließlich mit der Tänzerin ab, hauptsächlich, weil er nicht mehr ohne Pietro auskam, »ohne ihn nicht einen Monat überleben würde«, wie er beteuerte. Manzoni vereinnahmte seinen Ältesten in einem solchen Maße, dass N. Ginzburg schrieb: »Pietro wurde gänzlich vom Vater aufgefressen. Er war einfach eine Stütze des Vaters und sonst nichts: sein vertrauter Schatten. Geduldig nahm er es auf sich, ihm alle Sorgen abzunehmen.« August Goethe spielte eine ähnliche Rolle im Leben seines übermächtigen Vaters. Als Pietro am 28. April 1873 starb, konnte Manzoni seinen Verlust einfach nicht fassen. »Sein Verstand trübte sich vor dem Leichnam seines Sohnes, noch bevor er im Grabe lag«, bemerkt ein Biograph. Täglich suchte er in allen Zimmern nach dem abwesenden Sohn, nicht sehr lange allerdings, denn er überlebte seinen Sohn keinen Monat. Einige Wochen später ging er in die Kirche San Fedele, um für die Seelenruhe seines Sohnes zu beten. Beim Verlassen der Kirche stolperte er heftig und schlug mit dem Kopf auf eine Treppenstufe. Er erlangte das Bewusstsein nicht wieder und starb am 22. Mai 1873. Zwei von seinen zehn Kindern, Vittoria und Enrico, überlebten ihn.

Der große alte Mann der italienischen Literatur, die emblematische Figur der Einigung Italiens, erhielt ein Staatsbegräbnis. In seinen letzten Jahren war Manzoni mit einer unglaublichen Zahl von öffentlichen Ehrungen überall in Italien überhäuft worden. Alle großen Gestalten der italienischen Politik, Cavour, Garibaldi, Vittorio Emanuele hatten ihn aufgesucht und ihm ihre Huldigung dargebracht. Giuseppe Verdi, der über seinen Tod erschüttert war, schrieb für ihn sein bedeutendstes geistliches Werk, das berühmte »Requiem«, das 1874, anlässlich des 1. Todestages Manzonis, in Mailand vor Italiens Prominenz uraufgeführt wurde, bevor es einen wahren Triumphzug durch alle europäischen Länder begann.

Selten trat die Diskrepanz zwischen äußeren Erfolgen und persönlichen Tragödien so krass zu Tage wie im Falle von Alessandro Manzoni.

Alessandro Manzoni: Opere. Mondadori. Milano 1963.
Lettere. Mondadori. Milano 1970.
Nathalia Ginzburg: La famiglia di Manzoni. Einaudi. Torino 1983.

Joseph und Luise von Eichendorff

»Auf meines Kindes Tod«

Die Welt treibt fort ihr Wesen,
Die Leute kommen und gehn,
Als wärst du nie gewesen,
Als wäre nichts geschehn.
Joseph von Eichendorff, 1835

Das Eichendorff-Bild erschöpft sich auch heute noch für viele Gebildete in der Vorstellung des wanderseligen, verträumten, weltfremden Poeten. Seine sanft-melodischen Gedichte, in denen »Bäume« auf »Träume« reimen und die Natur sich in schönster Harmonie vor dem Auge und dem Geiste ausbreitet, enthalten viele romantische Klischees – Nachtigallenzauber, Hörnerklänge, prächtige Sommernächte, – welche die dissonanten Akzente allzu leicht verdecken. Viel zu diesem Bild haben auch die von Mendelssohn vertonten Gedichte »O Täler weit, o Höhen« und »Wer hat dich, du schöner Wald« sowie sein volkstümlichstes Werk, die Novelle »Aus dem Leben eines Taugenichts«, beigetragen.

Der Unstern

Nüchtern betrachtet könnte man sagen, dass der »letzte Ritter der Romantik« größtenteils an seinem eigenen Leben vorbeigedichtet und eine Traumwelt beschworen hat, die die Fiktion der Romantik um fast eine Generation verlängert hat. Während er noch das Posthorn besang, gellte längst der Pfiff der Eisenbahn durch die stillen Lande.

Eichendorffs Leben spielte sich nicht in idyllischer Stille ab, es stand sogar, wie er autobiographisch bekannte, unter einem »Unstern«, den der fromme Dichter sich nie erklären konnte, den er aber demütig und dankbar, wie eine göttliche Prüfung, akzeptierte. Seine scheinbar sorglose Kindheit in Schlesien war überschattet vom Bankrott des Vaters. Seine Studienzeit an vier Universitäten waren Jahre des Darbens und Hungerns. Wegen mangelnder Mittel blieb ihm die Militärkarriere verwehrt. Sein wechselvolles Berufsleben war eine rätselhafte Kette von Misserfolgen und Demütigungen. Wenn der reife Dichter dem Verlust der schlesischen Heimat, des Waldschlosses Lubowitz nachtrauert, wo er 1788 geboren wurde, wenn »aus der Heimat hinter den Blitzen rot« ihm die schwermütige Kunde kommt: »Aber Vater und Mutter sind lange tot« und er weiß, dass »wie bald« auch er »ruhen« wird, dann ist ein Ton angeschlagen, der vielleicht stärker die eigentliche Wesensart des Dichters und Menschen offenbart als die volkstümliche Vision des unbeschwerten Sängers.

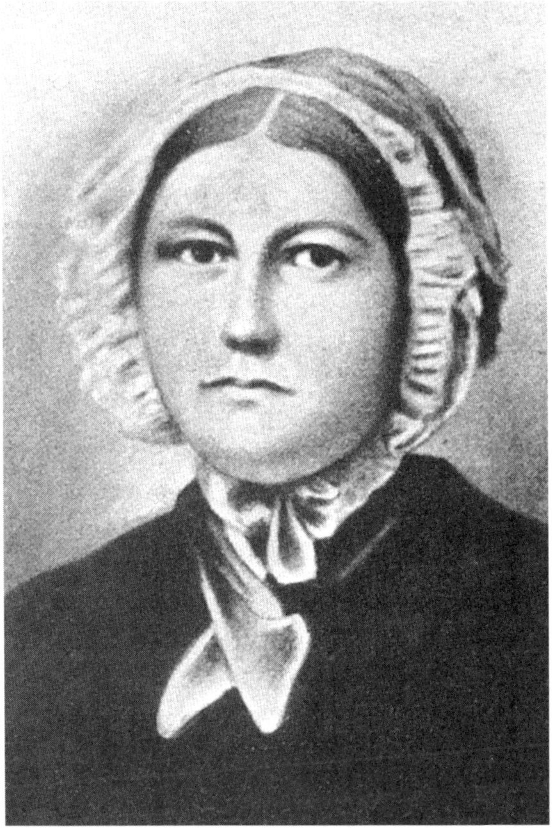

Luise von Eichendorff-Larisch

Aus seinem lyrischen Werk ragt vor allem ein Zyklus von einzigartig schmerzlichen Gedichten hervor, welche die größte Erschütterung seines entbehrungsreichen Lebens, den Verlust seiner Tochter Anna Hedwig Josephine, widerspiegeln, aber auch den Versuch, die Trauer in tröstliche Zuversicht umzuwerten. Das beinahe zweijährige Mädchen starb am 24. März 1832, zwei Tage nach Goethes Tod. Das ängstlich behütete Familienleben erfuhr einen tiefen Riss.

Gegen den Willen seiner Eltern hatte Eichendorff im April 1815 Luise von Larisch, die Tochter eines verarmten Adelsgeschlechts, geheiratet. Es war eine der wenigen glücklichen Entscheidungen seines Lebens. Aus der sehr harmonischen Ehe gingen fünf Kinder hervor: Hermann (1815-1900), Therese (1817-1884), Rudolf (1819-1891), Agnes (1821-1822) und Anna (1830-1832). Von 1816 bis 1831 wirkte Eichendorff als preußischer Beamter in Breslau, Danzig und Königsberg, wo am 20. Oktober 1830 sein letztes Kind, Anna Hedwig, geboren wurde. Im nächsten Jahr wurde der Dichter als Ministerial-Beamter nach Berlin berufen, wo er bis zu seiner Pensionierung lebte. Zuerst wohnte die Familie am Tiergarten, dem bekannten Vergnügungsort der preußischen Hauptstadt. Als das Töchterchen gestorben war, verließ Eichendorff den Schauplatz des traurigen Geschehens und ließ sich beim Potsdamer Tor nieder.

Seltsamerweise gibt es keine Briefe oder Berichte mehr, welche uns die konkreten Umstände schildern, unter denen das Kind starb. Ob sie verschollen sind oder ob der Dichter sich nicht schriftlich äußerte, ist schwer zu klären. So günstig nämlich die Quellenlage für die erste Hälfte seines Lebens ist, so spärlich sind die autobiographischen Zeugnisse über den zweiten Teil. Aber wichtiger als ein privates Dokument ist die ergreifende Trauerklage, die zu diesem Anlass entstand, ein Werk, das in dieser Form etwas völlig Neues in der deutschen Dichtung darstellt. Als Dichter bekannte Eichendorff sich öffentlich zu seinem Vaterschmerz und begründete damit das literarische Genre der sog. »Kindertotenlieder«. Etwas seltsam berührt es zu wissen, dass er bereits zehn Jahre vorher in Danzig sein Töchterchen Agnes im Alter von 15 Monaten verloren hatte und seinen Schmerz nicht in Worte gekleidet hatte. Damals hatte er, wie alle seine Zeitgenossen, das Leid der Kindersterblichkeit noch als ein unabänderliches Schicksal schweigend hingenommen. Als 44-Jähriger aber fühlte er sich anders getroffen, sein Schmerz drängte zum Ausdruck, und in den folgenden Jahren schuf er einige seiner stärksten lyrischen Gedichte. Sie erschienen zuerst im »Deutschen Musenalmanach« der Jahre 1834 und 1835 und wurden 1837 zu einem zehnteiligen Zyklus »Auf meines Kindes Tod« zusammengefasst.

Klagen um mein süsses, liebes Kind

Wie ein harmloses Kinderspiel hebt der ernste Zyklus an.

Das Kindlein spielt' draußen im Frühlingsschein
Und freut' sich und hatte so viel zu sehen,
Wie die Felder schimmern und die Ströme gehen –
Da sah der Abend durch die Bäume herein,
Der alle die schönen Bilder verwirrt.
Und wie es nun ringsum so stille wird,
Beginnt aus den Tälern ein heimlich Singen,
Als wollt's mit Wehmut die Welt umschlingen,
Die Farben vergehn, und die Erde wird blass.
Voll Staunen fragt's Kindlein: Ach, was ist das?
Und legt sich träumend ins säuselnde Gras;
Da rühren die Blumen ihm kühle ans Herz,
Und lächelnd fühlt es so süßen Schmerz,
Und die Erde, die Mutter, so schön und bleich,
Küsst das Kindlein und lässt's nicht los,
Zieht es herzinnig in ihren Schoß
Und bettet es drunten gar warm und weich,
Still unter Blumen und Moos. –

»Und was weint ihr, Vater und Mutter, um mich?
In einem viel schöneren Garten bin ich,
Der ist so groß und weit und wunderbar...
Und mitten zwischen den Blumen und Scheinen
Steht die schönste von allen Frauen,
Ein glänzend Kindlein an ihrer Brust. –
Ich kann nicht sprechen und auch nicht weinen,
Nur singen immer und wieder dann schauen
Still vor großer, seliger Lust.«

Wie ein inniger Naturvorgang wird der Tod als Übergang in einer Blumenwiese dargestellt, als »süßer Schmerz«. Die Zurückbleibenden werden nur nebenbei in der Rede des Kindleins gegenwärtig, als weinende Eltern, die noch nichts ahnen vom »wunderbaren« Garten des Jenseits. Das Paradies ist ein Ort der Schönheit, wo die Verheißungen der ewigen Seligkeit in Erfüllung gehen.

Im zweiten Gedicht »Im Garten« (Als ich zum ersten Male / Wieder durch den Garten ging,) wird gerade von der Natur die übliche Gegenwart des Kindes vermisst und beklagt. Der Baum stellt die verwunderte Frage: »Warum kommst du heut allein?« Da überkommt es den unglücklichen Vater: »Und ich weint aus Herzensgrund.«

Im nächsten Gedicht »Am Abend« beschwört der Dichter die bange Stimmung, die sein Herz beim Hereinbrechen der Nacht beschleicht: »Was ist mir denn so wehe?« Der letzte Vers verschwebt in der Ambivalenz zwischen baldiger Naturstille und Grabesstille: »Wie bald wird alles still.« Das kurze Gedicht wurde vertont von Max Reger (op. 15/4).

Das folgende Gedicht »Nachts« verstärkt den seelischen Druck zum allnächtlichen Alptraum:

Das ist's, was mich ganz verstöret:
Dass die Nacht nicht Ruhe hält,
Wenn zu atmen aufgehöret
Lange schon die müde Welt.

Dass die Glocken, die da schlagen,
Und im Wald der leise Wind
Jede Nacht von neuem klagen
Um mein liebes, süßes Kind.

Dass mein Herz nicht konnte brechen
Bei dem letzten Todeskuss,
Dass ich wie im Wahnsinn sprechen
Nun in irren Liedern muss.

Die erschütterte Existenz findet nicht mehr zurück zum harmlosen Alltag. Jeden Abend erneuert sich der Schmerz »um mein liebes, süßes Kind«, wenn die Stille durch den Glockenschlag unterbrochen wird, wenn die Natur selbst die Trauer in jedem Geräusch auszudrücken scheint. Die Anfechtung über diesen herben Verlust ist so groß, dass der Dichter um sein geistiges Gleichgewicht bangt. Wo aber sein Verstand überfordert wird, lauert die Gefahr des Wahnsinns, ein seltenes Wort in Eichendorffs Lyrik.

Du fandst dich längst nach Haus

Freuden wollt ich dir bereiten,
Zwischen Kämpfen, Lust und Schmerz
Wollt' ich treulich dich geleiten
Durch das Leben himmelwärts.

Doch du hast's allein gefunden.
Wo kein Vater führen kann,
Durch die ernste, dunkle Stunde
Gingst du schuldlos mir voran.

Wie das Säuseln leiser Schwingen,
Draußen über Tal und Kluft,
Ging zur selben Stund ein Singen
Ferne durch die stille Luft.

Und so fröhlich glänzt' der Morgen,
'S war, als ob das Singen sprach:
Jetzo lasset alle Sorgen,
Liebt ihr mich, so folgt mir nach.

Ein Lebensentwurf, wie ihn sich jeder Vater für sein Kind wünscht: Freude auf Erden und ein Weg, der zum Himmel führt. Aber die getreue Führung des Vaters erweist sich als überflüssig, das Kind in seiner »Schuldlosigkeit« hat selbst den Weg gefunden und die Rollen umgekehrt. Die Eltern brauchen nur seinem Beispiel zu folgen, das ist ihr schönster Liebesbeweis.

Im sechsten Gedicht wird die »schöne, stille Zeit« der Winterspaziergänge beschworen, im Frühling bringen die Lerchen einen Gruß des abgeschiedenen Kindes.

Das siebte Lied beklagt zuerst das gleichgültige Treiben der »Welt«, die sich keinen Deut um das Leid des Einzelmenschen kümmert:

Die Welt treibt fort ihr Wesen,
Die Leute kommen und gehn,
Als wärst du nie gewesen,
Als wäre nichts geschehn.

Wie sehn' ich mich aufs neue
Hinaus in Wald und Flur!
Ob ich mich gräm', mich freue,
D u bleibst mir treu, Natur.

Da klagt vor tiefem Sehnen
Schluchzend die Nachtigall,
Es schimmern rings von Tränen
Die Blumen überall.

Und über alle Gipfel
Und Blütentäler zieht
Durch stillen Waldes Wipfel
Ein heimlich Klagelied.

Da spür' ich's recht im Herzen,
Dass Du's, Herr, draußen bist –
Du weißt's, wie mir von Schmerzen
Mein Herz zerrissen ist.

Nur die Natur erweist sich als zuverlässig und treu, hier glaubt der Dichter eine Teilnahme an seinem Schmerz herauszuhören, bis ihm dann aufgeht, dass es der »Herr« ist, der vernehmlich zu ihm spricht, dass er bei ihm Zuflucht in seinem Leid findet.

Von fern die Uhren schlagen,
Es ist schon tiefe Nacht,
Die Lampe brennt so düster,
Dein Bettlein ist gemacht.

Die Winde nur noch gehen
Wehklagend um das Haus,
Wir sitzen einsam drinne
Und lauschen oft hinaus.

Es ist, als müsstest leise
Du klopfen an die Tür,
Du hätt'st dich nur verirret,
Und kämst nun müd zurück.

Wir armen, armen Toren!
W i r irren ja im Graus
Des Dunkels noch verloren –
Du fandst dich längst nach Haus.

Seit jeher wurde das Gedicht Nummer acht als menschlicher und poetischer Höhepunkt empfunden. Die vereinsamten Eltern sitzen zu später Stunde noch in der Stube, unfähig den Verlust zu fassen, unfähig sich auszudrücken, unfähig sich zur Ruhe zu begeben. Der Stundenschlag der Uhr kündet vom Verrinnen der Zeit, von der Unwiderbringlichkeit des vergangenen Glückes. Sie aber wollen es nicht wahr haben, sie klammern sich naiv und hilflos an die einfachen Gewohnheiten, glauben, dass ein »gemachtes Bett« die unerträgliche Wirklichkeit des Todes aufheben oder rückgängig machen könnte. Wenn die wehklagenden Winde ums Haus gehen, geben sich die Eltern der Illusion hin, jetzt müsse das verirrte Kind zu ihnen zurückfinden. Aber das vergebliche Warten in der Nacht enthüllt den Eltern auch den Widersinn ihres Denkens und Hoffens. Indem sie fast blitzartig Einsicht in ihre Selbsttäuschung gewinnen, vollziehen sie gleichzeitig einen Wechsel der Perspektive: Sie selbst sind die Unbehausten, die noch im »Graus« des Irdischen Herumirrenden, während ihr Kind schon den Weg in die endgültige Geborgenheit des »Hauses«, in die wahre Heimat der Seele gefunden hat. Der unerschütterliche Unsterblichkeitsglaube des Christen Eichendorff eröffnet im tiefsten Leid einen Ausweg. Die Tragik ist überwunden, die Hoffnung auf das Wiedersehen aller Getrennten im Jenseits lenkt den Blick ab vom gegenwärtigen Verlust, indem sie die tröstliche Botschaft verkündet: »Selig sind die Toten!«

Im letzten Gedicht kreisen die Gedanken um Abschied und Wiedersehen.

Mein liebes Kind, ade!
Ich konnt' ade nicht sagen,
Als sie dich fortgetragen,
Vor tiefem, tiefem Weh.

Jetzt auf lichtgrünem Plan
Stehst du im Myrtenkranze
Und lächelst aus dem Glanze
Mich still voll Mitleid an.

Und Jahre nahn und gehn,
Wie bald bin ich verstoben –
O bitt für mich da droben,
Dass wir uns wiedersehn!

Der Dichter hat sich die Ewigkeits-Perspektive seines Kindes ganz zu eigen gemacht. Der noch im vergänglichen irdischen Dasein Stehende nimmt sein Ende vorweg und wünscht sich nichts sehnlicher, als dass sein Kindlein durch sein Gebet das Wiedersehen im Jenseits ermögliche.

Wie sehr Eichendorff diesem Gedanken anhing, geht auch aus einer 1986 bei einer Versteigerung wiederentdeckten Dichtung hervor. In diesem »Lied« wird auch das gestorbene Kindlein beschworen, das den Dichter im Himmel erwartet. Die letzte Strophe lautet:

Mein Kindlein ist schon in der Höhe
Und wartet droben mein –
Ach, wenn ich sie wiedersehe,
Das wird eine Freude sein!

»Das Schönste, was Eichendorff je gedichtet hat ...«

Bereits bei den allerersten Rezensenten hinterließ der Zyklus einen tiefen Eindruck. Alle empfanden sofort, dass hier etwas Echtes zum Ausdruck gekommen war, etwas Neues, das beispiellos in der deutschen Literatur dasteht, etwas, das auch »gewiss manch trübes Elternherz erheben und rühren« würde. So heißt es 1835: »Rührend sind die Lieder des Freiherrn J. von Eichendorff auf den Tod seines Kindes. Aus ihnen spricht ein wahrer Vaterschmerz, der durch liebende Erinnerung zur sanften Wehmuth gemildert, und durch gläubigen Sinn veredelt ist. Das menschlich wahr und schön Empfundne übt auch in der Poesie die sicherste Wirkung ...«

1837 schreibt ein Kritiker über die erste lyrische Sammelausgabe: »Das fünfte Buch enthält »Todtenopfer«, und das Schönste, was Eichendorff je gedichtet hat: ich meine die Lieder auf den Tod seines Kindes. So fromme, so rührende Klagelaute hat die deutsche Liederkunst nie vordem ertönen lassen ...«

Der Literarhistoriker Karl Goedeke urteilt 1843: »... Ergreifender noch sind die Laute, die ihm der Tod seines Kindes entlockt. Es sind vielleicht nie schönere Gelegenheitsgedichte geschrieben, als diese Todtenlieder, in denen alles so herzlich, so innig zum Mitgefühl spricht, weil alles so einfach und so wahr ist.«

Eichendorffs Zyklus wirkte bahnbrechend, alle weiteren »Kindertotenlieder« sind irgendwie in seinem Schatten entstanden, ohne dass man sie als epigonal bezeichnen könnte. Jeder Verlust hat sein eigenes trauriges Profil.

Ruhestand und Trösteinsamkeit

Eichendorffs äußere Existenz verlief ziemlich ereignisarm in den letzten 25 Jahren. 1844 schied er frühzeitig aus dem Staatsdienst aus, teils aus gesundheitlichen Gründen, vermutlich noch mehr aus Enttäuschung darüber, dass man ihm nie eine verantwortliche Stelle anvertraut hatte, ihn immer nur als ministeriellen »Hilfsarbeiter« behandelte. Manche Biographen glauben den Hauptgrund für diese Zurücksetzung des gewissenhaften Beamten in seinem katholischen Glauben zu sehen. In Preußen, der Hochburg des Protestantismus, war das unerschrockene Engagement des Dichters für die römische Kirche ein Dorn im Auge. Als er pensioniert wurde, erhielt er keinen Orden, wie das üblich war. Die Altersversorgung reichte nicht aus, einen eigenen standesgemäßen Haushalt zu führen. Die alternden Eltern wohnten zuletzt in Neisse in der Familie ihrer Tochter Therese und durften dankbar erfahren, was der Dichter 1854 so treffend ausdrückte: »Die Familie ist doch die schönste Trösteinsamkeit.«

Eichendorff blieb bis zu seinem Tod dichterisch ununterbrochen tätig, er schrieb einen Roman, Versepen, eine Reihe von Erzählungen, er übersetzte die Werke Calderons, er veröffentlichte literarhistorische Studien. 1846/47 wurde er in Wien, zum ersten und zum letzten Mal in seinem Leben, als Dichter öffentlich

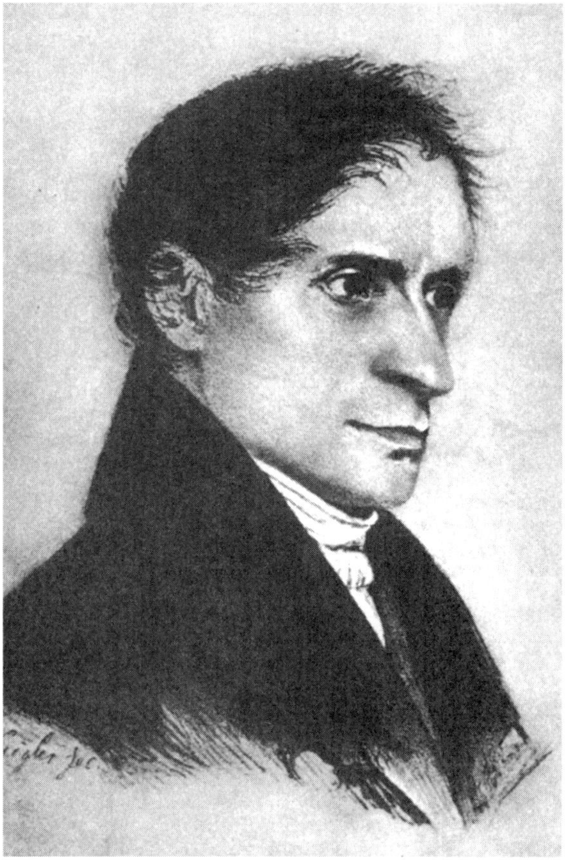

Joseph von Eichendorff

gefeiert. Er traf sich mit Grillparzer und Stifter, Robert Schumann spielte ihm seinen »Liederkreis« op. 39 vor.

Am 3. Dezember 1855 starb die Ehefrau des Dichters, der sehr unter ihrem Verlust litt. »Mir ist, als könnt ich nie wieder fröhlich sein ...,« schrieb er an seinen Sohn Hermann. Wie sein ganzes Leben hindurch, ging er jeden Morgen weiter früh zum Gottesdienst. Im November 1857 erkältete er sich bei einem Kirchgang. Er starb am 26. November 1857 an einer Lungenentzündung und wurde neben seiner Frau auf dem Neisser Friedhof beigesetzt.

Dank

Mein Gott, Dir sag ich Dank,
Dass Du die Jugend mir bis über alle Wipfel
In Morgenrot getaucht und Klang,
Und auf des Lebens Gipfel,
Bevor der Tag geendet,
Vom Herzen unbewacht
Den falschen Glanz gewendet,
Dass ich nicht taumle ruhmgeblendet,
Da nun herein die Nacht
Dunkelt in ernster Pracht.

Das Dankgebet, das der Dichter in späten Jahren geschrieben hat, spiegelt am besten seine Einstellung zum Leben wider. Der Dank gilt nicht nur dem Erhaltenen, sondern auch dem Vorenthaltenen, dem Versagten. Durch den relativen Misserfolg seiner dichterischen Karriere wurde Eichendorff vor der Versuchung bewahrt, sich an die Eitelkeit des Ruhmes zu verlieren. »In conspectu mortis«, angesichts der »ernsten Pracht« der hereinbrechenden Nacht, geht er fest und aufrecht seinen letzten Weg, ohne sich von trügerischen Werten blenden zu lassen.

Joseph von Eichendorff: Werke. Klassiker Verlag. Frankfurt am Main 1987.

Wolfgang Frühwald: Joseph von Eichendorff. Leben und Werk in Texten und Bildern. Frankfurt am Main 1988.

Günther Schiwy: Eichendorff. Eine Biographie. Beck. München 2000.

Paul Stöcklein: Eichendorff. Rowohlt. Reinbek 1965.

Friedrich und Anna Luise Rückert

»Eine unsägliche Masse von Todtenliedern«

Die »Kindertodtenlieder«, die größte Totenklage der Weltliteratur,
eine Verlustmeldung und Todesanzeige von gewaltigster Dimension.
Hans Wollschläger, 1993

Der Ruhm des einst gefeierten romantischen Dichters Rückert, der im Brockhaus (1895) als einer der »begabtesten Dichter des deutschen Volkes« bezeichnet wurde, ist heute stark verblasst. Einzelne seiner Gedichte, wie das wehmütige »Aus der Jugendzeit, aus der Jugendzeit, klingt ein Lied mir immerdar«, leben noch weiter in Anthologien und in den Vertonungen von Schubert, Schumann und Richard Strauß. Einen Sonderfall stellen die zehn Gedichte dar, die von Gustav Mahler zu seinen zwei genialen Liederzyklen zusammengestellt wurden, den »Kindertotenliedern« (1904) und den »Rückertliedern« (1905) und die dadurch nahezu weltweite Berühmtheit erlangten.

Rückert wurde am 16. Mai 1788 in Schweinfurt am Main geboren. Sein Vater war Advokat, seine Mutter eine Advokatentochter. Die Befreiungskriege gegen Napoleon inspirierten ihn zu seinem ersten bedeutenden Werk, den hasserfüllten »Geharnischten Sonetten«. Seit 1820 wohnte er in Coburg und führte das Leben eines zurückgezogenen Gelehrten, der sich hauptsächlich mit orientalischer Philologie (Arabisch, Persisch, Sanskrit) befasste und orientalische Werke übersetzte. Er war ein ausgesprochenes Sprachengenie, das nur sechs bis acht Wochen benötigte, um eine neue Sprache zu erlernen. Wenigstens 26 Sprachen soll er beherrscht haben. Dank dieser Kenntnisse wurde er zum »universalen Dolmetscher der Weltliteratur« (Martini). Sein weitblickendes Motto lautete: »Weltpoesie ist Weltversöhnung«.

1821 heiratete Rückert die Stieftochter des Archivrats Albrecht Fischer, Anna Luise Wiethaus-Fischer, für die er die rund 300 Lieder des »Liebesfrühlings« dichtete, die Goethe überschwänglich lobte und aus denen Robert Schumann seinen Liederzyklus op. 37 zusammenstellte. Bewundernd nannte er seine Luise: »Mein guter Geist, mein bessres Ich«. Aus der harmonischen Ehe gingen sechs Kinder hervor, fünf Knaben und ein Mädchen.

Seit 1826 war Rückert als ordentlicher Professor für Orientalistik an der Universität Erlangen tätig. Um Weihnachten 1833 erkrankten seine zwei jüngsten Kinder an Scharlach. Die vierjährige Tochter Luise starb am 31. Dezember 1833, der fünfjährige Sohn Ernst zwei Wochen später, am 16. Januar 1834. Die Erschütterung darüber zog sich jahrelang hin und verdunkelte die Existenz des Dichters und seiner

Frau. Ihr Trauerschmerz wird durch eine Reihe von persönlichen Zeugnissen dokumentiert, in Briefen, Aufzeichnungen und Hunderten von »Kindertotenliedern«, »der größten Totenklage der Weltliteratur«. (Hans Wollschlägel)

»Gott verschone uns mit mehr Leid!«

Einige Tage nach dem Tod der Tochter benachrichtigte Rückert seinen Schwiegervater über den Verlust und bat um den Beistand der Schwiegermutter im schwergeprüften Hausstand. Der wegen Mäusefraß stark beschädigte Brief hat folgenden Textlaut:

»An Albrecht Fischer Erlangen, 4.1.1834

Lieber Vater!

Für meine Frau, und in ihrem Namen (...) freilich einen sehr traurigen. Unser (... Töchterchen?) ist gestern begraben worden, gestorben am Morgen des letzten Monats vorigen Jahrs an einem gleich Anfangs tödtlichen Überfall des (Scharlach)fiebers. Welche Betrübniß, welcher Jammer über uns, insbesondere über Luise gekommen (ist) brauch ich nicht zu schildern. Die Trauer über diesen Verlust hat noch kein (...) sich auszulassen vor den übrigen Schrecknissen, in denen wir schweben. Gustel hat die Seuche zuerst bestanden, aber so (...) zuleicht, argen Nachwehen das Bett hütet. Karl (...) den Beinen, muß aber das Zimmer hüten, weil man noch (...) ob ers nicht auch schon im Leibe sei. Jetzt liegen noch Leo und (...) ersterem geht es, wir hoffens und glaubens, da (...) nur hat sichs bei ihm auf die Ohren geworfen, (...) ist halb taub, was sich doch wohl wieder geben wird (...) noch ziemlich bedenklich, im schweren Fieberzustand, doch (...) kräftiger Gegenstrebung der Natur. Gott verschone uns mit mehr Leid!

Luise war seit vielen Wochen nicht ganz wol, die Sorge um die Kinder hat sie nur aufgesporrnt, mit Luischens Tod muß sie sich zu Bette legen, doch nun geht sie wieder ziemlich wohl und gefestet umher. Von aller Hülfe unserer hiesigen Freunde, die alle an ihre eigenen Kinder zu denken haben, sind wir verlassen, die bereitwillige aber umständliche taube Zerenner allein hat 2 Tage beigestanden, doch auch sich jetzt zurückgezogen. Wenn die (gute) Mutter uns beispringen kann, so wäre es ein rechter Trost, (...) gern eher geschrieben. Wir erwarten bessere Nachrichten von Ihnen und unserm Heinrich.

(Ihr) gehorsamer Sohn
Rückert «

Die »Schmerzenstage« einer Mutter

Später verfasste die Mutter Luise für die überlebenden Geschwister einen ausführlichen Bericht über die »Schmerzenstage«, die ihr »mit unauslöschlicher Schrift, mit heißen Thränen« in »Herz und Sinn« eingegraben waren. Zuerst schildern die Aufzeichnungen die gedämpfte Freude des Weihnachtsfestes. Bei der Bescherung zeichnete sich der jüngste Sohn durch innige Dankesbezeugungen aus: »Da kam Ernst mit seiner himmlischen Freundlichkeit zu mir gesprungen, umfaßte und küßte mich. O du gute Mutter! sagte er, dies war sein Dank, an den die Größten nicht dachten, und ich selbst nicht. – Sein Herz strömte überhaupt von Dankbarkeit und Liebe über, wie küßte er oft unsere Hände, wenn er mit uns gieng – welche Stimme voll Liebe – nie werde ich sie aus meinen Ohren lassen, aber sie auch nie mehr hören. O wie weh!«

Abends gingen die Eltern zu einer benachbarten Familie, was die Mutter sich später oft vorwarf: »O hätte ich keine Minute mich von euch entfernt!« Jetzt lag ein langes Leben vor ihr, ohne die Kinder.

»Am 2ten Feiertag (Weihnachten) um 10 Uhr früh gieng sie (Luise) hinüber in die Wohnstube, wahrscheinlich suchte sie mich dort. Ernst umarmte sie noch auf der Schwelle, führte sie, und klagte mir, daß seine Luise so zornig heut sey. Ich legte sie aufs Sopha, zog ihre Schuhe und ihr Krägelchen ihr zum letztenmal aus, und legte sie in ihr unterdeß herübergebrachtes, durchwärmtes Bett. Sie war sehr roth von Ausschlag der schnell herauskam, und schwitzte, athmete aber heftig …«

Trotz ihres jämmerlichen Zustandes streichelte sie immer wieder ihre Eltern, die genötigt waren, ihr Arznei einzuflößen: »Aber schrecklich wars, ihr Arzeney zu geben. Sie klemmte die Zähnchen zusammen, und man mußte Gewalt gebrauchen … Am Sonntag wurden ihr noch Blutigel an die Brust gesetzt, aber das Athmen wurde nicht leichter, mein Herz immer schwerer …«

»… dass ich nicht dachte, dass Gott mir so etwas thun könnte«

Die Mutter erspart sich und ihren überlebenden Kindern keine Einzelheit des Leidens und der vergeblichen medizinischen Quälerei: »Am Morgen wurde das Athmen immer schwerer, die Luftröhre schien wie zugewachsen. Wir sprüzten noch mit Gewalt in den Hals, legten Blasen außen herum, sie hustete und brachte Schleim heraus, warf sich aber in Todesangst herum, verlangte zu mir, ich trug sie noch, so wie ihr Vater herum, aber sie rang schon mit dem Tode und – ich hoffte doch noch. Ich war so verwöhnt vom Glück, daß ich nicht dachte, daß Gott mir so etwas thun könnte; und er that noch mehr. Um 12 Uhr Nachts nahm ihr Vater Abschied von der geliebten Tochter. ›Wenn die letzte Posaune klingt, so werden sich die Gräber öffnen und die Todten auferstehen‹, heißt es in der Offenbarung. Mir aber dürft ihr nur noch einen solchen Schmerzenston dieses Abschieds über meinem Grab hören lassen, so werde ich gleich auferstehen. O und noch einmal mußte ich ihn 18 Tage darnach hören – nun barmherziger Gott, laß es das letztemal gewesen seyn. – Leb wohl, leb wohl, meine einzige geliebte Tochter, du bleibst uns, du gehörst auch dort noch unser, rief er, und bat zu Gott: o laß nur ihr liebes Angesicht nicht vom Tod verzerrt werden, und das gewährte er, bloß ein Zug, ein sanfter Leidenszug blieb um den geliebten Mund noch von der Krankheit.«

Der körperlich und seelisch erschöpfte Dichter verließ das Sterbezimmer, während die Mutter noch weiter kämpfte und verzweifelt hoffte: »Um 2 Uhr Nachts flößte ich ihr noch aus meinem Mund Arzeney ein, eine Viertelstunde nachher noch, und um 2 1/2 athmete sie zum letzten Mal. Wie habe ichs nur ertragen können, wie die andern 6 schrecklichen Wochen?«

Nach einem längeren Selbstgespräch, in dem sie sich auch mehrfach an Gott und an das verstorbene Kind wendet – »Du geliebtes Mädchen, mein Freuden-Engel, Lebensengel …« – macht sie sich bittere Vorwürfe, dass sie zu Lebzeiten ihrer Kinder »über dieses und jenes« klagte: »O ich Thörin! Hätte ich euch geliebte Seelen wieder, so wolte ich mich für die Glücklichste halten, wollte freundlich, dultsam, gütig gegen alle Menschen seyn.«

Jetzt blieb ihr nur noch übrig, der Tochter das »liebste weiße Kleid … zum ewigen Brautkleid zurecht« zu machen, ihre Stirn mit einem Myrtenkranz zu schmücken und ihr zwei »herrliche rothe Hyacinthen« an die Brust zu legen. »So lag sie wie die Braut eines Engels da.« Und so ging das alte Jahr zu Ende.

»Am 3ten Jan. 34 früh 9 Uhr wurde ihr schöner und geliebter kleiner Leib zur Ruhe gebracht unter unseren heißen Thränen des Schmerzes, der Liebe, des Dankes, denn ich dankte ihr für ihre zärtliche Liebe, für ihr liebliches Wesen und Gott daß er mir sie geschenkt hatte – nein das that ich da noch nicht, ich klagte ihm nur ihren Verlust. Ich will aber doch diesen zwar unermeßlichen Schmerz um den Tod leiden, als daß ich diese 2 geliebten Wesen nicht gehabt hätte. Gott sey Dank, wir folgen nach.«

Ernst – der Tragödie zweiter Teil

»Am neuen Jahrstag, o welches neue Jahr! wurde Ernst in seinem Bettchen unwohl herüber getragen … die Röthe am ganzen Körper war wirklich scharlach und er schlummerte viel … Mein Bett stand dicht an seinem, und dies war noch seine Freude. Mutter, Mutter, rief er in heftigsten Phantasieen, und gute Mutter! sagte er mit seiner unvergleichlich lieblichen Stimme noch in ruhigen Augenblicken. Mit Freude und vollem Bewußtseyn bewillkommnete er die geliebte Großmutter, welche am Montag d. 6. Jan. Abend 11 Uhr bey uns ankam, um uns (Gott segne sie ewig dafür) in unsern Leiden zu unterstützen, da der Jammer mich öfters bettlägrig machte.«

Der kranke Knabe sehnte sich danach, zu seinen Großeltern nach Neuses zu fahren, er ließ sich immer wieder seine »Lieblingsgeschichte von Genovefa und ihrem Schmerzensreich« erzählen. Nahrung nahm er gar keine mehr zu sich, er trank nur noch Tee. Drei Mal wurden ihm Blutegel »an seinen armen Kopf gelegt.«

»… zärtlich bittend sagte er mir einmal, als ich an seinem Bett weinte, mit lallender Stimme, weil die Zunge voll Schwämmchen und dick geschwollen war: ›Sey nicht so ängstlich!‹ Ein andermal fuhr er aus seinem Schlummer auf, und fragte mich: ›Warum wird denn geläutet, es wird wohl Jemand begraben!‹ und es wurde doch gar nicht geläutet! Da fuhr wohl eine Ahnung von seinem nahen Tod durch seine Seele, aber ich tröstete mich, daß Gott mir so schweres doch nicht aufbürden werde, da ich schon die Vielgeliebte hergeben mußte … Caroline erzählte mir später, er habe einmal, als sie ihm die eiskalten Umschläge auf den Kopf gelegt, zu ihr gesagt: ›Plage mich doch nicht so, ich muß ja doch sterben.‹ Nachmittags einmal bat er mich: bete doch mit mir, Mutter! Ich sagte ihm nun ein Gebet her, aus Herzensgrund, eins um seine Genesung, er sprachs mit lallender Zunge, aber pünktlich nach. Mit Thränen wurde es gesprochen, die Großmutter und Caroline weinten mit, aber erhört wurde es nicht. Herr! Deine Wege sind unerforschlich, aber senke den Glauben tiefer in mein Herz, daß ohne Deinen Willen kein Haar von unserm Haupte fällt … O und noch einmal mußte ich den Ton, den herzzerreißenden des Lebewohls für diese Welt hören – dann lief Rückert weg, hinaus ins Freye, und seinen ihn begegnenden Freunden sagte er, der Knabe sey todt. Aber noch nicht, noch sollte das Leiden 8 Tage dauern!«

Die Ärzte versuchten es mit Bädern, mit kalten Umschlägen, mit Quecksilber, das kranke Kind litt es ungern, es »war aber des Vaters und meiner Stimme gehorsam bis zum Tod und ließ es geschehen.« In den letzten Tagen sprach es gar nicht mehr und schrie nur bisweilen heftig »Mutter!« Diese hoffte noch immer auf das Wunder einer Genesung.

»In der Nacht vom 15-16 Januar, war ich eben müde und matt vom Leiden eingeschlafen, auf einmal wars als wenn mich etwas in die Höhe risse, mein erster Blick war, wie immer nach meinem Sohn. Er lag in Carolinens Arm, die Augen schon gebrochen, sterbend! – Die Großmutter wach und weinend stand am Bett, nach so vielen Leiden schlief er ganz sanft ein – er fühlte gar nicht mehr meine Küsse – den Vater weckte ich nicht gleich, er hatte ihn ja täglich sterben sehen, seit 8 Tagen. Lebe wohl, du Engel! Ich gab ihm Küsse und Grüße an die Schwester mit.«

Die Mutter bat »mit innerlichem Wehgeschrey« Gott, ihr ein wenig Trost zu spenden. Sie schlug aufs Geratewohl die Bibel auf und las den Satz: »Vater, ich will, daß wo ich bin, auch die seyn sollen, die du mir gegeben hast.« Diese Worte stärkten sie »wunderbar. Es war mir die Verheißung, die göttliche, des Wiederfindens!«

Eine ähnliche Tröstung erfuhr sie einige Monate später, als sie zu Ostern zum ersten Male wieder die Kirche betrat. »Bey den heftigen Thränen« bat sie Gott, dem Prediger das rechte Trostwort in den Mund zu legen, und wieder fühlte sie sich erhört. Der Prediger wählte die Worte aus Hiob: »Ich weiß, daß mein Erlöser lebt und er wird mich hernach aus der Erde auferwecken.«

»Der Anker des Glaubens«

Der Schluss der Aufzeichnungen steht ganz im Zeichen des Glaubens: »Eine Freundin, die schon viel gelitten und ihr Liebstes verlohren, trägt einen Siegelring, darauf ist ein Schiff, im Sturm, seine Segel sind zerrissen, der Mast gebrochen, das Steuer

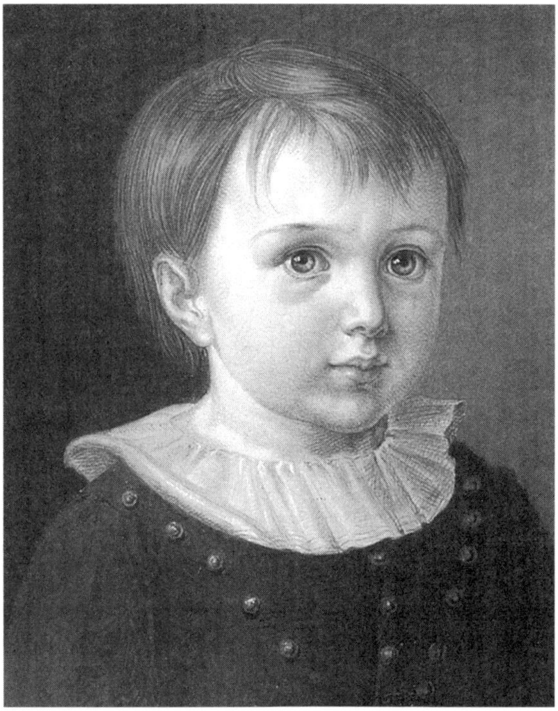

Ernst Rückert

dahin und die Wellen sind im Begriff es zu verschlingen, darum stehen die Worte: dies ist mein Loos.- An meinem Lebensschiff hat der Sturm viel zerbrochen und verweht, aber nur der Anker des Glaubens, das Steuer des Christusglaubens möge nicht verlohren gehen, so gelangt es doch noch in den stillen Hafen wo die Lieben schon sind, wo Gott alle Thränen abwischen wird, und wo kein Tod mehr ist, noch Leid, noch Geschrey, noch Schmerzen, denn das ist alles vergangen.«

Luise Rückert berichtet noch von der Krankheit ihrer Söhne August und Leo, die beide genasen, »durch Gottes Gnade«. Sie erweist sich auch als eine klassisch gebildete Frau, indem sie die Antike zitiert und sie durch die christliche Botschaft überhöht: »Ein berühmter Weiser des Althertums, erwiederte ruhig, als man ihm den Tod seines Sohnes meldete, ›ich wußte, daß ich einen Sterblichen gezeugt hatte‹. Und mein Trost ist es, daß ich weiß, daß es 2 Unsterbliche waren, die ich gebohren und ins Grab gelegt habe.«

Irdischer Schmerz und Ewigkeitszuversicht stehen sich im letzten Satz gegenüber: »Die Erde sieht nun anders aus, seit ich so viel verlohren, so farblos! Aber wie anders, wie reich der Himmel!«

»Vielleicht verschlöss ich besser solche Klänge«

Friedrich Rückert konnte den Verlust seiner beiden Kinder nie verwinden, die Trauerarbeit beschäftigte ihn jahrelang und fand immer wieder einen neuen dichterischen Niederschlag. Die einmalige Gedichtreihe, die er vermutlich schon größtenteils im Jahre 1834 niederschrieb, wurde erst 1872 vom Sohn Heinrich aus dem Nachlass veröffentlicht. Am 25. Oktober 1834 schrieb der Dichter an Xaver Schnyder von Wartensee über die Katastrophe und die Versuche, sie zu bewältigen:

»Inzwischen ist es mir hier heidenschlecht ergangen; ich habe um die vorige Jahreswende meine zwei liebsten und schönsten, jüngsten Kinder, Mädchen (das einzige) und Knäbchen von 4 und 6 Jahren am Scharlachfieber verloren, und nichts zum Troste dafür als zwei nicht sonderlich gelungene Bilder von Barth, den Sie kennen, und eine unsägliche Masse von Todtenliedern …«

Rückert wusste nicht, ob seine private Trauer in die literarische Öffentlichkeit gehöre und zögerte deshalb, seine Gedichte drucken zu lassen. Jedenfalls ging es ihm nicht darum, damit »Lorbeer« zu ernten, sondern bestenfalls »Thränen« der Teilnahme zu erhoffen. Andrerseits war er sich dessen bewusst, dass das Weiterleben seiner Kinder »in fremdem Munde« ihm »ein'gen Trost für ihren Tod« geben könnte. Die Perspektive einer Veröffentlichung war ihm allenfalls vertraut genug, dass er eine Art Widmungssonett für den Leser schrieb.

Ihr, denen, was mein Haus von stillem Glücke
Umfasste, stand in meinen Liedern offen!
Theilnehmend an so unscheinbaren Stoffen,
Die nicht vertragen, daß viel Kunst sie schmücke;

Nehmt eure Theilnahm' itz auch nicht zurücke
Und laßt für Beifallslächeln Thränen hoffen,
Beim Schicksalsschlag, der so das Haus getroffen,
Daß alles Glas der Freude gieng in Stücke!

Vielleicht verschlöss ich besser solche Klänge;
Und wahrlich nicht mit Lorbeer zu umweben
Denk' ich die Stirn durch klagende Gesänge.

Doch wenn ich sähe meine Lieben leben
In fremdem Munde, dieses Schaugepränge
Könnt' ein'gen Trost für ihren Tod mir geben.

Fünf Gedichte wurden im Jahre 1835 veröffentlicht. Zwölf andere erschienen im »Deutschen Musenalmanach« (1838) unter dem seltsamen Titel: »Nachträge zu den (ungedruckten) Kindertodtenliedern«. Hier stand zum ersten Mal die seitdem so populär gewordene Bezeichnung »Kindertodtenlieder«. Im achten Gedicht dieser »Nachträge« nennt Rückert sie auch »Trostlieder«.

Die Bilder von Carl Barth

Eine seltsame, fast unheimliche Bewandtnis hat es mit den beiden Porträts, die Rückert in seinem Brief an X. Schnyder von Wartensee erwähnt. Auf seiner Italienreise hatte Rückert in Rom die Bekanntschaft des gleichaltrigen Malers Carl Barth (1787-1853) gemacht und ihn zu sich nach Erlangen eingeladen. Im Herbst 1833 weilte der Künstler im Hause des Dichters und schuf, auf dessen ausdrücklichen Wunsch hin, die Pastelle gerade seiner zwei jüngsten Kinder, seiner »liebsten und schönsten«, wie er schrieb. Da Ernst und Luise in seltener Verbundenheit einander zugetan waren, nannte der Vater sie die »Inséparables«, die Unzertrennlichen,

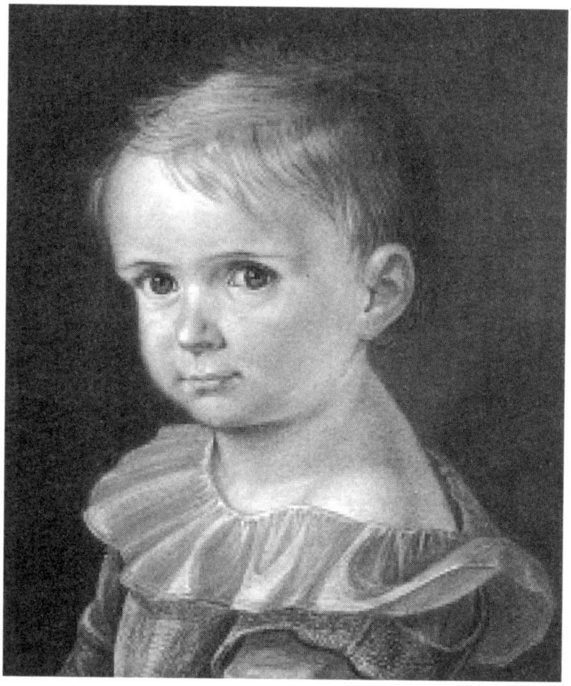

scherzhaft auch »Messerchen und Gäbelchen«. Er hing Barths Bilder über seinen Schreibtisch. Ein knappes Vierteljahr, nachdem der Maler die Kinder porträtiert hatte, waren beide tot.

Trotz des leicht abfälligen Urteils, das er über die Bilder fällte – »nicht sonderlich gelungen« – bewahrte er sie wie eine kostbare Reliquie und ließ sie nicht mehr aus den Augen, wie oftmals bezeugt wird. In einem Gedicht an Carl Barth schrieb der Dichter:

Mein Töchterlein, von dir gemalt,
Hat mit den frischen Farben
Mich über'm Schreibpult angestralt … (389)

Das Porträt der einzigen Tochter scheint eine besondere Bevorzugung, fast eine Verehrung genossen zu haben:

Des verstorbenen Töchterchens
Bild in meinem Zimmer,
Frische Blumen aus dem Wald
Holend, schmück' ichs immer. (399)

Dass die Bilder nur einen kümmerlichen Ersatz darstellen, kommt prägnant im Gedicht »Als Gestalten hab' ich euch besessen« (396) zum Ausdruck:

Euch als schöne Bilder zu besitzen,
Muß mir jetzt genügen.

Er nahm sie mit sich nach Berlin, wo sie ihn im Schlafzimmer morgens wie abends an die verstorbenen Lieblinge erinnerten. In den 32 Jahren, die er noch zu leben hatte, waren sie die stummen Zeugen seines Daseins und Alterns, sie, die nicht mehr alterten, die »Kleingebliebenen«:

Doch ihr, die mir geraubt ein frühes Looß,
Bleibt immer klein, nie werdet ihr mir groß. (400)

Als er sich nach Neuses zurückzog, kamen die Pastelle in das Zimmer, in dem sie noch heute zu sehen sind, den Besucher »aus großen Augen anblickend – die Rückerts eigene Augen sind.« (Wollschläger)

Armes Herz, du willst nicht, dass die Wunden heilen

Allgemein bekannt wurden die fünf von Mahler in den Jahren 1901-1904 vertonten Lieder, die mit großem Erfolg am 29. Januar 1905 in Wien uraufgeführt wurden, zwei Jahre bevor ein ähnliches Unglück über den Komponisten selbst hereinbrach, unter ähnlichen Umständen. Auch Mahlers Tochter Maria Anna starb an Scharlach, auch Mahler ertrug die Agonie seines Kindes nicht und floh davon, die Mutter allein lassend …

Unbekannt, oder wenigstens im Schatten blieb die »unsägliche Masse« der übrigen 441 Kindertodtenlieder, die einen wahrscheinlich in dieser Form einmaligen Trauerprozess dokumentieren und »die vielleicht gewaltigste Todes-Anzeige der Weltdichtung« darstellen, wie es die moderne Textausgabe formuliert. Neben manchen glatten, fast platten Versen, die das Verlustthema fast erschöpfend variieren, stehen tiefempfundene, aufwühlende, die betroffen machen, weil sie aus einem Bereich seltsamer Entrücktheit stammen. Rückert lebte monatelang eingeschlossen in seine Trauer, er lebte von dieser Trauer und brachte manchmal vier Gedichte am Tag hervor. Dass diese Massenproduktion nicht nur unverwechselbare Meisterwerke enthält, kann nicht wundernehmen, so wenig wie bei den 444 Konzerten, die Antonio Vivaldi komponiert hat. Rückert, der wortselige Dichter, im Privaten ein eher wortkarger Mensch, wurde nach dem doppelten Schicksalsschlag noch introvertierter und schwermütiger.

Einige dieser Totenlieder mögen (neben den berühmten) den weiten Ausdrucksfächer von Rückerts Klageliedern illustrieren.

Über alle Gräber wächst zuletzt das Gras,
Alle Wunden heilt die Zeit, ein Trost ist das,
Wohl der schlechteste, den man dir kann ertheilen;
Armes Herz, du willst nicht, daß die Wunden heilen.
Etwas hast du noch, solang es schmerzlich brennt;
Das verschmerzte nur ist todt und abgetrennt. (171)

* * *

Ich wollte, daß ich schliefe
Mit euch in eurer Tiefe,
Weil ihr im Sonnenschein
Bei mir nicht könnet sein.

Ihr könntet euch erfreuen
An Frühlings-Grün und Bläuen,
Mehr als ich selbst es kann,
Seit euer Traum zerrann.

Ich wollte, daß ich schliefe
Statt eurer in der Tiefe,
Und ihr im Sonnenschein
Statt meiner könntet sein.

Es spielt ein froher Knabe
Auf seines Vaters Grabe;
Die Träne selbst, die fließt,
Ist Lust, die er genießt.

Mein Mädchen und mein Knabe,
Ich könnt' auf meinem Grabe
Euch froher spielen sehn,
Als über euerm stehn. (184)

* * *

Ich schäme mich fast, es zu gestehn!
Es ist soviel in der Welt geschehn
Seit diesen dreizehn Wochen,
Soviel, das werth der Rede war,
Ist geschehn in dem Vierteljahr,
Seit euer Herz gebrochen;
Ich aber habe bei Tag und Nacht
Wenig andres als das gedacht,
Und wenig als das gesprochen,
Seit diesen dreizehn Wochen,
Daß euer Herz gebrochen. (171)

* * *

Soweit nun hab ich's schon gebracht
Mit meinem Schmerz bei Tag und Nacht,
Daß ich dich lieber weiß begraben,
Als sollt ich nie gehabt dich haben.
Doch daß ich nicht, wär mir's verliehen,
Dich wieder möcht hernieder ziehen
Mit meinem Schmerz bei Tag und Nacht,
Soweit hab ich's noch nicht gebracht. (305)

Poeta Dolorosus – Endloser Schmerz und Glaubensgewissheit

Mahler hat seine Auswahl so getroffen, dass aus den fünf Gedichten eine Art von Zyklus entsteht. Wenn das erste Lied den ersten Morgen nach dem Unglück beschwört, wo es für den Betroffenen unfassbar ist, dass das Leben seinen gewohnten Gang weitergeht und sich über seinen persönlichen Schmerz hinwegsetzt – also eine harte Klage über die Unempfindlichkeit der Natur oder die Grausamkeit des Schicksals – so finden wir am Schluss die tröstliche Vision der Kinder, die in Gottes Hand unendlich sanft geborgen sind. Der von Luise Rückert beschworene »Anker des Glaubens« bringt zusehends wieder eine Beruhigung in das verstörte, aufgewühlte Gemüt. Mahlers Vertonung gipfelt in einem wundervollen Wiegenlied, der Aufruhr des Sturms und der Seele verstummt vor dem Vertrauen in Gottes schlussendliche Güte und Barmherzigkeit.

Nun will die Sonne so hell aufgehn,
Als sei kein Unglück die Nacht geschehn.

Das Unglück geschah auch mir allein,
Die Sonne, sie scheinet allgemein.

Du mußt die Nacht nicht in dir verschrenken,
Mußt sie ins ewige Licht versenken.

Ein Lämpchen verlosch in meinem Zelt,
Heil sei dem Freudenlichte der Welt! (351)

* * *

Wenn dein Mütterlein
Tritt zur Thür herein,
Und den Kopf ich drehe,
Ihr entgegen sehe,
Fällt auf ihr Gesicht
Erst der Blick mir nicht,
Sondern auf die Stelle
Näher nach der Schwelle,

Dort wo würde dein
Lieb Gesichtchen seyn,
Wenn du freudenhelle
Trätest mir herein
Wie sonst, mein Töchterlein,
O du, der Vaterzelle
Zu schnelle
Erlosch'ner Freudenschein!

* * *

Oft denk' ich, sie sind nur ausgegangen,
Bald werden sie wieder nach Haus gelangen,
Der Tag ist schön, o sei nicht bang,
Sie machen nur einen weitern Gang.

Ja wohl, sie sind nur ausgegangen,
Und werden jetzt nach Haus gelangen,
O sei nicht bang, der Tag ist schön,
Sie machen den Gang zu jenen Höhn.

Sie sind uns nur voraus gegangen,
Und werden nicht hier nach Haus verlangen;
Wir holen sie ein auf jenen Höhn
Im Sonnenschein, der Tag ist schön.

* * *

In diesem Wetter, in diesem Braus,
Nie hätt' ich gesendet die Kinder hinaus;
Man hat sie hinaus getragen,
Ich durfte dazu nichts sagen.

In diesem Wetter, in diesem Saus,
Nie hätt ich gelassen die Kinder hinaus,
Ich fürchtete, sie erkranken,
Das sind nun eitle Gedanken.

In diesem Wetter, in diesem Graus,
Hätt' ich gelassen die Kinder hinaus,
Ich sorgte, sie stürben morgen,
Das ist nun nicht zu besorgen.

In diesem Wetter, in diesem Braus,
Sie ruhn als wie in der Mutter Haus,
Von keinem Sturm erschrecket,
Von Gottes Hand bedecket.

Dank der Komposition Mahlers haben die »Kindertotenlieder« eine weltweite Verbreitung gefunden, in ihnen leben Ernst und Luise Rückert so ergreifend weiter, wie der Dichter es sich nie hätte träumen lassen. Dieser späte »Trost«, der ebenfalls mit »Lorbeer« verbunden war, erreichte den lebenden Dichter nicht mehr. Der war, seitdem er diesen Schlag erlitten hatte, irgendwie »der Welt abhanden gekommen« oder »gestorben der Welt« und ihrem Getümmel, wie es in einem seiner persönlichsten Gedichte heißt. Ihre Maßstäbe hatten für ihn an Gültigkeit verloren. In einem andern, ebenfalls von Mahler vertonten Gedicht, »Um Mitternacht«, beschreibt er seine trostlosen Nächte, seinen Kampf gegen die Leiden der Menschheit, für die seine Trauer ihm jetzt das rechte Verständnis eröffnet hat. Aber wie in den »Kindertotenliedern« sieht er seine Ohnmacht ein und gibt sich in die Hand des »Herrn über Tod und Leben«. Das letzte Wort heißt nicht Hadern oder Verzweifeln, sondern Ergebung in den Willen Gottes. Mit dieser christlichen Resignation, die eine durchaus versöhnliche Botschaft beinhaltete, da sie den unerschütterlichen Glauben an ein persönliches Wiederfinden im Jenseits voraussetzte, blieb der Dichter in seinem Schmerz nicht ungetröstet. Dennoch ging die »unterirdische« Trauerarbeit intermittierend noch viele Jahre weiter, und sie hinterließ zahlreiche Spuren, so dass die Rückertforschung noch rund 75 Gedichte mehr zum Komplex der bereits 446 ausdrücklich titulierten »Kindertotenlieder« rechnet. Der Rückert-Spezialist Wollschläger schreibt: »Bis zum Schluß seines Lebens, durch noch 32 Jahre, dringen im Werk Verszeilen, Strophen, Gedichte herauf, die innerlich zu den ›Grabliedern‹ gehören.« Die Erinnerung ist untilgbar, die Vergangenheit wirft einen düsteren Schatten auf alle restlichen Tage.

Ich kann aus meinem Haus nicht auf- noch abwärts schreiten,
Daß nicht mich Kinder zwei verlorene begleiten …
Süß ist Gestorbensein, und bitter nicht ist Sterben,
Doch Sterbensehen ist der Lebenslust Verderben.

1841 wurde Rückert als Professor der orientalischen Sprachen nach Berlin berufen, aber er fühlte sich nicht wohl in der »staubigen Residenz« und verbrachte stets die Sommermonate auf seinem Landgut Neuses bei Coburg. Im Revolutionsjahr 1848 verließ er endgültig Berlin und zog sich nach Neuses zurück. In den fast zwanzig Jahren seines »Ruhestandes« blieb er unermüdlich schöpferisch tätig. Wichtiger als seine eigenen lyrisch-dramatischen Dichtungen dieser Zeit sind seine Übersetzungen aus dem Persischen und Arabischen, u.a. der posthum veröffentlichte Koran (1888).

Als seine Frau Anna Luise im Juni 1857 verschied, schrieb er als Nachruf ein Gedicht, dessen erste Verse lauten:

Alle deine Wunden
Sind Dir nun verbunden,
Alle deine Schmerzen
Sind Dir nun gestillt.

Friedrich Rückert starb am 31. Januar 1866 auf seinem Landgut Neuses.

Friedrich Rückert: Kindertodtenlieder. Herausgegeben von Hans Wollschläger. Insel. Frankfurt 1993.
Briefe. Herausgegeben von Rüdiger Rückert. Schweinfurt 1977.
Hartmut Hapke: Friedrich Rückert. Biographische Notizen.

Alphonse und Mary-Ann de Lamartine

Gethsemani oder der Tod Julias

Niemals hat der Himmel einem Vater
und einer Mutter ein vollkommeneres Geschenk gemacht
und es so schnell wieder entrissen.
Lamartine, Dezember 1832

Das Leben Lamartines hatte zwei Schwerpunkte: die Poesie und die Politik. Durch seine elegischen »Herzensergießungen« wurde er sehr früh einer der Hauptvertreter der romantischen Dichtkunst in Frankreich, in seiner zweiten Lebenshälfte nahm er als Deputierter und Minister eine zentrale Stellung in der französischen Politik ein. Der Übergang von der dichterischen zur politischen Sphäre vollzog sich 1832, als Lamartine während einer großen Orientreise seine einzige Tochter verlor und der leidenschaftliche Einsatz für das Allgemeinwohl sich ihm bei der Überwindung des Schmerzes als willkommene Herausforderung anbot.

Kindheit und Jugend eines Edelmanns

Alphonse Marie Louis de Lamartine wurde am 21. Oktober 1790 in Mâcon als erstes von sechs Kindern des Kavallerie-Hauptmanns Pierre de Lamartine geboren. Im nächsten Frühling legte der Vater einen neuen Weinberg in seinem Gut von Milly an und hoffte so, als Winzer von der Revolution verschont zu bleiben. Nach einer längeren Inhaftierung zog er sich mit seiner stets wachsenden Familie auf sein Landgut zurück, das für den jungen Alphonse zum Inbegriff der ländlichen Heimat wurde. Seine berühmtes Gedicht »Milly ou la Terre natale« legt davon rührend Zeugnis ab. Die Mutter erzog ihre Kinder vegetarisch, brachte ihnen die Liebe zur Natur, zu den Tieren und zur Bibel bei. Die Kupferstiche ihrer Bibelausgabe weckten schon früh im Knaben den Wunsch, mit eigenen Augen das Heilige Land zu sehen.

Seine Ausbildung erhielt Lamartine im Jesuitenkolleg von Belley, in dem 300 Zöglinge, Söhne adliger und großbürgerlicher Familen aus Frankreich, Italien und Deutschland unterrichtet und erzogen wurden. Lamartine fiel auf durch seine poetische Begabung und auch durch sein schnelles Wachstum: in wenigen Jahren hatte er die Größe von 1,82 Meter erreicht.

Als er 1808 aus gesundheitlichen Gründen das Kolleg verließ, schrieb er schon formvollendete Verse, so in dem dankerfüllten Abschiedsgedicht an seine Lehrer: Das Werk beginnt mit einer Apostrophe an das »tugendhafte Asyl«, das die Kindheit des Dichters zu Menschenliebe und Gottesfurcht heranbildete. (»Asile vertueux qui formas mon enfance / A l'amour des humains, à la crainte des dieux... «) und ihn jetzt den Wellen des unbekannten Meeres auslieferte. Es endet mit dem Vorsatz, dass die Pflicht und die – große, einmalige – Liebe sein Leben bestimmen sollen (»Je ne veux aimer qu'une fois...«).

Reisen, mehrere Kuraufenthalte in Aachen, mehrere Liebschaften sowie die Niederschrift von Elegien – darunter »Le Lac« – erfüllten die folgenden zehn Jahre. Für das Außenministerium übernahm er eine Reihe von diplomatischen Aufgaben, vor allem in Italien.

Die Familie

1819 traf Lamartine in Aachen zufällig eine junge Irin, Mary-Ann Elisa Birch, um deren Hand er sofort anhielt. Sie konvertierte zum Katholizismus und die Heirat fand im Juni 1820 in Chambéry statt. Am 15. Februar 1821 wurde sein Sohn Alphonse in Rom geboren, er starb am 4. November 1822 in Paris, trotz aufopfernder Pflege der Eltern. Um seine tief verwundete Frau zu trösten, schrieb Lamartine eines seiner längsten und tiefsinnigsten Gedichte: »La mort de Socrate« (»Der Tod des Sokrates«). Darin verkündet der sterbende Philosoph seine Lehre von der Unsterblichkeit der Seele. In der unsichtbaren Welt wird die Mutter ihr Kind wiederfinden.

Mittlerweile, am 14. Mai 1822, war die Tochter Julia in Mâcon geboren worden. Sie stand im Mittelpunkt eines sehr harmonischen Familienlebens in den nächsten zehn Jahren. Als einziges Kind wurde sie mit besonderer Sorgfalt erzogen und war ausgesprochen frühreif. Begeistert las sie die Verse ihres Vaters, den sie bewunderte und verehrte, vor allem wenn er so herrlich fromm von Gott schwärmte.

Die Veröffentlichung seiner Gedichtbände »Méditations poétiques« (1820), »Nouvelles Méditations poétiques« (1823) und »Harmonies poétiques et religieuses« (1830) begründete seinen Ruhm als bedeutendster Lyriker des romantischen Zeitalters. In ihnen verströmte er ungehemmt seine wehmütigen und leidenschaftlichen Gefühle, die zuerst stark unter dem Einfluss Ossians und Goethes standen. 1830 wurde er in die Académie française aufgenommen.

Einige Versuche nach 1830, sich als lokaler Politiker in Mâcon und Cluny wählen zu lassen, scheiterten jedoch. Lamartine stellte sich daraufhin die Frage, ob es ein Verbrechen sei, reich und begabt zu sein.

Die Orientreise

Wohlhabend war er allerdings geworden, dank einiger Erbschaften, aber auch dank des gewaltigen Erfolgs seiner Gedichte, die mit Begeisterung aufgenommen wurden. Er hatte zahlreiche Ländereien gekauft und vor kurzem 9000 Fichten gepflanzt. So konnte er 1832 eine große und aufwendige Reise in den Orient unternehmen. Dort hoffte er eine Lösung seiner religiösen Zweifel zu finden. Er wollte auf den göttlichen Spuren wandern, wo Christus im Ölgarten geweint hatte (»Et je n'ai pas marché sur les traces divines / Dans ce champ où le Christ pleura sous l'olivier«).

Kurz vor der Abfahrt zeigten sich bei Julia Symptome von Schwindsucht. Als sie Blut spie, untersagte der Arzt die Abreise. Durch eine intensive Behandlung wurde vorübergehend eine Heilung erreicht. Am 10. Juli 1832 stach die Brigg »L'Alceste«, die er mit einer Mannschaft von 16 Seeleuten angeheuert hatte, in Marseille in See. Die Reisebegleitung des Dichters bestand aus seiner Familie, einigen Freunden, einem Arzt und zahlreichem Dienstpersonal. Das mit vier Kanonen bewaffnete Schiff war ausgerüstet, um sich gegen Angriffe von Seeräubern zu wehren. Lamartine verfügte zudem über ein ganzes Arsenal von Feuerwaffen. Mehrfach übernahmen englische, französische und ägyptische Kriegsschiffe den Geleitschutz der »Alceste«.

Überall wurde Lamartine als ein berühmter Mann empfangen, in Malta, in Athen, in Beirut. Hier mietete er fünf kleine Häuser, warb griechisches und arabisches Personal an, kaufte Pferde und machte sich dann mit einer starken Eskorte auf den Weg, um die heiligen Stätten zu besuchen. Seine Frau Marianne und seine Tochter Julia, die wieder kränkelte, ließ er in Beirut zurück. In Nazareth küsste er ergriffen den Boden, er füllte mehrere Flaschen mit Wasser aus dem Jordan für Freunde, er erstieg allein die Hänge des Karmel, in Jerusalem betete er im Garten Gethsemani. Höhepunkt der Reise war der Besuch der Grabeskirche, wo er inbrünstige Gebete für sich und die Seinen an Gott richtete und die Empfindung hatte, dass er erhört würde. Er kaufte noch ein prächtiges arabisches Pferd, um es seiner Tochter als Geschenk mitzunehmen.

Zurück in Beirut genoss Lamartine einige Wochen ungetrübtes Familienglück. Julia unternahm mit ihrem Vater herrliche Spazierritte an den waldigen Hängen des Libanon. Nach einem solchen Ausflug dankte sie ihrem Vater und rief aus: »Nicht wahr, ich habe heute den schönsten Spaziergang gemacht, der auf Erden möglich ist. O, wie groß ist Gott und wie gut für mich, dass er mich auserwählt hat, um so jung so schöne Dinge zu betrachten.«

Kaum zwei Wochen später, am 6. Dezember 1832, starb Julia, nach einer schrecklichen Agonie, im Alter von zehn Jahren. Im vollen Bewusstsein ihrer Lage hatte sie die Kraft, ihre Eltern zu bitten, dass sie in ihrem Landgut von Saint-Point begraben werde.

»Das auf ewig zerstörte Glück ...«

Der Dichter war so vernichtet, dass es zwei Wochen dauerte, bis er seinem Freund die traurige Nachricht mitteilen konnte. Am 20. Dezember 1832 schrieb er:

»Mein teurer Freund, Du wirst der Erste sein, der eine Träne unter meine Tränen mischen wird. Wir haben kein Kind mehr. Der himmlische Engel, der unser Kind war, ist uns soeben nach einer Brustkrankheit von fünf Tagen entrissen

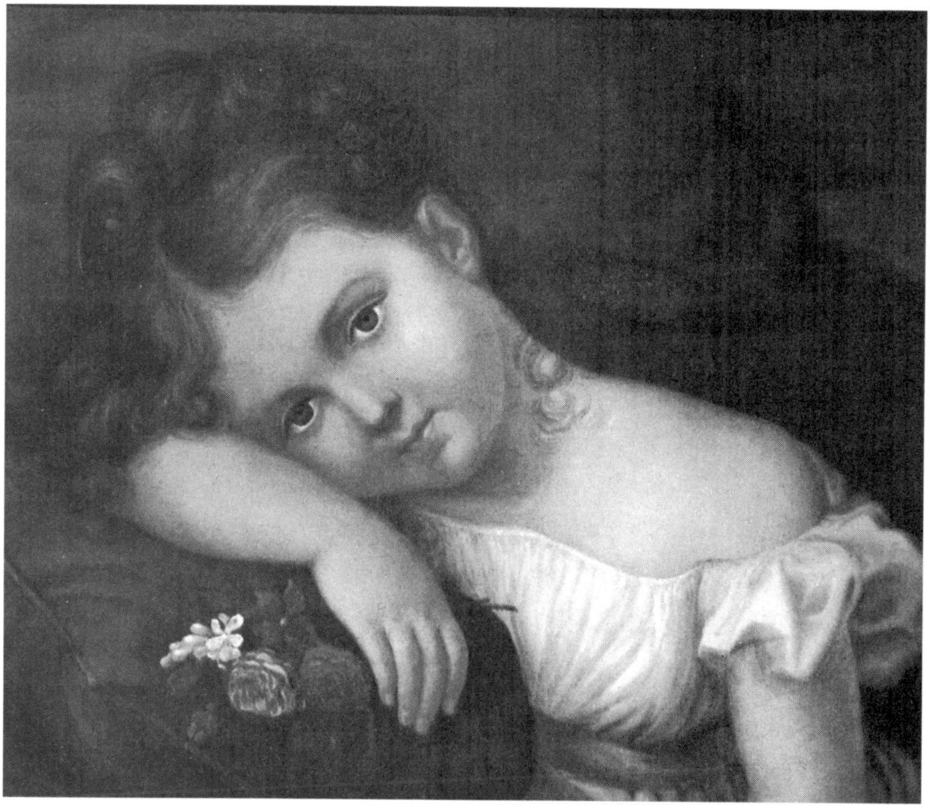

Julia de Lamartine

worden. Am 6. Dezember, um zwei Uhr nachts, ist sie aus meinen Armen in den Himmel aufgestiegen, wo sie ihrem Schöpfer ihre reine und vollkommene Seele zurückgegeben hat. Du kannst beurteilen, wie es um uns steht. Wir leben nicht mehr … so ist denn das ganze Glück, und die ganze Hoffnung und das ganze Interesse und der ganze Reiz unseres Lebens auf ewig zerstört. Es gibt nur im Himmel eine Antwort darauf, und Gott allein kann sprechen. Er tut es, hoffe ich, denn, obschon ich im Schrecken des ersten Gefühls über diesen schlimmsten Schlag meines Lebens nicht bete, bemühe ich mich, meinen Willen dem göttlichen Willen anzupassen. Das ist der einzige Kult, den ich von jetzt an haben werde. Ich erkenne, dass dieser Wille stärker und besser ist als unser Willen, sogar wenn er uns erdrückt.

Ich kehrte zurück von einer Reise von 50 Tagen, ich fand sie bei anscheinend glänzender Gesundheit, charakterlich und seelisch entzückend. Sie war insgesamt zehn Jahre alt. Ihre Feinfühligkeit, ihre Tugendhaftigkeit, ihre Zärtlichkeit für uns, ihre überlegene Intelligenz, alles war anbetungswürdig an ihr.«

Der Schluss des Briefes lautet: »Glücklicherweise hat sie den Tod nicht gesehen, sie hat nur das Gesicht ihres Vaters und ihrer armen Mutter gesehen, die sich bemühten, ihr den Tod zu verbergen. Sie hat nur einige Stunden gelitten, und als der Schmerz begann, hat ihr Verstand sich verdunkelt.«

Am selben Tag schrieb er u. a. an Madame de Cessiat: »Giulia ist ein Engel im Himmel … Noch am Morgen des verhängnisvollen Tages spaßte ich mit ihr … Man kann sich keine Vorstellung von der wunderbaren Entwicklung ihrer Seele und all ihrer Fähigkeiten seit der Abreise machen. Sie war 16 Jahre alt, was die Intelligenz, den Verstand, die Feinfühligkeit betrifft, und ich würde sogar sagen, was die Tugend angeht. Niemals hat der Himmel einem Vater und einer Mutter ein vollkommeneres Geschenk gemacht und es so schnell wieder entrissen …

Als ich Giulias Körper einbalsamieren ließ … erhielt ich die traurige Gewissheit, dass ihre Krankheit schon drei Jahre andauerte und uns nicht mehr lange den Genuss dieses Engels gelassen hätte, sogar ohne den Katarrh, der sie dahingerafft hat.«

Da die »Alceste« erst im Mai zurückkehren sollte, musste der Leichnam Julias nämlich einbalsamiert werden. Provisorisch wurde sie in Beirut in der Kapuzinergruft beigesetzt, unter großer Beteiligung der christlichen Bevölkerung der Stadt. Der Dichter sah sein Leben in dieser traurigen Welt als abgeschlossen an.

In einem Brief an den Baron de Vignet schilderte er ziemlich ausführlich die letzten Stunden Julias: »Keinerlei Beunruhigung bis zum Morgen des verhängnisvollen Tages. Die zwei vorausgehenden Nächte hatte ich fünf bis sechs Stunden an ihrem Bette verbracht, um ihr Geschichten zu erzählen, nach denen sie unersättlich war, die sie beruhigten und sie daran hinderten zu klagen. Sie schlief noch bis fünf Uhr morgens. Ein Anfall von Husten und von Erstickung ergriff sie heftig … ich begann zu zittern, ich magnetisierte sie, und sie schlief wieder bis Mittag. … wir hofften bis sechs Uhr am Abend, sie lächelte uns noch bei jedem Nachlassen des Übels. Ich hatte ihren Kopf in meinem Arm, und Marianne kniete vor ihr. Bald nahmen die Atmungsbeschwerden zu, einige leichte Zuckungen kamen hinzu, sie lag so mit geschlossenen Augen, kaum atmend, bis zwei Uhr in der Nacht, als ihr Atem, der immer kürzer wurde, ganz aufhörte!

… Mein Zustand ist so schmerzlich wie nie im Leben: es gibt keine Zukunft mehr, keine Lebenslust mehr, weder Hoffnung noch Wunsch nach irgend etwas.« (Ende Dezember 1832)

Fast alle Briefe des Jahres 1833 sind erfüllt vom schrecklichen Unglück und von der monotonen Klage, dass das Leben jetzt leer und sinnlos geworden ist. Der einzige Trost, den die verwaisten Eltern sich noch vorstellen können, besteht darin, gute Werke in ihrer Umgebung zu vollbringen und die Verzweiflung, zu der sie auf ewig verdammt sind, in Pflege und Wohlsein für den Nächsten zu verwandeln,

(»convertir en soins et en bien-être pour les autres le désespoir où nous sommes à jamais condamnés.« 10. Januar 1833)

»Sterben ohne Andenken und ohne Nachkommenschaft«

Im März wurde die Reise fortgesetzt, ohne Julia, aber sie war »gegenwärtiger, als wenn sie da wäre ...« (»plus présente que si elle était là...«). Vor den Ruinen von Baalbek gab Lamartine seiner Trauer Ausdruck in einem Gedicht. Darin heißt es, dass ein Mann aus dem Westen gekommen sei, um die Mysterien der Tempel zu ergründen, dass er unterwegs seinen »Augenstern« verloren habe, das Kind, das »Licht und Unsterblichkeit verbreitete«. – Lapidar fasst er den Verlust zusammen: »Er wird ohne Andenken und ohne Nachkommenschaft sterben.« (»Il mourra sans mémoire et sans postérité!«)

Drei Wochen später, völlig unerwartet, öffnete die »Vorsehung« dem Verzweifelten neue Perspektiven. Er erhielt die Nachricht, dass er in Bergues, einem flandrischen Wahlbezirk unweit von Dünkirchen, zum Abgeordneten gewählt worden sei. Seine erste Reaktion war, dass der Tod Julias die Triebfeder jeglichen menschlichen Ehrgeizes gebrochen habe, dass dieses Geschenk zu spät komme. Nach einiger Bedenkzeit gelangte er zu einer andern Schlussfolgerung: Diese Wahl war ein Fingerzeig Gottes. Und im Anblick der Zedern des Libanon traf er feierlich seine Entscheidung: »Ich werde gehen ... ich habe keine persönliche Zukunft mehr in diesem Drama der politischen und sozialen Welt ... Das einzige Interesse, das ich diesen leidenschaftlichen Debatten entgegenbringen werde, wird das Interesse des Vaterlandes und der Menschheit sein ...«

In Beirut heuerte er ein zweites Schiff an, weil er seiner Frau den Schmerz ersparen wollte, täglich mit dem Sarg zusammen zu sein. Während Mary-Ann noch nach dem Heiligen Grab in Jerusalem wallfahrte, entwarf er in Jaffa, zwischen dem 22. und 26. April 1833, sein tragischstes Gedicht: »Gethsemani oder der Tod Julias«. In seiner »Orientreise« notiert er an dieser Stelle: »Ich schreibe einige Verse über den einzigen Gedanken, der mich beschäftigt.« In der endgültigen Fassung wuchsen diese »einigen Verse« zu einem breitangelegten Gedicht von 192 Versen an.

Gethsemani ou la mort de Julia

Je fus dès la mamelle un homme de douleur;
Mon coeur, au lieu de sang, ne roule que des larmes,
Ou plutôt des pleurs Dieu m'a ravi les charmes,
Il a pétrifié les larmes dans mon coeur;
L'amertume est mon miel, la tristesse est ma joie;
Un instinct fraternel m'attache à tout cercueil,
Nul chemin ne m'arrête, à moins que je n'y voie
Quelque ruine ou quelque deuil!

Ich war seit der Mutterbrust ein Mann des Schmerzes;
In meinem Herzen fließen statt Blut nur Tränen,
Oder vielmehr, Gott hat mir die Wonne des Weinens versagt,
Er hat die Tränen in meinem Herzen zu Stein werden lassen.
Die Bitterkeit ist mein Honig, die Traurigkeit meine Freude.
Ein brüderlicher Instinkt verbindet mich mit jedem Sarg,
Auf keinem Wege mache ich halt, wofern ich nicht dort
Eine Ruine oder Trauer sehe.

Der unglückliche Dichter wird nur vom Unglück angezogen. Auch im Heiligen Lande sucht er besonders die Stätten auf, wo Christus gelitten hat.

J'avais laissé non loin, sous l'aile maternelle,
Ma fille, mon enfant, mon souci, mon trésor;
Son front à chaque été s'accomplissait encor;
Mais son âme avait l'âge où le ciel les rappelle,
Son image de l'oeil ne pouvait s'effacer,
Partout à son rayon sa trace était suivie,
Et sans se retourner pour me porter envie,
Nul père ne la vit passer.

Ich hatte unweit, unter dem mütterlichen Fittich,
Meine Tochter, mein Kind, meine Sorge, meinen Schatz zurückgelassen;
Ihr Gesicht nahm jeden Sommer an Vollendung noch zu,
Aber ihre Seele hatte das Alter, in dem der Himmel sie zurückruft.
Das Auge konnte ihr Bild nicht auslöschen,
Überall folgte man im Kreis ihren Spuren,
Und kein Vater sah sie vorübergehen,
Ohne sich umzudrehen und mich zu beneiden.

Beim Besuch von Gethsemani, dem Ort der Gefangennahme Christi, überkommt ihn ein Traum, der die ganze Katastrophe vorwegnimmt.

Je rêvais qu'en ces lieux je l'avais amenée,
Et que je la tenais belle sur mon genou,
L'un de mes bras portant ses pieds, l'autre son cou,
Ma tête sur son front tendrement inclinée;
Ce front se renversant sur le bras paternel,
Secouait l'or bruni de ses tresses soyeuses,
Ses dents blanches brillaient sous ses lèvres rieuses
Qu'entrouvrait leur rire éternel!

Ich träumte, dass ich sie an diese Stätten gebracht hatte,
Dass ich sie schön auf meinen Knien hielt,

Der eine Arm trug ihre Füße, der andre ihren Hals,
Mein Kopf zärtlich über ihr Gesicht geneigt,
Und dieses Gesicht fiel zurück auf den Arm des Vaters,
schüttelte das braune Gold ihrer seidigen Zöpfe,
Ihre weißen Zähne leuchteten unter ihren lachenden Lippen,
Welche ein ewiges Lächeln halb offen hielt.

Et je disais à Dieu dans ce coeur qu'elle enivre:
Mon Dieu! tant que ces yeux luiront autour de moi,
Je n'aurai que des chants et des grâces pour toi,
Dans cette vie en fleurs c'est assez de revivre,
Va! donne-lui ma part de tes dons les plus doux,
Effeuille sous mes pas ses jours en espérance,
Prépare-lui sa couche, entr'ouvre-lui d'avance
Les bras enchaînés d'un époux!

Und ich sprach zu Gott in diesem Herzen, das sie berauschte:
Mein Gott! solange diese Augen um mich leuchten werden,
Werde ich nur Lieder und Dank für dich haben,
Es genügt, in diesem blühenden Leben weiterzuleben,
Geh! gib ihr einen Teil deiner süßesten Gaben,
Entblättre unter meinen Schritten ihre zukünftigen Tage,
Bereite ihr das Lager, öffne ihr im Voraus
Die gefesselten Arme eines Gatten.

Et tout en m'enivrant de joie et de prière,
Mes regards et mon coeur ne s'apercevaient pas
Que ce front devenait plus pesant sur mon bras,
Que ces pieds me glaçaient la main, comme la pierre,
Julia! Julia! d'où vient que tu pâlis?
Pourquoi ce front mouillé, cette couleur qui change?
Parle-moi! souris-moi! Pas de ces jeux, mon ange!
Rouvre-moi ces yeux où je lis!

Indem ich mich an Freude und Gebet berauschte,
Merkten meine Blicke und mein Herz nicht,
Dass diese Stirn schwerer auf meinen Armen wog,
Dass ihre Füße meine Hand erstarren ließen, wie ein Stein.
Julia! Julia! warum wirst du so bleich?
Weshalb diese feuchte Stirn, diese wechselnde Farbe?
Sprich mit mir! Lächle mir! Keine solchen Spiele, mein Engel!
Öffne diese Augen wieder, in denen ich lese!

Mais le bleu du trépas cernait sa lèvre rose,
Le sourire y mourait à peine commencé,
Son souffle raccourci devenait plus pressé,
Comme les battements d'une aile qui se pose;
L'oreille sur son coeur j'attendais ses élans,
Et quand le dernier souffle eut enlevé son âme,
Mon coeur mourut en moi comme le fruit que la femme
Porte mort et froid dans ses flancs!

Aber das Blau des Verscheidens lag wie ein Ring um ihre rosigen Lippen,
Das Lächeln erstarb, kaum dass es begonnen hatte,
Ihr kurzer Atem beschleunigte sich,
Wie die Schläge eines Flügels, der sich niederlässt,
Das Ohr auf ihrem Herzen wartete ich auf seine Sprünge,
Und als der letzte Atemzug ihre Seele davongetragen hatte,
Erstarb mein Herz in mir wie eine Frucht, welche die Frau
Tot und kalt in ihrem Schoße trägt.

Et sur mes bras raidis, portant plus que ma vie,
Tel qu'un homme qui marche après le coup mortel,
Je me levai debout, je marchai vers l'autel
Et j'étendis l'enfant sur la pierre attiédie,
Et ma lèvre à ses yeux fermés vint se coller,
Et ce front déjà marbre était tiède encore,
Comme la place au nid d'où l'oiseau d'une aurore
Vient à peine de s'envoler!

Und auf meinen starren Armen, die mehr als mein Leben trugen,
Wie ein Mensch, der nach einem tödlichen Schlag weitergeht,
Erhob ich mich, ich schritt zum Altar
Und legte das Kind auf den lauwarmen Stein,
Und meine Lippen schmiegten sich an ihre geschlossenen Augen,
Und diese bereits marmorne Stirn war noch lauwarm,
Wie der Platz im Nest, aus dem der Vogel der Morgenröte
Eben erst herausgeflogen ist.

Et je sentis ainsi, dans une heure éternelle,
Passer des mers d'angoisse et des siècles d'horreur,
Et la douleur combla la place où fut mon coeur,
Je le dis à mon Dieu: Mon Dieu, je n'avais qu'elle!
Tous mes amours s'étaient noyés dans cet amour,
Elle avait remplacé ceux que la mort retranche,

C'était l'unique fruit demeuré sur la branche
Après les vents d'un mauvais jour.

Und so fühlte ich, in einer endlos langen Stunde,
Ein Meer von Ängsten und eine Ewigkeit von Schrecken,
Und der Schmerz füllte den Platz, wo mein Herz gewesen war.
Ich sprach zu meinem Gotte: Mein Gott, ich hatte nur sie!
All mein Lieben war in dieser Liebe zusammengeflossen,
Sie hatte jene ersetzt, die der Tod uns entreißt,
Es war die einzige Frucht, die auf dem Ast geblieben war
Nach den Stürmen eines bösen Tags.

Der Vater opfert sein Kind auf dem »Todesaltar« und bewahrt für sich nur die Zöpfe, die er abgeschnitten hat. Ein Seufzer reißt ihn aus seinem Traum, Hände und Gesicht sind starr vor Kälte, zwei erstarrte Tränen hängen unter seinen Augen. Aber die Wirklichkeit kann den schrecklichen Alptraum nicht verscheuchen, das Geträumte wiederholt sich im Leben mit grausiger Konsequenz.

Des sanglots étouffés sortaient de ma demeure,
L'amour seul suspendait pour moi sa dernière heure,
Elle m'attendait pour mourir!

Unterdrückte Seufzer drangen aus meiner Wohnung,
Die Liebe allein schob für mich ihre letzte Stunde hinaus,
Sie wartete auf mich, um zu sterben.

Maintenant, tout est mort dans ma maison aride,
Deux yeux toujours pleurant sont toujours devant moi;
Je vais sans savoir où, j'attends sans savoir quoi;
Mes bras s'ouvrent à rien et se ferment à vide.
Tous mes jours et mes nuits sont de même couleur,
La prière en mon sein avec l'espoir est morte,
Mais c'est Dieu qui t'écrase; ô mon âme! sois forte,
Baise sa main sous la douleur!

Jetzt ist alles tot in meinem öden Haus,
Zwei stets weinende Augen stehen nun stets vor mir.
Ich gehe, ohne zu wissen wohin, ich warte, ich weiß nicht auf was,
Meine Arme öffnen sich für nichts und schließen sich um nichts.
Alle meine Tage und Nächte haben dieselbe Farbe,
Das Gebet ist in meiner Brust mit der Hoffnung gestorben.
Aber es ist Gott, der dich zermalmt; oh, meine Seele! sei stark
Küsse unter Schmerzen seine Hand.

Die Beisetzung in der Familiengruft

Nach der Rückkehr, die teilweise auf dem Landweg durch den Balkan erfolgte, verblieb Lamartine in der Heimat noch eine schmerzliche Pflicht: er musste Julias Leichnam, der mit der »Alceste« nach Marseille gelangt war, nach Mâcon transportieren. »Ach, ich gehe das Heiligste abholen, was mir hienieden verbleibt.« (»... je vais chercher, hélas! ce qui me reste de plus sacré dans ce bas monde.«) Ohne seine Frau ins Bild zu setzen, reiste er in der Nacht vom 31. Oktober nach der Hafenstadt und setzte in der Nacht vom 3. November eigenhändig den Sarg seines einzigen Kindes auf den Sarg seiner Mutter, in der Familiengruft (»j'ai déposé cette nuit même le cercueil de mon unique enfant sur le cercueil de ma mère.«). Er fügte hinzu: »meine ganze Vergangenheit, meine ganze Zukunft. Ich bin körperlich und seelisch gebrochen.« (»tout mon passé, tout mon avenir. Je suis brisé au physique et au moral.«)

Das Echo der Trauer: De Dood van Julia

Lamartines Unglück rief starke Teilnahme hervor, in der Familie, in der Öffentlichkeit, in der Dichterwelt. Mehrere Poeten bekundeten ihr Beileid, indem sie Gedichte schrieben. Désiré Monnier sandte ihm »Gloire et malheur« (»Ruhm und Unglück«). Am meisten wurde Lamartine gerührt durch das Werk eines ihm unbekannten holländischen Dichters, Wap, der aus reinem Mitgefühl »De dood van Julia« schrieb.

Er antwortete ihm mit einem sehr langen Dankgedicht. Mit ergreifendem Pathos evoziert es noch einmal die Tochter Julia. Die letzte Strophe wünscht dem fremden Dichter, dass an seinem Totenbett ein Kind seine letzten Worte empfange, ihm den Todesschweiß abwische und wie ein sanfter Genius ihm den Tod verberge und Gott zeige.

Et puisse à ton chevet, veillant ton agonie,
Une enfant dans son sein recevoir tes adieux;
Essuyer ta sueur, et comme un doux génie
Cacher la mort, et montrer Dieu!

Der Politiker

Auf die Auflehnung des Herzens folgte erst allmählich die Resignation, die Ergebung in das unabänderliche Schicksal. Fortan wollte der Dichter keine eigentliche Freude mehr erleben. Er empfand eine mit Bitterkeit gemischte Genugtuung, wenn man ihm auf der Rednertribüne der Assemblée Nationale von allen Seiten stürmischen Beifall spendete. Dieser Beifall galt weniger seinen Ideen als seiner glänzenden Rhetorik, der wundervollen Ausdruckstiefe seiner Sprache. Was er als Überparteiischer zu verkünden hatte, gefiel weder der Rechten noch der Linken so ganz, er nannte es »le christianisme législaté«, also das Christentum, das man mit gesetzlichen Maßnahmen durchsetzt und verwirklicht, vollkommene Gleichheit

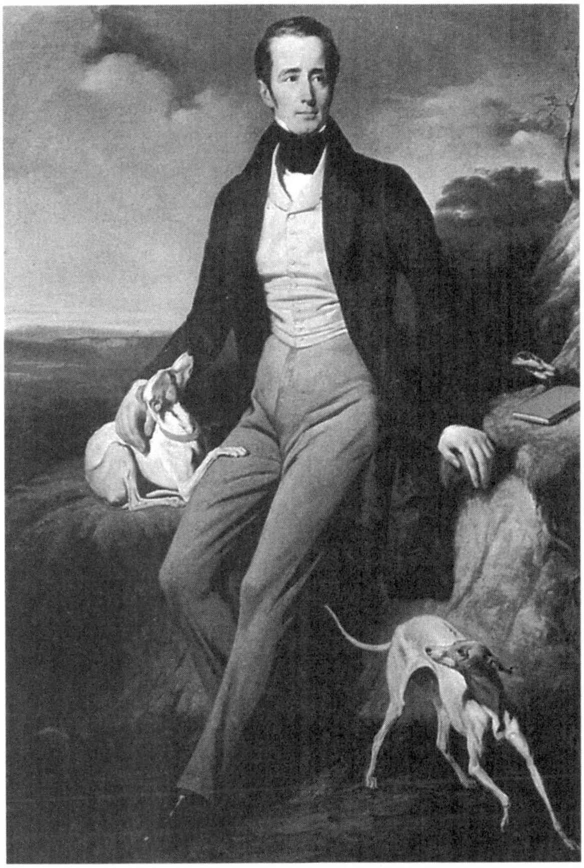

und Brüderlichkeit aller Menschen. Eine wahre Revolution, aber eine gewaltlose, um die »getretenen arbeitenden Klassen« zu retten.

Lamartine stürzte sich in einen Wirbel von Tätigkeiten, der ihn fast betäubte. Seine Frau wurde seine ideale Sekretärin, sie besorgte die Endredaktion des »Voyage en Orient« und stutzte manche rhetorische Floskel. So wurde die unermüdliche Geschäftigkeit für beide ein Fluchtmittel vor dem unheilbaren Schmerz. An den Jahrestagen überfiel sie regelmäßig die Erinnerung an die Tage von Beirut.

In seinem riesigen Versepos »Jocelyn« (1836) erzählt Lamartine das Leben eines Landpfarrers und legt gleichzeitig seine sozialen Ideen dar und seine religiösen Konflikte. Und immer wieder bricht die traumatische Erinnerung an den Tod Julias durch:

O Christus, wie du habe ich meine Agonie im Schweiß erlebt
In diesen drei Doppelnächten von Schrecken und Schlaflosigkeit!
Ach! Weshalb sagt diese Stimme in Gethsemani
Nicht auch mir: ›Alles ist vorbei!‹

Das Werk hatte einen riesigen Erfolg. Lamartine wurde immer populärer, als Dichter und Politiker. In Bergues wurde er wiedergewählt mit sämtlichen Stimmen. Seine aufrichtige Gesinnung schenkte ihm zahllose Anhänger. Als die Revolution von 1848 ausbrach, war Lamartine die mäßigende Kraft, er verhinderte die schlimmsten Ausschreitungen. Seinem politischen Geschick und seinem persönlichen Mut war es zu verdanken, dass der Umsturz ohne Blutvergießen verlief. Seine Beredsamkeit rettete auch die Trikolore, die durch die rote Fahne ersetzt werden sollte.

Sein jahrelanger Kampf für die Abschaffung der Todesstrafe führte 1848 zum Erfolg. Einige sozialpolitische Ideale, die ihm nach der Katastrophe von Beirut vorgeschwebt hatten, konnten jetzt ansatzweise verwirklicht werden.

Lamartine glaubte selbst, er sei von der Vorsehung dazu berufen, eine große historische Rolle zu spielen, eine Art »messianische Sendung« zu erfüllen. »Es ist offenkundig, dass Gott mit mir etwas vorhat, denn ich bin ein wahres Wunder in meinen eigenen Augen. Ich kann mir die unvorstellbare Popularität, die ich hier genieße, nicht anders als durch den Odem Gottes erklären«, schrieb er am 28. April 1848 an seine Nichte Valentine de Cessiat. Lamartine, der Edelmann und ehemalige monarchistische Politiker, ließ die Republik ausrufen und wurde ihr erster Außenminister. Es hätte wenig gefehlt, so wäre er als äußerst volkstümlicher Politiker zum Präsidenten gewählt worden. Aber die Magie des Namens Bonaparte sowie einige demagogische Manöver verhinderten seine Wahl. Mit der Gründung des Kaiserreichs (1851) ging Lamartines politische Laufbahn zu Ende.

Nach und nach war der Dichter in ernste finanzielle Schwierigkeiten geraten. Er musste seine Güter teilweise verkaufen oder verpfänden. Um seine Schuldenlast abzutragen, schrieb er ununterbrochen Romane, historische Studien, Feuilletons. Sein Stolz verbot ihm jedoch, eine Spende des »Usurpators« Napoleons III. entgegenzunehmen. Während Gelenkrheuma ihn wochenlang ans Bett fesselte, verlor er am 21. Mai 1863 seine Gattin. Alphonse de Lamartine starb arm und vereinsamt in Paris, am 28. Februar 1869. Unter großer Teilnahme seiner Heimatprovinz wurde er in der Familiengruft in Saint-Point beigesetzt, neben seiner Mutter, seiner Frau und seiner Tochter Julia. »Speravit anima mea« (»Meine Seele hat gehofft«) lautet die Devise, die er in den Grabstein hat einmeißeln lassen.

Alphonse de Lamartine: Oeuvres poétiques complètes. Gallimard. Paris 1963.
Correspondance Générale. Genève 1943/1948.

Maurice Toesca: Lamartine ou l'amour de la vie. Michel. Paris 1983.

Gérard Unger: Lamartine. Poète et homme d'Etat. Paris 1998.

Victor und Adèle Hugo

Das Drama von Villequier

Hugo! Hugo! Die Stimme
Der Laute, die einen Engel, in den Himmel entrückt, beweint, deine Tochter
Schlafend unter einem Kreuze,
Ist eine Stimme, die das Herz mit Taumel füllt,
Und das Auge mit manchen Tränen.

Stéphane Mallarmé, 1859

Victor Hugo, der bedeutendste französische Schriftsteller des 19. Jahrhunderts und der populärste Dichter Frankreichs schlechthin, war in mancher Hinsicht ein Ausnahmemensch: genial frühreif, dichterisch wie zeichnerisch begabt, überaus vital, selbstbewusst und ehrgeizig. Mit vierzehn Jahren erklärte er: »Ich will Chateaubriand werden oder gar nichts.« Als vielseitig begabter Schriftsteller erbrachte er große Leistungen in allen literarischen Gattungen. Bis heute lebendig geblieben sind seine Romane »Notre-Dame de Paris« (1831) und »Les Misérables« (1861), seine großen Gedichtbände »Les Châtiments« (1853), »Les Contemplations« (1856) und »La Légende des Siècles« (1883) sowie eine Reihe von Bühnenwerken (»Hernani«, »Ruy Blas«). Der autobiographische Aspekt seines Werkes ist von kaum zu überschätzender Bedeutung. Das Leben bedingte den Schaffensprozess und die dichterische Thematik in sehr hohem Maße, wie bei wenigen anderen Dichtern.

Victor Hugo wurde 1802 als Sohn des Generals Léopold Hugo und seiner Frau Sophie in Besançon geboren. Die wenig harmonische Ehe und die endgültige Trennung seiner Eltern verdüsterten seine Kindheit und seine Jugend.

Als Lyriker wurde Hugo bereits mit fünfzehn Jahren von der Académie française ausgezeichnet. Nach der Veröffentlichung seiner »Oden« (1822) erhielt er vom König eine Pension, die es ihm erlaubte, seine Jugendliebe Adèle Foucher zu heiraten. Mit der erfolgreichen Aufführung seines Dramas »Hernani« (1830) setzte sich die romantische Bewegung in Frankreich endgültig durch. Hugo wurde mit Ehren überhäuft, er wurde in die Académie aufgenommen, der König verlieh ihm die Würde eines »Pair de France«. Nach dem Staatsstreich Napoleons III. lebte der Dichter fast zwanzig Jahre im Exil, auf den englischen Kanalinseln Jersey und Guernesey, in Belgien und in Luxemburg.

Als Familienvater war Victor Hugo zunächst sehr glücklich. Die Entdeckung der Untreue seiner Frau, die eine Beziehung zu Sainte-Beuve unterhielt, trübte das Verhältnis der Ehegatten. 1833 wurde die Schauspielerin Juliette Drouet (1806-1883) die Geliebte des Dichters und blieb ihm verbunden bis zu ihrem Tod. Sein tragisches Schicksal als Vater lässt sich in der knappen Feststellung zusammenfassen, dass er fünf Kinder hatte, wovon ihn nur ein einziges überlebte, zudem in einer Irrenanstalt.

Léopoldine – »Der Engel, der meine Jugend bezaubert hat«

Hugos erstes Kind, Léopold, starb bereits im Oktober 1823, drei Monate nach seiner Geburt. Einige Monate später schrieb der Dichter an seinen Vater: »Alles lässt uns glauben, dass Léopold wiedergekehrt ist … psst.« Das am 28. August 1824 »wiederkehrende« Kind war allerdings eine Tochter. Sie erhielt den Namen Léopoldine, oder »Didine« als Koseform. Didine war das Lieblingskind des Dichters. Ihre Wiege musste neben seinem Bett stehen. Durch sie lernte Victor Hugo alle Vaterfreuden kennen, sie war der »Engel«, der seine Jugend bezauberte. In seinem berühmten Gedicht »Lorsque l'enfant paraît« (»Wenn das Kind erscheint«), hat er auf unvergleichliche Weise geschildert, wie ein Kleinkind die ganze Familie verwandelt, belebt, beseelt, erfreut.

Sobald das Kind erscheint, wenn wir zusammensitzen,
Empfängt's ein Jubelruf und aller Augen blitzen,
Von seinem Aug entzückt;

Das traurigste Gesicht, vielleicht getrübt vom Weinen,
Hellt schnell sich wieder auf, sieht es das Kind erscheinen,
Das munter um sich blickt.

Dieser Hymnus auf das Kind schließt mit der inständigen Bitte an Gott, ihn niemals erleben zu lassen, dass seine Wohnung ein »Haus ohne Kinder« sei.

In einem anderen Gedicht mit dem Vorspruch »Lasset die Kleinen zu mir kommen« drückt er seine Kinderliebe in ähnlichen Worten aus:

Ich möchte immer nur ein Haus bewohnen, wo
Sich tummelt eine Schar von Kindern, die da froh
Der Kindheit laute Spiele üben.

Seit ihrer frühen Kindheit kam Léopoldine jeden Morgen in sein Arbeitszimmer, öffnete seine Bücher, stöberte in seinen Papieren herum, lachte und verschwand plötzlich wieder, »wie ein Vöglein, das vorbeifliegt«. Sie schwärmte für alles Große und Schöne: »Sie liebte Gott, die Blumen, die Sterne, die grünen Wiesen, sie war ein Geist, bevor sie eine Frau wurde.« Der Vater vergötterte seine reizende Tochter. Alain Decaux schreibt von der »leidenschaftlichen Liebe« (»l'amour passionné«), die Hugo für sein ältestes Kind empfand und die Léopoldine voll erwiderte. Die Briefe, die sie sich schrieben, sind wahre Liebeserklärungen, sie fließen über vor Kosenamen, Liebesbeteuerungen und -beweisen. Auf fernen Reisen pflückt Hugo

Blumen für Didine, wie ein Verliebter schreibt er den Namen seiner Tochter in den Meeressand – »et puis, mon ange, j'ai tracé ton nom dans le sable: Didi...« – beim Anblick der Sterne denkt er an sein geliebtes Kind, dem er die Gestirne erklärt hat. Juliette Drouet, die Geliebte des Dichters, ist eifersüchtig auf seine Tochter, Léopoldine ihrerseits versucht, die Geliebte aus dem Herzen des Vaters zu verdrängen.

Hugo war ein sehr possessiver Vater. Als ein junger Mann offiziell um die Hand der 18-Jährigen anhielt, wurde er entschieden abgewiesen. Didine war für Hugo noch ein Kind, und der Gedanke, dass sie sein Haus verlasse und einem andern angehöre, war ihm unerträglich. Kurze Zeit später bekannte ihm Léopoldine ihre Liebe zu Charles Vacquerie, einem jungen Juristen aus Le Havre, einem begeisterten Sportsegler, der eben eine Regatta in Honfleur gewonnen hatte. Erst nach langem Kampf willigte der Vater in diese Verbindung ein. In dem Drama, das er zu dieser Zeit schrieb, »Les Burgraves«, zeichnete er dafür einen Vater, dessen Herz zerrissen ist, weil er seine Tochter zur Heirat segnen soll. Bei den Probearbeiten konnte er die »autobiographische« Szene nicht mehr anhören. »Ich ging in eine Ecke und heulte wie ein Tier, und wie ein Vater, wie ich einer bin«, schrieb er seiner Tochter.

Am 15. Februar 1843, am Hochzeitstag, dichtete Hugo zwei innige Vierzeiler für Léopoldine, »Tochter, Gattin, Engel, Kind«. Didine musste immer weinen, so oft sie das Gedicht las. Am 9. Juli besuchte er den jungen glücklichen Haushalt in Le Havre. Die Tochter wollte den Vater längere Zeit bei sich behalten, aber sogar die Ankündigung, dass sie schwanger sei, vermochte nicht ihn umzustimmen. Juliette Drouet wartete ungeduldig, dass der Dichter mit ihr die übliche jährliche Reise antrete. Bevor er seine Pariser Wohnung verließ, hängte er das Porträt seiner Tochter in seinem Arbeitsraum ab und legte es sorgfältig auf das Bett Didines, so wie er sie selbst jahrelang als Kind gebettet hatte. Dann brach er für sechs Wochen nach Spanien auf.

Der 4. September 1843

Am 4. September 1843 fuhren die jungen Eheleute mit zwei Freunden auf einem Segelboot auf der Seine, gegenüber der Ortschaft Villequier, nicht weit von Rouen. Der Tag war so windstill, dass sich das Segel kaum bauschte. Zwischen zwei Hügeln jedoch erhob sich plötzlich ein heftiger Windstoß, er brachte das Boot zum Kentern und Sinken. Die junge Frau klammerte sich mit der Verzweiflung einer Ertrinkenden an den Rand des gesunkenen Bootes. Sechs Mal tauchte Charles Vacquerie zu ihr hinab, aber er konnte ihren Griff nicht lockern. Daraufhin tauchte der junge Mann ein letztes Mal hinab und blieb unten. Auch die beiden andern Teilnehmer der Segelbootfahrt ertranken. Alle vier wurden auf dem kleinen Dorffriedhof von Villequiers bestattet, die beiden Eheleute im selben Sarg. Die Grabstele trägt als Inschrift den Anfang des 129. Psalms »De profundis clamavi ad te...« (»Aus tiefer Not schrei ich zu dir ...«)

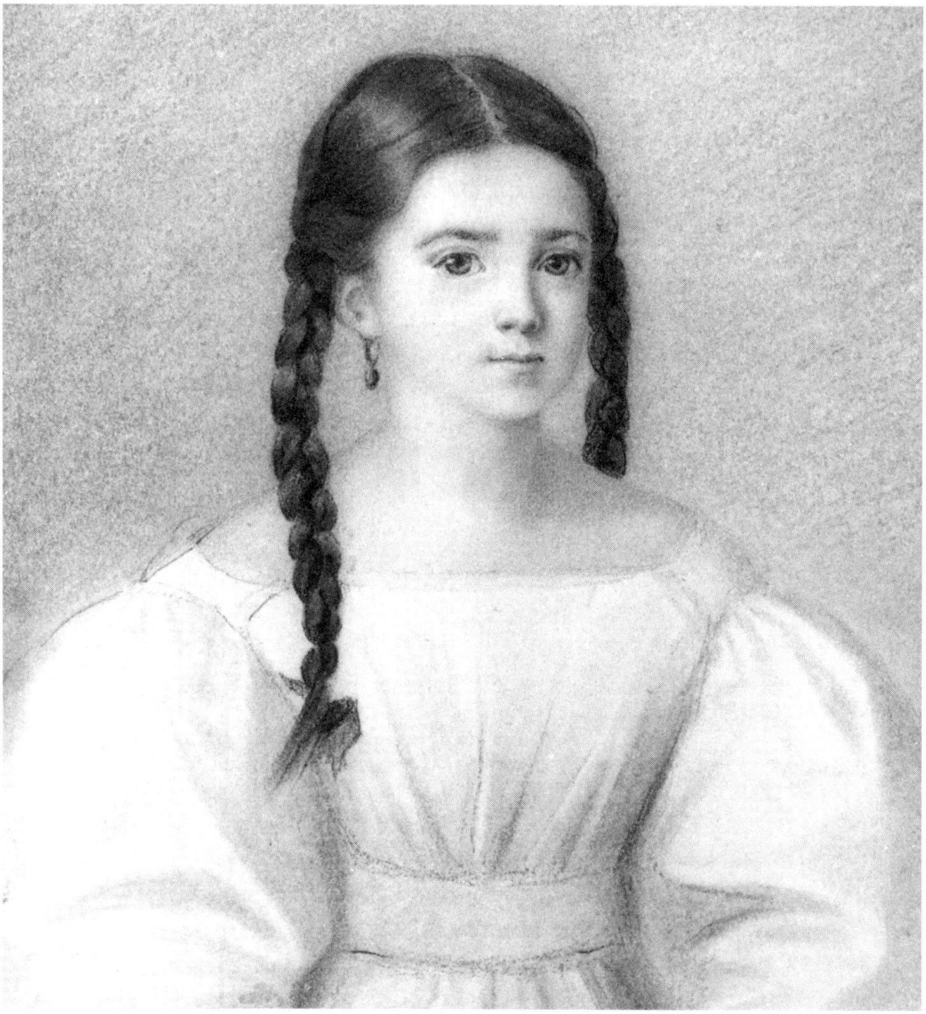

Léopoldine Hugo

Am Unglückstag besichtigte Victor Hugo mit Juliette Drouet die südfranzösische Stadt Auch (Ariège) und fuhr anschließend nach Agen. Unterwegs notierte er in seinem Reisetagebuch eine tiefsinnige Meditation über den Tod: »O Mort! mystère obscur! sombre nécessité... Quoi! partir sans retour! s'en aller comme une ombre...« (O Tod! dunkles Geheimnis! düstere Notwendigkeit ... Was! weggehen ohne Rückkehr! sich entfernen wie ein Schatten ...«)

Sechs Tage später, am 10. September, kam er ahnungslos in Rochefort an und betrat um die Mittagsstunde das fast leere »Café de l'Europe«. Was sich dort abspielte, schildert Juliette Drouet in ihrem Tagebuch: »Auf einem Tisch, uns gegenüber, liegen mehrere Zeitungen. Toto (Kosename für V. Hugo) nimmt eine davon, aufs Geratewohl, und ich nehme ›Le Charivari‹. Ich hatte kaum die Zeit, die Überschrift zu lesen, als mein armer Geliebter sich plötzlich über mich neigt und mir mit erstickter Stimme sagt, indem er auf die Zeitung zeigt, die er in der Hand hält: ›Das ist ja entsetzlich!‹ Ich blicke ihn an: niemals, solange ich leben werde, werde ich den Ausdruck von namenloser Verzweiflung auf seinem edlen Gesicht vergessen. Soeben hatte ich ihn lächelnd und glücklich gesehen, und in weniger als einer Sekunde, ohne Übergang, fand ich ihn wie vom Blitz erschlagen. Seine armen Lippen waren weiß, seine schönen Augen blickten ohne zu sehen. Sein Gesicht und seine Haare waren von Tränen genässt. Er drückte seine arme Hand gegen sein Herz, als ob er es verhindern wollte, aus seiner Brust zu springen ...«

Der Bericht in der Zeitung »Le Siècle«

Was Victor Hugo »wie ein Blitz erschlug«, war ein Artikel des befreundeten Schriftstellers Alphonse Karr (1808-1890) mit folgendem Einleitungssatz: »Wir verdanken der Zuvorkommenheit des Herrn Alp. Karr die Mitteilung des folgenden Berichts über die grausame Katastrophe, die soeben die Familie des Herrn Victor Hugo in Trauer gestürzt hat ... In Villequier, vierzehn oder fünfzehn Meilen von Le Havre entfernt, am Fuße eines von Bäumen bestandenen Berges, befindet sich ein Haus aus Backstein, das von grünen Weinreben bedeckt ist ... Dieses Haus, noch vor wenigen Tagen voll von Glück, ist jetzt der Schauplatz des schrecklichsten Unglücks geworden, es gehört Madame Vaquerie, der Mutter des Charles Vaquerie, der vor sieben Monaten Fräulein Léopoldine Hugo, die Tochter Victor Hugos, geheiratet hat ...«

Und dann las der unglückliche Vater die qualvoll lange und umständliche Darstellung der Zeitung. Wie ein Film entrollte der Bericht alle Episoden der Tragödie, die erste Abfahrt des Bootes ohne Léopoldine, der plötzliche Entschluss der jungen Frau, bei der zweiten Abfahrt mitzukommen nach Caudebec, das vergebliche Angebot des Notars, wegen der Windstille seine Kutsche zur Rückfahrt zu benutzen, der jähe Wirbelsturm, das Kentern, die verzweifelten Rettungsversuche des jungen Mannes, die von fern zuschauenden Landleuten als »Spaß« gedeutet wurden – »Ils ont cru qu'il s'amusait« – die Bergung der vier Leichen, die Benachrichtigung von Madame Hugo, die Bestürzung der Bevölkerung von Le Havre ...

Und dann stellte sich der Artikelschreiber, mit fast unglaublich hellseherischem Instinkt, die Lage des Dichters vor: »Ich dachte dann an Victor Hugo, der auf Reise ist und der, eine schreckliche Sache, den Tod seiner geliebten Tochter, zufällig erfahren wird, indem er nach dem Essen in einer Schenke nachlässig eine Zeitung durchblättert. Jedermann hat die schönen Verse gelesen, zu denen ihn seine Kinder inspiriert haben – aber ich habe oft alle diese reizenden Kinder um ihn gesehen – und ich kenne den Platz, den sie in seinem Herzen einnehmen. Man hat ihm geschrieben, aber wohin? nach Spanien, wohin er gereist ist? nach Frankreich, wo er vielleicht auf der Rückreise ist? fast aufs Geratewohl, auf der Strecke, auf der er kommen muss. Es ist entsetzlich!«

Der Bericht endete mit der Beschreibung des Begräbnisses der vier Opfer. »Eine sinnvolle Zärtlichkeit hatte die beiden Jungvermählten im selben Sarg vereint. Die Kirche war voll von Menschen, die weinten und inbrünstig beteten ... Léopoldine und Charles sind zusammen gestorben, mitten in ihrem schönen Traum ... Auf dem Grab, wo sie vereint schlafen, habe ich Gebete verrichtet für jene, die sie zurücklassen.«

»O mein Gott! Was habe ich dir angetan?«

Victor Hugo war wie vernichtet, er ging allein hinaus aus der Herberge, irrte blindlings durch die Landschaft, schwankte und sank schließlich weinend ins Gras. Als seine Geliebte ihn aufsuchte, kehrte er ins Gasthaus zurück und schrieb einen Brief an seine Frau: »Liebe Freundin, meine sehr geliebte Frau, arme unglückliche Mutter, was soll ich Dir sagen? Ich habe soeben zufällig eine Zeitung gelesen. O mein Gott! Was habe ich Dir angetan?« (»Oh! mon Dieu, que vous ai-je fait?«) ... Mein Herz ist gebrochen ... Arme Frau, weine nicht. Wir müssen uns damit abfinden. Sie war ein Engel. Wir wollen ihn Gott zurückgeben. Ach! Sie war zu glücklich ... ich werde bald kommen. Wir werden zusammen weinen, meine armen Vielgeliebten ... Mögen diese schrecklichen Schläge wenigstens unsere Herzen wieder näher bringen, die sich lieben ...«

In knappen Briefen teilte er auch seinen Freunden den Verlust mit: »Gott hat die Seele unseres Lebens und unseres Hauses zurückgenommen ... Sie war zu glücklich, sie hatte alles, die Schönheit, den Geist, die Jugend, die Liebe ... Gott will nicht, dass man das Paradies auf Erden habe. Er hat sie zurückgenommen ...« Als die Postkutsche endlich nach Paris abfuhr, begann der Dichter ein blasphemisches Gedicht: »O Gott! Ich klage dich an! ... Sobald wir fern sind, lauerst du uns auf, du dringst bei uns ein wie ein streunender Dieb, du nimmst unsere Schätze und trägst sie davon ...«

Nach drei Tagen langte er bei seiner trauernden Familie an. Der Maler David hörte des Nachts die lauten Klagen der unglücklichen Mutter, die in ihren Händen dauernd das Haar der ertrunkenen Tochter hielt. Am Tage hielt der Dichter seine drei Kinder umarmt, die auf seinen Knien Zuflucht suchten.

Lamartine, der zehn Jahre zuvor einen ähnlichen Schicksalsschlag erlitten hatte, schrieb: »Das verwundete Herz schließt sich nicht mehr. Sie können nur von einem Vater verstanden werden, der seine einzige Tochter verloren hat. Aber wir glauben an Gott, Sie und ich, und an die Fortdauer seiner schönsten Geschöpfe. Also leben sie, und wir werden sie vollkommen wiederfinden.« Hugo antwortete ihm umgehend: »Ich habe, wie Sie, den Engel meiner Zukunft verloren. Gott hat uns beide auf dieselbe Weise geschlagen. Ihnen gibt er Entschädigung, alle Höhen eines großartigen Geschicks, aber ach! all das wiegt nicht den Kuss eines Kindes auf.«

Hugo blieb untröstlich. »Sein ›Engel‹ begleitete ihn mit seinem sanften Blick bis an den Rand des Grabes«, schreibt ein Biograph. Léopoldines Tod bedeutete eine schreckliche Zäsur in seinem Dasein.

Pauca meae

Der dichterische Niederschlag dieser Erschütterung war nicht augenblicklich, dann aber, als die Wortlosigkeit überwunden war, zog er sich über mehrere Jahre hin und bildete schließlich im Gedichtband »Les Contemplations« (»Die Betrachtungen«) (1856) den vierten Teil, der den lateinischen Titel trägt: »Pauca meae« (»Einige Verse für meine Tochter«), im Anklang an eine Stelle aus Vergils »Bucolica«. In 17 Gedichten und nahezu 1000 Versen schilderte er fast von Jahr zu Jahr seinen stets erneuerten Schmerz über den Verlust Léopoldines. Die Titelseite der ersten Ausgabe zeigt den gramgebeugten Dichter in einer öden Felsenlandschaft sitzend, während Engel seine Tochter Léopoldine himmelwärts davontragen.

Das Vorwort der »Betrachtungen« umreißt in den letzten Zeilen den Inhalt des Werkes: »Es ist eine Seele, die in diesen zwei Bänden von sich erzählt: Früher – Heute. Ein Abgrund trennt sie, das Grab.« (»Un abîme les sépare, le tombeau.«) Das »Früher« umfasst die Jahre 1830-1843, das »Heute« die Jahre von 1843-1855.

Die sehr häufig auf den 4. September, den Todestag, datierten Gedichte sind das Echo seiner Wallfahrten nach Villequier. Sie sind ein »monumentum aere perennius«, ein Denkmal von tragischer Größe, wie die europäische Trauerliteratur nur wenige hervorgebracht hat. Die Gefühlsskala ist breit gefächert. Einerseits beschwören sie rückblickend die Lebende, die rührend liebenswürdigen Gewohnheiten des Mädchens:

»Elle avait pris ce pli dans son âge enfantin…« (V)
»Sie hatte diese Gewohnheit in ihrem kindlichen Alter angenommen«

Er zeichnet das frühere Familienidyll, den glücklichen Vater inmitten seiner vier Kinder:

»…mes quatre enfants
Groupés sur mes genoux, leur mère
Tout près, quelques amis causant au coin du feu!« (V)

»… meine vier Kinder
um meine Knie geschart, ihre Mutter
nahe bei, einige Freunde plaudernd in der Ecke des Herdfeuers!«

Für seine älteste Tochter bedeutete der Vater damals alles:

»Elle avait dix ans, et moi trente;
J'étais pour elle l'univers.« (VI)

»Sie war zehn Jahre alt, und ich dreißig;
Ich war für sie das Universum.«

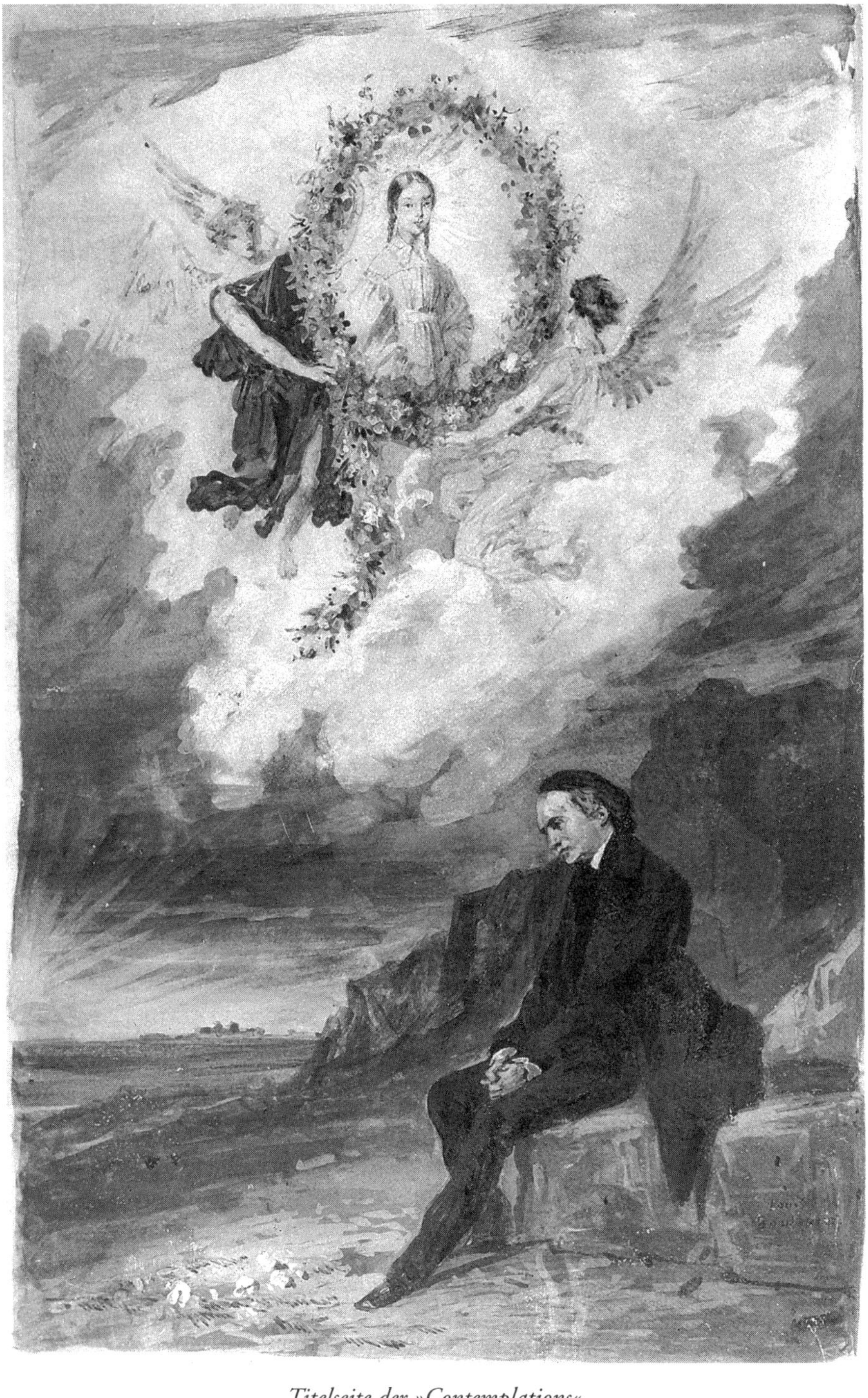

Titelseite der »Contemplations«

Andrerseits endet die Evokation der Vergangenheit in Villequier, ein Jahr nach der Katastrophe, jäh mit der Ernüchterung: das Paradies ist unwiederbringlich verloren:

»Toutes ces choses sont passées
Comme l'ombre et comme le vent.« (VI)

»Alle diese Dinge sind vergangen
Wie der Schatten und wie der Wind.«

Der Schmerz des Verlustes war unerträglich, dieser jähe Tod unfassbar, eine unmögliche Tatsache:

»Oh! je fus comme fou dans le premier moment,
Hélas! et je pleurai trois jours amèrement...
Que c'était impossible enfin qu'elle fût morte,
Et que j'allais la voir entrer par cette porte!« (IV)

»Ach! ich war wie wahnsinnig im ersten Augenblick,
O weh! ich weinte drei Tage bitterlich ...
Es war doch unmöglich, dass sie tot war ...
Sie musste doch jeden Augenblick zur Tür hereintreten!«

In vielen Gedichten hadert Hugo mit Gott, dem »düstern Gott einer dunklen Welt«, der ihm das demütig-wehrlose Kind entrissen hat:

»L'humble enfant que Dieu m'a ravie...
O Dieu sombre d'un monde obscur.« (III)

Er fragt nach dem Warum seines Schicksals, zweifelt am Sinn des rätselhaften Daseins:

»Dieu, tire-moi du doute!«

Im Gedicht »Veni, vidi, vixi«, dessen Titel den berühmten Cäsar-Satz abwandelt, sehnt sich der lebensmüde Dichter nach dem stillen Schattenreich, in dem seine Tochter ruht:

»O ma fille! j'aspire à l'ombre où tu reposes,
Puisque mon coeur est mort, j'ai bien assez vécu.« (XIII)

Am Vorabend des 4. Todestags beschreibt er seine Sehnsucht nach der gestorbenen Tochter und seinen Gang zum Grab, auf das er einfache Pflanzen – Stechpalmen und Heidekraut – niederlegen wird:

»Je ne puis demeurer loin de toi plus longtemps...
Et quand j'arriverai,
...je mettrai sur ta tombe
Un bouquet de houx vert et de bruyère en fleur.« (XIV)

Ein Gedicht ist einer Schicksalsschwester Léopoldines, der 20-jährigen Claire Pradier, dem einzigen Kind von Juliette Drouet gewidmet, am Tage ihres Begräbnisses geschrieben (11 juillet 1846, en revenant du cimetière). Das allerletzte Gedicht besingt die Liebe und den Edelmut des Schwiegersohnes Charles Vacquerie, der es vorzog, mit seiner jungen Frau zu ertrinken, anstatt sein eigenes Leben zu retten.

»N'ayant pu la sauver, il a voulu mourir.«
»Da er sie nicht retten konnte, wollte er sterben.«

Die Schlussverse feiern das selige Zusammensein der jungen Liebenden im Jenseits. Es ist eine Metamorphose, wenn nicht gar eine Apotheose: der ewige Kuss zweier Seelen, die Gott in zwei Gestirne verwandelt.

»L'éternel baiser de deux âmes que Dieu
Tout à coup change en deux étoiles.« (XVII)

A Villequier

Das auf 1846 datierte Gedicht »A Villequier« ist mit seinen 160 Versen das umfangreichste und gleichzeitig das berühmteste Werk der ganzen Sammlung. Jedes französische Schulkind kennt es teilweise auswendig. Der feierliche Monolog, der sich an Gott wendet, offenbart einen teilweise resignierten Dichter, der das Übermaß der Trauer hinter sich hat und, dank der Wunder der Natur und angesichts der Unermesslichkeit des Alls, den menschlichen Maßstab und die Vernunft wiedergefunden hat:

»Voyant ma petitesse et voyant vos miracles,
Je reprends ma raison devant l'immensité.«

Wie Hiob fügt er sich in den Willen Gottes, ohne jedoch den Schmerz zu verwinden:

»Mon coeur est soumis, mais n'est pas résigné.« (XV)

Je viens à vous, Seigneur, père auquel il faut croire;
Je vous porte, apaisé,
Les morceaux de ce coeur plein de votre gloire
Que vous avez brisé;

Ich komme zu dir, Herr, Vater, an den man glauben muss;
Ich bringe dir, besänftigt,
Die Stücke dieses Herzens, das voll deines Ruhmes ist,
Das du gebrochen hast.

Fünfzehn Strophen lang entwickelt er seine Gefühle, stellenweise mit Anklängen an den biblischen Hiob. Die Schlussverse sind von ergreifender Innigkeit und Schlichtheit, aus ihnen spricht die Erfahrung menschlichen Glücks und menschlichen Leides. Sie bitten Gott um Verständnis dafür, dass der Verlust eines geliebten Kindes, des einzigen wahren Glückes auf Erden, eine tiefe Traurigkeit im Herzen der Eltern hinterlassen muss. In einen weitgespannten Satzbogen, der in mehreren Nebensätzen noch einmal das ganze verlorene Glück beschwört, fasst der Dichter seine Empfindungen zusammen, die um das »Erscheinen« (»apparaître«) und »Dahinschwinden« (»disparaître«) des Kindes kreisen.

Voyez-vous, nos enfants nous sont bien nécessaires,
Seigneur; quand on a vu dans sa vie, un matin,
Au milieu des ennuis, des peines, des misères,
Et de l'ombre que fait sur nous notre destin,

Apparaître un enfant, tête chère et sacrée,
Petit être joyeux,
Si beau, qu'on a cru voir s'ouvrir à son entrée
Une porte des cieux;

Quand on a vu, seize ans, de cet autre soi-même
Croître la grâce aimable et la douce raison,
Lorsqu'on a reconnu que cet enfant qu'on aime
Fait le jour dans notre âme et dans notre maison,

Que c'est la seule joie ici-bas qui persiste
De tout ce qu'on rêva,
Considérez que c'est une chose bien triste
De le voir qui s'en va.

Sieh, Herr, unsere Kinder sind uns sehr notwendig,
Wenn man in seinem Leben, an einem Morgen,
Inmitten der Sorgen, der Qualen, der Unglücksfälle
Und des Schattens, den das Schicksal auf uns wirft,

Ein Kind erscheinen sah, ein geliebtes, heiliges Haupt,
Ein kleines munteres Wesen,
So schön, dass man bei seinem Eintritt
Eine Himmelspforte sich zu öffnen glaubte,

Wenn man sechzehn Jahre lang gesehen hat, wie dieses andere Ich
An Anmut und sanfter Vernunft zunahm,
Wenn man erkannt hat, dass dieses Kind, das man liebt,
Das Licht unserer Seele und unseres Hauses ist,

Dass es die einzige Freude hienieden ist, die bleibt
Von all dem, was man erträumt hat,
Bedenke, dass es eine sehr traurige Sache ist,
Zu sehen, wie es entschwindet.

Die späteren Jahre

Der Verlust Léopoldines traf Victor Hugo im Alter von 41 Jahren, in der Mitte seines Lebens. In seinem Roman »Les Misérables« schreibt er, dass ein Mann bei einem solchen Schickssalschlag vor Verzweiflung bewahrt bleibe, solange sein Blut heiß, die Haare schwarz und alle Frauen noch in Reichweite seien (»toutes les femmes sont là«). Auch nach dieser Erschütterung machte er weiterhin Gebrauch von der Freiheit, wie ein Junggeselle zu leben, einer Freiheit, die ihm seine Frau Adèle, deren Untreue ihn in den ersten Ehejahren erschüttert hatte, einst großzügig zugestanden hatte. Nächtliche Angstzustände und Alpträume, die ihn in der Einsamkeit von Jersey und Guernesey, den englischen Kanalinseln und normalen Wohnplätzen des Exilierten, häufig heimsuchten, ließen ihn sogar besonders intensiv zu diesem Antidepressivum greifen. Vor seinem Schlafzimmer musste jede Nacht eine weibliche Bedienstete Wache halten und ihm für den Notfall zur Verfügung stehen, mit dem Einverständnis seiner beiden »Frauen«, seiner Ehefrau Adèle und seiner Geliebten Juliette. Die moderne Psychologie zählt dieses verstärkte Bedürfnis nach geschlechtlichen Kontakten zu den typischen Begleiterscheinungen der Trauerarbeit, man darf es also nicht interpretieren als ein Zeichen, dass Hugo den Tod der Tochter »verwunden« oder vergessen habe.

Dolorosae

Die Wunde war keineswegs vernarbt. Eine bemerkenswerte Spur des schwelenden Verlustschmerzes stellt das Gedicht »Dolorosae« dar, das Victor Hugo im August 1855, zwölf Jahre nach dem Schicksalsschlag, in seiner Exilwohnung Marine-Terrace niederschrieb. Es ist ein Gedicht an seine Frau, die er im Anklang an das »Stabat Mater dolorosa« als die »Dolorosa«, die »Schmerzensreiche« (Mutter), anredet.

»Mère, voilà douze ans que notre fille est morte.«
»Mutter, es sind jetzt zwölf Jahre her, seit unsere Tochter tot ist.«

Seitdem ist kein Tag verstrichen, ohne dass sie ihren Namen mit Gebet und Liebe »parfümiert« haben. Sie haben die Gewohnheit angenommen, ihren Schatten neben sich leben zu sehen, ihre Gegenwart zu spüren und zu hören. Und sie haben nicht aufgehört, zu knien und für sie zu beten. Sie haben das Ende ihrer Trauer nicht herbeigesehnt und sich der Feigheit des Vergessens nicht überlassen.

»...ni demandé la fin de mon deuil et du vôtre
A cette lâcheté qu'on appelle l'oubli.«

Seit diesem traurigen Tag ist alles verblasst, der Himmel, die Felder, die Blumen, die Sterne, aber Gott hat ihnen noch drei Kinder gelassen. Mit diesen »Schätzen von Mut und Liebe« haben sie alle Widrigkeiten des Lebens ertragen können. Mit ihnen haben sie bei jedem Verlust geweint, aber bei allen übrigen Schmerzen ihr Lächeln bewahrt.

Ein weiteres Indiz, dass Hugo sich nicht mit dem endgültigen Abschied seiner Tochter abfinden konnte, ist die Tatsache, dass er sich in diesen Jahren für den Spiritismus zu interessieren begann. Immer wieder veranstaltete er spiritistische Sitzungen und versuchte, durch das Medium des runden Tischs, in Verbindung zu der Toten zu treten. Mehr als einmal glaubte er die Stimme Léopoldines zu vernehmen. Kein Zweifel, der Trauerprozess um Léopoldine war die schmerzlichste Erfahrung in Hugos bewegtem Leben – und sicherlich auch im Leben seiner Frau Adèle. Als sie 1868 in Brüssel starb, notierte der Dichter in seinem Tagebuch: »Ihrem Wunsch gehorchend, werden wir ihren Sarg nach Villequier überführen lassen, zu unserer süßen toten Tochter ...«

»Gott nimmt mir meine Familie weg ...«

Als er einige Jahre später, als fast 70-Jähriger, den Verlust seines ältesten Sohnes zu beklagen hatte – Charles Hugo starb 1871, im Alter von 45 Jahren – war der Schmerzausdruck zwar lebhaft, dennoch merklich gedämpfter. In seinem Lyrikband »L'Année terrible«, der hauptsächlich dem Schreckensjahr 1870/71, dem französischen Desaster von Sedan, dem Zusammenbruch des Kaiserreichs, der Pariser Commune und ihrer grausigen Niederschlagung gewidmet ist, findet auch Hugos private Trauer ihren Niederschlag. Das Gedicht »Le deuil« (Die Trauer) beginnt mit einer schmerzlichen Apostrophe an seinen Sohn Charles:

Charles! Charles! ô mon fils! quoi donc, tu m'as quitté.
Ah! tout fuit! rien ne dure!

Charles! Charles! oh mein Sohn! was denn, du hast mich verlassen.
Ach! Alles ist flüchtig! nichts hat Dauer!

In der fünften Strophe zieht er eine bittere Bilanz seiner Verluste, einzig ein Sohn und eine Tochter sind ihm verblieben.

Aujourd'hui je n'ai plus de tout ce que j'avais
Qu'un fils et une fille;
Me voilà presque seul dans cette ombre où je vais;
Dieu m'ôte la famille.

Oh! demeurez, vous deux qui me restez! nos nids
Tombent, mais votre mère
Vous bénit dans la mort sombre, et je vous bénis
Moi, dans la vie amère.

Heute habe ich von allem, was ich hatte,
Nur einen Sohn und eine Tochter;
Jetzt bin ich fast allein in diesem Schatten, wo ich gehe;
Gott nimmt mir meine Familie weg.

O, bleibt, ihr beiden, die mir verbleiben! Unsere Nester
Fallen, aber eure Mutter
Segnet euch im dunklen Tod, und ich segne euch,
Ich, im bittern Leben.

»O bleibet, ihr beiden, die mir verbleiben!«, beschwor er seine beiden überlebenden Kinder. »Gott nimmt mir meine Familie weg«, klagte er gleichzeitig und sprach prophetisch das weitere Schicksal aus: Zwei Jahre später starb auch der andere Sohn, François-Victor, ebenfalls im Alter von 45 Jahren. Seine Tochter Adèle, sein Sorgenkind, wurde 1872 als geistesgestört in der Heilanstalt von Saint-Mandé interniert. »Meine arme Tochter Adèle, toter als die Toten ...«

Victor Hugo widmete dem Andenken seiner beiden Söhne eine Schrift, »Mes fils« (1874), in der er ihre Verdienste als Schriftsteller stärker hervorstrich, als die Literaturgeschichte es tat.

Sein erstes Enkelkind, Georges, starb 1868 einjährig an einer Hirnhautentzündung. Zwei weitere Enkelkinder, Georges (*1868) und Jeanne (*1869), inspirierten den Dichter und Großvater zum Alterswerk »L'Art d'être grand-père« (1877) (»Die Kunst, Großvater zu sein«).

Victor Hugo starb in Paris am 22. Mai 1885, im Alter von 83 Jahren. Testamentarisch hatte er verordnet: »Ich lehne die Gebete aller Kirchen ab, ich wünsche ein Gebet an alle Seelen. Ich glaube an Gott.« Er konnte nicht, wie er es gewünscht hatte, in Villequier neben seiner Tochter bestattet werden. Als berühmtester französischer Dichter des 19. Jahrhunderts erhielt er ein nationales Begräbnis und wurde im Panthéon beigesetzt, das eigens bei diesem Anlass wieder als nationale Nekropole eröffnet wurde.

Victor Hugo: Oeuvres poétiques. Gallimard. Paris 1967.
Alain Decaux: Victor Hugo. Perrin. Paris 1984.
Henri Guillemin: Victor Hugo par lui-même. Seuil. Paris 1951.
André Maurois: Victor Hugo. Hachette. Paris 1954.

Hector Berlioz

»Es war an mir, an mir zu sterben«

Hector Berlioz gilt, wie eine breite Rundfunk-Umfrage beim französischen Musikpublikum vor einigen Jahren ergab, als der genialste Komponist, den Frankreich hervorgebracht hat. Auf Platz 2 und 3 folgten Debussy und Couperin.

Der in La Côte-Saint-André (Isère) geborene Arztsohn wurde zur emblematischen Figur der französischen Romantik. Mit seiner 1830 komponierten »Symphonie fantastique« op. 14 wurde er schlagartig weltberühmt. Mit anderen symphonischen Werken und mit seinem Oratorium »L'Enfance du Christ« op. 25 errang er ebenfalls wahre Triumphe, vor allem bei Tourneen in Deutschland und Russland. »La Damnation de Faust« (1846), nach Goethes »Faust«, ist sein populärstes Bühnenwerk. Berlioz wurde vielfach mit Beethoven verglichen. Ge-rühmt werden vor allem sein unerhörter melodischer Einfallsreichtum, seine rhythmische Erfindungskraft, die Originalität seiner Instrumentierung, die ihm den Beinamen eines »Schöpfers des modernen Orchesters« einbrachte. Richard Wagner bekannte, dass er dem »Klangfarbenkomponisten« Berlioz unendlich viel verdanke und brachte dies mit der Widmung der ersten »Tristan«-Partitur zum Ausdruck.

Harriet Smithson und Marie Recio

Bei der Wahl seiner Frauen bewies Berlioz eine wenig glückliche Hand. Seine erste Frau, die auf den Pariser Bühnen als Ophelia und Juliette gefeierte, von ihm leidenschaftlich geliebte irische Schauspielerin Harriet Smithson, war zwar die Inspirationsquelle seiner epochemachenden Symphonie, wurde dann im Leben jedoch zu einer schrecklichen Enttäuschung und Belastung für den Musiker. Sie schenkte Berlioz sein einziges Kind, den Sohn Louis, der am 14. August 1834 geboren wurde. Da sie als Schauspielerin bald versagte und keine Karriere mehr machen konnte, fand sie einige Jahre Trost in der Erziehung ihres Sohnes.

Berlioz trennte sich von ihr im Jahre 1842 und lebte ab da mit der Künstlerin Marie Recio zusammen, die er 1854, nach dem Tod seiner ersten Frau, heiratete und die in der Ehe nicht weniger unerträglich wurde. Richard Wagner urteilte vernichtend über diese »bösartige« Frau, die ihren absolut außergewöhnlichen Mann ruiniere, erniedrige und lächerlich mache. Ein positives Gegenbild zu seinen »schwierigen« Ehefrauen fand Berlioz in seiner Schwester Adèle, welche ihm verständnisvoll immer zur Seite stand.

Der Sohn Louis

Von seinem 14. Lebensjahr an unterhielt Louis einen fast regelmäßigen Briefwechsel mit seinem Vater, der seinem Sohn eine rührende Liebe entgegenbrachte. Der echt väterliche Ton seiner Briefe ist unendlich weit entfernt von seinen ätzenden Artikeln und Kritiken, von seinen geistreichen und polemischen Schriften; er offenbart einen Berlioz, der seinen natürlichsten Gefühlen freien Lauf lassen darf. Sucht man in seinen musikalischen Werken, die meist leidenschaftlich exaltiert wirken, einen entsprechend intimen Ausdruck, so muss man in seine »Trilogie sacrée« über die »Kindheit des Heilands« hineinhorchen. Hier herrscht auf weiten Strecken reine Kammermusik. Nie hat Berlioz so schlicht und ergreifend komponiert wie in seinen idyllischen Familienszenen, die um die Liebe zu einem Kinde kreisen. Hier dichtete Berlioz auch innige Verse über das Kind, das der ständige Liebesgegenstand seiner Eltern bleiben soll, »es soll wachsen und gedeihen, es soll selbst ein guter Vater werden …« (»qu'il grandisse, qu'il prospère, et qu'il soit bon père à son tour«), auf Christus bezogen wahrlich überraschende Worte, auf den eigenen Sohn Louis bezogen ein natürliches Zeugnis väterlichen Wunschdenkens. Die Musik für diese Vision ist von wunderbarer Innigkeit, sie ergriff die Zuhörer unmittelbar bei der ersten Aufführung. Sie offenbarte einen menschlichen »Herzenston«, wie ihn kein anderes Werk so rein zum Ausdruck brachte und der deshalb beim Publikum eine so starke Resonanz erweckte. Dem außergewöhnlichen Erfolg seines »Kindheits-Oratoriums« verdankte Berlioz anschließend seine Aufnahme ins Institut de France.

Schon mit 15 Jahren beschloss Louis, zur See zu fahren und er unternahm als Matrose eine Reihe von Fahrten in die Karibik. Als er auf dem Handelsschiff »Le Corse«, wo er als Offiziersanwärter diente, vom Tode seiner Mutter hörte, schrieb er an seine Tante Adèle. Nach einer Darstellung seines wenig herzlichen Verhältnisses zu seiner Mutter, kennzeichnete er seine Liebe zu seinem Vater: »Es verbleibt mir nur noch mein Vater, mein armer und guter Vater. Ich kann ihn nicht noch stärker lieben als bis jetzt; ich liebe ihn, wie er mich liebt, und Gott allein kennt die Tiefe der Freundschaft, die zwischen uns besteht … Ich spreche nicht vom Tag, an dem er die Erde wird verlassen müssen, denn ich fühle es, seitdem ich das Alter der Vernunft erreicht habe, dieser Tag wird mein letzter sein. Der Faden meines Lebens ist nur die Fortsetzung des Lebensfadens meines Vaters: wenn man ihn durchschneidet, erlöschen beide Leben.« (»Le fil de ma vie n'est que la suite de celui de mon père: si on le coupe, les deux vies s'éteignent.«)

Während Louis auf dem Kriegsschiff »Phlégéton« in die Ostsee dampfte, um von der bevorstehenden Landung der verbündeten Heere auf der Krim abzulenken, war der Vater auf Konzertreisen in Deutschland unterwegs. Anlässlich dieser Tournee schrieb der Komponist Peter Cornelius einen aufsehenerregenden Artikel über seinen Lieblingskomponisten, den stolzen und wagemutigen Helden Hector

(»le fier et audacieux héros Hector«). Als Erster formulierte er das berühmte Schlagwort der drei großen »B«: Auf den Höhen, wo Bach und Beethoven schon wohnen, wird das dritte große »B« seine Konsekrierung finden ... Diesen Rang nahm Berlioz in den Augen vieler Zeitgenossen ein, bis die meisten ihn ersetzten durch Brahms oder durch Bruckner.

Nach dem Tod seiner Schwester Adèle, im März 1860, vereinsamte der Musiker innerlich zusehends. Einzig sein Sohn war ihm verblieben. Als Leutnant der Handelsmarine war er ununterbrochen auf den Weltmeeren unterwegs, ihr Briefwechsel ist gekennzeichnet durch eine innige Verbundenheit, eine ängstliche Besorgtheit um Gesundheit und Wohlergehen des anderen, »débordant de l'affection la plus chaude«, wie Henry Rabaud schreibt.

Mit seltener Offenheit klagte Berlioz über seine Gebrechen, seine künstlerischen Enttäuschungen, seine Anfälle von Depressionen. Als verantwortungsbewusster Vater sorgte er sich ernsthaft um das berufliche Fortkommen seines Sohnes, um seine Aufstiegsmöglichkeiten in der Marine. Erleichtert atmete er auf, als Louis ihm eine »gesicherte und glänzende Zukunft« als erster Leutnant auf der »Vera Cruz« verkündete, mit einem Monatseinkommen von 370 Franken. Er versicherte ihm, dass er im gleichen Alter es unvergleichlich schwerer gehabt habe, mit weniger Freiheit und weniger Einkommen.

Als der Sohn Heiratsabsichten bekundete, riet der Vater ab und meinte, er quäle sich mit Nichtigkeiten: »Du hast eine Heiratsmanie (›matrimoniomanie‹), die mich zum Lachen brächte, wenn es nicht so traurig wäre zu sehen, wie du mit solcher Gier dich nach der schwersten Kette sehnst, die man nur tragen kann, nach den Mühen und Widerlichkeiten des Haushalts, die wohl das Schlimmste sind, was einen zur Verzweiflung und Verbitterung treibt.« (14.2.1861) In einem Brief vom 13. Oktober 1865 malte er seinem Sohn das Eheleben aus: »Man hat eine Frau, die dick und stumpfsinnig wird und die man schließlich nicht mehr ausstehen kann, und man sagt sich: ›Ach, wenn man noch einmal anfangen könnte!‹«

»Seul, solo, alone, allein ...«

Als Marie Recio nach einem jähen Herzinfarkt während eines Spaziergangs im Juni 1861 starb, wuchs auch die äußere Vereinsamung des Komponisten ins Unbeschreibliche. (»L'isolement affreux où se suis après cette brusque et si violente séparation ne peut se décrire.«)

1863 hatte Berlioz noch die große Freude, dass sein Sohn seine Musik kennenlernte und wirklich zu schätzen wusste. Bei einem Pariser Aufenthalt, zwischen zwei Reisen nach Mexiko, ging Louis jeden Abend zur Vorstellung der Oper »Les Troyens à Carthage«, nach Vergils »Aeneis«, die kurz zuvor im Théâtre lyrique uraufgeführt worden war und es immerhin zu 21 Aufführungen brachte.

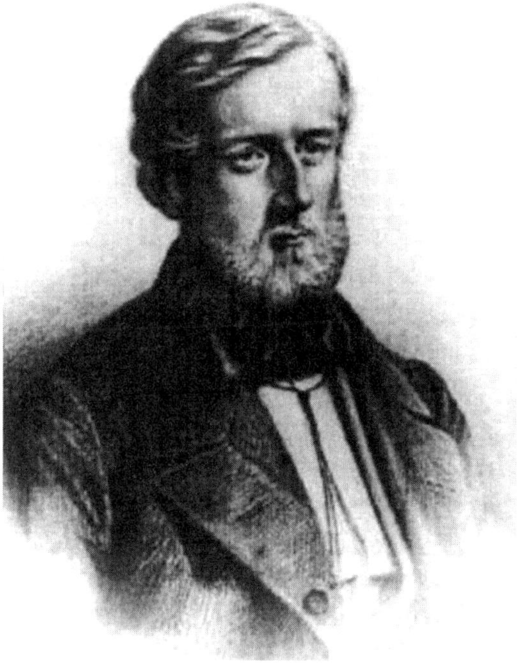

Louis Berlioz

Die Begegnung des einsamen Komponisten mit einer jungen Frau, Amélie, die er zufällig bei einem Grabbesuch auf dem Friedhof Montmartre getroffen hatte, endete mit dem jähen, geheimnisvollen Tod der Frau. Erst sechs Monate später entdeckte Berlioz ihr Grab und war tief betroffen.

An die Prinzessin Wittgenstein schrieb er: »Ich habe letzthin auf dem Montmartre-Friedhof ein Grab entdeckt ... Man war seit sechs Monaten gestorben und man hatte mich nicht benachrichtigen wollen oder können, dass man starb: man war 26 Jahre alt, man war schön, man schrieb wie ein Engel (»on était morte depuis six mois et l'on n'avait pas voulu ou pu me faire savoir que l'on mourait; on avait vingt-six ans, on était belle, on écrivait comme un ange).«

Das späte Wiederaufflammen einer Leidenschaft für Estelle Duboeuf, die er einst als 12-Jähriger im Dauphiné, in seiner Heimatprovinz, unglücklich geliebt hatte und die er jetzt als Witwe Fornier, wie ein Jugendlicher, noch einmal umwarb, ohne sich der Lächerlichkeit der Situation bewusst zu sein, bildet den Hauptstoff des letzten Kapitels seiner »Mémoires«. Er schrieb ihr einen Brief, den sie nicht beantwortete. Er fuhr nach Lyon und bat um eine Zusammenkunft. Sie empfing ihn schließlich, eine Großmutter von 67 Jahren, und erlaubte ihm, ihr Briefe zu schreiben. Von Paris aus schrieb er ihr wie ein Zwanzigjähriger und bettelte um ihre späte Zuneigung. »O, Estelle, zu Ihren Füßen liegen, den Kopf auf Ihren Knien, Ihre beiden Hände in den meinigen, und so enden!« Zweimal lud sie Berlioz zu sich nach Genf ein, wo sie am See spazieren gingen, fünfzig Jahre nach ihrer Begegnung in Meylan. Aber die innere Einsamkeit konnte durch diese verspätete und unmögliche Idylle nicht überwunden werden. »Seul, solo, alone, allein«, in allen Sprachen umschrieb er, wie ein Leitmotiv, seinen seelischen Zustand.

Die Schlusssätze des Nachwortes seiner Memoiren (1. Fassung) waren schon von einer desolaten Verzweiflung geprägt. Nachdem Berlioz in seinen »letzten Friedhofsgeschichten« recht makaber erzählt hatte, wie er seine beiden Frauen im selben

Grab von Montmartre beigesetzt hatte, schloss er: »Die beiden Toten schlafen jetzt dort ruhig und warten darauf, dass ich meinen Teil an Fäulnis ins Beinhaus bringe. – Ich bin jetzt in meinem 61. Jahr, ich habe weder Hoffnungen noch Illusionen noch weitgespannte Gedanken; mein Sohn ist fast immer fern von mir; ich bin allein; meine Verachtung für die Dummheit und die Unehrlichkeit der Menschen, mein Hass gegen ihre abscheuliche Grausamkeit haben ihren Höhepunkt erreicht; und zu jeder Stunde sage ich zum Tod: ›Wann du willst!‹ Worauf wartet er denn noch?«

Aber der schlimmste Schlag, der ihn noch treffen konnte, kam erst nach Abschluss seines Erinnerungswerkes.

»Der schrecklichste Schmerz meines Lebens«

Am 29. Juni 1867 veranstaltete der Marquis Arconati-Viconti, ein glühender Bewunderer der Musik des Meisters, in seinem festlich ausgeschmückten Atelier eine »Apotheose«, eine große Feier zu Ehren des Komponisten. Überall standen duftende Hyazinthen, die Lieblingsblumen des Musikers. Als der zu feiernde »Held« zur festgesetzten Stunde nicht erschien und nachdem man lange vergeblich gewartet hatte, wurde der Pianist Ritter nach ihm ausgeschickt. Als er das Haus betrat, fand er die Tür der Wohnung sperrangelweit offen, Berlioz selbst auf dem Fußboden liegend, sich in Schmerzen windend und krümmend. Neben ihm lag ein Brief. Er hatte soeben die Nachricht erhalten, dass sein Sohn Louis in Havanna vom Gelben Fieber dahingerafft worden war. »Es war an mir, es war an mir zu sterben« (»C'était à moi, à moi de mourir«), stöhnte er.

Berlioz war wie vernichtet. Noch am selben Abend schrieb er an Estelle, Hilfe und Trost suchend bei dem einzigen Menschen, der ihm noch nahe stand: »Verzeihen Sie mir, dass ich mich an Sie wende in dem Augenblick, wo ich den schrecklichsten Schmerz meines Lebens erleide« (»où je subis la plus affreuse douleur de ma vie«): Mein armer Sohn ist in Havanna gestorben, im Alter von 33 Jahren.« Draußen zogen Betrunkene grölend an seiner Wohnung vorbei. Berlioz wälzte sich eine endlose Nacht lang auf seinem Lager und wartete auf den Tod. Er schlief erst ein, als er den ersten Hahnenschrei vernahm.

Einige Tage später begab er sich in sein Büro im Konservatorium, sammelte alle Trophäen seiner Karriere ein, mit denen er ein kleines Museum eingerichtet hatte, und übergab alles den Flammen. Seine letzte Stütze im Leben war zusammengebrochen. Er pflegte sich kaum noch, nahm völlig wahllos Nahrung zu sich: »Wenn ich daran zugrunde gehe, was macht's schon?« Er schrieb Briefe mit der Zeitangabe: »Ich kenne das Datum nicht, weiß nicht, der wievielte heute ist ...« Eine Nichte heiratete in der Heimatprovinz und wünschte den Onkel als Trauzeugen. Bitter notierte er nachher: »Wir haben uns dort alle wiedergesehen, mit einer Ausnahme, leider! ...«

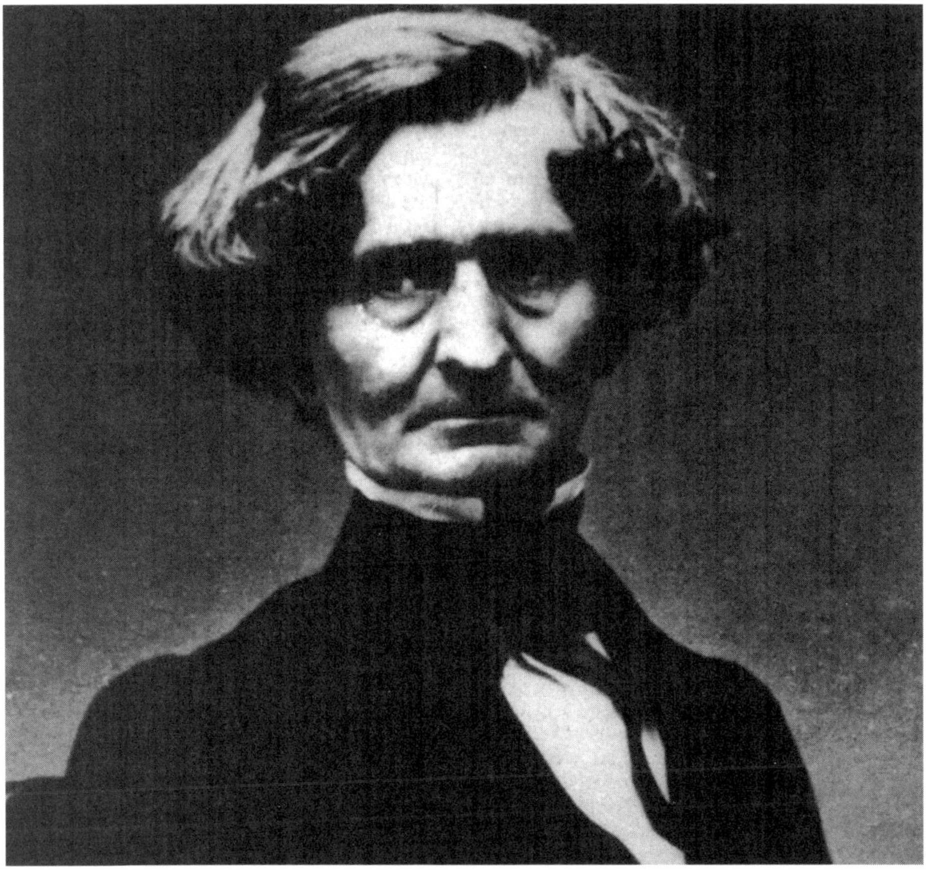

Hector Berlioz

»Ich fühle, dass ich bald sterben werde«

Trotz – oder gerade infolge? – dieser Depression ließ er sich, überraschenderweise, von der Großherzogin Helene von Russland dazu überreden, im Winter nach Russland zu fahren und sieben Konzerte zu geben. Er feierte wahre Triumphe, aber die Hälfte der Zeit musste er im Bett verbringen, »krank wie 18 Pferde, hustend wie 6 rotznasige Esel«, wie er in grimmigem Humor schrieb. Er wollte jedoch nicht in Russland sterben und träumte davon, während er in Moskau fror, noch einmal die Provence und die Côte d'Azur wiederzusehen. Im März fuhr er quer durch Europa und erfüllte sich diesen sehnsüchtigen Wunsch. Bei einem Spaziergang an der felsigen Küste stürzte er. Man fand ihn in einer Blutlache. Was er als ein Stolpern hinstellte, war in Wirklichkeit die Folge eines leichten Hirnschlags. Er erholte sich wieder und konnte sogar im Herbst in Grenoble an einer großen Feier zu seinen Ehren teilnehmen. Gerade als er vom Bürgermeister mit Lorbeer und Rosen gekrönt werden sollte, ertönte ein Donnerschlag, dass alle Fenster des Rathauses aufsprangen. Die Anwesenden spendeten Applaus für diese opernhafte Apotheose. Berlioz jedoch war betroffen, er kehrte sofort zurück ins Hotel und schrieb auf ein großes weißes Blatt die Worte: »Ich fühle, dass ich bald sterben werde.« (»Je sens que je vais mourir.«) Anderntags fuhr er nach Paris zurück.

In diesem letzten Winter las er wieder seine Lieblingsautoren: Vergil, Goethe und Shakespeare. Im Dezember traf er in einer Sitzung des Instituts seinen Kollegen Blaze de Bury, dem er, mit zittriger Stimme, aus einer Tragödie von Äschylus zitierte: »Ach, das Leben des Menschen! Wenn es glücklich ist, genügt ein Schatten, um es zu trüben. Wenn es unglücklich ist, löscht ein feuchter Schwamm sein Bild aus, und alles ist vergessen.« Saint-Saëns besuchte ihn, erzählte ihm begeistert vom Triumph der »Troyens à Carthage« in Moskau und weckte beim schwerkranken Komponisten die Hoffnung, dass sein Meisterwerk auch in Paris wieder aufgeführt werde. Dazu kam es indessen nicht mehr.

Hector Berlioz starb am 8. März 1869. Als der Leichenzug zur Höhe von Montmartre hinaufstieg, rannten die Pferde den Trauergästen davon und stürmten mit dem Sarg in den Friedhof. Beim Grab wurden viele feierliche Reden gehalten, darunter eine von jenem Kollegen, zu dem Berlioz noch kurz zuvor mit galliger Ironie gesagt hatte: »Wenn du eine Rede hältst, dann möchte ich lieber nicht sterben.«

Henry Barraud: Hector Berlioz. Fayard. Paris 1979.
Hector Berlioz: Mémoires. Garnier-Flammarion. Paris 1969.
Correspondance générale. Flammarion. Paris 1972/1995.
Jean Rousselot: La vie passionnée de Berlioz. Seghers. Paris 1962.

Robert und clara Schumann

Kinderszenen ohne Träumerei

Robert Schumann, der romantischste aller romantischen Komponisten, und Clara Wieck, Wunderkind und weltberühmte Klaviervirtuosin, bilden ein Künstlerehepaar, das einzigartig in der Musikgeschichte dasteht. Die Geschichte ihrer großen Liebe gehört zu den Mythen der Romantik, aber auch ihre Tragödien heben sie weit über das durchschnittliche Schicksal hinaus. Der geniale Musiker stürzte sich in den Rhein und starb in geistiger Umnachtung. Dank ihrer Kunst konnte die Witwe die zahlreichen Kinder, die sie an vielen Orten untergebracht hatte, materiell durchbringen. Sie konnte aber nicht verhindern, dass die meisten davon ins Unglück gerieten, dass sie alle ihre vier Söhne frühzeitig verlor. Was einst als erfolgreiche künstlerische Karriere idealisiert und gefeiert wurde, erscheint im Licht einer nüchternen Analyse als eine Serie von düsteren Schicksalsschlägen, als ein wahrer »Katastrophenweg«. (Eva Weissweiler)

Leipzig 1810-1844

Robert Schumann wurde am 8. Juni 1810 in Zwickau als Sohn eines vielseitig gebildeten Buchhändlers geboren, der düstere Ritterromane im Stile Walter Scotts schrieb. Trotz seiner großen Liebe zur Musik fühlte er sich anfangs stärker zur Literatur hingezogen. Er studierte in Leipzig Jura, bevor er mit zwanzig Jahren zur Überzeugung gelangte, dass er eigentlich zur Musik berufen sei. Nachdem er die neunjährige Clara Wieck beim Klavierspiel erlebt hatte, war er so beeindruckt von ihrer Musikalität und ihrer souveränen Technik, dass er ihren Vater um Klavierunterricht bat. Als Lieblingsschüler Wiecks wohnte er längere Zeit in der Familie seines Lehrers und unterwarf sich dessen strenger Methode, in den von Bernhard Logier erfundenen Spezialapparaten monotone Fingerübungen zu machen. Mit seiner Tochter Clara hatte Wieck sein Lehrverfahren so erfolgreich angewendet, dass der 82-jährige Goethe bewundernd schrieb: »Das Mädchen hat mehr Kraft als sechs Knaben zusammen.« (9. Oktober 1831) Aber bei Schumann führte die partielle Lähmung eines Fingers der rechten Hand dazu, dass er den Traum einer Solistenkarriere aufgeben und sich ganz auf die Komposition und die Musikschriftstellerei verlegen musste. Rund zehn Jahre lang schrieb er ausschließlich Werke für Klavier, von den »Abegg-Variationen« op. 1 (1830) bis zum »Faschingsschwank aus Wien« op. 26 (1839). Viele dieser Werke wurden zuerst von Clara aufgeführt – »Clara spielt himmlisch!«, notierte Schumann begeistert – und wurden durch ihre zahlreichen Tourneen durch Europa auch international bekannt.

1835 wurde aus der kameradschaftlichen Beziehung zwischen dem Komponisten und dem neun Jahre jüngeren Wunderkind eine leidenschaftliche Liebe, die sofort auf den heftigen Widerstand des ehrgeizigen und tyrannischen Vaters stieß. Sein ganzes Lebenswerk, die Triumphe seiner Pädagogik, sah er durch eine Ehe seiner Tochter gefährdet. Mit allen Mitteln versuchte er die beiden Liebenden zu trennen. Fünf Jahre lang waren sie fast nur auf geheime Briefkontakte angewiesen. Ihre Liebesbriefe gehören zu den schönsten der Weltliteratur: »Auf immer und ewig, Dein Schumann.« – »Deine Clara, treu bis in das Grab.« Wieck streute aberwitzige Verleumdungen gegen seinen ehemaligen Schüler aus und wurde, infolge einer Injurien-Klage Schumanns, sogar zu 18 Tagen Gefängnis verurteilt. Nach einem mehrjährigen Kampf erwirkte Robert Schumann durch einen Beschluss des Gerichtes Leipzig die offizielle Ermächtigung, Clara zu heiraten. Die Hochzeit fand am 12. September 1840, »ganz im Stillen«, in der kleinen Dorfkirche von Schönefeld bei Leipzig statt.

»Der Himmel meint es doch gar zu gut mit uns«

In der Euphorie des Jahres 1840, von der besonders die Braut- und Ehebriefe ein beredtes Zeugnis ablegen, schuf Robert Schumann den größten Teil seiner Lieder, 139 Titel, u.a. den »Liederkreis« op. 39 und »Dichterliebe« op. 48 auf Verse seiner Lieblingsdichter Eichendorff und Heine. Clara gab vorübergehend ihre musikalische Laufbahn auf und widmete sich ganz ihren häuslichen Pflichten und dem Werk ihres Mannes. Gefühlsmäßig wie künstlerisch herrschte zwischen beiden eine seltene Harmonie. Beide waren leidenschaftliche Naturen. Clara war die kongeniale Interpretin Schumanns, sie verstand es, wie kein anderer, die typische Stimmenverschlungenheit seiner Klavierwerke transparent wiederzugeben. Bei aller technischen Virtuosität besaß ihr Spiel die echte Beseeltheit, die sog. »Innigkeit«, eine Vortragsbezeichnung, die von Robert Schumann erfunden wurde.

Das gemeinsam geführte »Ehetagebuch« fließt über vom jungen Eheglück. »Wir genießen ein Glück, das ich früher nie gekannt – ein sogenanntes *häusliches Glück* verspottete mein Vater allezeit. Wie bedauere ich die, die das nicht kennen! sie leben doch nur halb.« (Februar 1841) Das Wunderkind hatte allerdings keine Kindheit gehabt. »Der Himmel meint es doch gar zu gut mit uns.« (31. Mai 1841) »Bin ich nicht das glücklichste Weib auf Erden?«, schrieb Clara an Mendelssohn. Das »Ehetagebuch« registrierte gewissenhaft alle Einzelheiten des gemeinsamen Lebens, das künstlerische Schaffen, die Einnahmen und Ausgaben, alle familiären und sentimentalen Ereignisse bis hin zum Intimleben.

Im Jahre 1841 eroberte Schumann sich die Form der Kammermusik mit seinen drei Streichquartetten op. 41, dem Klavierquintett op. 44 und dem Klavierquartett op. 47. Noch im selben Jahr nahm er die große Form in Angriff, indem er seine »Erste Sinfonie für großes Orchester« op. 38, die »Frühlingssinfonie«, schrieb und erfolgreich zur Aufführung brachte. Mit dem Oratorium »Das Paradies und die

Peri« gelang ihm auch das großangelegte Chorwerk. Der Durchbruch Robert Schumanns bewog endlich Friedrich Wieck, die Aussöhnung mit dem jungen Paar zu suchen. Er war jetzt »Feuer und Flamme für Roberts Compositionen«, wie Clara freudig notierte. »Lieber Schumann, Tempora mutantur et nos mutamur in eis«, schrieb Wieck entschuldigend seinem jetzt bewunderten Schwiegersohn. Weihnachten 1843 verbrachten Robert und Clara bei Vater Wieck in Dresden, jedoch in ziemlich kühler Atmosphäre.

»Kinder sind ein Segen – man kann nicht genug haben«

Mittlerweile hatte Clara ihre beiden ersten Kinder zur Welt gebracht, die Töchter Marie (1841-1929) und Elise (1843-1928). Schumann erwies sich als ein für diese Zeit ungewöhnlich zärtlicher Vater. Er widmete ihnen viel Aufmerksamkeit, er komponierte für sie manches Werk, u. a. das »Album für die Jugend« op. 68, die »Lieder für die Jugend« op. 73, die »Sonaten für die Jugend« op. 118. Am Wohlsten fühlte er sich im Familienkreis, den er sich möglichst kinderreich wünschte. »Kinder sind ein Segen«, wiederholte er gerne. An Mendelssohn schrieb er: »Ich sage immer zu meiner Frau: ›man kann nicht genug haben.‹ Es ist die größte Huld, die uns auf Erden geschehen kann.« (September 1845) Jahrelang führte er liebevoll ein »Erinnerungsbüchelchen für unsere Kinder«.

Bereits 1830, als er bei der Familie Wieck wohnte, hatte er sich durch seine Liebe zu den Kindern ausgezeichnet. »Hier wurde er mit den Kindern wieder zum Kinde. Er erzählt ihnen die schönsten selbsterfundenen Märchen und gibt ihnen Charaden auf, er neckt und tollt. So war Robert das größte Kind von allen und brachte etwas von dem Sonnenschein der Kindheit auch in das ernste Leben seiner kleinen Freundin. Man kann denken, wie lieb sie ihn hatte«, erzählt Eugenie Schumann nach den Erinnerungen ihrer Mutter Clara.

Wie sehr Schumann ein Kindernarr war, bekam Clara die ganze Zeit ihrer Ehe zu ihrem Leidwesen zu spüren. Von 1840 bis 1854 war sie zehn Mal schwanger, sie brachte acht Kinder zur Welt und erlebte zwei Fehlgeburten, von denen eine vermutlich provoziert war. Ihre Kinderfreudigkeit nahm von Geburt zu Geburt ab. Das Tagebuch registriert ihre wachsende Desillusionierung, da sie bei jeder neuen Schwangerschaft feststellte, wie ihre künstlerische Karriere einen weiteren Abbruch erlitt. Zwar hatte sie längst ihre Tätigkeit als Klaviervirtuosin wieder aufgenommen und trat auch noch öffentlich in den letzten Wochen ihrer Schwangerschaft auf, aber die Überbelastung durch die Kinderschar machte ihr doch zusehends zu schaffen. In ihrer Mutterrolle fühlte sie sich immer unbehaglicher. Zu Beginn ihrer fünften Schwangerschaft schrieb sie besorgt in ihr Tagebuch: »Was wird aus meiner Arbeit? Doch Robert sagt: ›Kinder sind Segen‹, und er hat recht, denn ohne Kinder ist ja auch kein Glück. und so habe ich mir denn vorgenommen, mit möglichst heiterm Gemüt der nächsten schweren Zeit wieder ins Auge zu sehen. Ob es immer gehen wird, das weiß ich nicht.« (Mai 1847) Als gefeierte Künstlerin, die immer wieder

Tourneen absagen musste, wurde sie jetzt immer unwilliger bei jedem Familienzuwachs, der sich ankündigte. Nach allem, was man in ihren Zeugnissen liest, müssen die künstlerischen Auftritte weit mehr zu ihrer Selbstverwirklichung beigetragen haben als das »häusliche Glück« der Mutter inmitten ihrer zahlreichen Kinder.

Während der langen Tourneen wurden die Kinder meistens bei Freunden und Bekannten untergebracht oder dem Dienstpersonal anvertraut. Sehr früh bereits schickte man sie in Internate, wo sie mit großer Strenge erzogen wurden und sich nach der Wärme des Elternhauses verzehrten. Es besteht kein Zweifel darüber, dass alle Kinder Schumanns unter einem Defizit mütterlicher Geborgenheit litten. Die wunderbare Innigkeit der »Kinderszenen« op. 15 mit der »Träumerei«, die Generationen als Vorbild einer glücklichen Familienatmosphäre dienten, wurden im Hause Schumann allmählich zur fernen Traum- und Wunschwelt. Auch das Eheleben war nach den ersten Jahren alles andere als eine konfliktfreie Idylle.

Dresden – Düsseldorf

1844 verließ die Familie Schumann Leipzig und ließ sich für sechs Jahre in Dresden nieder. Hier wurden weitere vier Kinder geboren: Julie, Emil, Ludwig, Ferdinand. Schumann komponierte seine 2. Sinfonie op. 61, sein Klavierkonzert op. 54, die Oper »Genoveva«, die Wilhelm Meister-Lieder op. 98, die Faustszenen.

Ab 1845 wurde er von Depressionen heimgesucht. »Die finsteren Dämonen beherrschten mich«, schrieb er im Mai 1845 nach einer schweren Krise. Er litt fortan unter Stimmungsschwankungen, unter Höhenphobie – er wollte nur noch im Erdgeschoss wohnen – er fürchtete, zu erblinden oder den Verstand zu verlieren. Seine Tagebucheintragungen und seine Briefe werden von der Biographin Nancy Reich als »eine ununterbrochene Elendslitanei« gekennzeichnet.

Im Revolutionsjahr 1849, als Richard Wagner in Dresden auf die Barrikaden stieg, floh Schumann aus der Stadt und lebte zurückgezogen in Kreischa. Dennoch komponierte er so viele kammermusikalische Werke, dass er 1849 als sein »fruchtbarstes Jahr« bezeichnete.

1850 nahm er das Angebot aus Düsseldorf an, als Städtischer Musikdirektor Orchester und Chor zu leiten. Aber die Misshelligkeiten wegen seines Versagens als Dirigent führten dazu, dass es zu einer demütigenden Amtsenthebung kam und er nur noch seine eigenen Werke dirigieren durfte. In Düsseldorf schuf er seine 3. Sinfonie op. 97, die »Rheinische«, sowie sein Cellokonzert op. 129, seine Messe op. 147 und sein Requiem op. 148, die letzte Opusnummer. Hier wurden auch seine beiden letzten Kinder geboren, Eugenie und Felix. Als die zehnte Schwangerschaft sich ankündigte und Clara eine Englandtournee verschieben musste, klagte sie: »Meine letzten Jahre gehen hin, meine Kräfte auch – gewiss Grund genug, mich zu betrüben … Ich bin so entmutigt, dass ich es gar nicht sagen kann.« Der Sohn Felix wurde vier Monate nach der Internierung seines Vaters geboren.

Gehörstörungen – das sog. Tinnitusphänomen – und Halluzinationen sowie ernsthafte Sprachhemmungen untergruben das Selbstbewusstsein des Musikers und gipfelten in einer Krise. Am Rosenmontag, dem 27. Februar 1854, verließ er heimlich in Schlafrock und Filzschuhen die Wohnung und stürzte sich von einer Schiffsbrücke in den Rhein. Vorher hatte er den Trauring ins Wasser geworfen. Aber der Selbstmordversuch wurde vereitelt, die Brückenwärter zogen den Musiker aus dem Wasser. Schumann fürchtete, er sei so geisteskrank, dass er den Seinen etwas antun könnte. Er wünschte selbst, in eine Irrenanstalt gebracht zu werden, »da er seiner Sinne nicht mehr mächtig sei«. Seine letzten zwei Jahre verbrachte er in einer privaten Heilanstalt in Endenich bei Bonn. Die meisten seiner mündlichen und schriftlichen Äußerungen dieser Jahre wirken freundlich und durchaus besonnen. Der Anstaltsarzt, Dr. Richarz, betrachtet ihn als einen interessanten »Fall« und bringt ihm als Musiker wenig Verständnis entgegen, so dass Schumann versucht, ihm seine Kompositionen zu erklären, »damit der die Symphonien nicht mit Symptomen verwechselt.«

Anscheinend nährte Clara stets die feste Hoffnung, dass Robert eines Tages geheilt nach Hause zurückkomme. Für seine Rückkehr legte sie ein »Blumenbuch« an, in das sie nach jedem Auftritt Blumen und Blätter einklebte, die ihn als »kleine Liebeszeichen erfreuen« sollten. Ihre Hoffnung ging nicht in Erfüllung, aber das »Blumenbuch für Robert in der Krankheit vom März 1854 bis Juli 1856 angelegt von seiner Clara«, das heute im Schumannhaus in Zwickau aufbewahrt wird, dient als schönster Beweis, dass Clara ihren Gatten keineswegs vergessen oder aufgegeben hatte.

Robert Schumann starb am 29. Juli 1856. Als Todesursache vermutet man heute meistens eine »Erkrankung des zentralen Nervensystems ... als Spätfolge einer Syphilis, die er sich ... lange vor seiner Eheschließung zugezogen hatte.« (Nancy Reich) Da die Ärzte ein Kontaktverbot für Clara verordnet hatten, besuchte sie ihn lediglich die letzten zwei Tage seines Lebens, am 27. und am 28. Juli, was von manchen Biographen als ziemlich befremdlich empfunden und ihr gelegentlich sehr verübelt wird.

Am Todestag notierte Clara in ihr Tagebuch: »Ich stand an seiner Leiche, des heißgeliebten Mannes, und war ruhig; all mein Empfinden ging auf in Dank zu Gott, dass er endlich befreit, und als ich an seinem Bette niederkniete, da wurde mir so heilig zumute, mir war, als schwebe sein herrlicher Geist über mir – ach, hätte er mich mit sich genommen. Ich sah ihn heute zuletzt – einige Blumen legte ich ihm noch aufs Haupt – meine Liebe hat er mit sich genommen.«

Johannes Brahms war 1853 von Schumann überschwänglich als der »Auserwählte« der neuen Musikergeneration gefeiert worden. Seitdem verkehrte er regelmäßig im Hause Schumann, wo er sich auch oft der Kinder annahm. Brahms war die größte Stütze Claras in dieser schweren Zeit. Es besteht kein Zweifel, dass er die 14 Jahre ältere Frau und Künstlerin leidenschaftlich verehrte und liebte und dass auch Clara sich allmählich in ihn verliebte. Hunderte von Briefen belegen ihr inniges Einverständnis, sie lassen indes keine weiteren eindeutigen Schlüsse zu. Die Behauptung eines rachsüchtigen Familienangehörigen, Brahms sei der Vater des Sohnes Felix, wird heute meist als haltloses Gerücht abgetan. Als Clara 1856 endlich frei war, zog sich Brahms allmählich zurück. Dennoch blieben beide den Rest ihres Daseins in Kontakt miteinander.

Die Schumann-Kinder

Aus der Ehe Roberts mit Clara gingen acht Kinder hervor, die fast alle ein trauriges Dasein führten und früh starben. Schumann selbst erlebte nur die zwei Fehlgeburten seiner Frau und den Tod des ältesten Sohnes Emil. Clara aber, die Witwe, musste den Verlust von fünf ihrer Kinder hinnehmen, darunter aller vier Söhne. Jedes von ihnen hatte seine eigene Tragik. Auch die drei überlebenden Töchter Marie, Elise und Eugenie, die alle drei über fünfundachtzig Jahre alt wurden, können kaum als Glückspilze gelten. Zwei blieben unverheiratet und opferten sich für Clara und den Namen Schumann. Einzig die willensstarke Elise scheint ein normales Leben geführt zu haben.

Es ist bedrückend zu lesen, wie nach Schumanns Tod die ganze Familie auseinander gerissen wurde. Clara war durchschnittlich zehn Monate im Jahr unterwegs. Nur noch selten fanden sich alle Kinder zusammen. Nicht einmal zu Weihnachten war das der Fall, weil die Witwe eine seltsame Scheu vor diesem »Familienfest« empfand. Als Mutter war die Künstlerin emotional stark überfordert. So schränkte sie allmählich die Besuche bei den kranken Kindern ein. Sie verzichtete sogar darauf, an einigen Begräbnissen ihrer Kinder teilzunehmen. Erschüttert stellte sie im Rückblick in ihrem Tagebuch fest: »Was habe ich besessen, was verloren!«

Emil – »elend und kränklich« – der erste Verlust

Emil, der langersehnte Stammhalter, wurde als viertes Kind am 8. Februar 1846 geboren. Bis kurz vor der Entbindung saß Clara noch am Klavier, zwei Stunden später war der Sohn auf der Welt und Robert notierte: »Freudentag«. Das Kind wurde auf den Namen Emil getauft, vermutlich in Erinnerung an Schumanns älteste Schwester Emilie. Diese hatte sich 1825 in einer Krise von Schwermut heimlich aus dem Haus geschlichen und sich im Fluss ertränkt. Der Knabe wurde in die Obhut einer Amme gegeben und kam nicht recht zu Kräften. In seinem »Erinnerungsbüchlein« bezeichnete der Vater ihn als »elend und kränklich«. Er führt aus: »Er nimmt noch an nichts teil, klagt und nörgelt den ganzen Tag, kein Lächeln ist ihm abzugewinnen und keine stärkende Arznei will anschlagen.« Noch beunruhigender als seine Schwäche und Appetitlosigkeit war die Entdeckung, dass der Lymphknoten hinter den Ohren verhärtet war. Die Ärzte waren ratlos.

Am 21. Juni 1847 kehrte die Amme mit dem todkranken kleinen Emil vom Lande nach Dresden zurück. Die Eltern waren auf das Schlimmste gefasst. Am selben Tage vollendete Schumann seine Motette »Beim Abschied zu singen« mit den bekannten Versen »Es ist bestimmt in Gottes Rat, dass man, was man am liebsten hat, muss meiden« (E. von Feuchtersleben) Die obligate Tageseintragung lautet: »Lied zum Abschied fertig aufgeschrieben – Nachmittag Emil … sehr krank.« Am nächsten Tag hält ein nüchternes Kreuz den Tod des Kindes fest. Etwas später folgt die Eintragung: »In der Nacht vom 21. zum 22., früh um zweieinhalb Uhr, starb unser kleiner Emil. Er war fast immer kränklich – hat wenig Freuden auf der Welt gehabt. Nur einmal hab ich ihn lächeln gesehen … Mittwoch, den 23., abends sechs Uhr, wurde er begraben.« Clara blieb den ganzen Sommer über bedrückt und traurig und konnte den Schlag nur schwer verwinden. Die wirksamste Ablenkung war die Tatsache, dass sie schon wieder schwanger war und bald einen zweiten Sohn gebar.

Es ist wahrscheinlich kein Zufall, dass Schumann wenig später das »Requiem für Mignon« op. 98 komponierte, wo er so ergreifend den Schmerz über den Tod eines Kindes zum Ausdruck bringt, aber auch die tröstliche Verkündigung seines Weiterlebens (»Schaut mit den Augen des Geistes hinan …«) und besonders die Schlussaufforderung an die übrigen Kinder, sich nicht in ihrer Trauer zu verlieren (»Kinder, kehret ins Leben zurück«). Mit allen Aussagen dieser kleinen Trauerkantate konnte Schumann sich leicht identifizieren. Vielleicht muss man auch in diesem Stimmungszusammenhang die großartige Rückertvertonung sehen, die ebenfalls in dieser Zeit entstand, die Trost-Motette für achtstimmigen Chor »Verzweifle nicht im Schmerzenthal« op. 93.

Ludwig – der lebendig Begrabene

Schumanns zweiter Sohn wurde am 20. Januar 1848 geboren. Der Vater war so in die Komposition seiner Märchenoper »Genoveva« vertieft, dass er wenig Notiz von diesem Ereignis nahm. Bald darauf aber pries er sein Familienglück in einem Brief an einen holländischen Musikfreund: »Dann besitz ich ja im eignen Haus so hohe Güter – eine so liebe Frau, so wohlgerathene Kinder. Einen Knaben haben wir jetzt auch; Ludwig heißt er und ist das ganze Glück seiner Mutter …« Der Knabe blieb seltsam verträumt und verschlossen, er sprach wenig. Am meisten scheint er aufgelebt zu sein, als der »Kindmann« Brahms mit ihm das Treppengeländer herunterrutschte und er auch des Nachts zu Brahms ins Bett kriechen durfte. Er litt sehr darunter, dass seine Mutter so wenig Zeit für ihn hatte und immer wieder zu Konzertreisen aufbrach. Ludwig war kurzsichtig, was sicher teilweise seine Ungeschicklichkeit erklärt. Häufig stieß er gegen Möbelecken und Stühle, ließ mal eine Schüssel aus der Hand fallen und wurde dann todtraurig.

Als er acht Jahre alt war, schickte Clara ihn in ein Bonner Internat. Hier erwies er sich als so wenig leistungsfähig, dass man der Mutter bescheinigte, er könne »in keiner öffentlichen Schule fortkommen.« Ein verständnisvoller Pfarrer an der Sieg

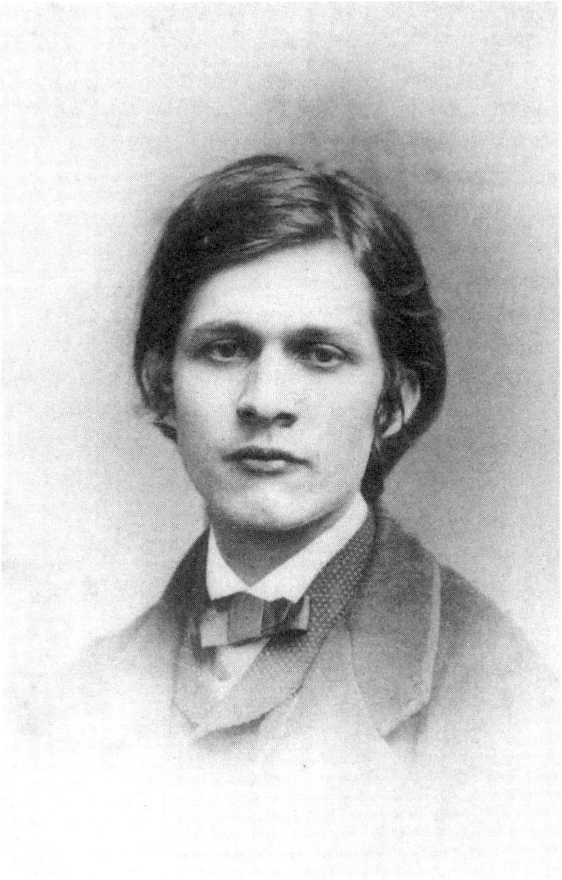

nahm sich eine Zeitlang seiner an. Der anschließende Besuch eines Gymnasiums in Karlsruhe musste abgebrochen werden, da sich Ludwig im Unterricht nicht konzentrieren konnte und unfähig war, seine orthographischen Fehler zu verbessern. Obwohl er leidenschaftlich gerne las und musizierte, entschied seine Mutter, er müsse »ins practische Leben hinaus« und schickte ihn in die Lehre zu einem Buchhändler, wo er durch seine Unpünktlichkeit und seine Unzuverlässigkeit auffiel. Später versuchte man dem labilen Jungen in Großvater Wieck einen Ersatzvater zu geben, ohne sonderlichen Erfolg.

Mit 22 Jahren erkrankte Ludwig sehr schwer und musste in eine Heilanstalt eingewiesen werden. »Es ist doch grausam vom Schicksal, mir zweimal solch 'ne Prüfung aufzuerlegen«, klagte Clara in einem Brief an Brahms. An ihren Jüngsten schrieb sie: »Es ist ein furchtbares Schicksal, was den armen Ludwig getroffen; es gibt keine Worte für solchen Schmerz, das Herz blutet einem. Das meine ertrüge es nicht, fühlte ich nicht, daß ich mich für Euch aufraffen muß …« (Eugenie, Erinnerungen) Ludwig war von nun an ein »lebendig Begrabener«. In der »Landesversorgungsanstalt« für unheilbare Geisteskranke in Colditz, zwischen Leipzig und Dresden, verbrachte er 29 Jahre, bis 1899. Die paar Besuche, die Clara ihm dort abstattete, waren für sie so erschütternd, dass sie schließlich nicht mehr hinging. »Nach Colditz, wo ich denn endlich meinen armen Ludwig wiedersah. (…) Ich fühlte mich innerlich wie zerrissen … Er freute sich außerordentlich, mich zu sehen, umarmte mich ganz krampfhaft und bat, ihn mit fortzunehmen, da er ganz gesund sei. Welche Qual, ihm nun sagen zu müssen, daß das nicht ginge. (…) Es war mir zu furchtbar Alles! Mein Kind, wie in einem Gefängnis zu sehen, sein flehender

Blick, als ich ging – ich vergesse es nie!« (Tagebuch 1875) Der Zustand ihres Kindes scheint ihr »so furchtbar, daß man nur den Himmel bitten muß, den armen Menschen zu erlösen.« In einem Brief an Brahms führt sie weiter aus: »Es ist fürchterlich, und Du kannst Dir wohl denken, wie des Nachts oft der Kummer mich übermannt. Am Tage gelingt es mir, durch Arbeit und Zusammensein mit den Kindern denselben zurückzudrängen. Dächte ich nur im geringsten, etwas nützen zu können, ich ginge gewiß hin, aber ich weiß ja, wie es mit solchen Kranken ist.« Diesen bewegenden Klagen einer unglücklichen Mutter stellen manche Biographen entgegen, dass sie den Sohn nicht regelmäßig besuchte und nie auf seine Bitten und Hilferufe einging. Nach 1876 scheint Clara nicht mehr in Colditz gewesen zu sein.

1879 schrieb sie an Brahms: »Neulich erhielt ich mal seit langer Zeit wieder Nachricht über Ludwig, die so schauderhaft war, daß mir ordentlich das Herz erzitterte.« Die Schwester Eugenie erzählt über den Schluss: »Sein Geist verfinsterte sich mehr und mehr, und er wurde, wie meine Mutter oft in tiefstem Weh ihn nannte: ein lebendig Begrabener.«

Die modernen Biographen wie Weissweiler und Kühn gehen hart ins Gericht mit der Künstlerin Clara, die sie an den Maßstäben moderner Mütterlichkeit messen. Sie litt gewiss unter jedem Verlust wie jede andere Frau in ihrer Lage, aber als Ernährerin einer zahlreichen Familie stand sie unter ständigem Leistungsdruck, als öffentlich auftretende Künstlerin, die nicht von der Kritik geschont wurde, durfte sie sich keine Schwäche geben. Es blieb ihr vermutlich nur die Waffe ihrer stoischen Haltung, um seelisch wie künstlerisch zu überleben.

Wenn Wolfgang Held der 12-jährigen Clara bescheinigte, dass sie als »Instrumentalvirtuosin« sich unbedingt »kühle Durchsetzungsfähigkeit« und »robuste Gefühlsbeherrschung« aneignen musste, so erwiesen sich diese Eigenschaften als sehr nützlich, da es für die Witwe galt, sich mit ihren zahlreichen Kindern durchs Leben zu schlagen, ein »Leben, das nicht aufhört mit immer neuen Prüfungen an mich heranzutreten.«

Julie – die heimliche Liebe des Johannes Brahms

Julie wird in allen Biographien als die hübscheste der Schumann-Töchter dargestellt. Als »zartes sensibles Pflänzchen« – so der Vater – wurde sie der »große Liebling« der Eltern. Schon sehr früh fiel sie den Besuchern durch ihre Anmut und Liebenswürdigkeit auf. Als sie vier Jahre alt war, bezeichnet sie der gestrenge Kritiker Eduard Hanslick scherzhaft als seine »Braut«. Vor allem Johannes Brahms fühlte sich von ihr angezogen. Der Sechzehnjährigen widmete er seine »Variationen über ein Thema von Robert Schumann« op. 23, eine Auszeichnung, die kein anderes Schumann-Kind erfuhr. Bereits 1854 gab Clara ihre Tochter zur Großmutter nach Berlin, so dass Julie von da an fast immer von der Familie getrennt lebte. Clara vermisste später ihre liebevolle Gegenwart: »Ich sehne mich sehr nach Juliens lieben zärtlichen

Blicken … es ist ihr so eigen, daß sie es mir immer so zeigt und das thut mir so wohl. Ich brauche Liebe so nötig zum Leben als die Luft.« (Juli 1867) Wegen ihrer zarten und schwächlichen Konstitution bedurfte Julie ständiger Pflege. Die Ärzte empfahlen ihr Winteraufenthalte im Süden und Badekuren zur Stärkung der Atemwege. Die Diagnose lautete bald: Schwindsucht.

»Julie war zart, blond und von allen geliebt«, schreibt E. Weissweiler, während sie die Mutter als »hager, schmallippig und ohne Anmut« kennzeichnet. Sie »zog die Blicke der Männer auf sich«, was Clara mit zwiespältigen Gefühlen feststellte, besonders da auch Johannes Brahms ein sichtliches Gefallen an ihr zu finden schien. Gewissheit darüber erhielt sie 1869, als Julie sich ziemlich überraschend mit einem italienischen Grafen verlobte und verheiratete. Brahms war tief betroffen und wie umgewandelt. Bleibendes Zeugnis seiner sentimentalen Enttäuschung ist die von Trauer und Schwermut erfüllte »Alt-Rhapsodie« op. 53. Die Verzweiflung des jungen Wertherlesers, dem »Balsam zu Gift« ward, der »aus der Fülle der Liebe« sich Menschenhass trank, spiegelte seinen eigenen Schmerz wider. Clara war erschüttert von der Tiefe der Empfindung. Zu spät erkannte sie die geheime Wunde.

Graf Radicati di Marmorito war Witwer, Vater von zwei Kindern, schon etwas älter und, was Clara am meisten missfiel, Katholik. Julie schenkte ihm zwei Söhne, Eduardo und Roberto. Während der dritten Schwangerschaft starb sie, im Alter von 27 Jahren. Am nächsten Tag, dem 10. November 1872, spielte Clara in Heidelberg ihr Konzert, wie vorgesehen, ohne mit jemandem über den Verlust zu sprechen. Sie unterdrückte alle Emotionen und erklärte ihre Fassung mit der längst gewonnenen Überzeugung, dass das »theure Kind … nicht mehr lange leben würde.« Den »Schlag auf das arme Herz« hatte sie bereits vorher erhalten und teilweise verwunden, »weil ich eigentlich den Verlust des geliebten Kindes vor drei Jahren so furchtbar durchkämpft habe

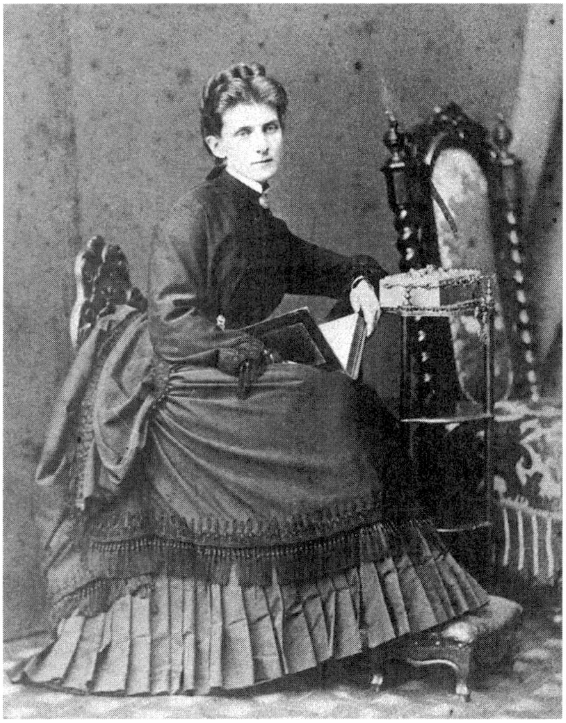

Julie Schumann

– da war mir ja schon, als habe ich sie verloren.« (Brief an Hermann Levi) Clara nahm nicht am Begräbnis ihrer Tochter teil.

Felix – »mich friert's und schauert's«

Felix wurde am 11. Juni 1854, nach dem Selbstmordversuch seines Vaters, geboren. Obwohl er das Nesthäkchen war, lebte er seit seinem fünften Lebensjahr in fremden Familien und in Instituten. Er war der begabteste Sohn Claras, dichterisch und musikalisch talentiert wie Robert. Sie ließ ihm Unterricht in Violine und Klavier erteilen, riet ihm aber dringend ab, eine künstlerische Laufbahn einzuschlagen: »Du wirst als Sohn Robert Schumanns eine kümmerliche Rolle spielen. Du kannst Deinem Namen nur gerecht werden, wenn Du ein ganz bedeutendes Genie als Musiker entwickelst und mit diesem enorm fleißig studierst.« Ganz unverhüllt bekannte sie, dass sie an »eine solche Begabung bei Dir, wie sie zu hoher Künstlerschaft gehört«, nicht glaube. Felix ließ sich nicht einschüchtern. Zwar gehorchte er und machte sein Abitur, er begann sogar Jura in Heidelberg zu studieren, aber er blieb künstlerisch aktiv. Mittlerweile war auch bei ihm Tuberkulose festgestellt worden.

Als Felix Gedichte schrieb und veröffentlichen wollte, zeigte sich die Mutter beunruhigt, fast irritiert. Sie riet ihm, nur unter einem Pseudonym zu publizieren, »damit er sich und uns Unannehmlichkeiten erspare.« Immerhin schickte sie eine Auswahl davon an Johannes Brahms: »Sage mir offen, was Du davon denkst – glaube nicht, daß ich als schwache Mutter an ein Genie bei ihm dächte, im Gegenteil, ich habe eine solche Angst vor der Überschätzung seiner (Roberts) Kinder, daß ich vielleicht manchmal zu viel verlange von ihnen.« Brahms urteilte vorteilhafter und ließ sich von einigen Gedichten Felix' zu Lied-Vertonungen inspirieren. Die Verse »Meine Liebe ist grün wie der Flie-

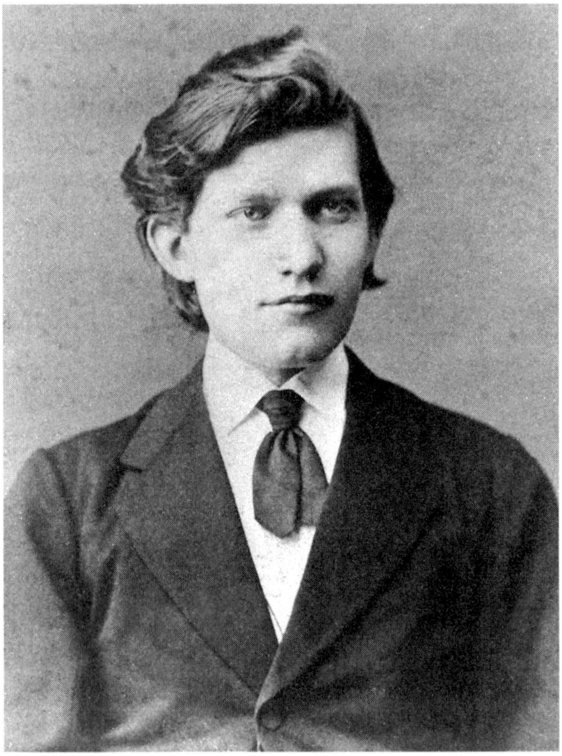

Felix Schumann

derbusch, und meine Liebe ist schön wie die Sonne« beflügelten den Komponisten zu einer jubelnd aufsteigenden Melodie in Fis-Dur, im reinsten Schumann-Stil. Das Lied, das sich neben der Vertonung von »Wenn um den Holunder« im op. 63 (1874) befindet, gehört zu den beliebtesten des Musikers. Der junge Dichter hatte noch die Freude, die Brahmslieder zu hören.

Clara konnte sich abfinden mit den spätromantischen Herzensergüssen ihres Jüngsten, unerträglich jedoch war in ihren Augen seine Wehleidigkeit, seine fast exhibitionistische Art, seine echte Verzweiflung preiszugeben.

Nicht lange mehr dauert's –
Mich friert's und schauert's –
Dann schneidet die stumme,
Geschäftige, krumme
Alte den Faden entzwei.«

Der Schwindsüchtige wusste, wie sehr seine Tage gezählt waren, dass bald die »krumme Alte«, die Parze, seinen Lebensfaden durchschneiden würde. Es scheint verfehlt und abwegig, die Schicksalsgöttin durch die verhasste Mutter zu ersetzen, wie E. Weissweiler es tut, sogar wenn Clara seine Briefe als »liebeleer« bezeichnete und ihm drohte, das Erbe zu kürzen.

Im September 1878 kehrte Felix, auf zwei Stöcke gestützt, zu seiner Mutter zurück, um sich mit ihr zu versöhnen. Sie brachte ihn zunächst in eine Heilanstalt, bevor sie den vom Tode Gezeichneten in ihr Haus aufnahm. Felix starb in der Nacht vom 15. zum 16. Februar 1879, im Alter von 24 Jahren. Am Vorabend hatte seine Mutter ein Konzert gegeben. Ihre Tagebucheintragung dokumentiert die schreckliche Ambivalenz der Künstlerpersönlichkeit, das Dilemma zwischen Leben und Kunst:

»Am 14. spielte ich im Museumsconcert – es war ein lange gegebenes Versprechen. Es wurde mir furchtbar schwer, ach, und ich wollte, ich hätte es nicht gethan. Hätte ich gewußt, wie nahe das Ende unseres Dulders, ich hätte es nicht gethan. Mein Herz blutete, als ich Felix Gute Nacht sagte, ins Concert gehend. Der Contrast war so schrecklich! ich sah das ganze Concert hindurch nur ihn, seine abgemagerte Gestalt, seinen erloschenen Blick, ach, und seine Atemnoth – es war entsetzlich! und dennoch spielte ich ganz glücklich, ohne auch nur eine verunglückte Note!«

Der letzte Satz hat sehr hässliche Beurteilungen provoziert.

Clara schlief, als ihr jüngster Sohn starb. In den Armen der ältesten Tochter Marie. Marie war jetzt 38, sie hatte längst auf persönliches Glück verzichtet. Sie opferte sich auf für ihre Mutter, ihre Brüder und Schwestern. Sie erlebte die Agonie und schonte die 60-jährige Mutter. Clara notierte über Felix: » … er hat furchtbar gelitten, ein Todeskampf im vollsten Sinne des Wortes … sie wollte mir diese

Stunde ersparen, die immer Aufopfernde, Liebevolle ... So sah ich ihn am Morgen eine Leiche, ach, und ich muß bekennen, ich fühlte eine Erlösung, für die ich dem Himmel danken mußte.«

Johannes Brahms eilte nach Frankfurt, um Clara zu trösten. Er setzte dem Frühverstorbenen ein Denkmal, indem er sein Gedicht »Versunken« (»Es brausen der Liebe Wogen«) sehr empfindungstief und »sehr leidenschaftlich« vertonte, wieder in der Schumann-Tonart Fis-Dur, und in sein Opus 86 aufnahm.

Ferdinand – der Morphiumsüchtige

Ferdinand gehörte zu den »normalsten« Kindern. Er besaß alle Voraussetzungen, um ein ruhiges bürgerliches Leben zu führen, er war still, bescheiden und pflichtbewusst. Aber er wurde das Opfer unglücklicher Umstände und somit ebenfalls eine der tragischen Figuren auf Claras »Katastrophenweg«.

Ferdinand wurde 1849, zwei Monate nach den Mai-Unruhen, in Dresden geboren. Bei der Auflösung der Familie wurde der Siebenjährige in ein Bonner Internat geschickt, später wohnte er bei seiner Mutter in Berlin und besuchte das Gymnasium. Trotz seiner Liebe zur Musik entschied er sich für eine kaufmännische Karriere und wurde Lehrling in einer Bank. Über seinen Alltag berichtete er an seine jüngere Schwester Eugenie: »Ich persönlich bin zuzeiten ganz kaputt, besonders abends, wenn ich von halb zwei bis halb sieben oder sieben Uhr ununterbrochen einen Brief hinter dem anderen zu Werke gebracht habe; komme ich jedoch dann abends nach Hause, koche ich mir Tee und spiele etwas Süßes von Papa oder Beethoven, dann werde ich wieder aufgeheitert und es wird mir Geborgenheit gegeben ...«

Nach dem Ausbruch des Deutsch-Französischen Krieges von 1870 wurde Ferdinand eingezogen und nahm an der Belagerung von Metz teil. Als er nach dem Winter im Felde zurückkehrte, hatte er sich ein rheumatisches Leiden zugezogen. Mit 25 Jahren heiratete er, gegen den Willen seiner Mutter, die deutsch-amerikanische Farmerstochter Antonie Deutsch, die ihm sieben Kinder schenkte. Als Folge einer Reservistenübung im Jahre 1880 erkrankte Ferdinand an akutem Gelenkrheumatismus. Das amtsärztliche Gutachten bescheinigte, dass diese Erkrankung »zu den schwersten und schmerzhaftesten rheumatischen Leiden gehört.« Der Kranke verlangte nach Linderung. »Ein gewissenloser Arzt gab ihm die Morphiumspritze zu beliebigem Gebrauch und damit war sein Schicksal besiegelt«, schreibt Eugenie. Ferdinand wurde von der Droge abhängig. Bald war er arbeitsunfähig und wurde von der Bank entlassen. Clara griff ein, schickte den Sohn in die Entziehungskur und die sieben Kinder »in Pension«. Auch Brahms beteiligte sich an den Erziehungskosten der Enkelkinder Claras.

Ferdinand war schließlich ein Krüppel, »ein völlig gebrochener Mann«, der auf Krücken angewiesen war. Im Mai 1890 suchte er noch einmal hilfesuchend seine

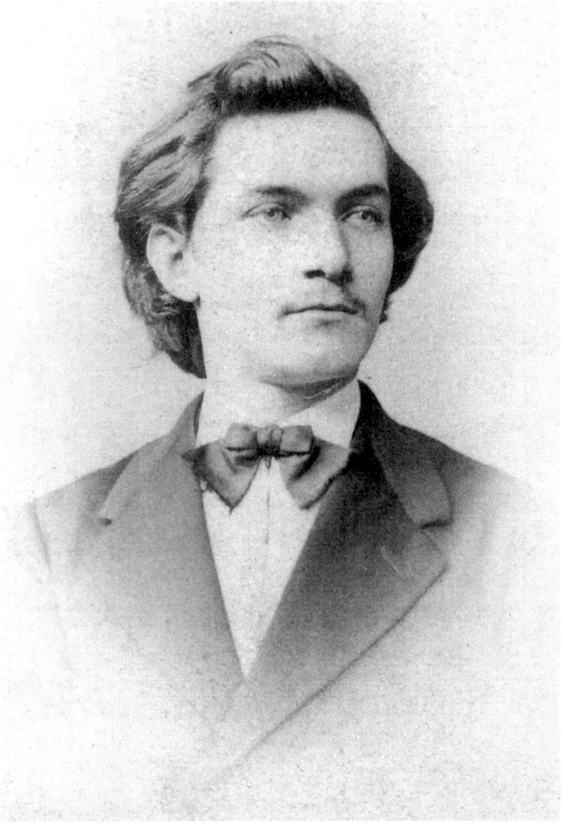

Ferdinand Schumann

Mutter in Frankfurt auf. Er starb am 6. Juni 1891, im Alter von 42 Jahren. Die Schwester Marie fuhr nach Gera und kümmerte sich um die Beerdigung. Clara setzte bald ihren Unterricht fort und schrieb in ihr Tagebuch: »Arbeit ist immer die beste Ablenkung vom Schmerz.«

Der Lebensabend

Nach dem Tode ihres Mannes verließ Clara Düsseldorf und zog nach Berlin. Später kaufte sie ein Haus in Baden-Baden, aber nach einiger Zeit kehrte sie nach Berlin zurück. All diese Jahre waren ein ruheloses Wanderdasein als Klaviervirtuosin. Die letzten Jahre verbrachte sie in Frankfurt, wo sie ab 1878 am Konservatorium unterrichtete. Daneben gab sie die Werke Robert Schumanns heraus. Ihr letzter öffentlicher Auftritt war im Jahr 1891, nach einer Karriere von über 60 Jahren. Aber sie »beglückte sich mit Musik« (N. Reich) bis zu dem Tag im März 1896, an dem sie ein Schlaganfall traf. Auf ihrem Totenbett bat sie ihren Enkel Ferdinand ihr vorzuspielen. Als letztes Werk hörte sie die Romanze in Fis-Dur op. 28. Clara Schumann starb am 20. Mai 1896, im Alter von 76 Jahren, und wurde neben ihrem Gatten begraben.

Als »Frau auf dem Hundertmarkschein« ist Clara Schumann-Wieck für jeden Deutschen eine vertraute Erscheinung. Aber den meisten ergeht es wohl heute wie schon den Zeitgenossen bei der Beurteilung dieses Lebens, wie Clara sich einmal Brahms gegenüber beklagte: »… mein Leben, von außen mag es wohl manchen ein glückliches erscheinen, innen aber ist's unsäglich traurig oft.«

André Boucourechliev: Robert Schumann. Rowohlt. Reinbek 1958.
Arnfried Edler: Robert Schumann und seine Zeit. Laaber. 1982.
Wolfgang Held: Clara und Robert Schumann. Insel. Frankfurt 2001.
Dieter Kühn: Clara Schumann. Klavier. Fischer. Frankfurt 1996.
Nancy B. Reich: Clara Schumann. Romantik als Schicksal. Rowohlt. Reinbek 1993.
Eva Weissweiler: Clara Schumann. Hoffmann und Campe. Hamburg 1991.

Charles und Catherine Dickens

»Dora – unser armer kleiner Liebling«

Dickens gilt als der volkstümlichste und erfolgreichste Romanschriftsteller Englands im XIX. Jahrhundert. Als »Mr. Popular Sentiment«, wie ihn ein Kollege nannte, verstand er es, durch eine Mischung von skurriler Komik, rührseligen Effekten und moralisierendem Pathos ein ganzes Volk zum Lachen und zum Weinen zu bringen, bis hin zur Königin Viktoria.

Seine Romane, von den »Posthumous Papers of the Pickwick Club« (1836/37), »Oliver Twist« (1837/39), »David Copperfield« (1850) bis hin zu »Great Expectations« (1861), zählen zu den meistgelesenen Werken der englischen Literatur.

Dickens war ein erfolgreicher Romancier, er war zunächst auch ein glücklicher Familienvater. Im April 1836 heiratete er die sehr hübsche, aber auch schwermütige Catherine Hogarth aus einer vornehmen schottischen Familie. Es war eine Liebesheirat. Seine Frau »Kate« gebar zehn Kinder, sieben Söhne und drei Töchter, von denen acht den Vater überlebten. Einige der Söhne erhielten die Vornamen berühmter Freunde des Schriftstellers, so Alfred (Tennyson), Edward George Lytton (Bulwer), Walter Savage (Landor). Insgesamt muss man feststellen, dass keiner der Söhne die hohen Erwartungen erfüllte, die der ehrgeizige und erfolggewohnte Vater in sie gesetzt hatte. Zwei von ihnen starben als Zwanzigjährige, zwei machten Bankrott.

Dora – ein Name von übler Vorbedeutung

Bei der Wahl des Namens für sein neuntes Kind, das am 16. August 1850 geboren wurde, zeigte Dickens eine wenig glückliche Hand. Er nannte sie Dora Annie, nach seiner rührenden Heldin Dora Copperfield, deren früher Tod eines der bekanntesten Kapitel seines Werkes darstellt (Kap. 53). Fünf Tage nach der Geburt, die ihm seine Frau mitgeteilt hatte und die ihm das größte Vergnügen bereitet hatte – »the utmost delight« – schrieb er ihr etwas übermütig, er stecke mitten in der Arbeit und könne erst später kommen: »Ich muss noch Dora töten, – ich meine die Copperfield Dora – und weiß noch nicht, wie lange ich dazu brauchen werde.« (»I have still Dora to kill – I mean the Copperfield Dora…«) (21.8.1850) Indem er seiner Tochter den Namen der unglücklichen Romanheldin gab, dachte er vermutlich, der jungen Frau, die er aus literarischen Gründen sterben ließ, ein neues Leben zu schenken. Ob die Liebe des Künstlers zu seinem Geschöpf, das ihm ans Herz gewachsen war, eine Art Pygmalion-Komplex, allein ausschlaggebend war, oder ob sich nicht insgeheim noch Schuldgefühle dazugesellten, das bleibt offen. Andrerseits hoffte Dickens auch vielleicht, dass die Leser die Sympathie, die sie unweigerlich der Romanfigur entgegenbringen würden, auch auf sein eigenes Kind übertragen würden. Im Nachhinein jedoch erschienen ihm alle Überlegungen als zutiefst ambivalent, und er warf sich vor, seinem Kind einen Namen von übler Vorbedeutung – »an ill-omened name« – gegeben und damit einen dunklen Schatten auf seine Existenz geworfen zu haben.

Das Mädchen starb am 14. April 1851 in der Londoner Wohnung der Dickens-Familie, in Devonshire Terrace. Die Mutter weilte zu diesem Zeitpunkt mit den andern Kindern auf dem Lande. Der Schriftsteller hatte die Pflege des Kleinkindes übernommen. Nachdem er es am Abend ganz normal genährt hatte, – das Kind schien in bester Verfassung –, ging er zu einer Versammlung und einem Essen, dem General Theatrical Fund Dinner, wo er als Vorsitzender eine Rede hielt. Während er sprach, brachte eine Magd die Nachricht vom plötzlichen Tod Doras. Man hielt die Nachricht zurück, bis er geendet hatte.

Dickens schrieb am nächsten Tag an den Duke of Devonshire, um das Aufführungsdatum einer Komödie, bei der er als Schauspieler mitwirkte, zu verschieben. »Wir hatten sie Dora genannt, in Erinnerung an meine letzte Geschichte – es war ein Name mit übler Vorbedeutung – ich hatte sie noch auf dem Arme kurz bevor ich ausging und jetzt muss ich ihrer Mutter mitteilen, dass sie, obschon sie noch eben vollkommen wohlauf war, jetzt nur noch eine Erinnerung ist. Ich lege Nachdruck darauf, nicht um Sie zu langweilen oder weil ich Gott ein unschuldiges kleines Kind nicht zurückgeben kann, aber nach diesem plötzlichen Schlag empfinde ich das Bedürfnis nach ein paar Tagen Ruhe von den Mühen des Schauspiels …«

Eine feinfühlige Hiobsbotschaft

Am selben Tag sandte der Schriftsteller einen Brief an seine Frau, in dem er sie allmählich auf die traurige Nachricht vorbereitete, »to make the shock as gradual as possible«. Er benutzte dazu Briefpapier mit einem Trauerrand, wie er es des Öfteren seit dem kürzlichen Tod seines Vaters tat.

»My dearest Kate,

Now observe. You must read this letter, very slowly and carefully… Du musst diesen Brief lesen, sehr langsam und sorgfältig. Wenn Du eilig gelesen hast, ohne vollständig zu verstehen (indem Du schlechte Nachrichten befürchtest), verlass ich mich darauf, dass Du zurückgehst und noch einmal liest.

Die kleine Dora, ohne sich im Geringsten übel zu fühlen, ist plötzlich krank geworden. Sie erwachte aus dem Schlaf, und es erwies sich in einem Augenblick, dass sie sehr krank ist. Pass auf! Ich will dich nicht täuschen. Ich denke, dass sie sehr krank ist.

Äußerlich ist sie vollkommen ruhig. Du könntest glauben, sie sei ruhig eingeschlafen. Aber ich bin sicher, dass sie sehr krank ist und ich kann keinen Mut schöpfen in der Hoffnung auf eine Genesung. Ich denke nicht – weshalb sollte ich Dir, meiner Liebsten, das Gegenteil sagen? – dass ihre Genesung überhaupt noch wahrscheinlich ist.

Ich möchte das Haus nicht verlassen, ich kann hier nichts tun, aber ich halte es für richtig, hier zu bleiben. Du möchtest auch nicht fern bleiben, ich weiß es, und ich kann mich nicht dazu überwinden, Dich fern zu halten. Forster, mit seiner üblichen Zuneigung für uns, kommt zu Dir mit diesem Brief und bringt Dich nach Hause. Aber ich kann nicht abschließen, ohne Dich inständig anzuflehen und Dich aufzufordern, vollkommen ruhig nach Hause zu kommen und Dich daran zu erinnern, was ich Dir schon oft gesagt habe, dass wir nicht erwarten können, dass wir, mit unsern zahlreichen Kindern, von den Betrübnissen anderer Eltern verschont bleiben und dass wenn – wenn – wenn du kommst, ich Dir sogar sagen müsste, ›unser kleines Baby ist tot‹, Du Deine Pflicht den andern gegenüber erfüllen musst und Dich des großen Vertrauens würdig zeigst, das Du in sie hast. (sic)

Wenn Du dies nur mit Festigkeit liest, dann bin ich vollkommen sicher, dass Du das tun wirst, was richtig ist ... Ever affectionately. Charles Dickens«

Trotz aller Verschlüsselung der schrecklichen Nachricht erlitt die schwachnervige Mutter einen bösen Schlag. Die Rückreise nach London war sehr qualvoll, und der Kummer dauerte lange an. »Kate is very low«, schrieb Dickens an einen Bekannten. Die Familie verließ im Mai das Sterbehaus der Tochter und zog in ein anderes Stadtviertel.

»Gott sei gedankt!«

Dickens bewahrte zuerst eine erstaunlich ruhige Haltung. Erst als zwei Tage später jemand wunderschöne Blumen schickte und er sie auf den leblosen Körper des aufgebahrten Kindes hinauftrug, erlitt er einen vollständigen Zusammenbruch. In zahlreichen Briefen findet man Spuren der frischen Wunde. In vielen Varianten berichtet er über die Umstände ihres jähen Todes, über seine Ahnungslosigkeit, über das Begräbnis auf dem Highgate Western Cemetery. Das Erstaunlichste an seiner Trauer ist die Tatsache, dass Dickens den Verlust akzeptierte, wie aus einigen Briefen deutlich hervorgeht. Nirgendwo ein Hadern, nirgendwo ein Wunsch, das Schicksal zu korrigieren. Wollte der Schriftsteller, nach altem Aberglauben, dem Schicksal ein Opfer darbringen, um so seine übrigen acht Kinder vor dem Unglück zu bewahren?

Am 17. April schrieb er: »Heute Morgen begraben wir unsern kleinen armen Liebling (»our poor little pet«). Es ist ein Segen zu wissen, wie ich es in der Tiefe meines Herzens empfinde: wenn ich mit einem Wunsch das rückgängig machen könnte, was geschehen ist, wenn ich das kleine Geschöpf ins Leben zurückbringen könnte, ich würde es nicht tun. Gott sei gedankt!« (»If I could cancel what has happened and bring the little creature back to life, I would not do it. God be thanked!«)

Einen Monat später zog er eine Art Zwischenbilanz als Familienvater, indem er einem amerikanischen Korrespondenten, der ihn darum gebeten hatte, eine Liste seiner Kinder zukommen ließ. Über seine Frau schrieb er, dass es ihr nicht gut gehe,

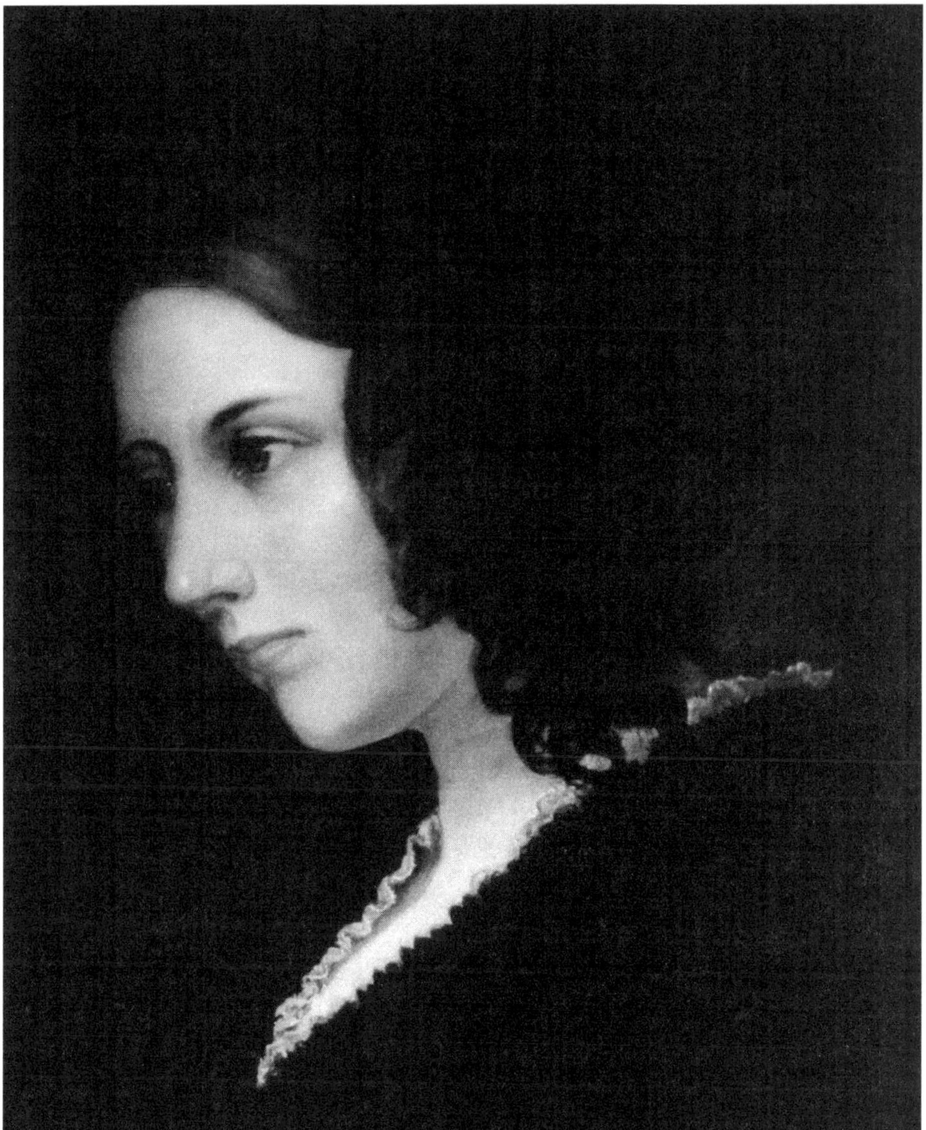

Catherine Dickens

da sie durch Doras Tod einen Schock erlitten habe. Es folgten die Namen der acht Kinder, mit Altersangabe: Charley (»at school at Eton«), Mary, Kate, Walter Landor, Francis Jeffrey, Alfred Tennyson, Sidney Smith, Henry Fielding. Nicht ohne Stolz fügte er hinzu, dass alle Söhne gute Taufpaten hätten und dass sie sich bemühen würden, diesen Namen gerecht zu werden.

Hinzufügen muss man wahrheitshalber, dass Dickens manchmal nicht eigentlich froh über den außergewöhnlichen Kindersegen war und das auch seiner Frau gegenüber zum Ausdruck brachte. Er glaubte, sein durch literarische Arbeiten ausgefülltes Leben würde durch die Kinderschar übermäßig belastet und verübelte es seiner Frau. Nach einer der wenig willkommenen Geburten schrieb er an einen Bekannnten den befremdlich sarkastischen Satz: »Mutter und Kind wohlauf, obgleich ich mir gar nicht so klar bin, ob ich letzteres wirklich wollte.«

Highgate

Dora wurde auf dem bekannten Friedhof von Highgate beigesetzt, auf dem auch Karl Marx mit seiner Familie liegt. Dickens machte sich Gedanken über die Grablege seiner Tochter und wandte sich an einen Freund: »Ich möchte ein Grundstück kaufen, wohin wir unser Kind legen können und wo wir selbst eines Tages liegen können.« Er erwog, da die Kaufbedingungen in dem Augenblick nicht günstig schienen, den kleinen Sarg mittlerweile in einer »Katakombe« unterzubringen.

Ein Jahr später, im März 1852, fuhr er nach Highgate hinaus und berichtete darüber an den Freund John Forster: »Meine gestrige Fahrt nach Highgate war traurig. Es ist traurig zu denken, wie alle Fahrten hierhin münden. Ich ging zum Friedhof, um nach einem Grundstück zu suchen. Ohne Hoffnung auf eine Entscheidung der Regierung, mit einem törichten Widerwillen, das kleine Kind in einem Gewölbe eingeschlossen zu lassen, denke ich daran, ein Zelt unter freiem Himmel aufzuschlagen …« Die Wirklichkeit des Todes, die er in seinen Romanen so poetisch ergreifend gestaltet hatte, holte ihn jetzt unbarmherzig ein und erschütterte sein selbstsicheres Lebensgefühl.

Heftige Unruhe …

Die Jahre nach Doras Tod bedeuten Unruhe und Verdüsterung in der Biographie des Schriftstellers. Ein Satz aus einem Brief des Sommers 1851 kennzeichnet seine seelische Verfassung: »Heftige Unruhe und vage Vorstellungen, wegzugehen, ich weiß nicht wohin, ich weiß nicht warum …« Die Krisenstimmung stürzte ihn »in eine halb beklagte, halb willkommen geheißene Rastlosigkeit«. Er gab seine Wohnung in Devonshire Terrace auf und zog mit seiner Familie in ein hochherrschaftliches Haus am Tavistock Square. Er schuf die letzten großen Romane »Bleak House« (1853), »Hard Times« (1854), »Little Dorrit« (1857) und »A Tale of Two Cities« (1859). Er reiste für ein Jahr mit seiner Familie nach Frankreich. Er unternahm eine längere Reise nach Amerika.

Durch seine Tätigkeit als Schauspieler kam Dickens in enge Verbindung mit den jungen Schauspielerinnen Mary und Ellen Ternan, die ihm bald sehr nahe standen. Die Spannungen, die sich daraus mit seiner hochgradig nervösen und eifersüchtigen Ehefrau Kate entwickelten, führten zur Entfremdung der beiden Ehepartner. »Die arme Catherine und ich sind nicht füreinander geschaffen«, stellte

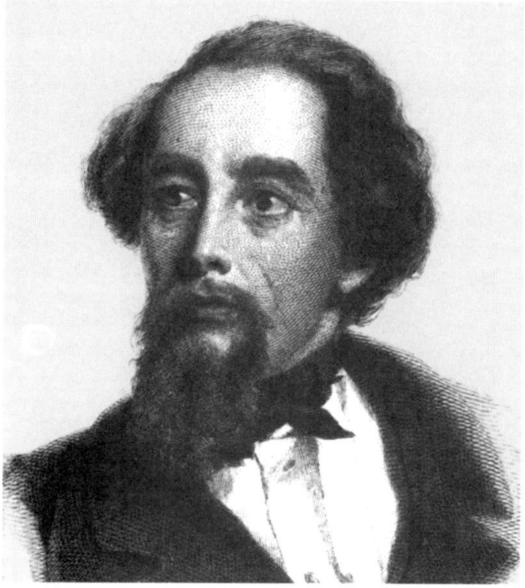

Dickens 1858, nach 21 Jahren Ehe, fest, und so trennten sich die beiden, ohne dass es zu einer offiziellen Scheidung kam. Dickens, der Sänger des viktorianischen Familienglücks und Tugenddenkens, wollte sein Image nicht aufs Spiel setzen. Dennoch führten Gerüchte, Verleumdungen und peinliche Gegendarstellungen in der Öffentlichkeit zu einer Art von Skandal, was Dickens sehr verärgerte.

Auch Enttäuschungen über die Entwicklung seiner Kinder sorgten für Ärger und Kummer. Der älteste Sohn Charley musste mehrere Bankrottprozesse durchstehen. Seinem leichtlebigen und hochverschuldeten Sohn Sidney verbot er schließlich das Haus. Sein Sohn Walter machte Bankrott in Indien und starb dort im Alter von 22 Jahren. Sein jüngster Sohn erwies sich als lebensuntüchtig und flüchtete in die Einsamkeit. Nur Henry Fielding entsprach den hohen Erwartungen seines Vaters, indem er sich ernsthaft und erfolgreich auf eine Juristenkarriere vorbereitete. So ist es nicht verwunderlich, dass Dickens den Titel seines letzten Erfolgsromans »Great Expectations« (»Große Erwartungen«) nicht mehr im Sinne einer optimistischen Aufstiegsideologie verwandte, sondern dass er damit vor allem auf die Gefährlichkeit der Illusionen, der falschen Wertvorstellungen hinweisen wollte. Der Ehrgeiz wurde zur Bescheidenheit herabgestimmt.

Noch am Vorabend seines Todes arbeitete Charles Dickens an seinem Roman »Das Geheimnis von Edwin Drood«. Er starb an einem jähen Schlaganfall am 9. Juni 1870. Dickens wurde nicht, wie er gewünscht hatte, auf dem Highgate Friedhof neben seiner Tochter Dora begraben, sondern als populärer Nationaldichter in der Westminster Abtei beigesetzt, neben Chaucer, Shakespeare und Dryden.

Charles Dickens: The Letters of Charles Dickens. Clarendon. Oxford 1988.
W. H. Bowen: Charles Dickens and his Family. Cambridge 1956.
Johann N. Schmidt: Dickens. Rowohlt. Reinbek 1996.

Giuseppe und Margherita Verdi

Die ausgelöschte Familie

Verdi gilt als der populärste Komponist, den Italien hervorgebracht hat. Als Opernkomponist erlebte er weltweit eine der brillantesten Karrieren der Musikgeschichte. Über 50 Jahre lang brachte er immer neue Meisterwerke zur Aufführung. Von »Nabucco« (1842) bis »Falstaff« (1893), über »Rigoletto«, »Der Troubadour«, »La Traviata«, »Ein Maskenball«, »Die Macht des Schicksals«, »Don Carlos«, »Aida«, »Othello« erstreckt sich der Bogen seiner erfolgreichsten Werke, die auch heute noch einen großen Teil des Repertoires ausmachen und das bedeutendste musikdramatische Lebenswerk des 19. Jahrhunderts neben Richard Wagners Opernschaffen darstellen. Trotz einiger Misserfolge liest sich die Biographie Verdis durchaus wie eine Erfolgsgeschichte. Er wurde gefeiert bis an sein Lebensende, nicht nur an den großen Bühnen Italiens, in Mailand, Venedig, Rom und Neapel, sondern auch in Wien, in Paris, in Sankt Petersburg, in Kairo. Darüber gerät leicht in Vergessenheit, dass Verdis private Existenz mit einer solch unerhörten Reihe von Schicksalsschlägen begann, dass er mit 27 Jahren beschloss, »nie mehr eine Note zu schreiben.«

Roncole, Busseto, Mailand

Verdi wurde am 10. Oktober 1813 in Roncole bei Busseto in der Po-Ebene als Sohn eines armen Gastwirtes geboren. »Arm geboren, in einem armen Dorfe, besaß ich keine Möglichkeit, mich zu belehren. Ich habe mich heimlich an ein schlechtes Spinett gesetzt ..., um Noten zu schreiben, nichts als Noten. Das ist alles.« So sah Verdi mit 82 Jahren seinen mühsamen Anfang in der Provinz. Dennoch bewirkte sein außergewöhnliches musikalisches Talent, dass er bald vom Dorfschulmeister unterrichtet wurde. Mit zehn Jahren spielte er die Orgel in der Dorfkirche. Dank der Kenntnisse, die er größtenteils autodidaktisch erworben hatte, komponierte Verdi schon sehr früh zahlreiche geistliche und profane Werke, Kantaten, eine Messe für großes Orchester, ein Stabat Mater. Die Werke wurden meist sofort aufgeführt und fanden beim einheimischen Publikum eine begeisterte Aufnahme. Mit fünfzehn Jahren war er so fortgeschritten, dass er für eine Aufführung von Rossinis »Barbier von Sevilla« spontan eine neue Ouvertüre komponierte, weil Rossinis Werk dem Publikum »schon bekannt« war. Der junge Verdi wurde eine lokale Berühmtheit.

Ein wohlhabender Kaufmann, Antonio Barezzi, ermöglichte dem Hochbegabten den Besuch des Gymnasiums in Busseto und schickte ihn 1832 zum Musikstudium nach Mailand. Das Konservatorium jedoch verweigerte ihm die Aufnahme,

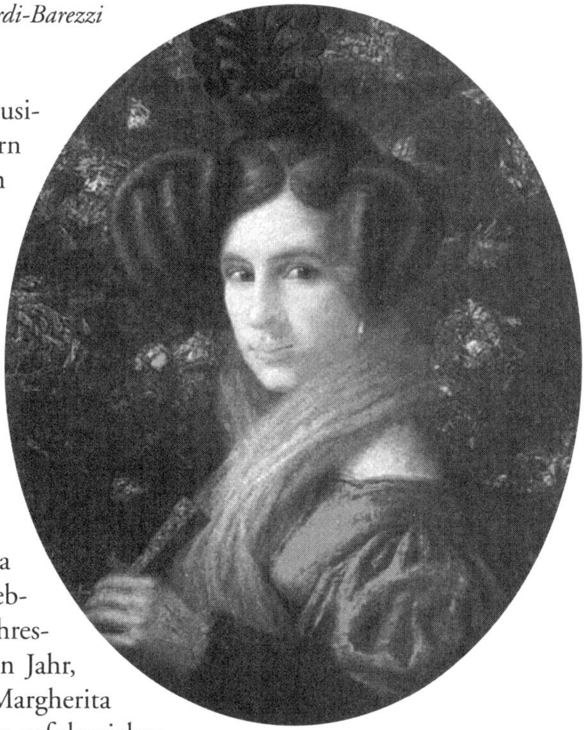

nicht wegen ungenügender musikalischer Kenntnisse, sondern weil einer der Examinatoren etwas am Klavierspiel seiner linken Hand zu beanstanden hatte. So erhielt Verdi privaten Unterricht bei Vincenzo Lavigna. Ab 1831 wohnte Verdi größtenteils im Hause seines Gönners Barezzi und erteilte dessen Tochter Margherita Klavierunterricht. 1836 wurde er Leiter der »Società Filarmonica di Busseto«, eines kleinen Liebhaberorchesters, mit einem Jahresgehalt von 657 Lire. Im selben Jahr, am 5. Mai 1836, heiratete er Margherita Barezzi und wirkte als ebenso erfolgreicher wie beliebter Kapellmeister in der kleinen Provinzstadt.

Die junge Familie

Bald schien auch das bürgerliche Familienglück den jungen Komponisten in Busseto zu verwöhnen und zu erfüllen. Das erste Kind, eine Tochter, wurde am 26. März 1837 geboren und auf den Namen Virginia getauft. »Virginia« war die Titelheldin eines von Verdi bewunderten republikanischen Dramas von Alfieri. Der glückliche Vater schrieb ein Wiegenlied, das er sang, um das Kind in den Schlaf zu wiegen: »Mia Virginia, sei tu sola.«

Am 11. Juli 1838 brachte Margherita einen Sohn zur Welt, der den Vornamen Icilio Romano erhielt, ebenfalls nach einer Gestalt aus dem Drama »Virginia« von Alfieri. Noch einmal wollte das junge Paar seine patriotisch-liberale Gesinnung gegenüber dem Joch der österreichischen Fremdherrschaft zum Ausdruck bringen. Auch der Mazzini-Bart des jungen Komponisten war Ausdruck dieser »revolutionären« Gesinnung.

Aber kaum einen Monate nach der Geburt des Sohnes starb die Tochter Virginia, im Alter von 16 Monaten. Die unglücklichen Eltern beschlossen, Busseto zu verlassen und sich anderswo niederzulassen, wo keine Erinnerungen sie bedrückten. Verdi reichte seine Demission in Busseto ein und siedelte am 6. Februar endgültig nach Mailand über. In seinem Gepäck hatte er die fertige Partitur seiner ersten Oper: »Oberto, conte di San Bonifacio«. Dank der Empfehlung von Giuseppina Strepponi, einer gefeierten »prima donna«, gelang es Verdi, seine Oper an der Scala im Herbst aufführen zu lassen. Aber wenige Wochen vor der Uraufführung, im Oktober 1839, traf den Komponisten ein zweiter Schicksalsschlag: Icilio Romano wurde von einer Krankheit befallen, die von den Mailänder Ärzten nicht diagnostiziert werden konnte. Drei Wochen lang schwebte das Kind zwischen Leben und Tod, die Eltern erschöpften ihre letzten finanziellen Reserven und nahmen Schulden auf, um eine Behandlung zu ermöglichen. Vergebens, am 22. Oktober starb das Kind an einer Lungenentzündung, im selben Alter von 16 Monaten wie seine Schwester Virginia und wurde neben der alten Basilika Sant'Ambrogio beigesetzt.

Das junge Paar, das sein letztes Kind verloren hatte, isolierte sich in seiner Trauer, gerade in dem Augenblick, wo die Vorbereitungen für die Oper in die entscheidende Phase traten. Die Premiere fand am 17. November in der Scala statt und wurde ein klarer Erfolg für Verdi. Die Oper erlebte 14 Aufführungen und wurde sogar in der internationalen Fachpresse, in Leipzig und Paris, belobigend rezensiert. Die Verdianer Bussetos kamen nach Mailand, wo ihr Schützling sich auf der ersten Bühne Italiens als lyrischer Komponist durchgesetzt hatte.

Bald schon begann Verdi mit der Arbeit an einer zweiten Oper »Il finto Stanislao«, die später den Namen »Un giorno di regno« erhielt, als Auftragswerk für die Saison 1840. Eine ernsthafte Erkrankung sowie finanzielle Probleme verdüsterten zusätzlich die triste Existenz des trauernden Elternpaares. Margherita musste ihre letzten Schmuckstücke verkaufen, um die Miete zu bezahlen.

Tragik des Lebens und komische Oper

Der dritte Unglücksschlag erfolgte im Juni 1840. Margherita wurde plötzlich von einem Übel befallen, das man als »rheumatisches Fieber« bezeichnete. Innerhalb von wenigen Tagen trat der Tod ein. Verdis Schwiegervater hatte gerade noch Zeit, an das Sterbebett seiner Tochter zu eilen. In sein Tagebuch notierte er: »Von einer schrecklichen Krankheit befallen, die der Medizin vielleicht noch unbekannt ist, starb meine vielgeliebte Tochter Margherita hier in Mailand, am Fronleichnamstag (18. Juni), in den Armen ihres Vaters, in der Blüte der Jahre und am Höhepunkt des Glückes, da sie die treue Gefährtin des jungen und ausgezeichneten Giuseppe Verdi war, des Kapellmeisters. Möge ihre reine Seele für ewig den Frieden finden, so wie ich ewig diesen tragischen Verlust beweinen werde.«

Der Leichendienst fand in der Basilika Sant'Ambrogio statt, wo acht Monate vorher auch der Sohn zu Grabe gebracht worden war. Verdi und sein Schwiegervater verließen die leere Wohnung in Mailand und kehrten nach Busseto zurück. Sein Biograph Demaldè berichtet, dass Verdi solch einen Schock erlitt, dass er willens war, auf alles zu verzichten und sich in irgendeinen dunklen Winkel zurückziehen

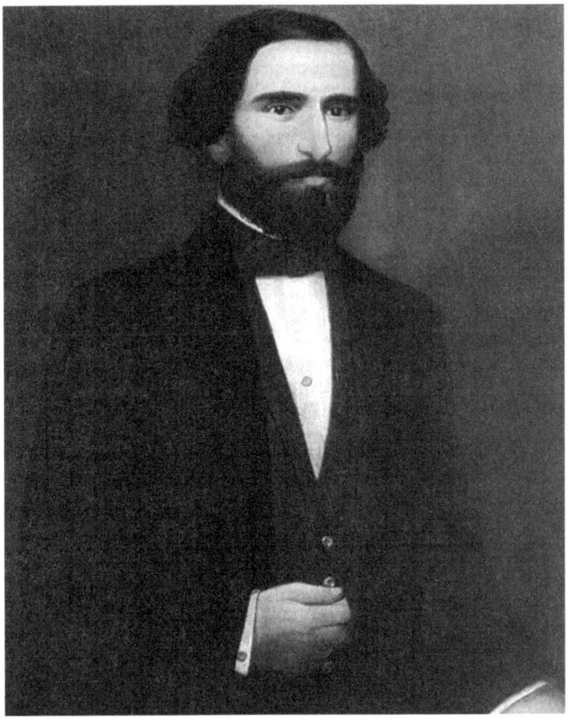

wollte, um dort sein elendes Dasein zu beschließen. Er tobte so heftig gegen das Schicksal, dass seine Freunde fürchteten, er habe den Verstand verloren. Er teilte Merelli, dem Direktor der Scala, mit, dass er nicht mehr gedenke, nach Mailand zurückzukehren und die Oper zu vollenden. Aber der Direktor, der die Oper bereits aufs Programm gesetzt hatte, bestand auf dem unterschriebenen Kontrakt, und Verdi musste schweren Herzens nachgeben. Unter diesen seelischen Bedingungen, vor der Kulisse seiner grenzenlosen Trauer um die verlorene Familie, schrieb Verdi seine komische Oper »Un giorno di regno«. Kein Wunder, dass er wenig Sinn hatte für die lustige Geschichte um den ehemaligen polnischen König Stanislaus, der als Schwiegersohn Ludwigs XV. Herzog von Lothringen wurde. Ganz schwarz gekleidet, mit gebrochenem Herzen wohnte er der Uraufführung am 5. September 1840 bei und erlebte den schlimmsten Misserfolg seiner ganzen Laufbahn. Die Kritiker vermissten den Humor, nur zwei Rezensenten erwähnten die »unheilvollen Ereignisse in der Familie« Verdis und die »grausamen und unerwarteten Unglücksfälle, die ihn unbarmherzig getroffen hatten«. Das Werk wurde schon nach der ersten Aufführung vom Spielplan genommen.

»Das Herz zerrissen vom häuslichen Unglück, verbittert durch den Misserfolg meiner Arbeit, war ich überzeugt, dass ich vergebens von der Kunst mir Trost erwartet hätte, und ich beschloss, nie mehr eine Note zu schreiben.«

1840 – »Meine Familie gab es nicht mehr«

Die Forschung besitzt erstaunlich wenig Zeugnisse Verdis über die tragischsten Jahre seines Lebens. Es existiert kein Brief, auch die mündliche Überlieferung ist wenig ergiebig. Fast vierzig Jahre später kam Verdi ausdrücklich auf diese »dunkelsten Stunden seines Lebens« zu sprechen. Die Selbstdarstellung, die er seinem Verleger

Giulio Ricordi, lieferte, weist indes eine Reihe von Abweichungen von den Tatsachen auf, die vielleicht auf das Alter des Musikers zurückzuführen sind, vielleicht aber auch zusammenhängen mit Verdis künstlerischer Tendenz, alle Handlungen dramatisch zu verdichten und zuzuspitzen. So erzählte Verdi im Jahre 1879:

»Aber jetzt begann die schrecklichste Serie von Unglücksfällen in meinem Leben. Anfang April wird mein Junge krank. Die Ärzte erkennen das Leiden nicht, der Kleine zerfällt zusehends und stirbt in den Armen der verzweifelten Mutter. Nicht genug: wenige Tage danach erkrankt mein Töchterchen gleichfalls, und auch diese Krankheit endet tödlich. Aber noch immer nicht genug: In den ersten Tagen des Juni bekommt meine Frau eine schwere Hirnhautentzündung, und am 19. Juni 1840 tragen sie mir den dritten Sarg aus dem Haus. Ich stand allein, mutterseelenallein. Im Verlauf von zwei Monaten waren drei geliebte Menschen für immer von mir gegangen. Meine Familie gab es nicht mehr.«

Am auffallendsten ist, dass Verdi auf zwei Monate Ereignisse zusammendrängt, die fast zwei Jahre auseinanderliegen. Auch die Inversion des Verlustes von Sohn und Tochter ist ziemlich überraschend. Soll der Komponist die traumatischen Ereignisse soweit verdrängt haben, dass er sie nicht mehr zuverlässig wiedergeben konnte? Jedenfalls hat man Verdis Bericht lange für authentisch gehalten, bis die Forschung anhand eindeutiger Dokumente die nötigen Korrekturen vornehmen konnte und musste, wodurch auch eine Reihe von anderen Darstellungen der Autobiographie von 1879 ins Zwielicht gerieten.

Die Narben der Tragödie

Es gibt Biographen, die in drei Zeilen über die Familientragödie Verdis hinweggehen, als ob diese Erschütterungen keine nennenswerte Bedeutung für den Komponisten und seine Musik gehabt hätten. Sofort wird das Thema gewechselt, und schon sieht man Verdi bei der Entdeckung des Librettos von »Nabucco«, dank der zufällig aufgeschlagenen Seite mit dem berühmten »Va, pensiero«. Damit macht man sich die Sache zu leicht, man übersieht geflissentlich, dass Verdi in einer tiefen Krise steckte und sich vollständig von der Musik abwenden wollte. Sie schien ihm unvereinbar mit der tiefen Verdüsterung, die sich über seine ganze Existenz ausgebreitet hatte. Umgekehrt ist natürlich auch zutreffend, dass die erneute Beschäftigung mit der Musik wesentlich dazu beitrug, seine Trauer zu verschleiern. Die folgenden Jahre bezeichnete Verdi als seine »anni di galera«, »Gefängnisjahre«. Wie ein Galeerensträfling arbeitete er besessen an seinen Opern, und diese fast blinde Arbeitswut gehört sicher auch, ob bewusst oder unbewusst, zum Prozess der intensiven Trauerarbeit. Dennoch, auch mit der Zeit wurden nicht alle Wunden geheilt, vor allem die »Narben« blieben sichtbar.

Eine dieser Narben ist der tiefe Pessimismus, der fortan in vielen Äußerungen zu Tage trat und von vielen Vertrauten bezeugt wurde. Die Euphorie, die Verdi als junger Ehemann und Vater erlebt hatte, war jetzt endgültig aus seinem Leben verbannt, trotz aller künstlerischen Erfolge. Eine Familie mit Kindern sollte es für den Musiker nie mehr geben. Verdi schrieb ausdrücklich an einen Freund: »Mein Geist ist verdüstert, stets verdüstert und ist bereit, diese Karriere zu beenden, die ich verabscheue. Und danach? Es ist nutzlos, sich selbst zu betrügen ... Glück existiert nicht für mich.« (1845)

Sein Charakter wurde immer verschlossener, schroffer, knorriger, sein Misstrauen wuchs, seine Geringschätzung für Menschen und Werte nahm bisweilen beleidigende Züge an, so dass ihm oft Stolz und Hochmut vorgeworfen wurden. Als »Monster« bezeichnete ihn sogar Giuseppina Strepponi, seine zweite Frau.

Deutlichstes Indiz seiner pessimistischen Lebenseinstellung ist die ausgeprägte Vorliebe, die er für tragische Opernstoffe bekundete, der »unauslöschliche Pessimismus in seinen Werken«. (J. Budden) Darin waltet kein Zufall, dazu war Verdi allzu wählerisch, er verwarf jedes Libretto, das ihn nicht persönlich ansprach und ergriff. Wer die Handlungen seiner Opern überblickt, kommt nicht an der Schlussfolgerung vorbei, dass es fast nur düstere Geschichten sind, die Verdi inspirierten. Es gibt so viele bluttriefende Szenen mit Duellen, Morden, tragischen Missverständnissen und tödlichen Verwechslungen, dass das Fazit sich aufdrängt: In Verdis Universum ist das Glück nur Illusion oder flüchtige Erscheinung. Alles in der Welt ist darauf eingestellt, den Zustand des Glücks, das vor allem als Liebesglück so nahe und möglich erscheint, umgehend zu zerstören. Neid, Eifersucht, Hass, Rachsucht sind die typischen Triebfedern der Verdischen Bösewichter, dämonischer Figuren wie Jago, dessen Credo einem »Dio crudel«, einem Gott der Grausamkeit gilt, Zyniker, Wüstlinge, Machtmenschen, Fanatiker, Inquisitoren.

Keine einzige große Oper Verdis hat ein wirkliches »happy end«, wenn man von der komischen Oper »Falstaff« mit ihrem forcierten »tutto nel mondo è burla« (»alles auf Erden ist Spaß«) absieht. Oder ist es ein Trost, dass die glanzvollste Oper Verdis, »Aida«, darin endet, dass die Liebenden wenigstens gemeinsam lebendig begraben werden? Dass Germont erkennt, dass die sterbende Violetta sich für ihn geopfert hat? Dass Othello erfährt, dass Desdemona, die er erwürgt hat, eine treue Gattin war? Rigoletto bricht über der Leiche seiner Tochter Gilda zusammen. Lenora vergiftet sich, Luna lässt Manrico, seinen Bruder, enthaupten (»Il Trovatore«). Die Hochzeitsglocken sind das Zeichen für das Gemetzel der »Sizilianischen Versper«. Simon Boccanegra wird vergiftet. Graf Riccardo wird auf dem »Maskenball« erstochen. Lenora erfährt »Die Macht des Schicksals«, sie wird vom eigenen sterbenden Bruder erstochen. Seit dem Erstlingswerk »Oberto«, der im Duell umkommt und dessen Tochter dem Wahnsinn verfällt, häufen sich die Katastrophen, ist das Schicksal unabwendbar und unerbittlich.

Erstaunlich nur ist, dass diese düsteren Werke zu einer solchen Popularität gelangen konnten. Wenn man dem Publikum nicht Sadismus unterstellen möchte, bleibt nur die Erklärung, dass Verdi mit solch bezwingender Macht, so kongenial seine Texte vertonte, dass seine Musik die breite Masse der Zuhörer unmittelbar ergriff, wie die antiken Tragödien. In den Verdi-Opern liegt oft etwas vom Numinosen, etwas von jenem Schauer, den man als »fascinosum et tremendum« definiert hat, der gleicherweise fasziniert und Schrecken einjagt. Verdis Pathos übte eine zündende Wirkung aus, seine meisten Werke begeisterten bei der Uraufführung. Spätestens seit seiner großen Trilogie der »Außenseiter«: »Il Trovatore«, »Rigoletto«, »La Traviata«, die er kurz nach 1850 schuf, war er der unbestrittene Meister der Opernbühne – und er hat diese Position des populärsten und meistgespielten Opernkomponisten bis heute nicht eingebüßt. Die späten Triumphe mit »Aida« (1871), der prunkvollsten Oper der Musikgeschichte, mit »Otello« (1887) und »Falstaff« (1893) bestätigten nur diesen Rang.

Der Nationalkomponist

Mit »Nabucco« hatte Verdi auch eine außermusikalische Wirkung erzielt. Der berühmte Chor der Juden in der babylonischen Gefangenschaft »Va, pensiero…« wurde von seinen Zeitgenossen sofort auf die politischen Verhältnisse in Italien bezogen und so über Nacht zur Hymne des »Risorgimento«, der Erhebung Italiens gegen das fremde Joch. Diesem Gegenwartsbezug verdankt die Oper u.a., dass sie alle Aufführungsrekorde brach und innerhalb von zwei Jahren rund 60 Mal inszeniert wurde. Damit war Verdi in den Rang eines nationalen Komponisten aufgestiegen. Seine Rolle als feuriger italienischer Patriot hat er in vielfacher musikalischer Form zum Ausdruck gebracht, aber auch als Volksvertreter.

Ein rein zufälliger Umstand brachte das auch fast spektakulär oder plakativ zum Ausdruck. Der Name des Komponisten wurde wie eine magische Formel gedeutet. V.E.R.D.I. hieß für die Italiener der Mitte des 19. Jahrhunderts: Vittorio Emmanuele Re Di Italia, es war das Losungswort für die Einigung Italiens unter dem Zepter des Königs von Piemont-Sardinien. Wenn das Publikum nach einer Opernaufführung begeistert schrie: Viva Verdi, meinte es gleichzeitig den Komponisten und das politische Ziel der nationalen Einheit. In den Straßen wurde dasselbe Losungswort nächtlicherweile an die Wände der Häuser geschrieben. So wurde Verdi einer der großen Exponenten des vereinten Italiens, neben Alessandro Manzoni und Garibaldi, Mazzini und Cavour. Nach dem Tode Manzonis schrieb er sein »Requiem«, das 1874 uraufgeführt wurde und in den europäischen Metropolen triumphierte.

Im Revolutionsjahr 1848 erwarb Verdi das Landgut Sant'Agata bei Busseto, das er durch ständige Ankäufe erweiterte. Dort verbrachte er als Großgrundbesitzer den größten Teil seines Lebens, musikalisch, landwirtschaftlich und politisch tätig. Von 1847 an lebte er mit der Sängerin Giuseppina Strepponi zusammen, was für manchen Klatsch in der Provinz sorgte. 1859 heiratete er seine Lebensgefährtin unter strenger Geheimhaltung in Hochsavoyen. Die Ehe blieb kinderlos. Am 3. Januar 1853 schrieb Giuseppina: »Wir werden keine Kinder haben (weil Gott vielleicht meine Sünden bestraft, indem er mir jede legitime Freude zu Lebzeiten vorenthält)! Nun wohl! Wenn du schon keine Kinder von mir haben kannst, hoffe ich, dass du mir den Kummer ersparst, dass du deren von einer anderen Frau bekommst«. Später adoptierte Verdi die 7-jährige Maria Filomena, die Tochter seiner verstorbenen Kusine. Ihre Kinder erbten Verdis Landbesitz.

Verdi war nicht unempfindlich für den persönlichen Reiz der großen Sopranstimmen, die seine Opern zum Triumph führten. Als Teresa Stolz, die Protagonistin der italienischen Erstaufführung der »Aida« und Sopran-Solo der »Messa da Requiem«, den Komponisten auf seinem Landsitz besuchte, notierte Giuseppina weiblich betroffen: »Vielleicht der traurigste Augenblick meines Lebens. Signora Stolz kam heute an. Immer noch sehr schön.« Den regen Briefkontakt zwischen der Primadonna und ihrem Gatten kommentierte sie pikiert: »16 Briefe! In kurzer Zeit!! Wie fleißig!« Später wurden beide Frauen fast Freundinnen, und nach dem Tod der Ehefrau, im Jahr 1897, war es Teresa Stolz, die dem vereinsamten Künstler mit rührender Sorge zur Seite stand.

Der Philanthrop

Mit seinen Opern verdiente der geschäftstüchtige Verdi, der bestbezahlte Komponist des 19. Jahrhunderts, ein riesiges Vermögen. Es wurde auf etwa 50 Millionen DM geschätzt. Einen Teil seines Besitzes gab er für wohltätige Zwecke aus, u.a. für ein Krankenhaus in Villanova, das er gewissenhaft unterhielt.

In Mailand gründete er, mit ungeheurem finanziellem Aufwand, eine »Casa di riposo«, ein Altersheim für hundert bedürftige Opernkünstler. In einem völlig untypischen Anfall von Eitelkeit regte er an, dass die Pensionäre ermuntert werden sollten, sich zu kleiden wie er selbst, also wehende Krawatten und breitkrempige Hüte zu tragen. Das hatte zur Folge, dass noch heute die meisten Insassen, aus reiner Pietät, wie Verdi-Doppelgänger oder Verdi-Karikaturen herumlaufen. Das Altersheim für bedürftige Musiker war dem Komponisten, nach eigener Aussage, »von allen seinen Werken, musikalischen und nicht musikalischen, das liebste.« Für dieses große soziale Werk bestimmte er alle Einkünfte der Opernaufführungen.

Das letzte Werk, das er veröffentlichte, waren die »Quattro pezzi sacri« (1898), ein Ave Maria, Stabat Mater, Laudi alla Vergine, Te Deum. Das Te Deum erklärte er desillusioniert »als Danksagung des Publikums, das nach so vielen Jahren nun endlich davon erlöst ist, sich neue Opern von mir anhören zu müssen!!« Er wollte die Partitur als Kopfkissen im Sarg haben, um sie Gott zu überreichen. Wie stark seine Glaubensgewissheit war, wird dadurch in Frage gestellt, dass sein Stabat Mater, das mit der Paradies-Vision schließt, in g-Moll ausklingt. »Ein nicht gelöster Zweifel. Verdis letztes Wort über die Unsterblichkeit der Seele? Wir werden es niemals wissen.« Mit diesen Worten beschließt Julian Budden seine bekannte Biographie.

In seinem Testament hatte Verdi für seinen Todesfall verfügt: »Ich bestimme, dass meine Bestattung von allereinfachster Art sei und zu Tagesanfang, oder beim abendlichen Ave-Läuten geschehen soll, ohne Gesang und Musik. Zwei Priester, zwei Kerzen und ein Kreuz genügen.« (14. Mai 1900)

So geschah es auch am 30. Januar 1901 in aller Frühe, drei Tage nach seinem Tod in einem Mailänder Hotel. Aber einen Monat später wurde er in die Krypta seiner »Casa di riposo« überführt. Über 300 000 Menschen folgten seinem Leichenzug, Toscanini dirigierte einen Chor von 820 Sängern, die den Hymnus »Va, pensiero« sangen. Kein Staatsmann und kein Künstler hat vermutlich je eine solch überwältigende nationale Hommage erfahren.

Julian Budden: Verdi. Leben und Werk. Reclam. Stuttgart 1997.
Alain Duault: Verdi. La musique et le drame. Gallimard. Paris 1988.
Johannes Jansen: Giuseppe Verdi. DTV. München 2000.
Pierre Petit: Verdi. Seuil. Paris 1998.
Mary Jane Phillips-Matz: Giuseppe Verdi. Fayard. Paris 1996.

Theodor Storm

»Du, der du ihn liebtest, hast nichts weiter du zu sagen?«

Friedlos bist du, mein armer Sohn,
und auch friedlos bin ich durch dich
Theodor Storm, 1879

Mit der romantisch-wehmütigen Erinnerungsnovelle »Immensee« (1852) gelang Theodor Storm sein erstes erzählerisches Meisterwerk, das fast augenblicklich seinen Ruhm begründete und das noch heute zu den meistgelesenen Erzählungen des 19. Jahrhunderts zählt. Bis zu seiner realistischen Spätnovelle »Der Schimmelreiter« (1888) folgten noch rund zehn bedeutende epische Werke, von denen manche in düsterer Tragik enden, so »Aquis submersus« (1876), »Carsten Curator« (1878) und »Hans und Heinz Kirch« (1882/83). Es war vor allem das Problem der Vererbung, das den Dichter in späteren Jahren beunruhigte, da es in seiner eigenen Familie eine Katastrophe hervorrief, die er kommen sah, ohne sie abwenden zu können. Das tragische Schicksal seines ältesten Sohnes Hans überschattete viele Jahre die dichterische Tätigkeit und das Familienleben Storms, sein früher Tod war die größte Erschütterung im Dasein des Dichters.

Theodor Storm wurde am 14. September 1817 in Husum, der »grauen Stadt am Meer«, als Sohn eines Advokaten geboren. Nach dem Besuch des Gymnasiums in Lübeck und dem Jurastudium in Kiel ließ er sich als Rechtsanwalt in seiner Vaterstadt nieder. Seine Frau Constanze schenkte ihm sieben Kinder: Hans (1848), Ernst (1851), Karl (1853), Lisbeth (1855), Lucie (1860), Elsabe (1863) und Gertrud (1865), nach deren Geburt sie starb. Storm heiratete im nächsten Jahr seine Jugendfreundin Dorothea Jensen, die ihm eine Tochter gebar, Friederike (1868). Storm starb 20 Jahre später in Hademarschen bei Husum, wohin er sich nach seiner Pensionierung im Jahr 1880 zurückgezogen hatte.

Der verlorene Sohn

Hans, das erste Kind aus der glücklichen Ehe mit Constanze, wurde Weihnachten 1848 geboren. Im folgenden Jahr schrieb Storm sein Kindermärchen vom ruhelosen »kleinen Häwelmann«, der nie genug bekommen konnte und deshalb beinahe tragisch endete. Die Schlusswendung »So hätte er doch leicht ertrinken können!« schafft eine Dissonanz, die wie eine frühe Ahnung oder Vorwegnahme des Verlustes wirkt, dem Storm wie einem Damoklesschwert fast den Rest seines Lebens mit Bangen entgegensah.

Hans war seit seiner Kindheit das Sorgenkind der Eltern. Der Vater beobachtete bisweilen den unruhigen Schlaf seines Ältesten und zitterte um seine geistige Entwicklung. Hatte er ihn zuerst als »fein und brunnentief«, als ein »echtes Poetenkind« gekennzeichnet, so sprach er bald von einem »Querstand seines Gemüthes«, von einer »dunkeln Pforte, deren Aufspringen« er fürchtete. An Heyse schrieb er am 15.3.1881: »Einer Naturmacht stehe ich gewiß gegenüber, schon da er noch ein Knabe war, stand ich einmal ... des Nachts in Angst und Thränen vor seinem Bett, betrachtete meinen hübschen schlafenden Knaben, und fragte mich, ob ein keimender Wahnsinn in ihm sei. Seine Sonderbarkeiten waren am Tage zuvor recht schroff hervorgetreten.«

Mit 18 Jahren begann Hans Medizin zu studieren, zunächst in Kiel, dann in Berlin, in Tübingen, in Erlangen, in Würzburg und wieder in Kiel, wo er dreimal vergeblich versuchte, das medizinische Staatsexamen zu machen. Ein weiterer Versuch in Würzburg scheiterte ebenfalls. Jetzt legte sich der Vater ins Zeug, fuhr zweimal nach Würzburg und setzte den Sohn unter Druck, so dass, nach elf Uni-

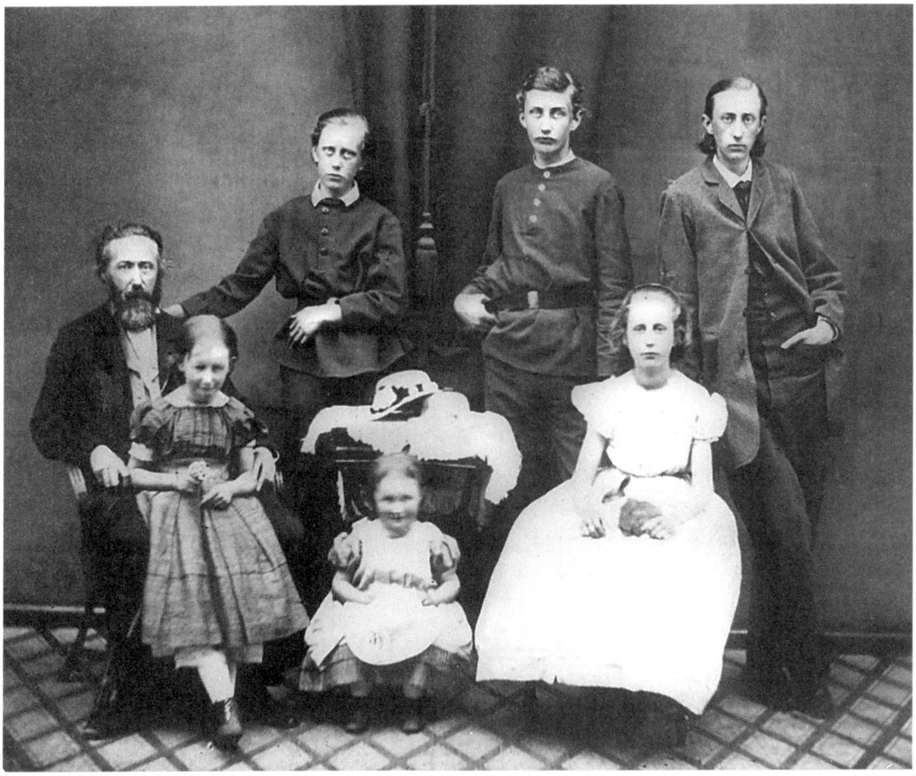

Theodor Storm mit seinen Kindern (ganz rechts stehend) der Sohn Hans

versitätsjahren, die letzten Prüfungen endlich glücklich absolviert werden konnten. Es war eigentlich nicht Mangel an Begabung oder ungenügendes Fachwissen, die zu den Misserfolgen führten, sondern die Tatsache, dass der Kandidat in angetrunkenem Zustand sich den Examinatoren stellte. Hans war zum Trinker geworden. Sobald er Geld hatte, wurde er, nach seines Vaters Worten, »von einem Wahnsinn der Genußsucht und dann von apathischem Hinträumen befallen.« (6.10.1877)

Storm hatte seinem Sohn mehrfach gedroht, ihm alle Unterstützung zu entziehen, wenn er nicht unverzüglich nach Hause zurückkehre: »Will er nicht gehorchen, so hat er sich von jetzt bis zu dem neuen Examenstage selbst durch das Leben zu bringen; ich sende ihm kein Geld und zahle keine Schuld, die er in dieser Zeit … auf sich ladet. An seinen Haus- und an seinen Speisewirth habe ich geschrieben, dass ich nicht weiter als diesen März-Monat für ihn zahle. Nun mag er wählen.« Der Sohn ignorierte das Ultimatum seines strengen Vaters, er verfiel in eine »immer schlimmere Bummelei« mit seinen Kumpanen. Die Spannungen wuchsen, in zahlreichen Briefen tauchen die fast gleichlautenden Klagen Storms auf, »die schwarz geflügelten Sorgen«, »das Schwere«, »meine Nerven ganz caput«, »am Ende meiner Kräfte«. So glaubte er, sich mit Strenge durchsetzen zu müssen: »Die pädagogische Vernunft sagt mir, daß er einmal einen wirklichen Nothstand kennen lernen muß.« (5.4.1877)

Das ganze Familienleben litt darunter, seelisch und materiell. »Ich fühle, daß ich an diesem Leide, das Jahre lang dauert u. immer schwerer wird, wenn auch nicht bald sterben, so doch am Geist u. Körper zerrüttet werden muß, daß es überdieß die Jugend der Geschwister trübt u. die Gesundheit meiner Frau untergräbt, abgesehen daß ich es pecuniär nicht aushalte.« (6.10.1877)

Er erwog, den Sohn in die Ferne zu schicken, nach Batavia beispielsweise, damit er dort durch die Not gewandelt werde. Freilich würde solch eine Radikalkur auch beim Vater »einen todten Fleck in der Brust« zurücklassen, um so mehr als ihm bewusst war, dass der Sohn nicht voll verantwortlich für seine Charakterschwäche war: »Was kann der arme Junge dafür, daß er nicht wollen kann? Wir glücklich Organisirten haben gut reden. Er ist einer von den unglücklichen Menschen, die zwischen Geisteskranken und Gesunden mitten inne stehen und die bei Fremden kein Erbarmen finden.« – In einem anderen Brief meinte Storm: die »Seltsamkeiten«, »welche dem armen Jungen, vielleicht nicht ohne culpa patris, von kindauf anhaften, fordern den, der sie kennt, andrerseits auch zu einer milderen Beurtheilung des Menschen Hans auf, und rufen mein, des Vaters, ganzes Erbarmen auf.«

Gerade in dieser Zeit schrieb Storm seine Novelle »Carsten Curator« (1878), in der er sowohl seinem unglücklichen haltlosen Sohn wie auch seiner eigenen Beklommenheit ein ergreifendes Denkmal gesetzt hat. Das Werk erzählt, wie der Sohn Heinrich dem Vater das Herz zerreißt. Aber anstatt den Sohn zu verurteilen, bekundet Carsten seine Bereitschaft, für sein Kind sein Kreuz auf sich zu nehmen:

»Mein Herr und Gott, ich will ja leiden für mein Kind, nur lass ihn nicht verloren gehen!« Die Frage nach der »Schuld« geht über das Individuum hinaus. Fast hat man den Eindruck, als ob Storm sich auf den Determinismus der Umweltlehre des französischen Philosophen Hippolyte Taine berufe. Infolge der Vererbung wird die menschliche Freiheit zur Illusion. Carsten urteilt: »Ein jeder Mensch bringt sein Leben fertig mit sich auf die Welt, und alle, in die Jahrhunderte hinauf, die nur einen Tropfen zu seinem Blut gaben, haben ihren Teil daran.« Besonders auffallend ist der Ausdruck des »Blutstropfens«, der sich in der Dichtung und in den Lebenszeugnissen wiederholt.

»Der Blutstropfen aus Großvaters Geschlecht«

Auch dem Sohn Hans gegenüber schlug Storm gelegentlich ganz versöhnlich-milde Töne an und bekundete sein Verständnis, unter deutlichem Hinweis auf das großväterliche Erbe: »... Ich will Dir nicht Alles zur Last legen, der Blutstropfen, der aus Großvaters Geschlecht kommt, mag einen Theil Deines großen Unglücks, Deiner großen Schuld und des mein Leben zerstörenden Kummers tragen; aber darin liegt ›Deine‹ Schuld, daß Du, obgleich Dir Deine Schwäche nicht verborgen bleiben konnte, Dich ganz darin hast gehen lassen, ohne auch nur einen Versuch zu machen, Dich aufs feste Land zu retten ...« (22.12.1878) Der Autor Storm war nachsichtiger als der Vater Storm.

Geradezu beschwörend wandte er sich an Hans: »Das Leid, das ich darüber schweigend Tag für Tag mit mir herumtrage, das jammervolle und doch vergebliche Grübeln, wie ich mein Kind noch retten könne – davon fühlst Du dort fern von mir leider nichts ... O, Du mein Hans, Du, grade Du könntest mein Glück und meine Freude sein ... Soll ich wirklich auch darüber wegsterben, wie es Dein Großvater mußte? Herzlich Dein Vater Th. Storm.«

Als alle väterlichen Mahnungen nichts fruchteten, schickte Storm seinen Zweitältesten, Ernst, aus, um den verlorenen Sohn aus Würzburg nach Hause zurückzuholen.

Tatsächlich schien jetzt eine Wende einzutreten. Hans arbeitete anschließend in einem Krankenhaus in Heiligenhafen. Stolz konnte der Vater berichten: »Hat schon ganz hübsch Patienten, macht flott u. mit Glück eine Operation nach der andern, und schreibt wöchentlich die nettsten u. verständigsten Briefe.« (21.11.1877) Zwei Monate später hieß es: »Hans hat hübsche Praxe u. ist beliebt; ich fürchte nur, er kneipt zu viel.« Einen Monat später war »die Freude längst vorbei«: »Die alten Schwächen ruinieren wohl Alles, ich erhalte auch keine Briefe mehr von ihm; und stehe dem Allen rath- und machtlos gegenüber.« (9.3.1878) Als der Sohn im Mai ein paar Tage in Husum weilte, fand der Vater ihn zwar »sehr dick, aber vergnügt und augenscheinlich im sicheren Gefühl ärztlicher Leistungsfähigkeit.« An diese halbwegs beruhigende Mitteilung fügte er die seltsame Bemerkung hinzu: »Wenn er nur eine Frau hätte, dann würde er weniger Geld u. weniger Bier gebrauchen!« Immerhin war Hans jetzt berufstätig, wenigstens bis August 1879, dann verlor er seine Stellung, fuhr aber anschließend sofort als Schiffsarzt auf dem Steamer »Santos«, einem südamerikanischen Dampfer, nach Brasilien. »Ärztlich leistungsfähig ist er anerkannt«, kommentierte Storm am 28. August 1879.

In einem Vierzeiler, den er in »trostloser Stimmung« dichtete, fasste er das Vater-Sohn-Verhältnis knapp zusammen und sah keine andere Perspektive als den Tod:

»Friedlos bist du, mein armer Sohn,
Und auch friedlos bin ich durch dich;
Wären wir, wo deine Mutter ist,
Wir wären geborgen du und ich.«

Ein knappes Jahr später schrieb Storm wieder sorgenvoll: »Er fährt jetzt als Arzt auf einem anderen Schiffe ... Zur Ruhe wird er wohl niemals kommen, als zu der letzten. Das ist der unter dünner Decke schlummernde auch bis zur letzten mit mir gehende Schmerz meines Lebens.« Im nächsten Herbst wurde der »Weltfahrer« Hans Schiffsarzt auf dem holländischen Dampfer »Stad Utrecht« und fuhr nach Batavia. Der tropische Regen inspirierte ihn sogar zu Versen, die der Vater in seinen Briefen an Freunde zitierte und als »eigenthümliche und schöne Verse«, als warme »Herzensoffenbarung« lobte:

... Tropisch tropft der Regen nieder
Und verjüngt die Erde wieder.
Also zeitigt mein Gemüthe
Vollen Lebens kräftige Blüthe,
Wenn die Hoffnung warm tropft nieder
Und verjüngt das Herz mir wieder. –

Im Februar 1881 wurde Hans in Rotterdam wieder entlassen. Storm schrieb in dem Zusammenhang, dass es darauf ankomme, »was man etwa an Willenskraft im Blute von seinen Altvordern mitbekommen hat.« (17.4.1881) Dann trat der »Seefahrer« seine letzte Arztstelle an, zu Frammersbach in Unterfranken, »mit einem Fixum von 1089 M.« Wieder atmete der Vater hoffnungsvoll auf: »Wenn ich's noch erlebte, daß er mit sich zurecht käme. Ein tüchtiger kenntnißreicher Arzt ist er unzweifelhaft.« Die Zeugnisse der nächsten Jahre enthalten viele gute Nachrichten: Hans schickte Hirschkäfer, Briefe, zu Weihnachen einen selbstgezogenen Blumenstrauß aus Frammersbach – »das ist fast meine größte Freude, ja es erschütterte mich fast«. Endlich hatte der ruhelose Sohn festen Boden unter den Füßen, und Storm schrieb: »Hoffentlich ist dieß Sorgenkind nun vom Schlimmsten ein für alle Mal gerettet.« (18.9.1882) Vier Jahre lang schien das »Schlimmste« gebannt zu sein. Wenn es zu Krisen kam, schickte Storm eines seiner Kinder nach Franken. Einmal weilten seine Töchter Lucie und Elsabe sogar ein ganzes Jahr dort, um dem Bruder den Haushalt zu führen, aber hauptsächlich, um »ihm in seinem Kampf gegen die Verführung durch den Alkohol« beizustehen.

Im Jahre 1885 zog der Familienvater eine Art Bilanz über seine zahlreichen Kinder. Stolz, Unruhe und Sorgen wechseln in der Aufzählung und Beurteilung. Auffallend die nichtchronologische Einordnung des Sorgenkindes Hans: »Ein Sohn, mir geistig sehr verwandt, Ernst, ist Amtsrichter in Nordschleswig, eine, die älteste Tochter, Lisbeth, ist Frau des Hauptpastors in einem holsteinischen Kirchendorf, der älteste Sohn, der die Last eines unglücklichen Familienerbes trägt, wovon nur mein Vater freiblieb, Arzt in Bayern, ein dritter Sohn Musiklehrer in Varel (Oldenburg); dann sind mir noch vier unverheiratete Töchter, von 17 bis 25 Jahren, wohlgestaltet gute Kinder, deren Einigkeit nie getrübt wird, auch wenn sie alle zu Hause sind; aber die 25jährige, ein fast schönes Mädchen, Lucie, ist seit sechs Wochen und unabsehbare Monate in der Neubertschen Klinik in Kiel wegen Nervenleidens untergebracht, die drei und zwanzigjährige und mit dem altmodischen Namen Elsabe, werde ich Ende April nach Weimar bringen, wo sie ihr Klavierspiel vervollkommenen und im Winter durch Freund Erich Schmidt und seine junge Frau etwas an dortiger Geselligkeit Theil nehmen soll; dann bleibt mir noch Gertrud, durch deren Geburt ich ein Jahr nach meiner Heimkehr die Mutter meiner sieben Kinder … verlor und – Dodo (getauft Friederike), die 17jährige Tochter meiner jetzigen Frau.« Die Trübung des Familienporträts durch Trunksucht und Nervenleiden ist das Damoklesschwert über der bürgerlichen Existenz des Dichters Storm.

»Ein Mann des Todes«

Im März 1886 stürzte ein anderes Damoklesschwert auf den Dichter herab. »Nun hat auch Hans … tüchtig Blutspeien gehabt, was in keiner unserer Familien dagewesen.« Bereits 1868, als sein Sohn 20 Jahr alt war, hatte er an Klaus Groth geschrieben: »Nach gründlicher ärztlicher Untersuchung leidet … er an der Tuberkulose, wie sie sagen, in der linken Lunge. Der Tod greift jetzt nach dem ältesten Sohn, nachdem er erst die Mutter genommen.– Er geht zunächst von Berlin aus in ein noch nicht bestimmtes Bad; dann nach Hause, ich denke wohl, um zu sterben.« Dieser Kelch war damals an ihm vorbeigegangen, jetzt aber trat das Schlimmste wirklich ein.

In wenigen Monaten verschlimmerte sich der Zustand so sehr, dass Storm mit allem rechnen musste: »Ein Schweres steht mir vielleicht für diesen Winter bevor«, schrieb er ahnungsvoll am 16. September 1886: »… er ist zum Skelett abgemagert etc – – mit einem Wort, er ist ein Mann des Todes. Ich habe ihn gebeten, nach Hause zu kommen; ich möchte den Armen doch in meinen Armen sterben lassen. Aber er will noch nicht, kann auch zur Zeit noch nicht; ja er hängt an einem Mädel, das er noch glaubt heirathen zu können. Es ist ein Elend.«

Hans Storm starb am 5. Dezember 1886 nach schwerem Lungenleiden im Krankenhaus von Aschaffenburg. Die Stiefmutter Dorothea schrieb die Briefe mit der traurigen Nachricht an Storms Brieffreunde. Sie fügte den Kommentar hinzu: »Der Schmerz für uns liegt mehr, als in dem Tode, darin, daß die vielen und nicht geringen Anlagen durch eine unglückliche angeerbte Zuthat sein ganzes Leben zu keiner Blüthe hat kommen lassen … Von meinem Mann kann ich auch grade nicht besonders gute Nachrichten bringen, er hat viele Schmerzen, einen Magenkatarrh der ihm gänzlich den Appetit genommen, und die Schmerzen lassen ihn oft nicht schlafen …«

An Gottfried Keller schrieb Storm persönlich: »Ich verlor zum ersten Mal in meinem Leben ein Kind, und zwar von meinen acht Kindern den ältesten Sohn; er starb im städtischen Krankenhaus von Aschaffenburg, wohin sein trefflicher Bruder, der nordschleswische Amtsrichter Ernst Storm, fünf Wochen vor Weihnachten etwa ihn gebracht hatte. Dann reiste er abermals hin und begrub dort seinen Bruder.«

»Einem Todten« – «Geh nicht hinein«

Am 14.7.1867 hatte Theodor Storm in einem Brief an seinen damals 19-jährigen Sohn Hans folgende Überlegung angestellt: »Wie der Reiche dem geliebten Toten ein Monument von Marmor setzt, so setzt der echte Dichter ein Monument aere perennius, in der Kunst des Wortes ausgeprägt, und findet seinen Stolz u. sein schmerzliches Glück darin, sich vor aller Welt zu dem Geliebten zu bekennen.«

Storm aber, der längst wusste, dass ihn selbst »des Todes Pfeil getroffen« (»Beginn des Endes«), schrieb kein besonderes Werk mehr aus Anlass dieses größten Verlustes seines Lebens. Die Tragik dieses Sohnes und seines Verhältnisses zum Vater hatte er ja bereits in mehreren Novellen literarisch dokumentiert, u.a. in »Carsten Curator« (1878), in »Der Herr Etatsrat« (1881), in »Hans und Heinz Kirch« (1882/83) und in »John Riew« (1885). Auch die Situation des toten Sohnes hatte er bereits sieben Jahre vor dem Ereignis selbst vorweggenommen. Damals war der 16-jährige Sohn des Grafen Reventlov, des befreundeten Landrats in Husum, gestorben, und Storm war vom »vernichtenden Frieden« der Leiche tief betroffen gewesen. Anschließend schrieb er eines seiner ergreifendsten Gedichte, »Einem Todten«, und veröffentlichte es in der »Deutschen Rundschau«.

Als sein Freund Erich Schmidt, der bei der »Rettungsaktion« in Würzburg mitgewirkt hatte, das Werk las, glaubte er, wie andere auch, Hans Storm sei gestorben. Er schrieb an den Dichter: »Ihr letzthin in der Rundschau veröffentlichtes Gedicht mit seinem verschleierten Schmerze ließ mich fast fürchten, Ihnen sei Trauriges begegnet …« Auch Keller reagierte ähnlich, so dass Storm ihm folgende Erklärung lieferte: »Mein Gedicht anlangend, so hat die Überschrift ›Einem Todten‹ wohl Sie wie andre irregeführt. Es gilt keinem besonderen Falle, wenn es auch durch einen solchen hervorgerufen ist; ich habe darin nur den Eindruck niederlegen wollen, den der Anblick eines Gestorbenen – ich glaube im wesentlichen auf jeden – macht und wogegen es keine Rettung als die des Glaubens an ein Wiederaufleben in einem andern Zustande gibt, die aber für mich nicht vorhanden ist.« (27/30.12.1879)

Storm, der seit Jahren um das Leben seines Sohnes bangte, hatte vermutlich wenig Mühe, sich in die Situation des definitiven Verlusts einzufühlen, mit dem er schon einmal 1868 gerechnet hatte. Später gab er dieser traumatischen Vision, »fremd und furchtbar«, die seine Existenz schon lange überschattete – »für viele Tage kannst du nicht leben, wenn du es erblickst« – den euphemistischen Titel »Geh nicht hinein«. Aber der Schluss bewahrt dieselbe Unerbittlichkeit, das Schweigen des Dichters angesichts des Unaussprechlichen, die Wortlosigkeit vor dem Unfassbaren, oder, mit Freud zu sprechen, »dem Ungeheuerlichen«, dass Eltern ihre geliebten Kinder begraben müssen.

Geh nicht hinein

Im Flügel oben hinterm Korridor,
Wo es so jählings einsam worden ist
– Nicht in dem ersten Zimmer, wo man sonst
Ihn finden mochte, in die blasse Hand
Das junge Haupt gestützt, die Augen träumend
Entlang den Wänden streifend, wo im Laub
Von Tropenpflanzen ausgebälgt Getier
Die Flügel spreizte und die Tatzen reckte,
Halb Wunder noch, halb Wissensrätsel ihm
– Nicht dort; der Stuhl ist leer, die Pflanzen lassen
Verdürstend ihre schönen Blätter hängen;
Staub sinkt herab; nein, nebenan die Tür
In jenem hohen dämmrigen Gemach
– Beklommne Schwüle ist drin eingeschlossen-,
Dort hinterm Wandschirm auf dem Bette liegt
Etwas – geh nicht hinein! Es schaut dich fremd
Und furchtbar an.

Vor wenig Stunden noch
Auf jenen Kissen lag sein blondes Haupt;
Zwar bleich von Qualen, denn des Lebens Fäden
Zerrissen jäh; doch seine Augen sprachen
Noch zärtlich, und mitunter lächelt' er,
Als säh er noch in goldne Erdenferne.
Da plötzlich losch es aus; er wusst es plötzlich
– Und ein Entsetzen schrie aus seiner Brust,
Dass ratlos Mitleid, die am Lager saßen,
In Stein verwandelte –, er lag am Abgrund;
Bodenlos, ganz ohne Boden. – »Hilf!

Ach Vater, lieber Vater!« Taumelnd schlug
Er um sich mit den Armen; ziellos griffen
In leere Luft die Hände; noch ein Schrei –
Und dann verschwand er.

Dort, wo er gelegen,
Dort hinterm Wandschirm, stumm und einsam liegt
Jetzt etwas; – bleib, geh nicht hinein! Es schaut
Dich fremd und furchtbar an; für viele Tage
Kannst du nicht leben, wenn du es erblickst.
»Und weiter – du, der ihn liebtest –, hast
Nichts weiter du zu sagen?«
Weiter nichts.

Das Wort, auch das dichterische, ist ohnmächtig gegenüber der Radikalität des Todes. Es gibt einfach »weiter nichts« mehr zu sagen, der Rest ist Schweigen. Die Erschütterung macht sprachlos. Diese unheimlichen Verse, welche die verzweifelte Agonie eines Sohnes und die Erschütterung eines Vaters beschwören, stehen inhaltlich wie sprachlich einmalig in der Lyrik des Dichters da. In den reimlosen Versen und den bruchstückhaften Sätzen erblickt der bekannte Literarhistoriker Fritz Martini gar »einen Wendepunkt in der Geschichte der neueren deutschen Lyrik« schlechthin. (1957)

Kurz nach dem Tod seines Ältesten diagnostizierten die Ärzte bei Theodor Storm unheilbaren Magenkrebs. Als diese Nachricht den Dichter völlig niederschmetterte, ließ der Arzt sich dazu herbei, in einem Scheinconsilium mit Fachkollegen seine Diagnose zu »korrigieren« und die Krankheit zu verharmlosen. Storm lebte dadurch wieder auf und war fähig, seine Altersnovelle »Der Schimmelreiter« zu beenden. Als er seiner Familie den tragischen Untergang Hauke Haiens vorgelesen hatte, strich er zufrieden und wie liebkosend mit der Hand über die Handschrift und meinte: »Das ist dann ja auch ein schöner Schluß.«

Theodor Storm starb am 4. Juli 1888. Seine jüngste Tochter berichtete über seine letzten Stunden, seine letzten Worte und den »harten, letzten Kampf ... wir waren allein, unser geliebter Vater war von uns gegangen! Wir waren Alle dabei, seine Frau und seine sieben Kinder umstanden sein Bett!«

Theodor Storm: Werke. Knaur. München 1953.
Briefe. Berlin, Weimar. 1972.
George Bollenbeck: Theodor Storm. Insel Verlag. Frankfurt 1988.
Hartmut Vinçon: Storm. Rowohlt Verlag. Reinbek 1986.

Karl und Jenny Marx

»Erst jetzt weiss ich, was ein wirkliches Unglück ist«

»Mehr als das Gold hat das Blei die Welt verändert, und mehr als das Blei der Flinte ist es das Blei des Setzkastens gewesen.« Auf kein gedrucktes Werk trifft dieser Aphorismus Lichtenbergs in so hohem Maße zu wie auf die Schriften des Sozialrevolutionärs Karl Marx. Der Marxismus ist die berühmteste und bei weitem folgenreichste Theorie des XIX. Jahrhunderts. Er hat die Weltgeschichte regelrecht revolutioniert. Im XX. Jahrhundert hat die Praxis dieser Ideologie, in ihren mannigfachen Varianten, das Leben vieler Völker geprägt, die Hälfte der Menschheit hat ihren Segen oder Fluch am eigenen Leib erfahren.

Dem Urheber der Theorie ist nach seinem Tode viel Ehre widerfahren, sein bärtiger Prophetenkopf prangte einige Generationen lang auf den großen Plätzen der kommunistischen Länder, seinen Namen trugen unzählige Straßen, Schulen, Institute. Dennoch muss man feststellen, dass Marx als Mensch wenig bekannt ist, dass die offizielle Propaganda von ihm geflissentlich ein unvollständiges Bild vermittelt hat. Fakten wurden verschwiegen, Briefe lückenhaft wiedergegeben, die Privatsphäre wurde weitgehend ausgeklammert. Natürlich haben die persönlichen Mängel und die »Lebensmisere« des Philosophen das Weltgeschehen nicht beeinflusst wie sein Werk, aber die Krisen in seinem Familienleben, vor allem der Verlust des einzigen Sohnes Edgar, zeigen den »Vater der Weltrevolution« von einer Seite, die viele bei Karl Marx nicht vermutet hätten.

Trier – Bonn – Berlin

Ungerne nur sprach Marx von seinen jüdischen Vorfahren, ihr Vermächtnis empfand er als Belastung: »Die Tradition aller toten Geschlechter lastet wie ein Alp auf dem Gehirn der Lebenden.« Dennoch verdankt er vermutlich gerade den zahlreichen gelehrten Rabbinern, die sich väterlicher- wie mütterlicherseits mehrere Jahrhunderte lang europaweit nachweisen lassen, seine außergewöhnliche Intelligenz, seinen analytischen Scharfsinn, seine erstaunliche Assoziationsgabe, seine Anlage zum abstrakten Denken.

Karl Marx wurde am 5. Mai 1818 in der Moselstadt Trier als drittes von neun Kindern geboren, vier seiner Geschwister starben im jugendlichen Alter an Lungentuberkulose. Der Vater war kurz vor der Geburt seines Sohnes zum Christentum übergetreten, um das »öffentliche« Amt eines Rechtsanwalts ausüben zu können. Die Kinder wurden 1824 getauft.

Karl Marx besuchte fünf Jahre lang das Gymnasium in Trier, anschließend studierte er Jurisprudenz, Philosophie und Geschichte in Bonn und Berlin. In diesen

Jahren war er auch dichterisch tätig und schrieb romantische Poesie. Als radikaler Wahrheitssucher aber verehrte er in Prometheus »den vornehmsten Heiligen und Märtyrer im philosophischen Kalender.« Auf seine Umgebung machte er einen gewaltigen Eindruck. Einer seiner Bewunderer schrieb: »Er verbindet mit dem tiefsten philosophischen Ernst den schneidendsten Witz; denke Dir Rousseau, Voltaire, Holbach, Lessing, Heine und Hegel in einer Person vereinigt … – so hast Du Dr. Marx.« Als Mitarbeiter der liberalen »Rheinischen Zeitung« hatte er zuerst Gelegenheit, sich kritisch über politische und ökonomische Fragen zu äußern. Die preußische Zensur verbot die Zeitung, und Marx wurde als »gefesselter Prometheus« karikiert.

Jenny von Westphalen

Bereits 1836 hatte Marx sich heimlich mit Jenny von Westphalen, der vier Jahre älteren Tochter einer der wohlhabendsten Familien von Trier, verlobt. Die Mutter stammte vom schottischen Hochadel ab. Die »Brautzeit« dauerte sieben Jahre. Nach einigen Schwierigkeiten in beiden Familien fand die Heirat am 12. Juni 1843 in Bad Kreuznach statt. Da Marx kein angemessenes Betätigungsfeld in Deutschland fand, emigrierte er zuerst nach Frankreich, dann nach Belgien, dann nach England, wo er sich endgültig niederließ.

Zunächst zog er mit seiner Frau nach Paris, wo er bisweilen in den mondänen Salons verkehrte. Er, der Revolutionär, war stolz darauf, dass die Schönheit seiner Frau überall Aufsehen erregte und er war auch lächerlich stolz auf ihre adlige Herkunft. Die Visitenkarte, die er für sie drucken ließ, lautete: »Madame Jenny Marx, geborene Baronesse von Westphalen«. Der große Freund der Arbeiterklasse, des »Adels des Menschengeschlechts«, liebte privat den Umgang mit Intellektuellen, Künstlern und stellte gerne einen bürgerlichen Wohlstand zur Schau, solange diese Fassade sich aufrechterhalten ließ.

Am 1. Mai 1844 wurde die älteste Tochter geboren, die den Vornamen ihrer Mutter erhielt. Das Kind war von schwächlicher Gesundheit. Eines Tages hatte das Mädchen Krampfanfälle, und die Eltern waren ratlos. Als Heinrich Heine gerade eintrat, riet er ihnen, das Kind in ein heißes Bad zu tauchen, worauf sich die Krämpfe sofort lösten. Dank dieser rettenden Idee wurde Heine ein enger Freund des jungen Ehepaares. Sein in dieser Zeit geschriebenes Poem »Deutschland, ein Wintermärchen« ist stark von kommunistischem Gedankengut durchdrungen.

In Paris setzte Marx sich intensiv mit den Ideen des Kommunismus auseinander, er nahm teil an Arbeiterversammlungen, er traf mit dem französischen Sozialisten Proudhon zusammen. Die kämpferische Phase seines Wirkens wurde deutlich eingeleitet: »Die Philosophen haben die Welt nur verschieden interpretiert; es kömmt darauf an, sie zu verändern.«

Unter dem Einfluss ihres Mannes gab Jenny Marx ihren christlichen Glauben auf und stellte sich in den Dienst seines politischen Kampfes. Sie machte sich völlig vertraut mit seinen Ideen und vertrat sie überzeugend in der Gesellschaft. Jahrelang leistete sie hervorragende Dienste als Sekretärin ihres Mannes. Für die meisten Haushaltsarbeiten konnte sie sich auf ein junges Mädchen aus dem Saarland verlassen, Helene (»Lenchen«) Demuth. Wie ein treuer Hausgeist stand dieses »Mädchen für alles« jahrzehntelang der Familie Marx aufopferungsvoll zur Verfügung.

Schon 1845 wurde Marx aus Frankreich ausgewiesen und er ließ sich in Brüssel nieder. Hier wurde 1846 die Tochter Laura geboren. Marx reagierte enttäuscht. Als im Jahre 1847 der ungeduldig erwartete Stammhalter geboren wurde, erhielt er den Vornamen des Lieblingsbruders der Frau, Edgar von Westphalen. Da das Kind so klein und schmächtig war, gab der Vater ihm den Namen »Musch«, nach dem französischen »mouche« (Fliege).

Am Ende dieses Jahres verfasste Marx seine populärste Schrift: »Manifest der kommunistischen Partei« mit dem zündenden Aufruf: »Proletarier aller Länder, vereinigt euch!« Aber das Revolutionsjahr 1848, das er größtenteils in Köln als Chefredakteur der »Neuen Rheinischen Zeitung« verbrachte, endete mit dem Sieg der Reaktion. 1849 wurde Marx aus Preußen ausgewiesen, er verließ endgültig den Kontinent und ging nach England ins Exil. Hier blieb er bis zu seinem Tod.

»Die Misere des Lebens«

In London erlebte Marx den Tiefpunkt seiner bürgerlichen Existenz. Ohne geregeltes Einkommen war er in ständiger Geldnot. Die Familie lebte zuerst in einer Zweizimmerwohnung im Elendsviertel Soho. Um die elementarsten Nahrungsmittel zu kaufen, musste Marx mehr als einmal seine Kleidung ins Pfandhaus tragen. Er hatte kein Geld, um Schreibpapier zu kaufen. Ein viertes Kind wurde 1849 geboren und nach dem großen Pulververschwörer Guy Fawkes »Guido« genannt, es starb bereits zwei Jahre später. Als Jenny ihr fünftes Kind erwartete, unternahm sie eine verzweifelte Bittfahrt nach Holland zu Lion Philipps, dem Onkel ihres Mannes und dem Ahnherrn der berühmten Industriellenfamilie. Aber der Kapitalist ließ sich nicht von der Hochschwangeren erweichen, die nun Trost darin schöpfte, dass ihr Mann und Lenchen sich unterdessen so rührend um die Kinder kümmerten. Als auch die Magd kurze Zeit darauf schwanger war, reagierte Frau Marx äußerst betroffen.

Anlässlich der Geburt seines fünften Kindes, der Tochter Franziska, schrieb Marx enttäuscht: »Meine Frau ist leider von einem Mädchen und nicht von einem garçon entbunden«. Aber der baldige Tod dieser Tochter offenbarte, wie unerträglich mittlerweile die materielle Notlage der Familie geworden war. Jenny Marx berichtete darüber: »Da lagen die drei lebenden Kinder mit uns, und wir weinten um den kleinen Engel, der kalt und erblichen neben uns ruhte. Der Tod des lieben Kindes fiel in die Zeit unserer bittersten Armut. Da lief ich zu einem französischen Flüchtling ... er gab mir gleich mit der freundlichsten Teilnahme zwei Pfund

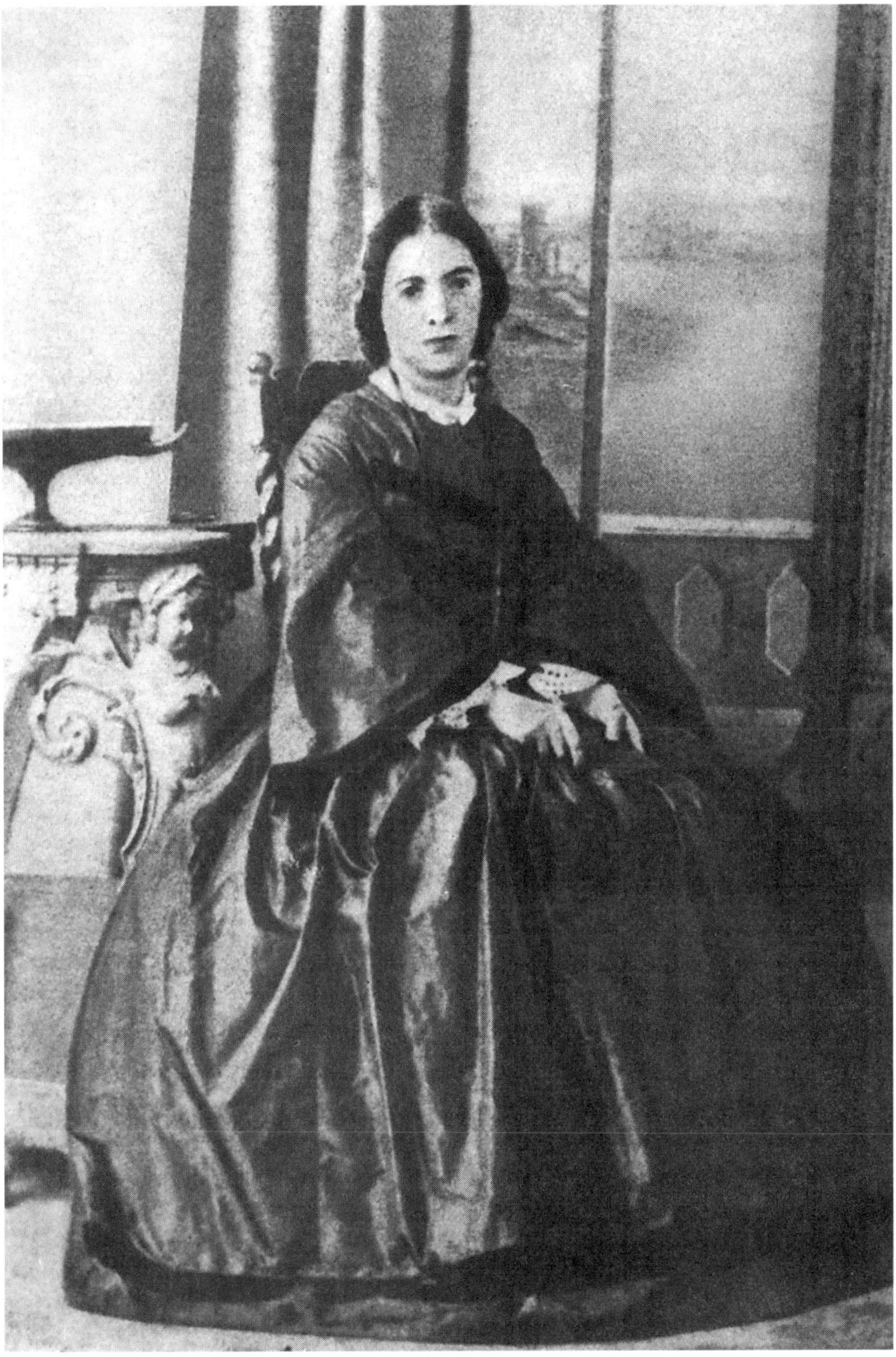

Jenny Marx-von Westphalen

Sterling. Mit ihnen wurde der kleine Sarg bezahlt, in dem mein armes Kind nun in Frieden schlummert. Es hatte keine Wiege, als es zur Welt kam, und auch die letzte kleine Behausung war ihm lange versagt.«

Am 8. September dieses Jahres 1852 schrieb Marx an Engels: »Mein Haus ist ein Lazarett ... Meine Frau ist krank, Jennychen ist krank, Lenchen hat eine Art Nervenfieber ... Den Doktor kann und konnte ich nicht rufen, weil ich kein Geld für Medizin habe. Seit acht bis zehn Tagen habe ich die family mit Brot und Kartoffeln durchgefüttert, von denen es noch fraglich ist, ob ich sie heute auftreiben kann ... Wie soll ich mit all dem Teufelsdreck fertig werden?«

Seit Beginn des Londoner Exils litt Karl Marx an Leber- und Gallenleiden, häufig kamen Kopfschmerzen und rheumatische Schmerzen hinzu. Diätfehler verschlimmerten den Zustand. Tagsüber saß er meist in der Bibliothek des »British Museum« und studierte Ökonomie, in den Nachtstunden schrieb er seine Artikel und Bücher. Die sich immer häufiger einstellende Schlaflosigkeit bekämpfte er mit Narkotika. Marx lebte hauptsächlich von englischsprachigen Artikeln, die vorzugsweise von der amerikanischen Zeitung »New York Daily Tribune« abgedruckt wurden. Er bemühte sich nie ernstlich um eine bezahlte Anstellung in London.

Der einzige Mensch, der immer hilfreich zur Seite stand, war der Freund und Mitstreiter Friedrich Engels. Seine Unterstützung wurde immer stärker, gemäß seinen Einkünften aus einer Fabrik in Manchester.

Edgar – der Verlust des Stammhalters

Im Januar 1855 wurde das sechste Kind geboren, Eleonor. »... meine Frau von einem bona fide traveller – leider of the ›sex‹ par excellence – genesen. Wäre es ein männliches Wesen, so ginge die Sache schon eher.« Diese zynische Bemerkung lässt erraten, welche Bedeutung Edgar, der einzige Sohn, für ihn hatte. Auf dieses Lieblingskind hielt er sehr große Stücke. Wegen seiner »taktischen« Klugheit, nannte er es »Colonel Musch«.

Der Sohn war sehr frühreif und erwies sich schon mit sechs Jahren als hilfreich in der Misere seiner Eltern. Als der Bäcker das Brot kündigte und nach Marx fragte, log der Knabe, sein Vater sei nicht zu Hause, entriss dem Bäcker spitzbübisch drei Brötchen, enteilte damit ins Haus und erzählte seinem Vater freudestrahlend die Überlistung. Edgar war pausbäckig, und sein großer Kopf schien viel zu schwer für seinen schwächlichen Körper. Aber Edgar verbreitete stets gute Laune um sich, trällerte komische Lieder und munterte seine Eltern auf, indem er »mit ungeheurem Pathos und einer Riesenstimme« (Jenny Marx) die Marseillaise sang.

Zwei Monate nach der Geburt Eleonors enthalten die Briefe Marx' alarmierende Nachrichten: »Musch ein gefährliches gastrisches Fieber, das noch nicht besei-

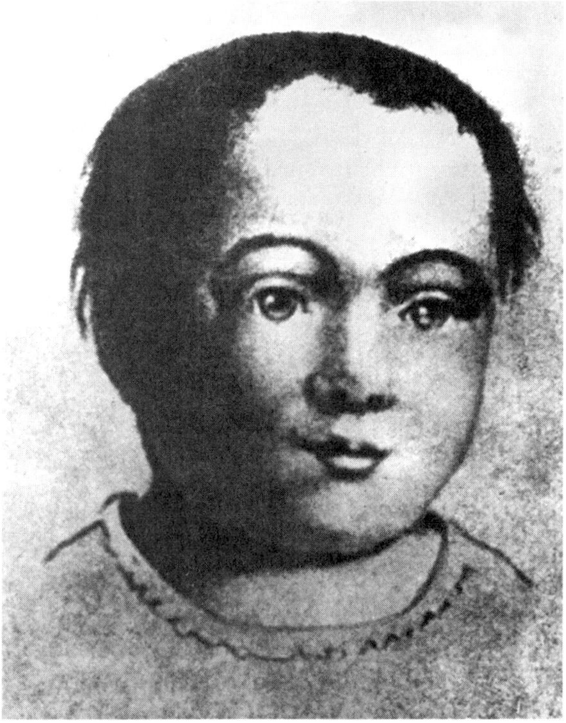

Edgar Marx

tigt«. Am 16. März schrieb er an Engels: »Ich glaube nicht, dass der gute Musch Herr über die Krankheit wird.« Der Arzt hatte Schwindsucht festgestellt.

Am 27. März schöpfte er wieder Hoffnung: »Seit einigen Tagen erholt sich Musch zusehends, und der Doktor spricht die besten Hoffnungen aus. Sollte alles gut vorangehen, so muss Musch sogleich aufs Land. Er ist natürlich furchtbar schwach und abgemagert. Das Fieber ist got rid of, und die Unterleibsverhärtung legt sich ganz bedeutend. Die Hauptfrage ist jetzt nur noch, ob seine Konstitution stark genug, die Kur ganz durchzumachen … Ich bin müde wie ein Hund von dem langen Nachtwachen, da ich Muschs Krankenwärter …«

Drei Tage später hatte sich die Lage dramatisch verschlechtert: »… Schließlich aber hat die Krankheit den in meiner Familie erblichen Charakter einer Unterleibsauszehrung angenommen, und Hoffnung scheint selbst von ärztlicher Seite aufgegeben. Meine Frau war seit einer Woche so krank wie nie vorher von geistiger Erregung. Mir selbst blutet das Herz und brennt der Kopf, obgleich ich natürlich Haltung behaupten muss. Das Kind verleugnet während der Krankheit keinen Augenblick seinen originellen, gutmütigen und zugleich selbständigen Charakter …«

Eine Woche später war es vorbei: »Lieber Engels, der arme Musch ist nicht mehr. Er entschlief (im wörtlichen Sinne) in meinen Armen heute zwischen 5 und 6 Uhr. Ich werde nie vergessen, wie Deine Freundschaft diese schreckliche Zeit uns erleichtert hat. Meinen Schmerz um das Kind begreifst Du …« (6. April 1855) Es war Karfreitag, »und so begleitete der feierliche Klang der Kirchenglocken den Tod des Jungen«, schreibt F. Wheen. Marx war ein dezidierter Nichtchrist, aber er war bereit, »dem Christentum viel zu verzeihen, denn es hat gelehrt, die Kinder zu lieben.« (»Mohr und General«)

»Erst jetzt weiss ich, was ein wirkliches Unglück ist«

Bei Epikur hatte Marx einen Satz gelesen, den er jetzt gerne wiederholte: »Der Tod ist kein Unglück für den, der stirbt, sondern für den, der überlebt.« Der Tod des achtjährigen Edgar war für den überlebenden Vater, nach seinem eigenen Zeugnis, der schwerste Schicksalsschlag »seines katastrophenreichen Lebens. Er hat diesen Verlust nie verwunden und immer wieder davon gesprochen, in Tönen, die sonst nie bei ihm vorkommen.« (Friedenthal, S. 402)

Wilhelm Liebknecht nahm am Begräbnis auf dem Friedhof von Whitefield teil. Als er Marx trösten wollte, stöhnte dieser: »Ihr könnt mir den Jungen nicht wiedergeben!« Eine andere Einzelheit belegt den Schmerz des Vaters: »Als der Sarg ins Grab gesenkt werden sollte, war Marx so verzweifelt, dass sich Liebknecht neben ihn stellte, weil er befürchtete, er werde dem Sarg nach ins Grab springen.« (Wheen, S. 259)

Jenny Marx hielt es nicht mehr in der Wohnung aus und musste »die Lokalität ändern«. Marx selbst schrieb eine Woche nach dem Verlust: »Das Haus ist natürlich ganz verödet und verwaist seit dem Tode des teuren Kindes, das seine belebende Seele war. Es ist unbeschreiblich, wie das Kind uns überall fehlt. Ich habe schon allerlei Pech durchgemacht, aber erst jetzt weiss ich, was ein wirkliches Unglück ist. Ich fühle mich broken down. Zum Glück hatte ich seit dem Begräbnistag so tolle Kopfschmerzen, dass Denken und Hören und Sehn mir vergangen ist.«

Tröstlich in dieser Lage ist für ihn nur die treue Freundschaft mit Engels und der Gedanke an seinen welthistorischen Auftrag, die Herbeiführung der klassenlosen Gesellschaft. »Unter all den furchtbaren Qualen, die ich in diesen Tagen durchgemacht habe, hat mich der Gedanke an Dich und Deine Freundschaft aufrecht gehalten und die Hoffnung, dass wir noch etwas Vernünftiges in der Welt zusammen zu tun haben.«

Die Lücke im Familienleben war nicht mehr zu füllen, wie viele Äußerungen belegen. Am 3. Juli 1855 heißt es z.B.: »Hier bei mir ist es noch immer eine traurige Häuslichkeit. Meine Frau noch sehr leidend. Die Erinnerung an das liebe arme Kind quälend und selbst zwischen die Spiele seiner Geschwister dazwischentretend ...«

Auch fremde Unglücksfälle riefen wieder Erschütterungen in der Familie Marx hervor: »In meiner Frau hat die Nachricht von diesem neuen Verluste die Erinnerung an den Tod unseres einzigen Söhnchens wieder so lebendig wachgerufen, dass ihr Gemütszustand ihr nicht erlaubt, in diesem Augenblick Ihnen zu schreiben. Sie weint und jammert wie ein Kind.« (6. September 1855)

Trauer und andauernde materielle Notlage überschatteten viele Jahre des Londoner Exils. Noch 1862 schrieb Marx: »Meine Frau sagt mir jeden Tag, sie wünsche, sie läge mit den Kindern im Grabe. Und ich kann es ihr wahrlich nicht verdenken; denn die Demütigungen, Qualen und Schrecken, die in dieser Situation durchzumachen sind, sind in der Tat unbeschreiblich ... Die armen Kinder tun mir um so mehr leid, als dies alles in dieser Exhibition season vorfällt, wo ihre Bekannten sich amüsieren und sie nur Schrecken durchmachen, dass nur niemand sie besucht und den Dreck durchschaut.«

Der patriarchalische Familienvater

Für den Revolutionär Karl Marx hatte die »heilige Familie« stets einen hohen Stellenwert, er spielte mit tiefem Ernst und voller Hingabe seine Rolle als bürgerlicher Familienvater.

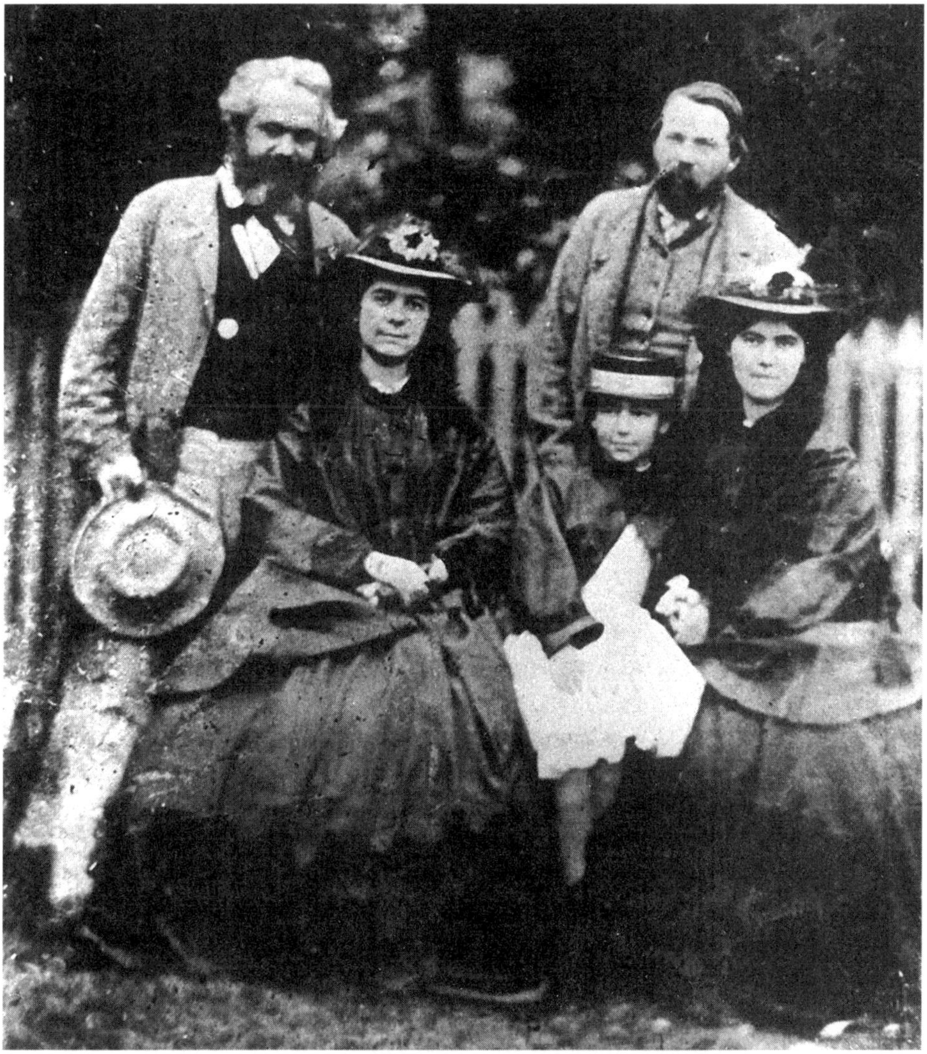

Karl Marx und Friedrich Engels mit den drei Töchtern Jenny, Eleonor und Laura

Allerdings entdeckte man nach seinem Tode auch einen überraschenden Seitensprung, der in der Biographie des Revolutionärs meist unterschlagen wird. Das gute »Mädchen für alles«, Lenchen Demuth, hatte ihm in den ersten Londoner Jahren einen Sohn geschenkt, Frederick, der 1929 als Proletarier starb, ohne zu wissen, dass Karl Marx sein richtiger Vater war. Um seine Respektabilität und seine Ehe zu retten – Jenny war überaus eifersüchtig – hatte Marx seinen Freund Engels dazu bewogen, das uneheliche Kind als sein eigenes anzuerkennen. Engels hatte ihm großzügig diesen Gefälligkeitsdienst erwiesen und er sorgte auch finanziell für die Erziehung des Frederick Demuth. Der wirkliche Sachverhalt wurde erst 1962 offiziell dokumentiert, als ein Brief der Sekretärin von Engels an Bebel bekannt wurde. Auf seinem Sterbebett hatte Friedrich Engels das bestbehütete Geheimnis der Familie Marx seiner Sekretärin Luise Freyberger anvertraut.

Nach dem Tode seines legitimen Stammhalters verblieben Marx noch drei Töchter: Jenny, Laura und Eleonor. Sie mussten für ihn die Rolle des verlorenen Sohnes ersatzweise spielen und die ganze Strenge der väterlichen Autorität ertragen. Andrerseits wurden sie auch verzogen, denn der »grimmige Vater der Weltrevolution war der liebevollste Kindervater und Spielkamerad.« (Friedenthal, S. 403) Seine Zärtlichkeit für seine Mädchen drückte sich auch aus in den zahlreichen Kosenamen, die er ihnen gab: Kakadu, Täubchen, Quoquo, Tussy, er selbst war für sie der »Mohr« oder »old Nick«, Teufel und Kinderschreck in einem.

Es erfüllte ihn mit naivem Stolz, wenn seine Töchter Schulpreise erhielten, wenn sie sich bei einer Schulfeier durch Rezitieren oder Theaterspielen hervortaten. Der große Vorkämpfer der Arbeiterklasse bettelte um Geld bei Engels, damit seine Mädchen sich besser kleiden konnten, damit sie wie die »höheren Töchter« Unterricht im Zeichnen, im Klavierspielen, im Tanzen, im Reiten nehmen konnten. Einmal sogar wurde ein Ball für 50 Personen veranstaltet. Für seine Mädchen strebte er eine »gute Partie« an.

Später war Marx sehr kritisch gegenüber ihrem Umgang, prüfte genau Herkunft und Einkünfte der jungen Männer, die um sie warben, und sprach ein Machtwort, wenn ihm etwas missfiel. Und die Töchter, die ihren Vater bewunderten, unterwarfen sich durchwegs seinem strengen Urteil. So versagte er seiner jüngsten Tochter, nach siebenjähriger Brautschaft, seine Zustimmung zur Ehe. Eleonore/Tussy gehorchte, lebte dann mit einem rührigen Sozialisten zusammen und nahm Gift, als dieser sie verriet und eine junge Schauspielerin heiratete. Die zweite Tochter, Laura, heiratete den französischen Sozialisten Lafargue und wählte mit ihm den Freitod. Die älteste Tochter Jenny, die den französischen Sozialisten Charles Longuet geheiratet hatte, starb mit 39 Jahren an Krebs, nachdem sie sechs Kindern das Leben geschenkt hatte. Sie war das einzige der sieben Kinder, das die Nachkommenschaft sicherte. Vier ihrer Enkelkinder waren 1968 in Moskau dabei, als der 150. Geburtstag von Marx feierlich begangen wurde, keines von ihnen war Kommunist.

Gegen Ende seines Lebens erlitt Marx noch ein paar herbe Schicksalsschläge. Am 2. Dezember 1881 starb seine Frau Jenny, die »Frau des Teufels«, wie Françoise Giroud sie im Untertitel ihrer Biographie nennt. Jenny hatte ihrem Mann rund 40 Jahre lang in allen Lagen tapfer zur Seite gestanden. Marx war seelisch wie körperlich so angeschlagen, dass er sich nicht mehr erholte: »Ich komme aus der letzten Krankheit doppelt verkrüppelt heraus, moralisch durch den Tod meiner Frau, physisch dadurch, daß eine Verdickung des Brustfells und größere Reizbarkeit der Luftröhrenäste geblieben.« Trotz einiger Kuraufenthalte in Frankreich, Algerien und der Schweiz war der Verfall seiner geistigen und körperlichen Kräfte nicht mehr aufzuhalten. Am 20. Mai 1882 urteilte er bitter: »Nutzloser, inhaltloser, dazu teurer Lebensgang!«

Sehr schmerzlich traf ihn schlussendlich am 11. Januar 1883 der völlig unerwartete Tod von Jenny Longuet-Marx. Karl Marx überlebte seine Lieblingstochter nur um einige Wochen. Er starb in London am 14. März 1883. Friedrich Engels urteilte philosophisch über den schnellen Tod seines lebenslangen Mitkämpfers: »... diesen gewaltigen, genialen Mann als Ruine fortvegetieren zu sehen, zum größeren Ruhm der Medizin und zum Spott für die Philister, die er in seiner Vollkraft so oft zusammengeschmettert – nein, tausenmal besser, wie es ist.«

Karl Marx wurde neben seiner Frau auf dem Londoner Friedhof Highgate beigesetzt. Sieben Jahre später nahm das Familiengrab Marx auch die getreue Dienstmagd Helene Demuth auf.

Karl Marx: Briefwechsel mit Friedrich Engels. Berlin 1949/50.

Werner Blumenberg: Marx. Rowohlt. Reinbek 1970.

Michael Freund: Karl Marx. Die großen Deutschen. Propyläen. Berlin 1956.

Richard Friedenthal: Karl Marx. Piper. München 1981.

Françoise Giroud: Jenny Marx ou la femme du diable. Laffont. Paris 1992.

Francis Wheen: Karl Marx. Bertelsmann. München 2001.

Fjodor und Anna Dostojewski

Sonja und Aljoscha

Dostojewskis Romane gehören zu jener von Franz Kafka umrissenen Kategorie der Bücher, »die einen beißen und stechen«, oder die eine »Axt (sind) für das gefrorene Meer in uns.« Sie erschließen seelisches Neuland, lenken den Blick in seelische Abgründe und ergreifen den Leser so unmittelbar, weil Dostojewski ein vom Leben »Ergriffener« war, dem nichts Menschliches fremd war und der alle seine leidvollen Erfahrungen mit unerhörter Eindringlichkeit künstlerisch beschwört. Sein Brief aus der Peter-und-Pauls-Festung an seinen Bruder ist ein erschütterndes Dokument. Wegen der Beteiligung an einer Verschwörung zum Tode verurteilt, wurde Dostojewski 1849 vor ein Exekutionskommando zu einer Schein-Hinrichtung gestellt, im letzten Augenblick vom Zaren begnadigt und zu zehn Jahren Straflager in Sibirien verurteilt. Sein Nebenmann vor dem Hinrichtungspeloton verlor bei diesem Einschüchterungsmanöver den Verstand. Die »Aufzeichnungen aus einem Totenhaus« beruhen auf den in Sibirien erlittenen Qualen. Bald darauf schrieb er »Schuld und Sühne« (1866), seinen meistgelesenen Roman, der seinen Weltruhm begründete.

Nach dem Tod seiner ersten Frau Marja Issajewa, die er in Sibirien geheiratet hatte, ging er mit der 25 Jahre jüngeren Anna Grigorjewna Snitkina, der er seinen Roman »Der Spieler« (1867) diktiert hatte, eine zweite, glücklichere Ehe ein. Sie gebar ihm vier Kinder, zwei Söhne und zwei Töchter. Zwei davon überlebten den Schriftsteller. Der Verlust der beiden andern wurde von Dostojewski als schreckliche Tragödie empfunden.

»Wo ist das kleine Geschöpf, für das ich wahrlich gern den Tod am Kreuze erlitten hätte?«

Dostojewskis erstes Kind wurde am 4. März 1868 geboren, während das Ehepaar sich in Genf aufhielt. Es erhielt den Namen Sonja, einen Namen, der für den Schriftsteller mit sehr affektiven Konnotationen besetzt war. In seinem ersten großen Meisterwerk, dem Roman »Schuld und Sühne«, ist Sonja die sympathischste und rührendste Figur überhaupt. Sie ist das sanftmütige Mädchen, das zur Prostituierten wird, um die Familie zu ernähren, und das dabei seine Herzensreinheit bewahrt. Dank ihres Opfermutes und ihrer starken Gläubigkeit gelingt es ihr, den Doppelmörder Rodion Raskolnikov dazu zu bewegen, sich freiwillig der Justiz zu stellen.

Als das Kind Ende Mai in Genf verstarb, schrieb Dostojewski einen Brief an Apollon Maikov, den Taufpaten seiner Tochter. »Meine Sonja ist gestorben, vor drei

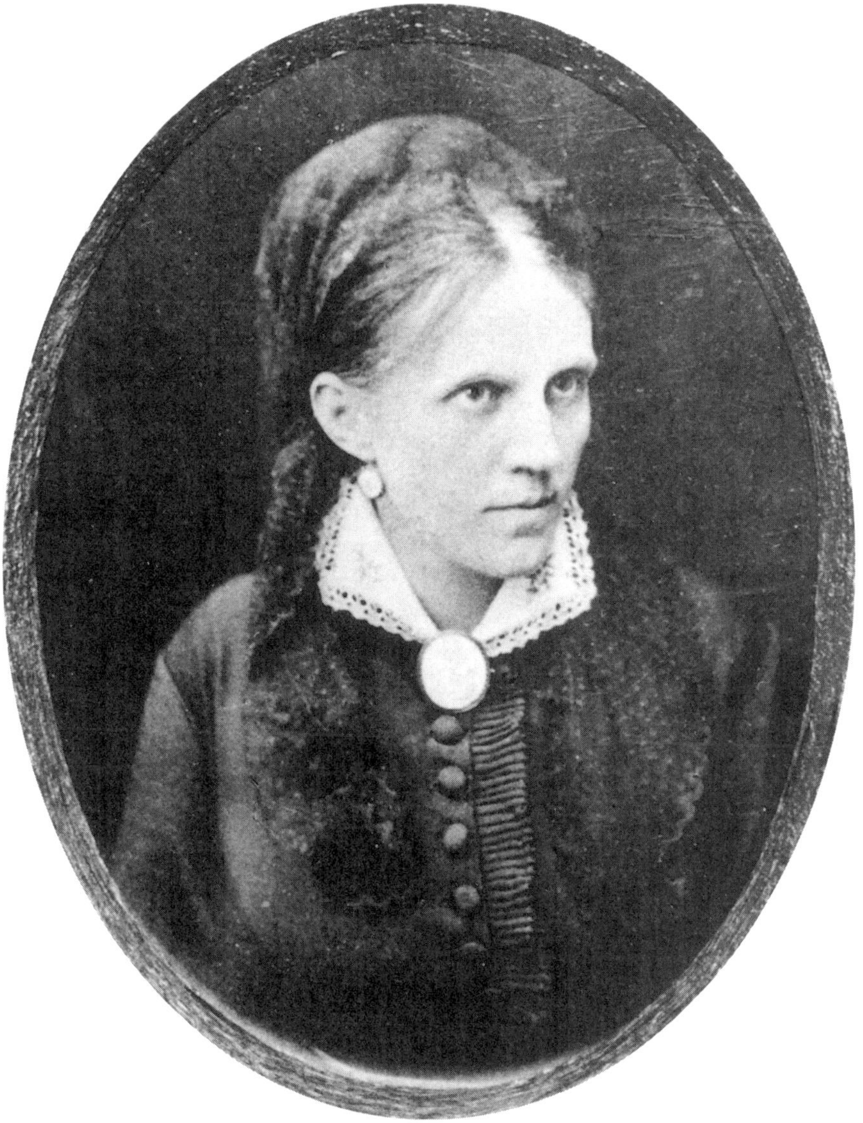

Anna Dostojewski

Tagen haben wir sie beerdigt. Ich habe zwei Stunden vor ihrem Tod nicht gewusst, dass sie sterben würde. Der Arzt hat uns drei Stunden vor ihrem Tode gesagt, es gehe ihr besser und sie werde am Leben bleiben. Sie war nur eine Woche krank; sie starb an Lungenentzündung ... Das kleine, so unglückliche, so winzige Geschöpf von kaum drei Monaten hatte für mich schon ein Antlitz und einen Charakter. Sie fing gerade an, mich zu erkennen und zu lieben und lächelte immer, wenn ich mich ihr näherte. Und nun sagt man mir, um mich zu trösten, dass ich wohl noch mehr Kinder haben werde. Aber wo ist Sonja? Wo ist das kleine Geschöpf, für das ich wahrlich gern den Tod am Kreuze erlitten hätte, damit es nur am Leben geblieben wäre? Ich will lieber nicht mehr davon sprechen. Meine Frau weint. Übermorgen werden wir endlich von dem kleinen Grabe Abschied nehmen und irgendwohin fortreisen.« (30. Mai 1868)

Aber weder die räumliche noch die zeitliche Entfernung brachten eine merkliche Linderung des Schmerzes. Drei Wochen später schrieb Dostojewski einen anderen Brief an Apollon Maikov und schilderte seinen seelischen Zustand: »Ich bin aber noch nie so tief unglücklich gewesen, wie in der letzten Zeit. Ich will Ihnen meinen Zustand gar nicht beschreiben, doch je mehr Zeit darüber vergeht, um so quälender wird die Erinnerung und um so leuchtender steht das Bild der verstorbenen Sonja vor mir. Es gibt Augenblicke, die ich kaum ertragen kann ... die Erinnerung wird von Tag zu Tag lebendiger. Nie werde ich sie vergessen, nie wird mein Gram ein Ende nehmen! Und wenn ich einmal ein anderes Kind bekommen sollte, so weiß ich gar nicht, ob ich es werde lieben können; wo ich die Liebe hernehmen werde. Ich will nur Sonja. Ich kann es gar nicht fassen, dass sie nicht mehr ist und dass ich sie nie wiedersehen soll ...« (22. Juni 1868)

»Kinder, das ist meine Leidenschaft«

Nach Dostojewskis berühmter Definition besteht die Hölle darin, dass ein Mensch darunter leidet, dass er unfähig ist zu lieben. Seine Befürchtung in dieser Hinsicht erwies sich als unbegründet, denn als seine Frau ihm weitere Kinder schenkte, umgab er sie mit derselben innigen Liebe wie seine Älteste. In allen Briefen erkundigte er sich besorgt nach dem Wohlergehen der Kinder. Jede Unpässlichkeit beunruhigte ihn maßlos, insgesamt schienen ihm alle drei Kinder schwach und kränklich zu sein.

In dem Dostojewski-Roman Rachmanowas, der sehr stark dokumentarisch belegt ist, gibt es eine Episode, die Dostojewskis Kinderliebe schlechthin treffend widerspiegelt. Als seine Frau ihn wegen seiner Sorgen beschwichtigen möchte, steigert er sich zu einem pathetischen Bekenntnis: »Du weißt, wie grenzenlos ich Kinder liebe; die Kinder sind für mich ein merkwürdiges Volk, und wie oft sehe ich unsere Kinder, und die Kinder überhaupt, im Traume! Kinder, das ist meine Leidenschaft! Du weißt, wie grenzenlos ich glücklich bin, weil wir Kinder haben! Ich sehe es als das Wichtigste in der Welt an, dass Kinder geboren werden, und überhaupt, etwas Gescheiteres, als Kindern das Leben zu schenken, kann auf dieser Erde gar nicht ausgedacht werden ... eine Frau sollte nicht zwei oder drei, sondern sechs, sieben, zehn Kinder gebären, so viele, als ihre Kräfte reichen!«

In den Aufzeichnungen zu seinen letzten Romanen kehrt diese »Kindermanie« in mannigfacher Form wieder. So notierte er 1874: »Roman über Kinder, nur über

Kinder und den Kinder-Helden«. Das Thema wird zuerst bedeutsam im »Idioten« angeschlagen, es wird soziologisch im »Jüngling« behandelt und nimmt einen wesentlichen Platz in den »Brüdern Karamasow« ein. Seine Ehrfurcht vor der Unschuld der Kinder hat er in ergreifende Worte gekleidet, die er dem Starez Sossima in den Mund legt: »Die Kindlein liebet besonders, denn sie sind ohne Sünde, wie Engel, sie leben, um uns zu rühren, um unsere Herzen zu reinigen, um uns gewissermaßen zu belehren. Wehe dem, der ein kleines Kind kränkt!«

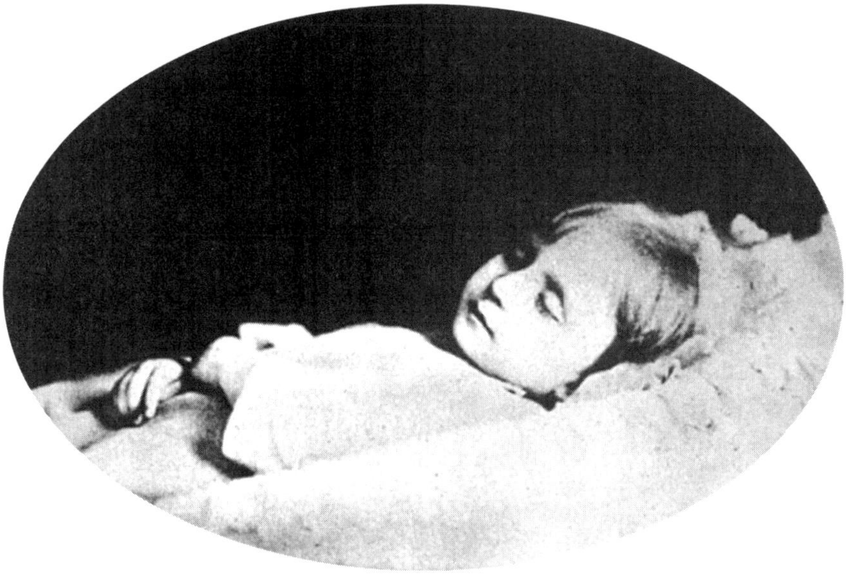

Aljoscha auf dem Totenbett

Aljoscha, der Epileptiker

Aljoscha, der zweite Sohn, wurde am 10. August 1875 in Staraja Russa, einem Städtchen am Ilmensee, geboren, wo Dostojewski ein Haus gemietet hatte und wo er einen Großteil seiner Spätwerke schuf. Der Junge hatte einen auffallend runden Schädel, eine Anomalie, die den Vater sehr beunruhigte. »Diese Abnormität, was soll das bedeuten? Mein Vater war ein Trinker, und ich habe von ihm wohl die Epilepsie geerbt; ist diese Kopfform vielleicht eine Folge meiner Krankheit? Und wie wird sie sich auswirken?«, lässt Rachmanowa den Dichter grübeln. Aber das Kind entwickelte sich zunächst sehr gut, körperlich wie geistig.

1878 stand Dostojewski auf dem Höhepunkt seiner Karriere. Nach Tolstoj und Turgenjev war er in die Akademie der Wissenschaften aufgenommen worden. Er wurde am Hof eingeführt, wurde von den Großherzögen eingeladen. Der junge Theologe und Dichter Wladimir Solowjov war sein Freund geworden. Seit 1877 arbeitete er an seinem Hauptwerk, »Die Brüder Karamasow«, das zuerst den Titel »Das Leben eines großen Sünders« trug.

Am 16. Mai wollte die Familie nach Staraja Russa aufbrechen, die Kinderfrau des Sohnes Fedja war gekommen und erzählte den Kindern schon am frühen Morgen russische Märchen. Aljoscha war in großer Erregung, er lachte über die alte Prochorowna und plauderte munter und unentwegt. Völlig unerwartet verstummte er, ein Zittern ging durch seinen ganzen Körper, das man zuerst für einen Fieberschauer hielt, wie er bisweilen bei Kindern auftritt, wenn die Eckzähne durchbrechen. Die Mutter war dennoch beunruhigt und holte den Kinderarzt, der eine Arznei verschrieb und versicherte, die Krämpfe würden bald nachlassen. Als keine Besserung eintrat – das Kind war mittlerweile bewusstlos geworden – weckte Anna Grigorjewna ihren Mann. Dostojewski, der schon viele epileptische Anfälle erlitten hatte, war so bestürzt von der heftigen Krise seines Sohnes, dass er sofort einen Nervenspezialisten, Professor Uspenski, zu Rate zog. Dieser versprach, sofort nach der Sprechstunde vorbeizukommen.

In ihren am Lebensende niedergeschriebenen »Erinnerungen« berichtet Anna Grigorjewna im Kapitel »Das Jahr 1878. Der Tod unseres jüngsten Sohnes« ausführlich vom »furchtbaren Unglück«, das sie an diesem 16. Mai heimsuchte:

»Wir wichen nicht vom Lager unseres kleinen Knaben und erwarteten ungeduldig den Arzt. Endlich um zwei Uhr erschien er, untersuchte das Kind und sagte zu mir: ›Weinen Sie nicht, seien Sie ruhig, es wird bald vergehen.‹

Fjodor Michailowitsch begleitete ihn ins Vorzimmer und kehrte furchtbar blass zurück, dann kniete er vor dem Diwan nieder, auf den wir unseren Kleinen gebettet hatten, damit der Arzt ihn bequemer untersuchen konnte. Auch ich kniete neben meinem Mann nieder und wollte ihn fragen, was der Arzt ihm gesagt habe (wie ich später erfuhr, hatte er Fjodor Michailowitsch erklärt, dass der Knabe bereits in Agonie liege), aber er gab mir durch ein Zeichen zu verstehen, dass ich schweigen möge. Es verging ungefähr eine Stunde, bis wir merkten, dass die Krämpfe sichtlich schwächer wurden. Durch die Worte des Arztes beruhigt, freute ich mich sogar darüber und dachte, das krampfhafte Zittern werde nun in einen ruhigen Schlaf übergehen, der vielleicht die Genesung bringen werde. Wie verzweifelt war ich aber, als das Kind zu atmen aufhörte und der Tod eintrat. Fjodor Michailowitsch küsste den Kleinen, schlug dreimal über ihm das Kreuz und brach in lautes Weinen aus. Auch ich weinte gemeinsam mit den Kindern, die den guten Aljoscha so sehr geliebt hatten.

Dostojewski war durch den Tod unseres jüngsten Sohnes furchtbar erschüttert; er hatte Aljoscha ganz seltsam, mit einer fast krankhaften Liebe geliebt, als hätte er dessen frühen Tod geahnt. Seinen Schmerz erhöhte noch der Umstand, dass das Kind an Epilepsie starb, einer Krankheit, die es von seinem Vater geerbt hatte.«

Vater und Mutter sprachen sich gegenseitig Trost zu, sie versuchten, ihr Gleichgewicht wiederzufinden. Auch die Mutter war völlig verstört vor Schmerz, sie verfiel in absolute Teilnahmslosigkeit, kümmerte sich nicht mehr um den Haushalt. »Auf mich machte der Tod unseres teueren Kindes einen vernichtenden Eindruck«, schrieb Anna Grigorjewna später. Der Anblick eines Kleidungsstückes oder eines Spielzeugs des jäh gestorbenen Kindes löste Weinkrämpfe und andere Krisen bei ihr aus. Alle Trostesworte ihres Mannes verhallten wirkungslos.

In der Einsiedelei Optina Pustyn

Auf Drängen Anna Grigorjewnas begleitete Solowjov den verzweifelten Dostojewski nach der Ermitage von Optina, wohin viele Menschen in ihrer Not wallfahrten.

Der Ruhm dieser Einsiedelei beruhte auf ihren altehrwürdigen »Starzi«, die gleichzeitig als Beichtväter und als tröstende Ratgeber der Betrübten wirkten. Dostojewski verbrachte im Juni zwei Tage in diesem Kloster und unterhielt sich zweimal eingehend mit dem Starez Vater Amwrosij, einem wahrhaft charismatischen Mönch, der als Seelsorger eine überraschende Menschenkenntnis besaß. Anschließend ging Dostojewski in die Klosterkirche zur Beichte und zur Kommunion. Amwrosij gab das Vorbild ab für den Starez Sossima, der in seinem großen Alterswerk, den »Brüder Karamosov«, eine so hervorragende Rolle spielt. Gleich im ersten Buch des Romans, im Kapitel »Gläubige Frauen«, tröstet Sossima eine Frau, die durch den Tod ihres dreijährigen Sohnes Aljoscha völlig aus dem Gleichgewicht gekommen ist. Es ist unmöglich, in dieser Szene nicht ein Denkmal für den eigenen Sohn zu sehen. Hier hat Dostojewski dem Schmerz seiner Gattin erschütternde Worte gewidmet, vielleicht sogar die erschütterndsten des ganzen Romans, wie er selbst äußerte.

»Die Seele hat es mir ausgedörrt«

Unter den Frauen, die von weither zum Kloster gewallfahrt sind, befindet sich eine noch gar nicht alte, aber hagere und verhärmte Frau. Auf den Knien liegend blickt sie unverwandt auf den Starez, »mit einem wahrhaft ekstatischen Ausdruck in den Augen«. Dieser wird auf sie aufmerksam, spricht sie an und fragt nach dem Grund ihres unstillbaren Weinens.

»Um mein Söhnchen ist es mir leid, Väterchen, dreijährig war es, nur drei Monate noch, dann wäre es drei Jahre alt gewesen. Um mein Söhnchen leide ich Qualen, Vater, um mein Söhnchen … Es ist mir, als ob er hier vor mir stünde und nicht von der Stelle wiche. Die Seele hat es mir ausgedörrt. Wenn ich auf seine kleine Wäsche blicke, auf sein Hemdchen oder seine Stiefelchen, da fange ich an zu weinen. Ich breite vor mir aus, was von ihm zurückgeblieben ist, jegliches Ding von ihm, sehe es an und weine. Ich sage zu Nikituschka, meinem Mann: ›Lass mich fort, Hausherr, lass mich wallfahrten gehen.‹ Fuhrmann ist er, und wir sind nicht arm,

Vater, nicht arm … Doch was nützt uns jetzt die Habe? Zu trinken hat er angefangen … Jetzt aber denke ich gar nicht mehr an ihn. Nun bin ich schon den dritten Monat von zu Hause fort. Vergessen hab ich ihn, hab alles vergessen und mag nicht daran zurückdenken; was soll ich auch jetzt mit ihm? Schluss gemacht hab ich mit ihm, mit allem Schluss gemacht. Nicht einmal anblicken möchte ich jetzt mein Haus und meine Habe, und ich möchte überhaupt nichts mehr sehen!«

Mit leichter dichterischer Verbrämung hat Dostojewski hier die grenzenlose Trauer seiner Frau dargestellt. Das Alter des Kindes stimmt ganz genau, der Name ist ebenfalls Alexej (Aljoscha), wie bei Dostojewski. Sogar in kleinen Details finden wir erstaunliche Übereinstimmungen. Als der Schriftsteller vom Starez in Optina empfangen wurde, fiel ihm, neben den Ikonen, ein katholisches Kreuz mit einer »Mater dolorosa« auf. Der Roman erwähnt haargenau denselben Gegenstand in der Zelle Sossimas.

Der Trost des Starez

Die Tröstung des Romans ist dieselbe, die Dostojewski erfahren hat. Gott hat den verstorbenen Kindern sogleich den Rang von Engeln verliehen. »Freue auch du dich, Weib, statt zu weinen, auch dein Knäblein weilt jetzt bei Gott in der Schar seiner Engel.

Wisse, Mutter, dass auch dein Kindlein jetzt gewisslich vor dem Throne Gottes steht und sich freut und fröhlich ist und bei Gott Fürbitte tut für dich.«

Noch einmal überlässt sich die Frau ihrer Trauer und wünscht sich sehnlichst, dass das Kind noch einmal wenigstens zurückkommt. »Wenn ich nur ein einziges Mal hören könnte, wie er mit seinen Füßchen durch das Zimmer geht, ein einziges kurzes Mal nur, und mit seinen Füßchen trapp-trapp macht … Aber er ist nicht mehr, Väterchen, er ist nicht mehr, und ich werde ihn nie mehr hören! Hier ist sein Gürtelchen, er selber aber ist nicht mehr da, und nie mehr werde ich ihn sehen, nie hören!«

Beim Anblick des Gürtels bricht sie in haltloses Schluchzen aus, dass es sie nur so schüttelt. Der Starez zeigt Verständnis für ihre Trauer, für die Untröstlichkeit der verwaisten Mutter: »Du brauchst dich nicht zu trösten, tröste dich nicht und weine, nur rufe dir jedesmal, wenn du weinst, fest ins Gedächtnis, dass dein Söhnchen einer von den Engeln Gottes ist, von dort auf dich herniederschaut und dich sieht, sich über deine Tränen freut und Gott den Herrn auf sie hinweist. Und lange noch wird dir dieses heilige mütterliche Weinen auferlegt sein, doch schließlich wird es sich wandeln in eine stille Freude, und deine bitteren Tränen werden dann Tränen einer stillen Rührung sein und einer Läuterung des Herzens, die vor Sünden bewahrt.«

Die eigentliche Wandlung aber erreicht er, als er ihr vorhält, dass ihr Knäblein weinen müsse, weil sie den Vater im Stiche gelassen habe. Damit jedoch störe sie die Seligkeit ihres Kindes und raube ihm auch die Möglichkeit, unsichtbar neben seinen Eltern im Hause zu weilen. »Wenn er auch nicht in eurem Hause ist, so ist er doch unsichtbar bei euch. Wie aber soll er in euer Haus kommen, wenn du sagst, dass dich Hass ergriffen hat gegen dein Haus? Zu wem soll er denn gehen, wenn er euch, den Vater und die Mutter, nicht beisammen findet?« Als er sie am Schluss auffordert, unverzüglich zu ihrem Manne zurückzukehren, antwortet sie gerührt: »Ich werde hingehen, du mein Lieber, wie du mich geheißen hast. In meinem Herzen hast du gelesen. Nikituschka, du mein Nikituschka, du erwartest mich, mein Liebling ...«

Im Leben waren nur die Rollen vertauscht. Der Mann ging zum Starez und überbrachte seiner Frau die Worte, die der Starez ihm zum Troste gesagt hatte. Sonst ist die Übereinstimmung zwischen Leben und Roman sehr bemerkenswert.

Hinzufügen muss man allerdings auch, dass die Familie Dostojewski es nicht mehr über sich brachte, weiter in dem Haus zu wohnen, wo alles sie an das verstorbene Kind erinnerte. Sie bezog eine neue Wohnung in Sankt Petersburg. In diesem Haus starb der Schriftsteller zwei Jahre später.

Aljoscha Karamasow

Vielleicht noch schöner ist das andere Denkmal, das Dostojewski seinem Sohn im Roman gesetzt hat. Der jüngste der Brüder Karamasow, Aljoscha, – auch er trägt den Vornamen des Verstorbenen – ist das Vorbild eines idealgesinnten jungen Menschen, feinfühlig, gottesfürchtig, rein, uneigennützig. Für seine Mitmenschen empfindet er »eine brennende Liebe«, er will niemals Richter über einen andern Menschen sein, dem Gelde steht er hilflos gegenüber. Hier hat der Vater die Entwicklung gezeichnet, die sein Sohn, – seiner Vorstellung oder seinen Wünschen nach – genommen hätte, wenn das Schicksal seine Bahn nicht jäh unterbrochen hätte. Etwas überraschend ist nur, dass dieser junge Mann, der wie ein Heiliger wirkt, schlussendlich das Kloster verlässt, um seinen Platz im Leben einzunehmen. Aljoscha wurde allerdings auch interpretiert als die letzte Entwicklungsphase der Persönlichkeit des Schriftstellers selbst, als er nach dem sibirischen Straflager den Weg zurückfand zum einfachen russischen Volk und zum christlichen Glauben.

Die Beerdigung Iljuschenkas

Das letzte Kapitel des Altersromans ist dem Begräbnis eines Kindes gewidmet, des Sohnes des Stabskapitäns Snegirev, Iljuschka, – eine herzzerreißende Darstellung, wegen der Verzweiflung der Eltern, unterstrichen durch die innige Teilnahme aller Schulkameraden. Dieses Kapitel schätzte der Dichter besonders, er las es für die Studenten der Universität in Petersburg bei seinem letzten öffentlichen Auftritt vor.

»Sagt nicht in Wahrheit unsere Religion, dass wir von den Toten auferstehen und wieder leben und einander alle wiedersehen, auch Iljuschetschka? Wir werden unbedingt auferstehen ... wir werden einer dem andern freudig alles erzählen, was gewesen ist ...« So klingt voller Zuversicht das letzte und tiefsinnigste Werk

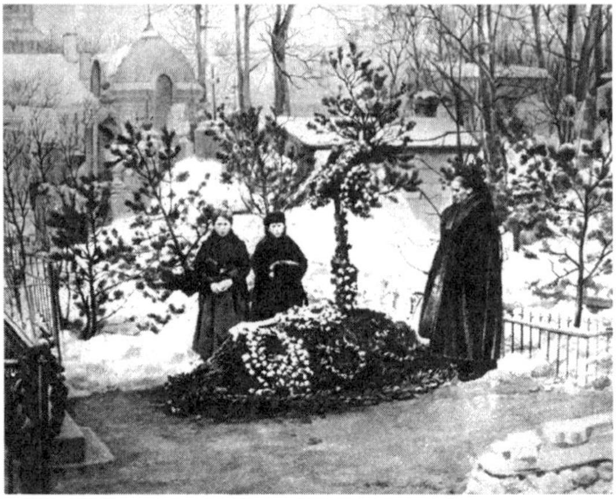

Anna und die Kinder am Grab des Dichters

Dostojewskis aus, ganz anders als 20 Jahre später Thomas Manns Roman »Die Buddenbrooks« mit ihrem wehmütig-skeptischen »Ein Wiedersehen … Wenn es so wäre …«. Nur die bucklige Sesemi Weichbrodt hat ihren Glauben absolut bewahrt: *»Es ist so!«*

Dostojewski war ein bibelfester, bibelgläubiger und gottergebener Christ, wie sein erbaulicher Tod es deutlich offenbarte. Im Januar 1881 verschob er ein Bücherregal, um einen Bleistift aufzuheben. Er strengte sich dabei so an, dass er einen kleinen Blutsturz erlitt. Einige Tage später, am 28. Januar, teilte er seiner Gattin in der Frühe mit, dass er an jenem Tage sterben werde. Anna Grigorjewna widersprach heftig. Da schlug er sein neues Testament auf, jenes Exemplar, das ihm die Dekabristenfrauen 1849 auf dem Weg in die sibirische Verbannung in die Hand gedrückt hatten und von dem er sich seitdem nicht mehr getrennt hatte. Er las den Satz: »Haltet mich nicht zurück« (Matth. 3, 14-15), und seine Ahnung wurde ihm zur Gewissheit. Ein neuerlicher Blutsturz führte am selben Tag seinen Tod herbei. Er wurde unter gewaltiger Teilnahme der Bevölkerung auf dem Tichwin-Friedhof des Alexander-Newski-Klosters in Sankt Petersburg beigesetzt. Ein Foto vom 5. Februar 1881 zeigt die Witwe Anna Grigorjewna, die mit ihren beiden jungen Kindern wie verloren auf dem winterlich verschneiten Gräberfeld steht. Sie sollte ihren Mann um 37 Jahre überleben.

Anna Grigorjewna Dostojewski : Lebenserinnerungen. München 1948.
Album Dostojewski. Editions Gallimard. Paris 1975.
F. M. Dostojewski: Briefe. Piper Verlag. München 1914.
Die Brüder Karamasow. Moskau 1963.
Janko Lavrin: Dostojevskij. Rowohlt. Reinbek 1963.
Konrad Onasch: Dostojewski-Biographie. EVZ-Verlag. Zürich.
Alja Rachmanowa: Das Leben eines großen Sünders. Ein Dostojewski-Roman. Benziger Verlag. Einsiedeln/Zürich 1947.

Louis und Marie Pasteur

Die Kindergräber in Arbois

Sie werden also eines nach dem andern dahinsterben,
unsere lieben Kinder … ich sehne mich danach,
mich mit euch wieder zu vereinigen, meine lieben Kinder.
Louis Pasteur, 21. Mai 1866

Pasteur gehört zu den großen Wohltätern der Menschheit. Als bahnbrechender Chemiker und Biologe hat er so viele Entdeckungen gemacht wie kaum ein anderer Wissenschaftler des 19. Jahrhunderts. Er schuf die Grundlagen der Stereochemie, der Mikrobiologie. Seine Erkenntnisse über Gärung und Fäulnis, seine Methode der »Pasteurisierung«, seine Schutzimpfungen gegen Milzbrand und Tollwut revolutionierten mehrere Wissenschaftszweige und erbrachten fundamentale Fortschritte für die Medizin, die Chirurgie, die Obstetrik, die Hygiene, die chemische Industrie. Das von ihm begründete und auch nach ihm benannte Institut Pasteur setzt sein Werk fort auf dem Gebiet der Mikrobiologie, es entwickelt stets neue Impfstoffe zur Bekämpfung zahlreicher Krankheiten und Seuchen.

Gegenüber den wissenschaftlichen Leistungen schrumpft die eigentliche Biographie auf einige dürre Daten und Informationen zusammen, die seinen beruflichen Werdegang in Dijon, in Lille, in Paris usw. festhalten. Der Mensch Pasteur bleibt für viele ein völlig Unbekannter, fast niemand ahnt etwas von den persönlichen Tragödien des erfolgreichen Forschers.

Louis Pasteur wurde als Sohn eines kleinen Gerbers in Dole, im Jura, am 27. Dezember 1822 geboren. Kurze Zeit später mietete die Familie eine Gerberei in Arbois, einem Städtchen wenige Kilometer südlich von Dole. Hier besuchte Pasteur die Volksschule und das Lyzeum, bevor er in Paris weiterstudierte.

In Straßburg lernte er in der Familie des Rektors Laurent dessen Tochter Marie kennen, die er am 29. Mai 1849 heiratete. Sie brachte 5 Kinder zur Welt, einen Sohn, Jean-Baptiste, und vier Töchter: Jeanne, Camille, Cécile und Marie-Louise. Drei dieser Töchter starben im Kindesalter und wurden in Arbois begraben, ihr frühes Dahinscheiden bildet den tragischen Familienhintergrund des Forschers Pasteur.

Jeanne 1850-1859

Im Sommer 1859, als Pasteur die Hefe als Gärungserreger untersuchte, wurde in Arbois seine älteste Tochter, die neunjährige Jeanne, von einem heftigen Typhusfieber befallen.

Sie konnte bald nicht mehr sprechen und verfiel in einen Zustand der Erstarrung. Sechs Wochen lang zog sich das Leiden hin, und fast jeden Tag schrieb Pasteur aus Paris an seine Frau in Arbois, um sich nach dem Befinden des Kindes zu erkundigen. Als das Fieber einmal nachließ, atmete er auf und schrieb am 24. August: »Ich sehe unsere liebe Kleine als gerettet an. Wolle Gott, dass ihre Intelligenz nicht gelitten hat, wie das manchmal als Folge dieser Krankheit geschieht.« Im selben Brief erzählte er, dass seine zweite Tochter, Cécile, sich vor Übermut erkältet habe, da sie im Jardin du Luxembourg 214 Mal im Seil gesprungen sei, ohne aufzuhören.

Aber bereits zwei Tage später verlor Jeannne das Bewusstsein, dennoch gab Pasteur die Hoffnung keineswegs auf. Er schöpfte auch Trost darin, dass der »Himmel« ihm eine so wertvolle Gattin geschenkt hatte, so voller Herzensgüte und Aufopferungsbereitschaft. Mit einer gewissen Feierlichkeit verkündete er seine guten Familien-Vorsätze, sobald die Gefahr überwunden sei: »Ja, ich will, dass sofort nach meiner Rückkehr zwischen uns nur unsere Liebe sei, unsere Kinder, ihre Erziehung, ihre Zukunft, vermischt mit meinen Träumen als Wissenschaftler. Für dich, für sie, ein Leben, das durch meine Arbeit verschönert wird, durch den Erfolg neuer Entdeckungen, durch edle Gefühle. Oh, welches Bedauern hätte ich zu sterben, ohne dir all das gegeben zu haben!« (8. September 1859)

Das beschworene Familienidyll wurde nicht mehr verwirklicht. Am 11. September musste Pasteur aus Arbois seinen in Paris zurückgebliebenen Sohn benachrichtigen, dass Jeanne am Vortag gestorben sei, »dieser liebe Engel, der soeben in den Himmel gegangen ist, um bei Gott für uns zu beten.« Er beabsichtigte, die Krankheitsgeschichte der »kleinen Heiligen« aufzuschreiben, damit die Familie sich später daran erbaue: »Ich will, dass das Andenken unseres Engels bei uns lebendig bleibe und uns alle besser mache. Das wird unser Trost sein und eine ihrer Freuden im Himmel.«

Am 30. Dezember schrieb Pasteur an seinen Vater: »Ich muss in diesem Augenblick an meine arme Kleine denken, die so gut, so voll von Leben, so glücklich war und die dieses verhängnisvolle Jahr uns schließlich entrissen hat. Noch ein wenig Zeit und sie wäre für ihre Mutter, für mich und für uns alle zu einer Freundin geworden. Aber ich bitte dich um Verzeihung, lieber Vater, dass ich dir so traurige Erinnerungen ins Gedächtnis zurückrufe. Sie ist glücklich. Lasst uns an jene denken, die bleiben, und bemühen wir uns, soweit es in unserm Vermögen steht, sie vor den Bitternissen des Lebens zu bewahren.«

Camille 1863-1865

1865 untersuchte Pasteur in Südfrankreich die Krankheit der Seidenraupen, die einen ganzen Industriezweig zu ruinieren drohte. Eine Depesche rief ihn an das Krankenlager seines Vaters. Als er ankam, stand er im kleinen Haus von Arbois vor einem Sarg. Der Vater wurde »zu Füßen der armen kleinen Jeanne« begraben. An seine zweite Tochter Cécile, schrieb Pasteur, dass ihr Grossvater am Tage ihrer 1. Kommunion verstorben sei und dass die Erinnerung an beide Ereignisse nicht mehr aus seinem Herzen zu tilgen sei.

Kaum einen Monat später traf ihn in Paris ein neuer Schlag. Seine jüngste Tochter Camille, die 2 Jahre alt war, erkrankte plötzlich sehr ernsthaft. »Meine arme kleine Camille ist von einer sehr schlimmen Krankheit befallen, außergewöhnlich bei einem Kinde dieses Alters, ein Lebertumor. Ich bin vom Schmerz betäubt.« (»Je suis étourdi par la douleur«.) Pasteur saß nächtelang an ihrem Krankenbett. Tagsüber arbeitete er in seinem Laboratorium an den parasitären Vegetationen des Weins. Einen ehrenvollen Auftrag musste er ablehnen wegen der körperlichen und geistigen Mattigkeit, die er seit der Erkrankung seines Kindes empfand (»à cause de la fatigue d'esprit et de corps que j'éprouve depuis la maladie de notre chère enfant«).

Das Kind wurde von der Krankheit bis zur Unkenntlichkeit entstellt, aber es bewahrte eine vollkommene Klarheit des Geistes und wünschte nur, Tag wie Nacht, in den Armen seiner Eltern zu ruhen. Schließlich war es so abgeschwächt, abgemagert und niedergeschlagen, dass man stündlich sein Ende erwartete. Am Tage seines Todes schrieb Pasteur an einen Kollegen: »Mein armes Kind ist heute Morgen gestorben, blieb aber so klar im Geiste, dass es, als seine Hände kalt wurden, mich ununterbrochen bat, sie in die meinen zu nehmen, was es nie vorher während seiner langen Krankheit zu tun pflegte. Bis zu seinem letzten Atemzug sprach es mit klarem Verstand mit allen Anwesenden. Übermorgen werde ich sie in die Franche-Comté überführen zu den allzu zahlreichen Mitgliedern meiner Familie, die schon nicht mehr da sind.« (11. September 1865)

Als man ihn einige Monate später zu einer Kandidatur für die Akademie der Wissenschaften drängte, legte er in einem Brief ein Bekenntnis zu seiner »Philosophie des Herzens« ab, die ihm eingegeben werde von den »ewigen Gefühlen, die man am Krankenlager des Kindes empfindet, das man lieb hat und dessen letzten Atemzug man entweichen sieht.« Er erklärte weiterhin, dass es »in diesem höchsten Augenblick … auf dem Grunde der Seele« etwas gebe, das ihm bestätige, dass das Leben mehr als ein zufälliges Zusammenwirken von Kräften sei. Pasteur war zeitlebens ein gläubiger Mensch.

Cécile 1853-1866

Im folgenden Jahr arbeitete Pasteur weiter im südfranzösischen Alais, um die Seuche der Seidenraupen zu studieren. Im April machte sich seine Frau auf, um ihn mit den beiden Töchtern zu besuchen. Unterwegs legte sie einen Halt in Chambéry ein, wo die 12-jährige Cécile vom Typhus befallen wurde. Pasteur eilte sofort herbei. Beängstigend war, dass alle Mittel, die eiligst angewandt wurden, – Blutegel, Senfpflaster, Blasenpflaster – gar keine Wirkung zeigten und das so lebensfrohe bis ausgelassene

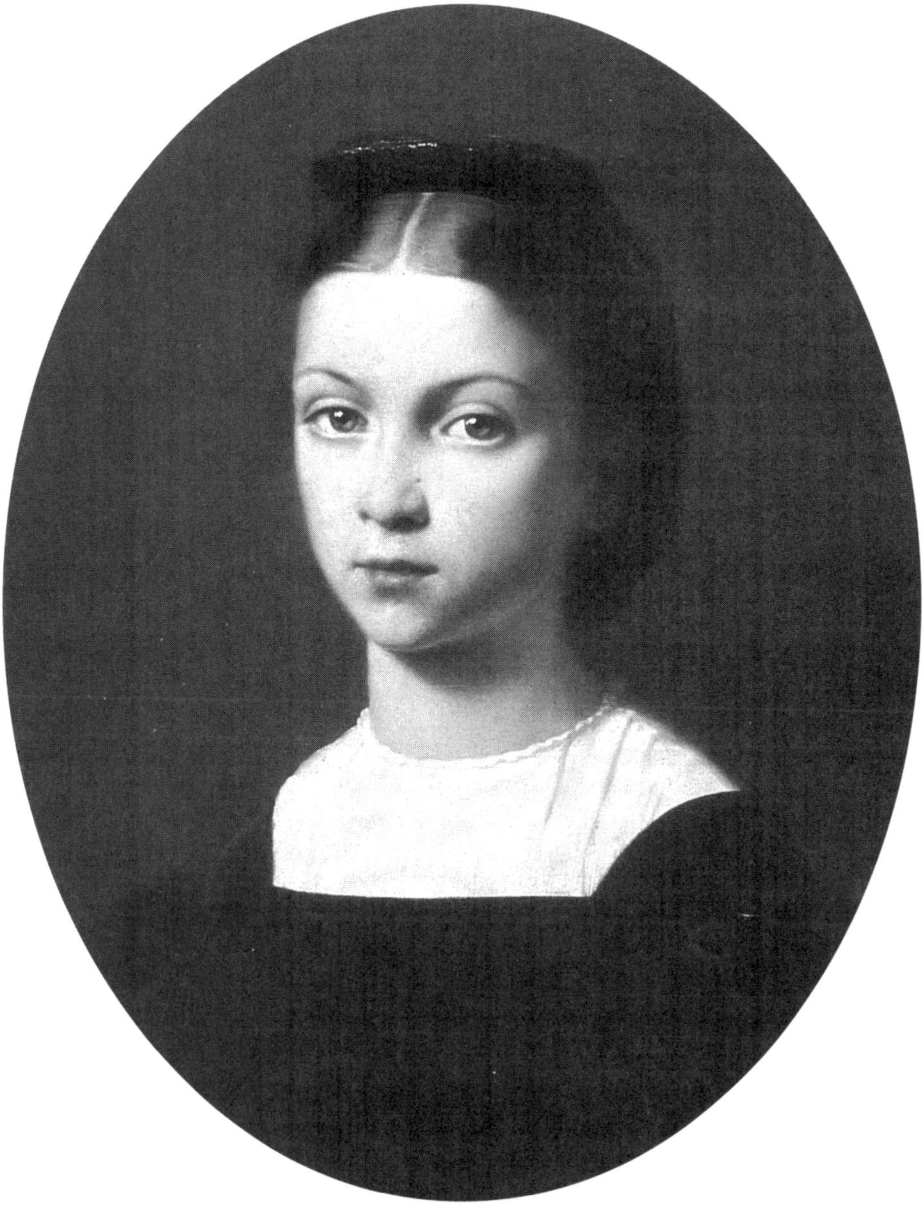

Cécile Pasteur

Kind immer stumpfsinniger wurde. Dennoch trat überraschend nach zwei Wochen eine Besserung ein und Pasteur kehrte erleichtert zu seinen Seidenraupen nach Alais zurück. Cécile wurde schnell rückfällig und Pasteur schrieb in verzweifelter Resignation: »Sie werden also eines nach dem andern dahinsterben, unsere lieben Kinder. Meine arme Cécile, die ich so liebhatte, und ihr, die ihr schon weg seid und sie zu euch ruft. Auch ich, ich sehne mich danach, mich mit euch wieder zu vereinigen, meine lieben Kinder … Ich wäre so gerne, so gerne bei dir, meine liebe Cécile. Ach, wenn du noch kannst, bleibe, bleibe bei uns …« (21. Mai 1866)

Cécile starb am 23. Mai 1866. Auch diesen Kindersarg ließ Pasteur nach Arbois bringen und neben den beiden anderen, nahe dem Elterngrab, beisetzen.

Der Biograph René Vallery-Radot hält hier inne in seinem Bericht und wendet sich an den Leser mit der Bemerkung: »Wenn Sie eines Tages diesen Friedhof betreten … sagen Sie sich, wenn Sie auf dem Rasen stehen, wo diese Gräber liegen, längs der Mauer, einige Schritte von der Eingangstür entfernt, dass Pasteur hier den tiefsten Schmerz gekannt hat.«

An Minister Duruy, der sich ahnungslos nach seiner Arbeit erkundigte, schrieb Pasteur im Monat Juni: »Meine Studien sind mit vielen Leiden verbunden … Vielleicht hat Ihnen Ihr reizendes Kind, das manchmal zu Herrn Verrier spielen ging, erzählt, dass sich unter den kleinen Mädchen seines Alters, die sich im Observatorium versammelten, eine Cécile Pasteur befand. Mein liebes Kind kam mit seiner Mutter die Osterferien in Alais verbringen, als sie, während eines Aufenthalts in Chambéry, vom Typhus befallen wurde, der sie nach zwei Monaten qualvoller Krankheit dahinraffte. Ich konnte ihr während der Krankheit nur einige Tage beiwohnen, da ich hier von meiner Arbeit zurückgehalten wurde und mich der trügerischen Hoffnung auf einen glücklichen Ausgang dieses schrecklichen Übels hingab. Jetzt sitze ich wieder ganz bei meinen Studien, der einzigen Ablenkung von so großen Schmerzen.« (»seule distraction à de si grandes douleurs.«) (13. Juni 1866)

»Die einzige Ablenkung von so großen Schmerzen«

Die unermüdliche Forschungsarbeit Pasteurs brachte nicht nur Ablenkung für den unglücklichen Vater, für zahllose Menschen brachte sie Linderung, Genesung, Rettung von bis dahin unheilbaren Krankheiten. Ganze Gegenden wurden vor Seuchen, Missernten und wirtschaftlichem Ruin bewahrt. Und allmählich sprach es sich herum, dass Pasteur nicht nur einer der bedeutendsten Wissenschaftler seines Jahrhunderts sei, sondern zu den größten Wohltätern der Menschheit schlechthin gehöre. Und es fehlte nicht an Ehrungen, die diese Erkenntnis auch öffentlich und offiziell zum Ausdruck brachten. Ein berühmter englischer Physiologe, Huxley, ging so weit, die Errungenschaften Pasteurs auch einmal materiell zu chiffrieren. In einer öffentlichen Lesung erklärte er: »Die Entdeckungen Pasteurs würden allein genügen, das Kriegslösegeld von 5 Milliarden zu decken, das Frankreich 1870 an Deutschland gezahlt hat.«

Diese Leistungen waren um so verdienstvoller, als Pasteur sie unter sehr widrigen Bedingungen erbrachte. Nach dem Verlust seiner drei Töchter und den aufreibenden Untersuchungen im Gard-Departement erlitt er einen Zusammenbruch. Am 19. Oktober 1868 wurde er von einem plötzlichen Unwohlsein befallen, eine Gehirnblutung lähmte die ganze linke Körperhälfte. Mit 46 Jahren war der Wissenschaftler also auf einer Seite gelähmt, aber seine Intelligenz blieb intakt und sein Forscherwillen ungebrochen. Für seine Experimente war er jetzt auf die Hilfe anderer angewiesen, für seine Aufzeichnungen brauchte er jetzt eine fremde Hand. Meistens diktierte er seiner Frau Marie.

Das Alter brachte weitere Verluste und eine gewisse innere Vereinsamung. Im August 1880 beweinte er seine jäh gestorbene Schwester Virginie, »sie, die mit den Gräbern der Eltern und unserer Kinder mich jedes Jahr nach Arbois zurückzog. In 48 Stunden habe ich Leben, Krankheit, Tod und Begräbnis gesehen. Diese schlagartige Folge ist erschreckend ... Von der väterlichen und der mütterlichen Familie bin ich jetzt der einzige Überlebende.«

1881 wurde Pasteur in die Académie française aufgenommen. Zwei Jahre später, am Nationalfeiertag, wurde in seiner Heimatstadt Dole eine Gedenkplatte an seinem Geburtshaus angebracht, und der Bürgermeister begrüßte in Louis Pasteur, dem Gerbersohn, den »Wohltäter der Menschheit, einen der großen Männer Frankreichs.« Auch international setzte sich diese Erkenntnis durch. In Edinburgh brachten 5000 Wissenschaftler und Studenten dem Forscher eine stürmische Ovation dar.

Viele wandten sich hilfeflehend an ihn. Während seiner Ferien in Arbois schrieb er an seinen Sohn: »Völlig unbekannte Personen holen meinen Rat ein über Viren, Seidenraupen, über Impfungen gegen die Räude, die Menschen-Cholera, die Hühner-Cholera, die Roggenseuche, die Tollwut, und das aus verschiedenen Ländern Europas und Amerikas ...«

Aus Amerika schickte man ihm Kinder, die von tollwütigen Hunden gebissen worden waren, aus Smolensk schickte man 19 Russen, die von einem tollwütigen Wolf angefallen und arg zugerichtet worden waren, 16 davon konnten gerettet werden.

Der 70. Geburtstag gab Anlass zu europaweiten Ehrungen und zu einer nationalen offiziellen Huldigung in der Sorbonne, an der auch zahlreiche ausländische Delegierte teilnahmen. An ihre Adresse sagte Pasteur: »Sie bringen mir die größte Freude, die ein Mensch empfinden kann, der unentwegt glaubt, dass Wissenschaft und Friede über Ignoranz und Krieg triumphieren werden ... dass die Zukunft jenen gehören wird, die am meisten für die leidende Menschheit tun werden.« In manchen Ländern verewigte man Pasteurs Namen, indem man Ortschaften nach ihm benannte, auch in Afrika und in Amerika.

Als Pasteurs Gesundheit so geschwächt war, dass er nicht mehr im Laboratorium arbeiten konnte, ließ er sich Biographien vorlesen von großen Menschen, am meisten gefiel ihm jene des heiligen Vinzenz, der sich in tiefer Demut für die Ärmsten der Gesellschaft eingesetzt und aufgerieben hatte.

In der klassischen Biographie von Vallery-Radot, dem Schwiegersohn Pasteurs, lässt der Autor vor dem inneren Auge des Sterbenden die Tausenden von Menschen vorbeiziehen, die seine Entdeckungen gerettet haben: die kranken Kinder, die gebärenden Frauen, die Operierten, die von der Tollwut Befallenen; eine andere Vision zeigt ihm die Toten, die wie er den unbedingten Glauben an ein anderes Leben bewahrt haben. Die drei so früh dahingegangenen Töchter, Jeanne, Camille und Cécile, die in Arbois ruhten, kamen ihm noch näher.

Die letzten 24 Stunden lag er wie gelähmt, die eine Hand ruhte in der Hand seiner Frau, die andere hielt ein Kruzifix. Er starb am 28. September 1895 und wurde in der Krypta des Institut Pasteur beigesetzt. Der größte Teil seiner Nachkommen wurde indessen weiterhin auf dem »Familienfriedhof« von Arbois beerdigt.

Louis Pasteur: Correspondance. Flammarion. Paris 1951.

René Vallery-Radot: La vie de Pasteur. Hachette. 31. Auflage. Paris 1962.

Annick Perrot/Maxime Schwartz: Pasteur, des microbes au vaccin. Casterman. Institut Pasteur. Paris 1999.

Bedřich und Katharina Smetana

Trio g-Moll – Trauermusik für Bedřiska

Bedrich (Friedrich) Smetana gilt als der Vater der tschechischen Nationalmusik. Sein Wirken als Schöpfer der Opern »Die verkaufte Braut« und »Dalibor«, der sechs symphonischen Dichtungen des Zyklus »Mein Vaterland«, als Musikkritiker und Theaterdirektor, kurzum als Pionier einer eigenen tschechischen Musikkultur, trug ihm den Titel eines »Praeceptor Bohemiae« (»Lehrer Böhmens«) ein.

Der als Sohn eines Bierbrauers in Leitomischl (Böhmen) Geborene zeigte frühzeitig eine außerordentliche Begabung für die Musik, durfte ihr aber nicht nachgehen. Sein späteres Kompositionsstudium bei Josef Proksch in Prag verdiente er sich, indem er die fünf Töchter des Grafen Thun unterrichtete. In Prag traf er auch Schumann, Berlioz und Liszt, der ihn förderte und dessen Einfluss ihn stark prägte: »Liszt war mein Meister, mein Ideal, und für uns alle sicher das unerreichbare Vorbild.« 1848 gründete er eine eigene Musikschule und schrieb vor allem Klaviermusik, Polkas, Märsche, Salonstücke.

Bedriska – ein außerordentliches Musiktalent

Im August 1849 heiratete Smetana die Pianistin Katharina Kolarova. Aus dieser Ehe gingen in kurzer Zeitfolge vier Kinder hervor: Bedriska (1851), Gabriele (1852), Zofie (1853), Katharina (1855). Mit besonders hohen Erwartungen verfolgte er die frühen Anzeichen des musikalischen Talentes seiner Erstgeborenen, Bedriska, einer sehr hübschen Blondine. Smetana selbst hatte als Frühbegabter schon mit vier Jahren den Violinpart eines Haydn-Quartetts gespielt. Seine Tochter zeigte eine ähnliche Veranlagung: »Im Alter von drei Jahren sang sie bereits die Melodien mit den Worten, und sie sang intonationssicher … Sie kannte alle Stücke, die man in der Musikschule spielte und auch die Namen der Komponisten«, schrieb der Vater.

Eine Reihe von Schicksalsschlägen zerstörte in kurzer Zeit sein Familienglück und machte seine schönsten Hoffnungen zunichte: Innerhalb von drei Jahren starben drei seiner Kinder. Während der Sommerferien 1854 in Mähren starb Gabriele. Ein Jahr später, als die Familie bei der Großmutter mütterlicherseits weilte, wurde Bedriska, am 6. September 1855, vom Scharlach hinweggerafft. Infolge der häufigen Geburten wurde auch die Gesundheit der Mutter untergraben, bei der sich zudem erste Anzeichen der Tuberkulose zeigten.

Aus der Erschütterung um den Verlust seiner hochbegabten ältesten Tochter flüchtete sich Smetana in die intensive Beschäftigung des Komponierens. Von Ende

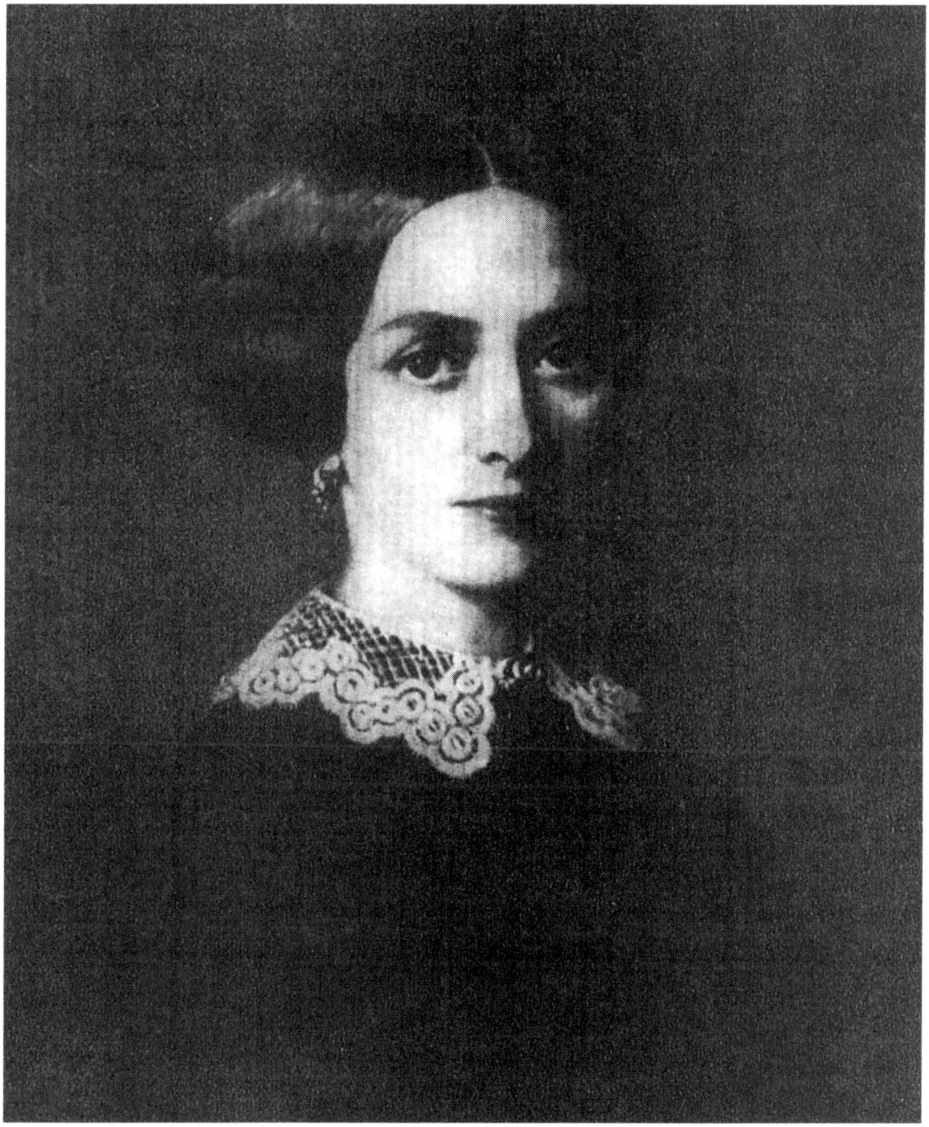

Katharina Smetana

September bis zum 22. November 1855 schuf er sein erstes großes Meisterwerk, das Trio für Klavier, Violine und Violoncello in g-Moll op. 15, als »Erinnerung an mein erstes Kind Bedriska, welches uns durch sein außerordentliches Musiktalent entzückt hat, jedoch uns durch den unerbittlichen Tod im Alter von viereinhalb Jahren entrissen wurde.« In einem Brief aus dem Jahre 1877 bestätigte er noch einmal ausdrücklich den autobiographischen Anlass der Komposition: »Der Verlust meines ältesten Töchterchens, dieses ungewöhnlich begabten Kindes, war der Anlass zu einem Kammermusikwerk, zum Trio in g-Moll aus dem Jahre 1855. Noch im Winter desselben Jahres wurde dieses Trio in Prag öffentlich aufgeführt – mit schlechtem Erfolg. Die Kritik hat es durchweg verurteilt … Ein Jahr später spielten wir es bei mir zu Hause Liszt vor; er umarmte mich und gratulierte meiner Gattin zu diesem Werk.« Liszt pries die Echtheit der musikalischen Ideen, indem er von einer »Seelenbeichte« oder einer »seelischen Konfession« sprach, in Anklang vielleicht an Goethes berühmte Formel der »Bruchstücke einer großen Konfession«.

Die Nänie – der Durchbruch zum Personalstil

Der persönliche Schmerz ließ den Komponisten über sich selbst hinauswachsen und alles übertreffen, was er bisher geschaffen hatte. Die tiefe Trauer ließ ihn im Trio g-Moll eine Ausdruckstiefe erreichen, aus der sein unverwechselbarer Stil geboren wurde. Das Ringen um einen künstlerischen Ausdruck half Smetana sicher auch, sein Leid zu sublimieren und schneller zu überwinden. Auch für den Nichteingeweihten ist dieses Instrumentalwerk das Zeugnis einer leidenschaftlichen Klage oder eines tragischen Lebensgefühls.

Das offenbart am deutlichsten das chromatische Hauptthema des »Moderato assai«, das ungemein pathetisch von der Violine allein »sul g«, auf der G-Saite, als Einleitung vorgetragen wird. Das Thema scheint sich aufzubäumen, wird aber immer wieder von der Heftigkeit des Schmerzes niedergedrückt. Wenn dann Cello und Klavier einsetzen, steigert sich im Zusammenklang der drei Instrumente noch das Gefühl von Trauer und Trostlosigkeit. Im Nebenthema lässt der Komponist, wie eine wehmütige Reminiszenz, zweimal die Melodie anklingen, die, nach seinem eigenen Zeugnis, sein verstorbenes Kind mit Vorliebe sang. Nach der Reprise beendet ein atemlos dahinstürmendes »Accelerando« den ersten Satz im düsteren g-Moll, »ein Bild der Lebenstrauer, des Trotzes und der Fügung in das Schicksal.« (B. Karasek)

Der zweite Satz »Allegro ma non agitato« beschwört zuerst eine flüchtig-unheimliche Welt. Aber eine Episode von rührender Innigkeit durchbricht die gespenstischen Schatten und suggeriert die Geborgenheit der Kinderwelt, vermutlich auch die Verspieltheit des verstorbenen Mädchens. Beide Vorstellungen wechseln jetzt wie Licht und Schatten.

Der letzte Satz, ein »Presto«, hastet dahin, gewinnt allmählich Kraft und Kontur und fast etwas wie neue Lebensfreude. Vielleicht ist der Begriff »Katharsis«, als Läuterung oder Genesung durch Abreagieren eines traumatischen Erlebnisses, nicht fehl am Platz. Eine langsame Episode bringt wieder Wärme, im Zwiegesang von Cello und Violine erhellt sich die Atmosphäre, so dass das Werk versöhnlich, fast optimistisch in der Dur-Tonart ausklingt. Das Prinzip Hoffnung hat sich durchgesetzt.

Göteborg – Prag: Die tschechische Nationaloper

Was in der Kunst fast überwunden erscheint, war es im Familienleben keineswegs. Die Stimmung im Hause Smetana blieb nach dem Tod der drei Töchter gedrückt, und auch der schöpferische Schwung war wieder schnell erlahmt. Der Musiker suchte einen neuen Wirkungskreis. Auf die Anregung eines befreundeten Pianisten hin begab er sich nach Göteborg, wo er sich als Musiklehrer, Virtuose und Leiter eines Orchesters betätigte. Rund fünf Jahre lang wirkte Smetana in Schweden. Hier entwickelten sich die typisch nationalen Merkmale seiner Musiksprache zur Reife. Aber seine Frau Katharina konnte sich nur schwer in das fremde Milieu einleben. Sie verzehrte sich vor Heimweh, und das rauhe nordische Klima beschleunigte den Verlauf ihrer tückischen Krankheit. Als Smetana sie im April 1859 nach Hause bringen wollte, starb sie unterwegs in Dresden. Er ließ sie nach Prag überführen und bei ihren Kindern beisetzen. Das Töchterchen Zofie gab der Witwer in die Pflege seiner Schwiegermutter und irrte dann ruhelos von Ort zu Ort, bevor er schweren Herzens an seine schwedische Wirkungsstätte zurückkehrte.

Im Mai 1862 verabschiedete sich Smetana endgültig von Göteborg und kehrte nach seiner Heimat Böhmen zurück, die er jetzt nicht mehr verließ. Mittlerweile war er eine neue Ehe eingegangen mit der 20-jährigen Bettina Ferdinand, der Schwester seiner Schwägerin. Die junge Frau empfand für den Komponisten mehr Freundschaft als Liebe, was sie ihm auch nicht verbarg. In Prag schrieb er in kurzen Abständen die drei Opern »Die Brandenburger in Böhmen« (1866), »Die verkaufte Braut« (1866) und »Dalibor« (1868). Nach dem triumphalen Erfolg der ersten Oper wurde Smetana zum Kapellmeister der tschechischen Oper ernannt und wurde damit die führende Persönlichkeit im nationalen Musikleben.

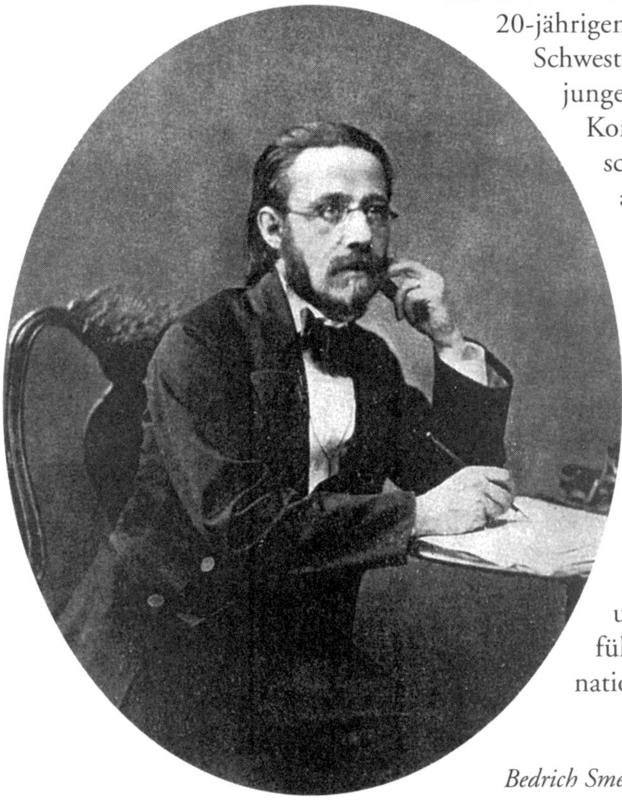

Bedrich Smetana

An seiner nationalen Fest- und Krönungsoper »Libuse« arbeitete Smetana vier lange Jahre (1868-1872), gab sie aber lange Zeit nicht zur Aufführung frei, da sich keine adäquate Gelegenheit für dieses unvergleichliche »Monument der nationalen Kraft und des nationalen Stolzes« bot.

Der taube Komponist

Im Jahr 1874 musste Smetana wegen zunehmender Taubheit seine Stellung als Kapellmeister aufgeben. Er bewahrte jedoch seine kompositorischen Fähigkeiten und stellte sie mit seinem sechsteiligen Zyklus »Mein Vaterland« glänzend unter Beweis. Besonders die sinfonischen Dichtungen »Aus Böhmens Hain und Flur« (1874) sowie »Die Moldau« (1875) erlangten sofortige Berühmtheit. In dieser Krise des Taubwerdens wandte sich Smetana wieder der Kammermusik zu, dem geeigneten Medium für Privatbekenntnisse. Er schuf namentlich zwei Streichquartette. Das erste davon, in e-Moll, mit dem Titel »Aus meinem Leben« (1876), wird von seinem Biographen Karasek als »der tiefste Gesang aus dem Herzen Smetanas« bezeichnet. Mit seinem intimen, innigen Charakter gehört es zweifellos zu den persönlichsten Werken der Quartettliteratur des 19. Jahrhunderts.

Am 11. Juni 1881, anlässlich der feierlichen Eröffnung des Nationaltheaters, wurde die Oper »Libuse« uraufgeführt. Der österreichische Kronprinz Rudolf wohnte der Premiere bei. Der Komponist selbst erhielt erst im letzten Augenblick eine Eintrittskarte. Als man ihn dem Erzherzog vorstellte, kam es zu einer peinlichen Szene: Rudolf von Habsburg wollte nicht glauben, dass der sonderliche, unscheinbare und völlig taube Mann diese glanzvolle Oper geschrieben habe.

Zu seinem letzten Quartett, in d-Moll, das Smetana ein Jahr vor seinem Tod komponierte, schrieb er: »Es stellt den Wirbel im Gemüt eines Musikers dar, welcher das Gehör verloren hat.« Auch sein Geisteszustand verschlechterte sich zusehends, so dass er im April 1884 in eine Prager Anstalt eingeliefert werden musste. Dort starb er wenige Wochen später. Sein Begräbnis gestaltete sich zu einer nationalen Trauerfeier. Am selben Tag wurde in Prag seine »Verkaufte Braut« zum 117. Mal aufgeführt.

Bohumil Karasek: Bedrich Smetana. Supraphon. Prag 1967.
Vaclav Holzknecht: Bedrich Smetana. Panton. Prag 1984.

Kaiser Franz Joseph und Kaiserin Elisabeth

Die Tragödie von Mayerling

Der große Jehova ist furchtbar,
wenn er vernichtend einhergeht wie ein Sturm.
Kaiserin Elisabeth, 1889

Der jähe und gewaltsame Tod des österreichischen Thronfolgers Erzherzog Rudolf in seiner Jagdhütte im Wienerwald, in der Nacht vom 29. auf den 30. Januar 1889, ist für alle Zeitgenossen ein traumatisierendes Geschehen gewesen. Die Mayerling-Tragödie erregte weltweites Aufsehen, nicht nur wegen des hohen Ranges der Eltern, des habsburgischen Kaiserpaares, sondern auch wegen ihres geheimnisumwitterten Charakters. Auch heute noch, mehr als 100 Jahre später, erscheinen widersprüchliche Darstellungen, denn weder die genauen Umstände noch die Hintergründe sind überzeugend geklärt worden, so dass die Grauzone um das rätselhafte Ereignis ein beliebter Spekulationsgegenstand geblieben ist, in der ernsten Geschichtsforschung wie in der sensationslüsternen Boulevardpresse.

Franz-Joseph und Elisabeth – Ein ungleiches »Traumpaar«

Die Vorgeschichte dieser Tragödie, die romantische Liebesgeschichte der bayerischen Prinzessin Elisabeth, »Sissi« genannt, und des jungen ritterlichen Kaisers ist durch zahlreiche romantisierte Darstellungen zum Allgemeingut geworden.

Im Revolutionsjahr 1848 gelangte Franz-Joseph, kaum 18-jährig, auf den Kaiserthron und widmete sich mit Ernst und Eifer seinen Herrscherpflichten. Von eher nüchterner Gemütsart, führte er ein fast asketisch-militärisches Dasein im Dienste seines Vielvölkerstaates. Im Jahre 1854 heiratete er die sieben Jahre jüngere Elisabeth aus dem Hause Wittelsbach, die geistig sehr aufgeschlossen war, aber einige sonderliche Charakterzüge hatte, die ihr das von der Etikette bestimmte Dasein am Hof zu einer schweren Belastung machten. So führte sie bisweilen ein unstetes Wanderleben. Beim Volke erfreute sich die schöne und unkonventionelle Kaiserin großer Beliebtheit.

Erzherzog Rudolf

Der einzige Sohn, Rudolf, wurde am 21. August 1858 in Laxenburg geboren und erhielt eine hervorragende wissenschaftliche Ausbildung. Der junge Prinz war vielseitig begabt, erlernte mit Leichtigkeit die meisten Sprachen des Kaiserreiches, interessierte sich lebhaft für Literatur, Geschichte, Politik und Ökonomie. Außer bei gesellschaftlichen Anlässen, bei Empfängen oder Jagden in Bad Ischl, kümmerten sich die Eltern selbst eigentlich wenig um die Erziehung des Kronprinzen, die ganz in den Händen erlesener Spezialisten lag. Da die meisten von ihnen aus dem liberalen Lager waren, wurde die Grundhaltung des jungen Prinzen überaus liberal. Als Idealstaat schwebte ihm eine konstitutionelle Monarchie vor, die vom Bürgertum getragen würde. Rudolf verachtete den österreichischen Adel, der in seinen Augen seine Rolle ausgespielt hatte und sein Dasein mit nichtigen Beschäftigungen und Vergnügungen erfüllte. Sein 1878 veröffentlichtes Pamphlet »Der österreichische Adel« dokumentiert seine kritische Haltung. Auch im religiösen Bereich vertrat er liberale Ansichten und erblickte im Klerikalismus einen der größten Feinde des modernen Staates.

Rudolf ging so weit, im »Neuen Wiener Tagesblatt« unsignierte Artikel zu veröffentlichen, in denen er heftige Kritik an der Innen- und Außenpolitik der Monarchie übte. Er trat ein für eine Annäherung an die westlichen Demokratien und kritisierte das Bündnis mit dem »preußischen« Deutschland Bismarcks. Da man seine fortschrittlichen Ideen kannte, versuchten die konservativen Minister ihn aus allen entscheidenden Gremien herauszuhalten. Der zukünftige Kaiser beklagte sich bitter darüber, dass der letzte Hofrat eine wichtigere Tätigkeitssphäre besitze als er selbst.

Auch im privaten Bereich fand der Erzherzog wenig Erfüllung. Die standesgemäße Heirat, die man ihm aus Staatsraison mit der 16-jährigen belgischen Prinzessin Stephanie arrangierte, einer Tochter des Königs Leopold II., war ein ausgesprochener Missgriff. Der Standesdünkel Stephanies wurde von der Kaiserin in geistreichen Versen verspottet. Die wenig anziehende Prinzessin brachte es nie fertig, ihren Gatten an sich zu binden. »Wir hatten uns nichts zu sagen, wir waren einer dem andern vollständig fremd. Ich wartete vergebens auf ein zärtliches oder nettes Wort …« so sah Stephanie in der Erinnerung den Tag ihrer feierlichen Hochzeit im Stephansdom und die anschließende Fahrt zum Schloss Laxenburg.

Trotz seiner Heirat führte Rudolf ohne die geringste Hemmung sein ausschweifendes Junggesellendasein weiter, er frönte seiner Jagdleidenschaft und durchzechte manche Nacht mit Freunden, er besuchte weiterhin seine früheren Geliebten, Damen der höheren Gesellschaft wie auserlesene Hetären. Als Stephanie eine Tochter zur Welt brachte, erhoffte man eine Wende in der Beziehung des Paares. Aber nach der schwierigen Entbindung stellten die Ärzte fest, dass eine weitere Geburt ausgeschlossen sei. Infolge dieser Unmöglichkeit, einen männlichen Thronerben zu bekommen, löste Rudolf sich immer mehr von seiner reizlosen Gattin. Er unternahm insgeheim Schritte beim Papst, um eine Scheidung zu erreichen. Leo XIII. jedoch weigerte sich und sandte seine Antwort an den Kaiser. Franz-Joseph war entrüstet, stellte seinen Sohn zur Rede und wollte ihn nötigen, sich mit seiner Frau auszusöhnen. Am 26. Januar 1889 hatte der Kaiser eine heftige Auseinandersetzung mit dem Erzherzog, vermutlich wegen Rudolfs Scheidungsabsichten.

Der 30. Januar 1889

Für die letzten Januartage hatte der Erzherzog mehrere Personen zu einer Jagdpartie nach Mayerling eingeladen, einem ehemaligen Zisterzienserkloster, rund 25 km südlich von Wien. Zu seinen Gästen gehörten sein Schwager Philipp von Coburg und sein Freund Graf Ladislaus Hoyos. Als sein Diener Johannes Loschek ihn um halb acht zum Frühstück wecken wollte, erhielt er keine Antwort. Zusammen mit Hoyos und dem Kutscher Bratfisch brach er die von innen verriegelte Tür auf und fand seinen Herrn tot im Schlafzimmer, mit einer klaffenden Kopfwunde.

Um 10 Uhr gelangte die Nachricht in die Wiener Hofburg. Die Kaiserin hatte eben ihre Gymnastik beendet und ließ sich von ihrem Griechischlehrer aus Homer vorlesen. Als der Kämmerer ihr die Schreckenskunde überbrachte, sank sie weinend auf ihr Eisenbett nieder. Sie fand aber schnell genug die Fassung zurück, um persönlich den Kaiser zu benachrichtigen. Niemand war Zeuge dieser Szene, aber als Franz-Joseph den Salon verließ, schien er ein gebrochener Mann. Dennoch gewann auch er genügend Selbstbeherrschung, um noch am selben Tag Telegramme an eine Reihe von gekrönten Häuptern Europas zu schicken. Mit fast gleichlautendem Text teilte er ihnen mit, dass sein Sohn Rudolf an Herzversagen gestorben sei. Nur dem Papst gegenüber wagte er diese Lüge nicht und gab keine Todesursache an. Der Nachricht fügte er hinzu: »Ich bringe dieses Opfer Gott, dem ich ohne Murren zurückgebe, was ich von ihm empfangen habe.«

Am Unerträglichsten bei diesem Verlust war für ihn der Gedanke, dass sein Sohn selbst Hand an sich gelegt hatte. Der Bericht des Arztes ließ keinen anderen Schluss zu. Graf Lamsdorff schrieb dazu: »Als er sich die fürchterliche Wahrheit augenscheinlich doch eingestehen musste, kannte sein Schmerz keine Grenzen. Man sagte, er sei zu Boden gesunken und hätte sich, unfähig, sich zu beherrschen, vor Schmerz und Verzweiflung gewunden.«

In der Öffentlichkeit schlug die Nachricht wie eine Bombe ein. In Wien läuteten alle Glocken, bald wehten Fahnen mit schwarzem Trauerflor auf allen öffentlichen Gebäuden. Bereits in den Extrablättern desselben Tages kam das Beileid des Volkes pathetisch zum Ausdruck: »In tiefster Trauer, das Herz voll unendlichen Wehs, wenden in angestammter Liebe und Treue die Völker des Reiches ihren schmerzerfüllten Blick dem Allerhöchsten Throne zu und vereinigen sich zu dem innigen Gebete: Gott möge unser allgeliebtes Herrscherpaar und das ganze Kaiserhaus in so schwerer Stunde jenen Trost finden lassen, den ein Menschenwort, und tönt es auch von Millionen Zungen, zu bringen kaum imstande ist.«

Die offizielle Erklärung: Selbstmord

Die offizielle Erklärung, dass der 30-jährige Rudolf plötzlich an Herzversagen gestorben sei, wurde allgemein mit Skepsis aufgenommen. Viele Zeitungen, besonders im Ausland, spekulierten, suchten nach politischen Hintergründen. Die

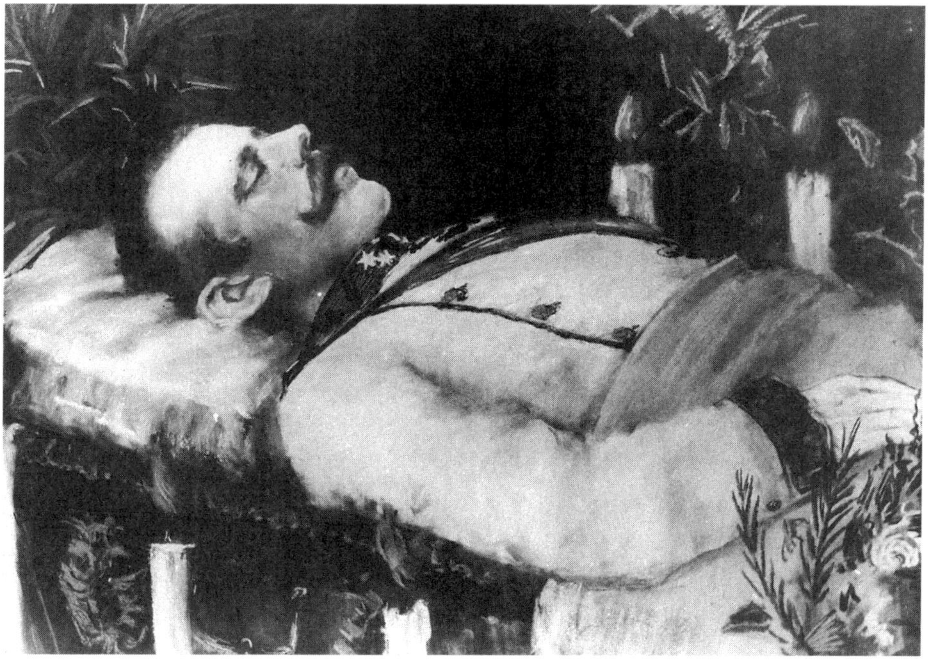

Der aufgebahrte Erzherzog Rudolf

»New York Times« brachte sogar die Feindschaft zwischen dem österreichischen Thronfolger und dem deutschen Kaiser Wilhelm II. zur Sprache und stellte Zusammenhänge her. Die Spekulation wurde zum brisanten Politikum.

Da verbreitete die »Wiener Zeitung« am 1. Februar überraschend eine neue offizielle Version der Tragödie: Rudolf hatte in einem Anfall von geistiger Störung seinem Leben selbst ein Ende bereitet. Das gleichzeitig veröffentlichte Gutachten der Ärzte unterstrich die »pathologischen Befunde, welche erfahrungsgemäß mit abnormen Geisteszuständen mitzugehen pflegen und daher zur Annahme berechtigen, dass die Tat in einem Zustand von Geistesverwirrung geschehen ist.« Der Papst verweigerte zunächst die Erlaubnis für ein religiöses Begräbnis, erst ein zweites Telegramm des Kaisers stimmte ihn um. Das Totenamt wurde mit dem finsteren Pomp der spanischen Etikette im Stephansdom gehalten – die Kaiserin war unfähig, daran teilzunehmen – und Rudolf wurde in der Kapuzinergruft, der historischen Grabstätte der Habsburger, beigesetzt.

Mary Vetsera

Ein Umstand der Tragödie war bis jetzt ganz verschwiegen worden: neben der Leiche des Erzherzogs hatte man auch die eines jungen Mädchens mit aufgelöstem Haar gefunden, der 17-jährigen Baronesse Mary Vetsera, die seit zwei Wochen seine

Geliebte gewesen war. Der Kaiser ordnete an, dass das Mädchen zu nächtlicher Stunde von ihren Onkeln in das nahegelegene Kloster Heiligenkreuz gebracht werde, um dort ohne jegliches Zeremoniell und ohne Grabinschrift in aller Eile bestattet zu werden. Die Mutter erhielt den Befehl, nach Venedig zu fahren und zu erklären, ihre Tochter sei dort gestorben.

Selbstverständlich sickerte auch die Kunde dieses Geschehens schnell durch, und so wurde Mayerling zum Inbegriff einer düsteren Liebestragödie: Die beiden unglücklich Liebenden hatten es vorgezogen, gemeinsam aus dem Leben zu scheiden, da die Gesellschaft ihnen die Verwirklichung ihres Liebesglücks verbot. Gestützt wurde diese Deutung durch den Abschiedsbrief Marys an ihre Schwester, in dem es schwärmerisch heißt: »Wir gehen beide selig in das ungewisse Jenseits. Denk hie und da an mich. Sei glücklich und heirate nur aus Liebe. Ich konnte es nicht tun, und da ich der Liebe nicht widerstehen konnte, so geh ich mit ihm. Deine Marie. PS. Weine nicht um mich, ich gehe fidel hinüber. Es ist wunderschön hier draußen ...« Die romantisch rührende, durch melodramatische Einzelheiten ausgeschmückte Version wurde im 20. Jahrhundert durch mehrere Filme im Volksbewusstsein verankert. Viele Neugierige suchten das Grab in Heiligenkreuz auf, das später folgende Inschrift erhielt: Mary Fre V. Vetsera/geb. 19. März 1871/gest. 30 Jänner 1889/Wie eine Blume sprießt der Mensch auf und wird gebrochen.«

Allerdings wehrte sich schon Graf Hoyos, der erste Zeuge der Tragödie, gegen diese sentimentale Erklärung und legte dem Hof Anfang Februar einen detaillierten Bericht vor, in dem es u.a. heißt: »Es wäre ein großer Irrtum, zu glauben, der Kronprinz sei aus unglücklicher Liebe in den Tod gegangen, denn, wie glaubwürdige Zeugen berichten ... hat der Kronprinz die letzte Nacht in Wien vom 27. auf den 28. Januar in der Burg selbst mit dem ihm längst bekannten Fräulein Mitzi (Marie) Kaspar zugebracht und an diese noch einen letzten, von Liebe überströmenden Brief geschickt.«

Übrigens hatte Rudolf auch dieser Geliebten, der er zwei Häuser geschenkt hatte, den Vorschlag gemacht, mit ihm freiwillig aus dem Leben zu scheiden. Sie hatte ihn nicht ernst genommen. Es wird vermutet, dass der Kronprinz, so wie der lebensmüde Heinrich von Kleist, einen mutigen Partner brauchte, um den letzten Schritt zu wagen.

Das Tabu: Der politische Mord

Neben diesen beiden Erklärungen gab es seit den ersten Tagen eine völlig verschiedene These, die auch heute noch beharrlich vertreten wird: Rudolf ist das Opfer eines Anschlags geworden, der von Feinden der Habsburger-Monarchie angezettelt wurde. Eine im Jahre 1916 veröffentlichte Darstellung »Die letzten Tage des Erzherzogs Rudolf« belegte lückenlos und ziemlich überzeugend diese seltsame Version. Der anonyme Autor, der sich als Freund Rudolfs ausgab und jedenfalls erstaunlich genau informiert war, legte nahe, dass vier Deutsche, als Jäger verkleidet, am frühen Morgen des 30. Januar den Kronprinzen und seine Geliebte ermordet hätten. Die Abschiedsbriefe wurden als Fälschungen der Berliner Regierung hingestellt. Bismarck beschäftigte nachweislich in seiner Kanzlei mehrere Fälscher. Es wurde vermutet, dass der Kanzler oder andere Politiker den unbequemen Kronprinzen, der ihre Politik zu schädigen drohte, beseitigen ließen.

Zahlreiche Zeugnisse erhärteten in der Folge diese Darstellung: Der Kaiser hatte alle Beteiligten durch einen Eidschwur zum Schweigen verpflichtet, sämtliche Unterlagen der Untersuchungen (z.B. Autopsiebericht) verschwanden, auch das zweite Telegramm, das das plötzliche Einlenken des Papstes bewirkte, verschwand aus den Archiven des Vatikans. Der Schreiner, der den Jagdpavillon wieder in Ordnung brachte, sagte später aus, dass das Zimmer Schauplatz eines schrecklichen Kampfes gewesen sei, mit umgestürzten und beschädigten Möbelstücken, mit zahlreichen Kugeleinschlägen in den Wänden. Sehr aufschlussreich ist das Buch von Victor Wolfson »The Mayerling Murder« (New York 1969).

Größere Glaubwürdigkeit erhielt jedoch die Mord-These durch die aufsehenerregenden Enthüllungen der Kaiserin Zita, die am 11. März 1983 in der Wiener »Kronen Zeitung« erklärte, dass Rudolf keineswegs ein Selbstmörder gewesen, sondern aus politischen Gründen ermordet worden sei, die Familie von Anfang an die Wahrheit gewusst habe. Diese Wahrheit habe jedoch die Monarchie gefährdet, und so habe der Kaiser es vorgezogen, die Lüge des Selbstmordes in die Welt zu setzen. Der Skandal des Selbstmordes sei, gemessen am Untergang der Dynastie oder am Ausbruch eines Krieges gegen Deutschland, das geringere Übel gewesen.

Ein weiteres Rätsel geben verschiedene Äußerungen Rudolfs auf, dass er als Thronerbe in der ungarischen Politik »kompromettiert« worden sei. Im Abschiedsbrief an seinen Freund Szögyeny gibt er seinen Freitod als einzigen ehrenhaften Ausweg an: »Ich muss sterben, das ist die einzige Möglichkeit, um als Gentleman die Welt zu verlassen.« Auch der letzte Satz im Schreiben an seine Gattin Stephanie könnte so sinnvoll erklärt werden: »Ich gehe ruhig in den Tod, der allein meinen guten Namen retten kann.«

Die Kaiserin in der Kapuzinergruft

Gleichwohl, ob Rudolf durch Liebeskummer, Geistesgestörtheit oder aus politischen Motiven umgekommen war, unumstößlich war die Tatsache, dass der einzige Sohn des kaiserlichen Paares tot war. Die Ehe war erschüttert, das Gefühlsleben der beiden unwiederbringlich gestört. Zum persönlichen Leid gesellte sich die Sorge um den Fortbestand der Dynastie. Trotz ihres Alters – sie war 51 Jahre alt – unternahm die Kaiserin einen seltsamen Schritt: Sie ließ sich von ihrem Arzt, Professor Widenhofer, untersuchen, um zu erfahren, ob noch eine Schwangerschaft möglich sei.

Für Elisabeth persönlich war der Hinweis des offiziellen medizinischen Befundes, dass Rudolf nicht zurechnungsfähig gewesen sei, eine schwere seelische Belastung. In einem diplomatischen Bericht heißt es diesbezüglich: »Das Herz zerreißt beim Anblick ihres Zustandes. Es verfolgt sie augenscheinlich der Gedanke, dass man den Ursprung des Wahnsinns, der ihren unglücklichen Sohn zum Selbstmord getrieben, in dem verdorbenen Blut der Wittelsbacher suchen müsse, und sie erblickt in sich die Quelle allen Unglücks ihres Hauses ...« Die Tragödie ihres geistesgestörten Vetters, des bayerischen Königs Ludwigs II., der den Tod im Starnberger See gesucht hatte, lag erst zwei Jahre zurück.

Eine pathetische Szene hat in fast jede Biographie Eingang gefunden, da sie den Schmerz der Mutter so ergreifend zum Ausdruck bringt: der nächtliche Besuch Elisabeths in der Kapuzinergruft. Die Kaiserin hatte nicht an der Beerdigung ihres Sohnes teilgenommen. Sie hatte das Ritual nicht erleben wollen, wie man dreimal an die schwere Pforte der Gruft anklopfte und um Einlass bat, wo weder der Erzherzog noch der Kronprinz eingelassen wurden, sondern nur »der arme sündige Mensch Rudolf«.

Vier Tage später zog sich die Kaiserin scheinbar zur Nachtruhe zurück und entließ ihr Personal. Dann verhüllte sie ihr Gesicht mit einem schwarzen Schleier und verließ die Hofburg durch eine kleine Pforte, mietete eine Kutsche und ließ sich zur Krypta des Kapuzinerklosters fahren, in dem Rudolf als 112. Habsburger ruhte. Ein junger Mönch brachte sie zur Gruft. Elisabeth wollte allein mit ihrem Sohne sein. Langsam schritt sie die Reihe der Sarkophage entlang, in denen elf Kaiser und fünfzehn Kaiserinnen ruhten.

Als sie den mit Blumen bedeckten Sarg Rudolfs erblickte, erstarrte sie und rief plötzlich zweimal sehr laut den Namen ihres Sohnes. Das Gewölbe schickte ein schauriges Echo zurück, die in der Ferne harrenden Mönche fuhren zusammen und erschraken über die schaurige Szene. Die am Spiritismus interessierte Kaiserin hatte offenkundig erwartet, irgendeine Antwort aus dem Jenseits zu erhalten. Als nichts geschah, wandte sie sich, enttäuscht oder besänftigt, ab und ließ sich aus der Gruft führen. Später soll sie noch mehrfach versucht haben, auf spiritistischem Wege mit Rudolf in Verbindung zu treten, um Gewissheit über die rätselhafte Tragödie zu erhalten.

»Eine Mater Dolorosa«

Die Kaiserin, die durch ihre hohe Liebenswürdigkeit so viele bezaubert und den schwierigen Ausgleich mit Ungarn durch ihr persönliches Eingreifen bewirkt hatte, fand ihr Lächeln nie mehr zurück. Ende 1889 verschenkte sie all ihren Schmuck, ihre bunten Kleider, Schuhe und Taschen. Bis zu ihrem Tod trug sie fortan Trauerkleidung. Als sie an den Feiern zum tausendjährigen Bestehen Ungarns in Budapest teilnahm, beobachtete sie der ungarische Schriftsteller Kalman Mikszath und

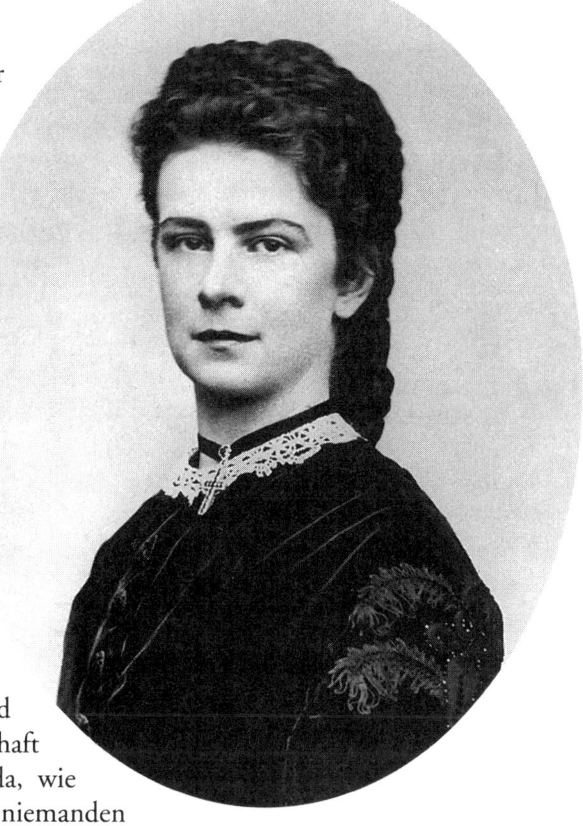

beschrieb sie wie eine Mater dolorosa: »... alles an ihr war schwarz, alles, alles: die Haare mit einem Trauerschleier auf ungarische Art gebunden, schwarze Perlen und schwarze Haarnadeln. Nur ihr Antlitz war weiß – und unendlich traurig: eine Mater Dolorosa ... sie ist es, nur hat das Leid seine Spuren auf ihrem Gesicht hinterlassen und viel zerstört – es ist noch dasselbe Bild, aber wie hinter einem Nebel ... (E. Niederhauser)

Ihre langen Wimpern sind gesenkt, sie verdecken ihre lebhaft lieben Augen; sie sitzt still da, wie empfindungslos, als ob sie niemanden sehen, als ob sie nichts hören würde. Ihre Seele, oh ihre Seele dürfte anderswo weilen. Kein Blick, keine Bewegung deutet Anteilnahme an. Mit ihrem traurigen weißen Gesicht ist sie wie eine weiße Statue. Sie schleppt ihr großes Leid überall mit sich ...«

Elisabeth wurde zusehends menschenscheuer, hielt sich immer seltener in der Wiener Hofburg auf, zeigte sich sehr wenig in der Öffentlichkeit. Sie irrte meist incognito durch die europäischen Länder, bis sie am 10. September 1898 in Genf vom italienischen Anarchisten Luigi Lucheni erstochen wurde. Eine Woche später wurde sie in der Kapuzinergruft beigesetzt. Ihr poetischer Nachlass – rund 600 Gedichte in der Heine-Nachfolge – wurde erst 1984 veröffentlicht.

»Mir bleibt doch gar nichts erspart auf dieser Welt!«

Nach der Tragödie von Mayerling zeigte Franz-Joseph äußerlich nur wenig, wie tief er getroffen war. Als Vater bedrückte ihn besonders der Umstand, dass Rudolf ihm kein einziges Abschiedswort gegönnt hatte, was allgemein aufgefallen war. Sein Leben verlief weiter in unerbittlicher Selbstzucht, aber seine Mitarbeiter stellten einen Bruch in seinem Arbeitseifer fest. Der Kaiser schien mit einem Schlag um zehn Jahre gealtert zu sein. Was früher freudiger Einsatz für den Staat und die Monarchie war, wurde nach dem Verlust des Sohnes, von »Habsburgs letzter Hoffnung«, zur Last und Verpflichtung. Die eigentliche Triebfeder seines Handelns schien gebrochen, sein Leben war seines Inhaltes verlustig gegangen. Wie eine düstere Wolke lag der Schatten von Mayerling auf seinem weiteren Dasein. Mehrfach ließ er sich alle Umstände berichten und erklären, das »Warum?« ließ ihn nicht zur Ruhe kommen: »... und da sprachen wir wieder die ganzen traurigen Ereignisse durch, suchten sie in einen Zusammenhang zu bringen, suchten nach Ursachen. Das nützt alles nichts und hat auch keinen rechten Zweck, aber man kann eben an nichts anderes denken, und das Besprechen gibt doch eine gewisse Beruhigung«, schrieb der Kaiser an die befreundete Schauspielerin Frau Schratt.

Ein Gefühl von Resignation, von düsterem Fatalismus stellte sich allmählich ein: sein Bruder Maximilian war in Mexiko erschossen worden, sein einziger Sohn war tot. Als er die Nachricht von der Ermordung der Kaiserin erfuhr, stützte er den Kopf in die Hände und sagte schluchzend: »Mir bleibt doch gar nichts erspart auf dieser Welt.«

1914 erfolgte der letzte Schlag in dieser Schicksalsreihe: Der Thronfolger Erzherzog Ferdinand, sein Neffe, und dessen Gattin wurden in Sarajewo ermordet. Diesmal ließ sich der greise und friedliebende Kaiser, auf Drängen seines Verbündeten, des deutschen Kaiserreichs, dazu verleiten, Vergeltung zu fordern. Die Folge seines Ultimatums an Serbien war der Ausbruch des Ersten Weltkrieges, das Ende der Habsburger, der Hohenzollern und der Romanows. Das Reich brach auseinander, die Republik wurde ausgerufen und der letzte Kaiser und seine Frau Zita wurden verbannt.

Franz-Joseph diente seinem Land buchstäblich bis zum letzten Tag seiner 68-jährigen Regierungszeit. Als er sich am 21. September 1916 mit einem schlimmen Katarrh zu Bette legte, gab er seine letzte Anordnung: »Bitte, mich morgen um 1/2 4 zu wecken; ich bin mit meiner Arbeit nicht fertig geworden.« Er starb um 21 Uhr desselben Abends.

Jean des Cars: Elisabeth d'Autriche ou la fatalité. Perrin. Paris 1983.
Egon Caesar Conte Corti: Kaiser Franz Joseph. Im Abendglanz einer Epoche. Graz 1990.
Hans Flesch-Brunningen: Die letzten Habsburger in Augenzeugenberichten. Darmstadt 1970.
Emile Niederhauser: Attentat auf Elisabeth, Königin von Ungarn. Corvina. Budapest 1990.

Antonin und Anna Dvořak

Ein »Stabat Mater« für Josefa, Ruzena und Otakar

Dvorak wurde am 8. September 1841 in Nelahovezes bei Prag als Sohn eines Fleischers geboren. Mit 16 Jahren schlug er die Musikerlaufbahn ein und studierte in Prag. Er wirkte zunächst als Bratscher in verschiedenen Orchestern. Seine 1. Sinfonie, »Die Glocken von Zlonice«, schrieb er 1865. Das Werk wurde erst 1936 uraufgeführt. Auf Anregung von Brahms erhielt er ein Staatsstipendium, das ihm fünf Jahre nacheinander gewährt wurde. Bekannt wurde er zuerst mit den Werken seiner mittleren Periode, den »Slawischen Tänzen«, den »Klängen aus Mähren«, wo er typisch slawische Elemente verwertete. Der internationale Durchbruch aber gelang ihm mit der Vertonung des »Stabat Mater« op. 58, das zu den ergreifendsten geistlichen Werken der Musikliteratur zählt. Das Chorwerk entstand als Niederschlag der schmerzlichsten Erlebnisse des Musikers: innerhalb kurzer Zeit verlor Dvorak seine drei ältesten Kinder.

Die Schicksalsjahre 1875-1877

Mitte der 60er Jahre gab Dvorak den beiden Töchtern des Prager Juweliers Cermak Klavierunterricht. Er fühlte sich stark von der älteren, Josefina, angezogen, aber als fast mittelloser Musikant wagte er keinen Antrag. Später heiratete Josefina den Grafen Vaclav Kaunitz (Kounic). Einige Jahre später, als er sich schon einen Namen gemacht hatte, warb Dvorak um die jüngere Schwester Josefinas, Anna, und heiratete sie am 17. November 1873. Aus dieser sehr harmonischen Ehe gingen neun Kinder hervor.

Am 21. September 1875 wurde die erste Tochter, Josefa, geboren, sie starb schon wenige Tage später. Unter dem Eindruck dieses Verlustes skizzierte Dvorak, vom 19. Februar bis zum 7. Mai, sein »Stabat Mater«. Andere dringende Kompositionen, u.a. das Klavierkonzert und die »Symphonischen Variationen«, drängten das »Stabat« vorübergehend in den Hintergrund. Ein Jahr später traf ihn der zweite Verlust. Am 13. August 1877 trank sein elfmonatiges Töchterchen Ruzena in einem unbewachten Augenblick aus einer Flasche mit Phosphorlösung, die man damals in fast jedem Haushalt zur Herstellung von Streichhölzern aufbewahrte. Das Kind starb sofort unter schrecklichen Qualen. Kaum drei Wochen später, am 8. September, dem 36. Geburtstag des Musikers, rafften die Windpocken den Erstgeborenen, den dreieinhalbjährigen Otakar, hinweg. Die ganze Nachkommenschaft schien wie durch einen Fluch ausgelöscht. Dvorak war wie vernichtet. Er zog mit seiner Frau aus dem grabesstillen Haus in eine neue Wohnung, um nicht immer wieder an die tragischen Geschehnisse erinnert zu werden.

Die Mariensequenz der »Mater Dolorosa«

Als gläubiger Katholik suchte Dvorak Zuflucht und Trost in der Religion. Die pathetischen Verse der mittelalterlichen Mariensequenz über die »Mater dolorosa«, die Schmerzensmutter unter dem Kreuz, schienen ihm am nächsten auch seinen eigenen Schmerz und vor allem den seiner Frau Anna über den dreifachen Verlust auszudrücken. Er versenkte sich in die alten Strophen, die auch einst einem persönlichen Schmerz entsprungen waren. Jacopone da Todi (1230-1306), der ursprünglich als Advokat in seiner Vaterstadt Todi gewirkt hatte, war nach dem frühen Tode seiner Gemahlin als Laienbruder in den Franziskanerorden eingetreten. Hier hatte er für das Fest der Sieben Schmerzen Mariä seine berühmte lateinische Sequenz gedichtet, deren eigentümliche Poesie manche Komponisten inspirierte, so z.B. Pergolesi, Haydn und Rossini.

Nach den tragischen Sommermonaten 1877 holte Dvorak seine Entwürfe zum »Stabat Mater« wieder hervor und schrieb die definitive Partitur von Anfang Oktober bis zum 13. November 1877 in Prag nieder. Das gewaltige Oratorium, das erste große tschechische Chorwerk überhaupt, setzte alles weit in den Schatten, was Dvorak bisher geschaffen hatte. Die Echtheit seines Schmerzes verlieh dem Werk eine Tiefe des Ausdrucks und eine ergreifende Menschlichkeit, die in dieser Intensität bei ihm noch nicht aufgetreten waren.

Die formale Meisterschaft sowie die ungewöhnlichen Dimensionen des Oratoriums – die zehn Nummern für Soli, Chor und Orchester dauern über anderthalb Stunden – orientieren sich an den bedeutendsten Kompositionen Bachs und Beethovens. Vor allem die »Missa solemnis« hat als Vorbild gedient, neben dem »Deutschen Requiem« von Johannes Brahms, das Dvorak im selben Jahr in Prag gehört hatte. Dvoraks »Stabat Mater« verdient durchaus als ebenbürtiges Werk neben die beiden andern berühmtesten Chorwerke des 19. Jahrhunderts gestellt zu werden, bei aller »Naivität« ist es ebenso gefühlsinnig und stilrein.

Die Uraufführung fand am 23. Dezember 1880 mit großem Erfolg in Prag statt. Die zweite Aufführung, die 1882 in Brünn stattfand, dirigierte der Dvorak-Verehrer Leos Janacek. Dann gelangte das Werk allmählich in die Musikstädte Europas und Amerikas. Am denkwürdigsten und folgenreichsten war die Aufführung in London, die Dvorak im März 1884 dirigierte.

Der Triumph einer Trauermusik

Anfang November 1883 wurde Dvorak von der Philharmonic Society und dem Londoner Musikverlag Novello eingeladen, sein »Stabat Mater« persönlich aufzuführen. Der Komponist war tief beeindruckt von der Hauptstadt des englischen Weltreiches, die mehr Einwohner zählte als »die gesamte tschechische Einwohnerschaft von Böhmen«, wie er seinem Vater schrieb. In Erstaunen versetzte ihn auch die Größe des pantheonartigen Konzertsaales, der Royal Albert Hall, die

Platz für 12.000 Zuhörer bot. »Wenn die gesamte Einwohnerschaft Kladnos den ungeheuren Saal besuchen würde, wo ich mein Stabat mater dirigiert habe, so wäre dort noch immer Platz genug, denn so kolossal groß ist die Albert Hall.« Der in Kladno wohnende Vater konnte stolz auf seinen Sohn sein, um so mehr als die Londoner Presse ausdrücklich auf die arme Herkunft des Komponisten einging und die Verdienste des Vaters mit warmen Worten würdigte.

Über die außergewöhnliche Besetzungsstärke der Chöre und des Orchesters berichtete Dvorak an den Redakteur einer Prager Zeitung: »Ich muss aber in Kürze bemerken, wie stark das Orchester und der Chor sind. Bitte, erschrecken Sie nicht! Soprane sind 250, Alte 160, Tenöre 180 und Bässe 250. Im Orchester führen das Wort: 24 erste Geigen, 20 zweite Geigen, 16 Violen, 16 Celli und 16 Kontrabässe. Der Eindruck eines so riesigen Klangkörpers wirkte bezaubernd. Das lässt sich gar nicht schildern.«

Die Mammutaufführung mit über tausend Ausführenden wurde zu einem Triumph für den Komponisten. Die Begeisterung des Londoner Publikums kannte keine Grenzen, und die gesamte Presse war einhellig in ihren Lobeshymnen. Dvorak war der »musical hero of the hour« (»The Times«), sein »Stabat Mater« ein »event of ›red letter‹ significance« (»Sunday Times«). »Im Konzerte wurde ich gleich beim Eintreten vom Publikum mit stürmischem Beifall empfangen. Von Nummer zu Nummer wuchs die allgemeine Begeisterung und gegen Ende war der Applaus so groß, dass ich dem Publikum immer wieder danken musste. Zugleich wurde ich auch andrerseits vom Orchester und Chor mit den herzlichsten Huldigungen überhäuft. Kurz, es fiel so aus, dass ich es mir besser nicht wünschen konnte.« Seinem Berliner Verleger Simrock berichtete er über seine »großartigsten Erfolge« in London: »Mit Wörtern kann ich Ihnen den mächtigen Eindruck des ›Stabat‹ nicht schildern; es war zu verblüffend. Ein Chor (vortrefflich) von 1000 Stimmen und Orchester 160 Mann stark. Es ist unbeschreiblich!« (1.4.1884) Eine ähnlich begeisterte Aufnahme erlebte das Oratorium einige Monate später in der Kathedrale von Worcester, als man den erfolgreichen Komponisten kurzfristig auch zu dem dortigen Festival einlud.

In die Freude Dvoraks über den überwältigenden Erfolg seines »Stabat Mater« mischte sich sicher mehr als ein Gefühl von Wehmut. Es war eine Euphorie mit bitterem Nachgeschmack. Was das englische Publikum zu Begeisterungsstürmen hinriss, das war der künstlerische Ausdruck seines unsäglichen Schmerzes über den Verlust seiner drei Kinder. Ob die Zuhörer gerade für dieses Zeugnis der Trauer ein besonderes Gespür hatten, für die Inspiration, die von einer offenen Wunde genährt wurde? Der Komponist hätte sicher gern auf diesen Erfolg verzichtet, wenn das der Preis war. Das englische Publikum erwies sich glücklicherweise auch aufgeschlossen für die weiteren Kompositionen Dvoraks, denn er wurde noch achtmal zu Konzerttourneen eingeladen und schrieb mehrere Chorwerke eigens für England, u.a. sein

Requiem op. 89 und das Oratorium »Die heilige Ludmilla«. Als er 1891 das Ehrendoktorat der Universität Cambridge erhielt, dirigierte er dort sein »Stabat mater«. Mittlerweile hatte seine Frau sechs Kinder geboren, vier Töchter, Ottilie, Anna, Magdalena, Aloisie, und zwei Söhne, Antonin und Otakar, von denen er sich nur sehr ungern trennte.

Die späten Jahre

1892, auf der Höhe seines Ruhmes, wurde Dvorak eingeladen, das Konservatorium von New York zu leiten. Hier in Amerika gelangen ihm einige seiner bedeutendsten Partituren: die Symphonie Nr. 9 »Aus der Neuen Welt« op. 95, das »amerikanische« Streichquartett, op. 96. Dennoch, Dvorak verzehrte sich vor Sehnsucht nach seiner Familie und seiner Heimat. Seine Briefe künden von seiner innigen Verbundenheit mit seinen Kindern, von seiner Sorge um ihre Gesundheit, ihre Frömmigkeit, ihr Fortkommen in der Schule. Für seine musizierenden Kinder, die 15-jährige Ottilie und den 10-jährigen Tonik, schrieb er in New York seine Violin-Sonatine und gab ihr die runde Opusnummer 100, gewissermaßen als Geschenk für das Familienfest des baldigen Wiedersehens. Es geschah auch hauptsächlich wegen seiner Kinder, dass er 1895 den Vertrag für ein weiteres Amerikajahr nicht mehr unterschrieb.

Auf die Nachricht vom Tode seines Vaters schrieb er in New York seine »Biblischen Lieder« op. 99, als Ausdruck echter Pietät und Frömmigkeit. Als er sein Cello-Konzert komponierte, erfuhr er, dass seine frühere Liebe, seine Schwägerin Josefina Kounicova, schwer erkrankt sei. Da änderte er den zweiten Satz um, indem er ein Melodiezitat aus dem Lieblingslied seiner Schwägerin einfügte »Lasst mich allein«. Nach dem Tode seiner Schwägerin, am 25. Mai 1895, änderte Dvorak auch den bereits abgeschlossenen

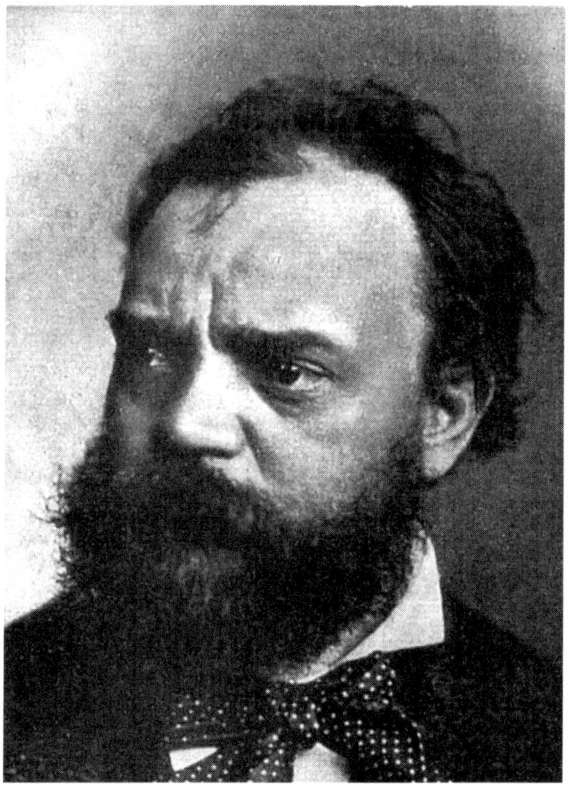

Antonin Dvořak

Finalsatz. Ein inniges Violin- und Celloduett mit demselben Liedzitat, kurz vor der Coda, ist das Denkmal, das Dvorak der verstorbenen Schwägerin setzte. Die eingeschobene Phrase ist eine ergreifende Überraschung in diesem Meisterwerk.

Nach seiner vorzeitigen Rückkehr nach Prag wurde Dvorak immer sesshafter, er reiste kaum noch ins Ausland. Die äußeren Erfolge seiner Karriere schienen ihm weniger erstrebenswert als das harmonische Zusammensein mit den Seinen. »Wir sind gottlob alle gesund und freuen uns, dass es uns nach drei Jahren wieder vergönnt ist, liebe und frohe Weihnachtsfeiertage in Böhmen zu genießen! ... deshalb fühlen wir uns alle so unaussprechlich glücklich!«, schrieb er an einen Freund. Musikalischen Ausdruck hat dieses »unaussprechliche Glück« in den beiden letzten Streichquartetten op. 105 und 106 gefunden. Im November 1898 feierte Dvorak ein doppeltes Familienfest: seine eigene Silberhochzeit und die Vermählung seiner Tochter Ottilie mit dem Komponisten Josef Suk. Dass er noch mit seinem ersten Enkelkind »Pepouschek« spielen konnte, gehörte zu den schönsten Freuden des alternden Komponisten. Die Uraufführung seines dramatischen Meisterwerkes, der Märchenoper »Rusalka« (1901), wurde sein größter Triumph auf der Opernbühne und die endgültige Bestätigung, dass er der repräsentativste tschechische Komponist war, der größte, den sein Volk hervorgebracht hat.

Antonin Dvorak starb in Prag am 1. Mai 1904 an einem Gehirnschlag und fand seine letzte Ruhestätte auf dem Visehrad.

Antonin Dvorak: Stabat Mater. Editio Supraphon. Prag 1992.
Korrespondenz und Dokumente. Editio Supraphon. Prag 1987.
Klaus Döge: Leben. Werke. Dokumente. Atlantis Verlag. Zürich, Mainz 1997.
Vaclav Holzknecht: Antonin Dvorak. Orbis. Prag 1977.
Kurt Honolka: Dvorak. Rowohlt. Reinbek 1998.

Stéphane und Maria Christina Mallarmé

ein Grabmal für Anatole

Mallarmé gilt als Haupt und wichtigster Vertreter der »Symbolisten«. Mit seiner eigenwilligen, hermetischen und intellektualistischen Kunst steht er richtunggebend am Beginn der modernen französischen Lyrik. Er ersetzte die Beschreibung, die herkömmlichen Wortwerte und Satzbildungen durch Andeutungen und dunkle, geheimnisvolle Bildfügungen. Die Dekodierung dieser esoterischen »Seelenmusik« bedarf bisweilen eines gelehrten Kommentars.

Stéphane Mallarmé wurde 1842 in Paris in einer kleinbürgerlichen Familie geboren. Mit fünf Jahren verlor er seine Mutter, zehn Jahre später seine Schwester. (»Meine Schwester, der einzige Mensch, den ich über alles liebte.«) Nach seinem Studium wurde er Lehrer und unterrichtete rund dreißig Jahre lang Englisch in Provinzgymnasien und in Paris. Er verfasste eine eigene Lehrmethode »Les mots anglais«. Seine ersten Gedichte, die im »Parnasse« von 1866 und 1871 erschienen, brachten ihm wenig Erfolg. 1876 veröffentlichte er, in geringer Auflage, sein »Après-midi d'un faune«, das durch Debussys »Prélude«-Vertonung von 1894 international bekannt wurde.

Im Jahre 1884, im Alter von 42 Jahren, wurde Mallarmé plötzlich berühmt, als Joris-Karl Huysmans ihm in seinem Roman »A rebours« hohes Lob spendete. Jeden Dienstagabend versammelte der Meister ein Dutzend junge Dichter um sich. Von diesen »mardis« ging ein tiefer Einfluss auf die zeitgenössische Lyrik aus.

Mallarmé wollte ein »absolutes Buch« schreiben, veröffentlichte aber nur wenige Gedichte und Artikel in Zeitschriften. Als er starb, war der erste Teil seines geplanten großen Werkes, »Un coup de dés«, noch nicht vollendet. Trotz der Kürze und der Unvollständigkeit seines Werkes zählt Mallarmé zu den Dichtern, die die literarische Entwicklung des 20. Jahrhunderts am stärksten geprägt haben. Zu seinen namhaftesten Schülern gehören André Gide, Paul Valéry und Paul Claudel.

Wenig bekannt – in seinen »Oeuvres complètes« (Bibliothèque de la Pléïade, Paris 1945) noch mit keinem Wort erwähnt –, ist der umfangreiche Entwurf eines Gedichts, dem er den Titel »Pour un tombeau d'Anatole« gegeben hatte und der sicher das intimste Dokument des gefühlsscheuen Dichters darstellt. Die rund 200 Blätter sind der dichterische Niederschlag der »Trauerarbeit« Mallarmés nach dem Tode seines einzigen Sohnes, des 8-jährigen Anatole.

Ängstliche Eltern

Im Jahre 1862 lernte Mallarmé in einer Familie aus Sens »eine nette Deutsche« (»une gentille allemande«), Maria Christina Gerhard, kennen, die er am 10. August 1863 in London heiratete. Im November des folgenden Jahres schenkte sie einer

Tochter, Françoise Geneviève Stéphanie, das Leben. Sieben Jahre später, am 16. Juli 1871, kam der einzige Sohn des Dichters, Anatole, zur Welt. Schon lange vor dem »freudigen« Ereignis machten sich die Eltern ernste Sorgen um das ungeborene Kind, das von der Schwester Geneviève mit großer Freude erwartet wurde. »Große Freude für sie«, schrieb Mallarmé aus Avignon an seinen Pariser Freund Cazalis, »für uns Sorgen. Mein Nervenleiden der letzten Jahre; Marie selbst hat das ganze vergangene Jahr gekränkelt: das erfüllt uns mit Angst.« (2.2.1871)

Diese Befürchtungen waren leider begründet. Während der verhängnisvollen Erkrankung des Kindes fühlte sich Mallarmé verantwortlich und schuldig an einem Übel, das er dem Sohn vererbt hatte. Zuletzt wartete die Mutter ungeduldig auf die Entbindung von diesem kleinen »turbulenten Dämon«. Anatole kam am 16. Juli 1871 in Sens, im Wohnhaus der Großmutter mütterlicherseits, zur Welt, »bei herrlichem Sonnenschein, beim morgendlichen Gesang der Vögel«. Gleich stellten sich die Sorgen ein, zunächst die materiellen, da Mallarmé zu dem Zeitpunkt auf vergeblicher Arbeitssuche in London weilte und seine Schwiegermutter in gedrückten Verhältnissen lebte. Bald tauchten auch die ersten gesundheitlichen Probleme bei Anatole auf. Schon im September bangte man um sein Leben. Die Mutter schrieb an Mallarmé: »Ich habe ihn traurig und niedergeschlagen verlassen und sogar in der Angst, ihn nicht mehr wiederzusehen. Wir müssen ihn Gottes Willen überlassen, da der Arzt nichts mehr ausrichten kann, aber es ist sehr traurig, dass man so wenig Hoffnung hat, dass dieses liebe kleine Wesen wieder auflebt.«

Zwei Jahre später tauchte Anatole wieder häufig in der Korrespondenz auf, als Marie bei ihrem Vater in Camberg weilte. Diesmal waren es erfreuliche Nachrichten. Anatole verstand sich ausgezeichnet mit seinem deutschen Großvater, dennoch fragte er jeden Augenblick nach seinem Vater. Seine Gesundheit offenbarte sich in seinem Riesenhunger, in der Küche aß er, was er vorfand (»Anatole fait souvent visite à la cuisine pour lécher les cuillers; tout lui est bon à ce petit glouton«). Beim nächsten Aufenthalt in Deutschland, im Jahre 1875, beschrieb die Mutter ihn als ausgelassen und »unerträglich«. Voll Vaterstolz berichtete Mallarmé an einen Freund von den Heldentaten seines 4-Jährigen: Er wehrte sich mit Steinen und Schlägen gegen eine Übermacht von angreifenden Deutschen.

Tole, wie er sich selbst nannte und auch von seinen Eltern gerufen wurde, entwickelte sich jetzt zu seinem Besten, körperlich und charakterlich, er wurde sanfter und wuchs allmählich zu jenem liebenswürdigen Jungen heran, dessen Züge zwei Fotos festhalten. Vielleicht liegt sogar ein Hauch von Wehmut auf seinem Lächeln. Schon trägt er den Matrosenanzug, den er auch auf dem Totenlager tragen wird.

Der Briefwechsel belegt, dass Anatole in diesen Jahren den Mittelpunkt der Familie bildete, dass alle gespannt seine Entwicklung verfolgten. Immer wieder wird auf seine überraschende Frühreife hingewiesen, seinen Scharfsinn, seinen seltsamen Abstand zum Leben, seine Ehrfurcht vor dem Schönen, seine bizarren Einfälle.

Eine schalkhafte Kindheitsepisode wird von einem Biographen als »dämonisch pervers« interpretiert:

Eines Tages fuhr er mit seiner Mutter im Pariser Omnibus. Neben ihm saß ein ergrauter Priester, der sein Brevier betete. Voll Sanftmut fragte ihn der Knabe: »Ehrwürdiger Vater, würden Sie mir erlauben, Sie zu umarmen?« Gerührt antwortete der Geistliche: »Aber sehr gerne, mein lieber Freund!« Tole küsste ihn und bat dann mit süßer Stimme: »Und jetzt, Hochwürden, umarmen Sie meine Mutter!«

»Der Schrecken des Vaters, der sein Blut verflucht«

Die Freude über den feinfühligen Knaben, den man gebührend bewunderte und verwöhnte, war von nur kurzer Dauer. Bereits im März 1879 wurde Anatole von einer schweren Krankheit heimgesucht, von Gelenkrheuma. Schon der Vater hatte im Alter von 17 Jahren eine schreckliche rheumatische Krise durchlitten. Jetzt lag der Sohn darnieder, »Schatz und Freude des Hauses«, mit ganz ähnlichen Symptomen, und Mallarmé stellte entsetzt die erbliche Veranlagung fest, von der schon seine Großmutter gesprochen hatte. Seine schlimmste Vorahnung ging in Erfüllung. Er empfand Schuldgefühle und verwünschte diese Vererbung, oder, wie es im Gedichtentwurf heißt, er »verfluchte sein Blut« (»effroi du père maudissant son sang«).

Zum Gelenkrheuma gesellte sich bald eine Hypertrophie des Herzens und wahrscheinlich eine tuberkulöse Bauchfellentzündung. Die rheumatische Krankheit begann an den Füßen und den Knien, sie breitete sich dann in den Ellbogen, den Hand- und den Schultergelenken aus. Am 15. April schrieb die Mutter: »Dieser kleine Märtyrer, er bittet mich von Zeit zu Zeit, ihm die Tränen zu trocknen. Er trägt mir oft auf, dem Väterchen zu sagen, dass er ihm gerne schreiben möchte, dass er aber seine kleinen Handgelenke nicht bewegen kann.«

Der Graf von Montesquiou schenkte dem kleinen Kranken, den er in sein Herz geschlossen hatte, einen bunten Kanarienvogel, der eine Aufmunterung bewirkte und sogar eine merkliche Besserung einzuleiten schien. Man brachte das Kind aufs Land, aber der behandelnde Arzt ließ den Eltern wenig Hoffnung. Mallarmé war tief unglücklich und schrieb am 22. August an einen engen Freund, an Henri Roujon, einen Brief, sicher den intimsten und ergreifendsten, den er, der sogenannte »Meister der Impassibilität«, je niedergeschrieben hat.

Ein Brief

»Mein guter Freund, ich wage es kaum, Nachrichten zu geben, denn es gibt Minuten in diesem Kampf um Leben und Tod, den unser armer geliebter Kleiner durchmacht, wo ich Hoffnung schöpfe und es bereue, einen Augenblick früher einen zu traurigen Brief geschrieben zu haben … Der Arzt … scheint ihn zu behandeln wie einen aussichtslosen Kranken, dem man nur noch Erleichterung verschafft, und er beharrt darauf, wenn ich ihn zum Abschied hinaus geleite, nicht einen Schimmer

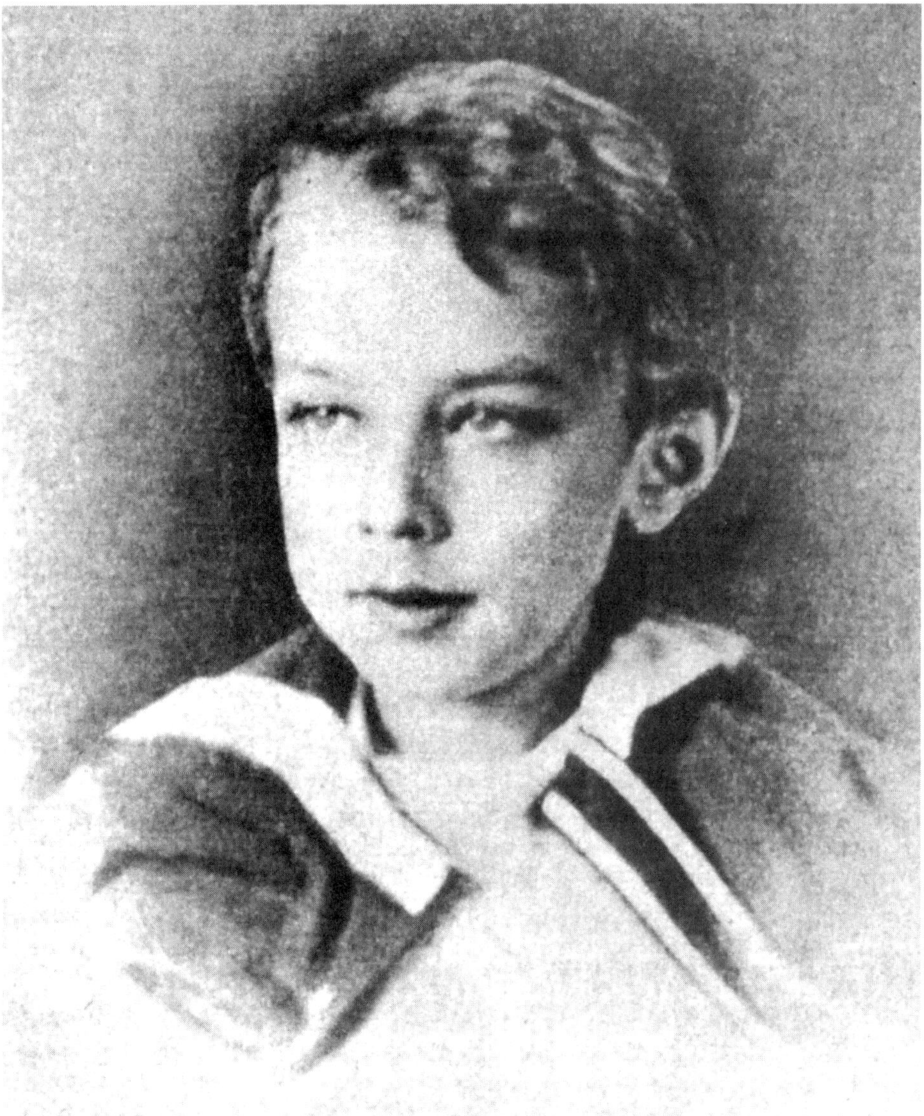

Anatole Mallarmé

von Hoffnung zu lassen. Der Liebling isst und schläft wenig; er atmet. Alles, was sich von dem Herzleiden erholen konnte, hat es getan: das ist, infolge einer neuen schweren Krise, die einzige Wohltat, die der Aufenthalt auf dem Lande ihm gewährt. Aber das Übel, das schreckliche Übel selbst scheint sich unwiderruflich festgesetzt zu haben. Wenn man die Bettdecke hebt, sieht man einen aufgedunsenen Bauch, dessen Anblick kaum zu ertragen ist.

… Das Schreckliche ist, wenn wir ganz von uns absehen, das Unglück an sich, dass dieses kleine Wesen einmal nicht mehr sein wird, wenn das sein Los ist. Ich gestehe, dass eine Schwäche mich überkommt und ich diese Idee nicht ertragen kann.

Meine Frau scheint in dem Zustand des Lieblings nur eine schwere Krankheit zu sehen, nichts mehr. Man darf ihr den Mut nicht nehmen, den sie aufbringt, um ihr Kind mit solcher Seelenruhe zu pflegen. Ich trage also hier allein an dem Axtschlag, den das Urteil des Arztes mir versetzt hat. … Drücken Sie für mich die Hände einiger Freunde: es ist für mich zu hart zu schreiben und selbst meinen armen Liebling zu verurteilen, indem ich von ihm Nachrichten gebe, ich kann es nicht.«

Seltsam mutet bei dem intellektuellen Dichter an, dass er den Aberglauben teilte, dass die Ankündigung einer bösen Nachricht das Unheil selbst hervorrufen könne. Er musste für sich allein das schreckliche Geheimnis des ärztlichen Verdikts bewahren und die Mutter in der Unwissenheit belassen. Seit Ende August bereitete er sich seelisch wie materiell auf das mögliche Unheil vor. Er bemühte sich, 300 Franken aufzutreiben für die Kosten der schlimmsten Eventualität.

Ende September beschloss Mallarmé, einen bekannten Herzspezialisten in Paris aufzusuchen. Eine ernste Krise hatte schon beinahe den Tod herbeigeführt. Am 25. September schrieb Mallarmé an Cazalis: »Drei Schwächeanfälle nacheinander, am Nachmittag, haben, Gott sei Dank, nicht zum bittern Ende geführt. Der Bauch beunruhigt uns, er ist so angefüllt mit Wasser wie noch nie … Das Land hat uns alles gegeben, was wir von ihm erwarten konnten, in der Annahme, dass es überhaupt etwas erbracht hat, Milch, Luft und Zufriedenheit des Kranken. Wir haben jetzt nur noch einen Gedanken, es zu verlassen, um Dr. Peter zu konsultieren. Ich sage mir, dass es unmöglich ist, dass ein großer Spezialist keinen Nutzen zieht aus den Kräften, die die Natur so großzügig einem schrecklichen Übel entgegensetzt.«

Hoffnung und Verzweiflung wechselten ab. »Der arme Kleine befindet sich jetzt in außergewöhnlichen Händen und wenn er gerettet werden kann, wird er es.«

Anfang Oktober schrieb er mit einer gewissen Zuversicht an John Payne: »Ich habe unsern kranken Liebling einem der besten Spezialisten anvertraut, und vielleicht dürfen wir ein wenig Hoffnung hegen. Du kannst Dir unsern Schmerz vorstellen, da Du weißt, wie innig ich an der Familie hänge. Und dieses reizende, herrliche Kind hatte mich dermaßen bezaubert, dass es noch immer einen Teil meiner Zukunftspläne und meiner Träume bildet …«

Bis zuletzt dauerte der »Kampf«, mit dem stets wachsenden Gefühl der fatalen Bedrohung, des »schrecklichen Windes« oder des »schrecklichen Pfeils«.

»Ja, ich bin ganz außer mir, und jemandem ähnlich, auf den ein schrecklicher anhaltender Wind bläst. Wachen, widersprüchliche Aufregungen zwischen Hoffnung und jäher Angst, haben jeglichen Gedanken an Ruhe hinieden verdrängt, aber sie sind nichts gemessen an dem vielfachen Kampf, den ich hier führen muss, gegen tausend Sorgen. Keine Arbeit auf weite Sicht! Ich glaubte nicht, dass dieser schreckliche Pfeil aus irgendeinem unbestimmbaren Schattenwinkel auf mich gerichtet sei.«

Am 6. Oktober 1879, als Mallarmé gerade den Brief mit den eben zitierten Sätzen zur Post brachte, verschied der kleine Anatole. Mallarmé schrieb sofort einen andern Brief, um den Freund zu benachrichtigen: »Mein lieber Herr de Montesquiou, im Augenblick, als ich ein Schreiben für Sie zur Post brachte, hat unser liebes Kind uns verlassen, sanft, ohne es zu wissen ...«

Ob der längst schwer kranke Knabe tatsächlich nichts von der Todesnähe wusste, wird von der Forschung stark bezweifelt. Eine moderne Psychologin weist auch auf den Gesichtsausdruck der erhaltenen Photographien hin: »Seine Photographien fesseln gerade durch den lastenden Blick, durch einen Ernst, der bei einem Kind dieses Alters nicht normal, aber bei todkranken Kindern meistens zu beobachten ist. Die Kinderärzte bezeichneten diesen Blick früher als ›wissend‹. Entgegen der noch immer vorherrschenden Verkennung dessen, was ein Kind und im besonderen ein schwerkrankes Kind ist, wissen solche Kinder.« (G. Raimbault)

Anatole wurde auf dem Friedhof von Samoreau nahe der Seine beigesetzt in dem Grab, wohin sein Vater und seine Mutter ihm folgen sollten. Mallarmés Schmerz war sehr tief, aber er blieb still. Seiner Tochter Geneviève gegenüber äußerte er sich: »Hugo ist glücklich, dass er über den Tod seiner Tochter sprechen konnte, für mich ist das unmöglich.«

Im Februar 1859, als 16-jähriger Gymnasiast in Sens, hatte er Hugos »Contemplations« gelesen und sich von den »Pauca meae« ergreifen lassen. Damals schrieb er auf sein Exemplar die pathetischen Verse:

Hugo! Hugo! La voix
Du luth qui pleure un ange au ciel ravi, ta fille
Dormant sous une croix,
Est une voix qui met au coeur bien des délires,
A l'oeil bien des sanglots.

Hugo! Hugo! Die Stimme
Der Laute, die einen Engel, in den Himmel entrückt, beweint, deine Tochter,
Schlafend unter einem Kreuze,
Ist eine Stimme, die das Herz mit Taumel füllt,
Und das Auge mit manchen Tränen.

Im selben Jahre schrieb er nach dem Verlust einer Freundin zwei sehr lange Grab-Gedichte, die unverkennbar den Tonfall der Villequiers-Verse nachahmen: »Sa fosse est creusée« (»Ihre Grube ist ausgehoben«) und »Sa fosse est fermée« (»Ihre Grube ist geschlossen«). Er warf Gott vor, »ein neidisches Vergnügen« darin zu finden, »die Herzen zu brechen«, und er stellte an diesen Gott die bittere Frage:

»Ach, Herr, um dich einmal zum Lächeln zu bringen,
Wie viele unserer Tränen braucht es denn dazu?«

Jetzt verzichtete er auf diese Auflehnung, die er als sinnlos ansah. Aber seine Vorstellung vom »Weiterleben« hatte sich in diesen 20 Jahren wenig geändert: Die Toten leben weiter im Herzen jener, die ihrer weiter in Liebe gedenken (»Qui sut se faire aimer ne meurt pas tout entier.« und »Mort en son cercueil, on revit dans les coeurs.«). Die Totenglocken dürfen erst läuten, wenn der letzte Freund und Angehörige gestorben ist.

Am 11. November schickte eine Bekannte ihm ein Foto von Anatole, ein Andenken an einen glücklichen Nachmittag. Mallarmé bedankte sich: »Sie haben sich eines Werks beraubt, das uns an eine Stunde Freude erinnert, als wir bei Ihnen und Ihrer Tochter mit unserm Liebling weilten. Wie fern ist diese Zeit! Wir sind auf ewig davon getrennt ...« In einem schönen Rahmen wurde dieses Portrait neben anderen »Reliquien« in der Wohnung aufgestellt.

»Man muss weinen, so lange man nur kann«

Man nimmt an, dass der Dichter gleich in den ersten Monaten der Trauer beabsichtigte, das Andenken seines Sohnes durch ein Werk zu verewigen. Die Feiertage des Jahresendes waren besonders grausam für die Familie: »Die Abwesenheit des Wesens, das die Flamme und die Freude des Hauses war, lässt uns frieren, wie es die Kälte draußen täte, die sich an den Fensterscheiben austobt.«

Das Jahr 1880 war traurig und düster. Die wenigen Freunde Mallarmés, die sich bei der Trauer als echte Freunde erwiesen hatten, begannen allmählich wieder, sich an den Dienstagen beim Dichter zu versammeln, und der Schatten Anatoles lag oft auf diesen ersten Zusammenkünften. »Die Wunde war nicht vernarbt«, notierte ein Teilnehmer.

Der Jahrestag des Todes erneuerte den Schmerz, und Mallarmé erklärte seiner Stiefschwester Jeanne die sentimentale Bedeutung dieser traurigen Gedenkfeier: »Dieser Jahrestag ist für uns sehr schmerzlich, nicht weil er unsere Gedanken wieder dorthin lenkt, wo sie von sich aus schon sind, zu jeder Stunde, aber weil er einen Kreis von Augenblicken schließt, wo wir sagen konnten: ›Unser Liebling lebte noch, tat dies oder jenes, vor einem Jahr.‹ Dieser Zeitraum ist jetzt vorbei und wir fühlen uns ferner, leider, von dem, was dieses liebe und kostbare Leben war. Es ist eine neue Trennung.«

Der Dichter bejahte seine Trauer als Zeichen seiner Verbundenheit: »Man muss weinen, so lange man nur kann. In diesen vielen Stunden lebt man noch mit dem, den man beweint«, belehrte er einen Bekannten, der einen ähnlichen Verlust erlitten hatte. Allerdings überließ er sich nicht so vollständig der Trauer wie seine Frau, die eigentlich untröstlich blieb und sich immer mehr in ihrem Schmerz isolierte, was zu einer Entfremdung der Eltern führte. Der Riss in der Ehe wurde nicht mehr überwunden.

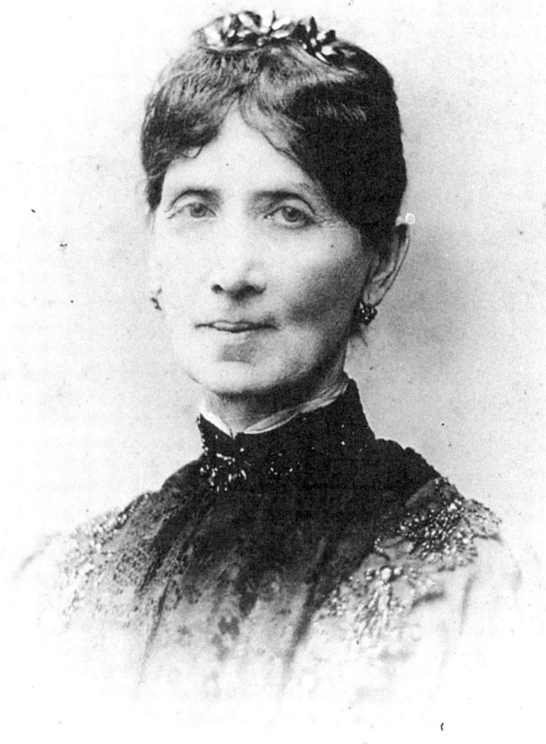

Mallarmé fand Ablenkung in seinen Büchern, seinem Beruf und seinem Dichten. Sein Trauerprozess spielte sich, fast unsichtbar und unbemerkbar, in seinem Innern ab, aber seine Dauer und Intensität werden durch die rund 200 kurzen Aufzeichnungen dokumentiert, die den Verlust umkreisen. Diese losen Blätter stellen etwas wie Bausteine dar für das »Grabmal«, das der Dichter dem Andenken seines Sohnes widmen wollte. Aber die Materialien sind noch unbehauen, liegen verstreut und lassen nur die Umrisse des geplanten Werkes erahnen. Beethoven wie Schubert haben bei ihrem Tod zahlreiche Skizzen hinterlassen, jeweils für eine 10. Sinfonie. Dem Scharfsinn und der Geduld der Musikwissenschaftler ist es gelungen, die mutmaßliche Gestalt der Werke zu verwirklichen, seit einigen Jahren sind diese beiden posthumen Entwürfe vervollständigt und auch klanglich realisiert. Mallarmés abgerissene Sätze hingegen werden, aller philologischen Intuition zum Trotz, kaum eine überzeugende Synthese durch eine fremde Hand zulassen, seine »Consolatio« ist allzu fragmentarisch, die Formulierungen sind durchwegs elliptisch und bleiben mehr als einmal unverständlich, wie Chiffren einer hermetischen Poesie.

Ein Grabmal für Anatole

Die Grundideen sowie die Grobstruktur des Werkes sind indes scharf genug formuliert. Vorgesehen war ein dreiteiliger Aufbau. Im ersten Teil wird das Dasein des Kindes bis zum Augenblick der ersten brutalen Attacke beschworen. Er endet mit dem Aufschrei: »Er ist tot!« (»il est mort!«), den die entsetzte Mutter ausstößt.

Im Mittelteil wird der Verlauf der Krankheit geschildert. Die Mutter wünscht, dass diese Krankheit möglichst lange andauern möge, damit sie ihren Sohn noch möglichst lange bei sich haben kann (»qu'elle dure, pour l'avoir, lui plus longtemps«). Der dritte Teil ist dem tragischen Ende mit der Grablegung gewidmet. Mallarmé hat manche der unerträglichen Einzelheiten des grausamen Geschehens aufgezeichnet: die Aufbahrung, die Totengräber, die offene Gruft, in die das Kind die Eltern zu rufen scheint: »Du kannst mit deinen kleinen Händen mich mitziehen in dein Grab – du hast das Recht dazu – ich folge dir, ich lasse mich los.«

Hauptanliegen des Gedichtes scheint eine Art Apotheose oder poetische Wiedergeburt des Knaben zu sein, nachdem er geopfert worden ist. »Der Vater opfert – und vergöttlicht«, (»Père sacrifie – et divinise«) heißt es auf Blatt 154. Jetzt kann Anatole, von allen Ketten des irdischen Lebens befreit, im Reiche des Geistes eine neue, unvergängliche Existenz antreten. Der Vater, der den Sohn nicht mehr auf den Knien trägt, »kniet vor ihm nieder, nicht mehr vor dem vertrauten Kind, aber vor dem jungen Gott, Helden, der durch den Tod gesalbt worden ist« (»je me suis agenouillé – non plus devant l'enfant familier… mais devant le jeune dieu, héros, sacré par mort«). (74/75)

Diese »Unsterblichkeit« darf allerdings nicht religiös interpretiert werden – Mallarmé verzichtet bewusst auf alle religiösen Referenzen – sie ist das Werk des dichterischen Denkens, welches die Unzulänglichkeiten des Blutes ausgleicht. »Et si… je n'ai pas donné sang suffisant – que ma pensée lui fasse une vie plus belle plus pure«. (191) An anderer Stelle hängt das Weiterleben ab vom Gedenken der Überlebenden: »So lange wir leben, lebt er – in uns – erst nach unserem Tod ist es vorbei und läuten für ihn die Totenglocken.«

So sublimierte der Dichter sein tiefstes Leid im Reiche des Geistes, in der Alltagswirklichkeit aber blieb die Leere, die das Gleichgewicht dieser glücklichen Familie unwiderruflich gestört hatte. »Famille parfaite équilibre père-fils, mère-fille – rompu – trois, un vide entre nous«. (76) Ausdrücklich schloss Mallarmé die Möglichkeit einer neuen Elternschaft aus: »Vater und Mutter versprechen einander, kein weiteres Kind zu haben …«

Mallarmé hatte Victor Hugo darum beneidet, dass er »sprechen« konnte von seinem Verlust, ihm selbst sei das nicht möglich. Dieser gewaltige Entwurf beweist jedenfalls, dass auch er von seiner Erschütterung »sprechen« wollte, dass aber eine unüberwindliche Scheu ihn davor bewahrte, der Öffentlichkeit seine nie vernarbende Wunde zu zeigen. Als er im Jahre 1885 für Verlaine eine »Autobiographie« verfasste, verschwieg er sogar den größten Schicksalsschlag seines Daseins. Hingegen erwähnte er, dass er als 7-Jähriger seine Mutter verloren habe.

In seinem letzten Jahrzent gelangte er zu größter Berühmtheit und wurde sogar offiziell zum »Dichterfürsten« erwählt. Erst jetzt schuf er seine bedeutendsten poetischen Werke, aber er verausgabte sich auch in einem anstrengenden gesellschaftlichen Leben. Ab 1893 meldeten sich beunruhigende Krankheitssymptome, die ihn nötigten, seine berufliche Tätigkeit vorzeitig aufzugeben. Trotzdem konzipierte er ehrgeizige dichterische Pläne, u. a. sein revolutionäres Gedicht »Un coup de dés« mit

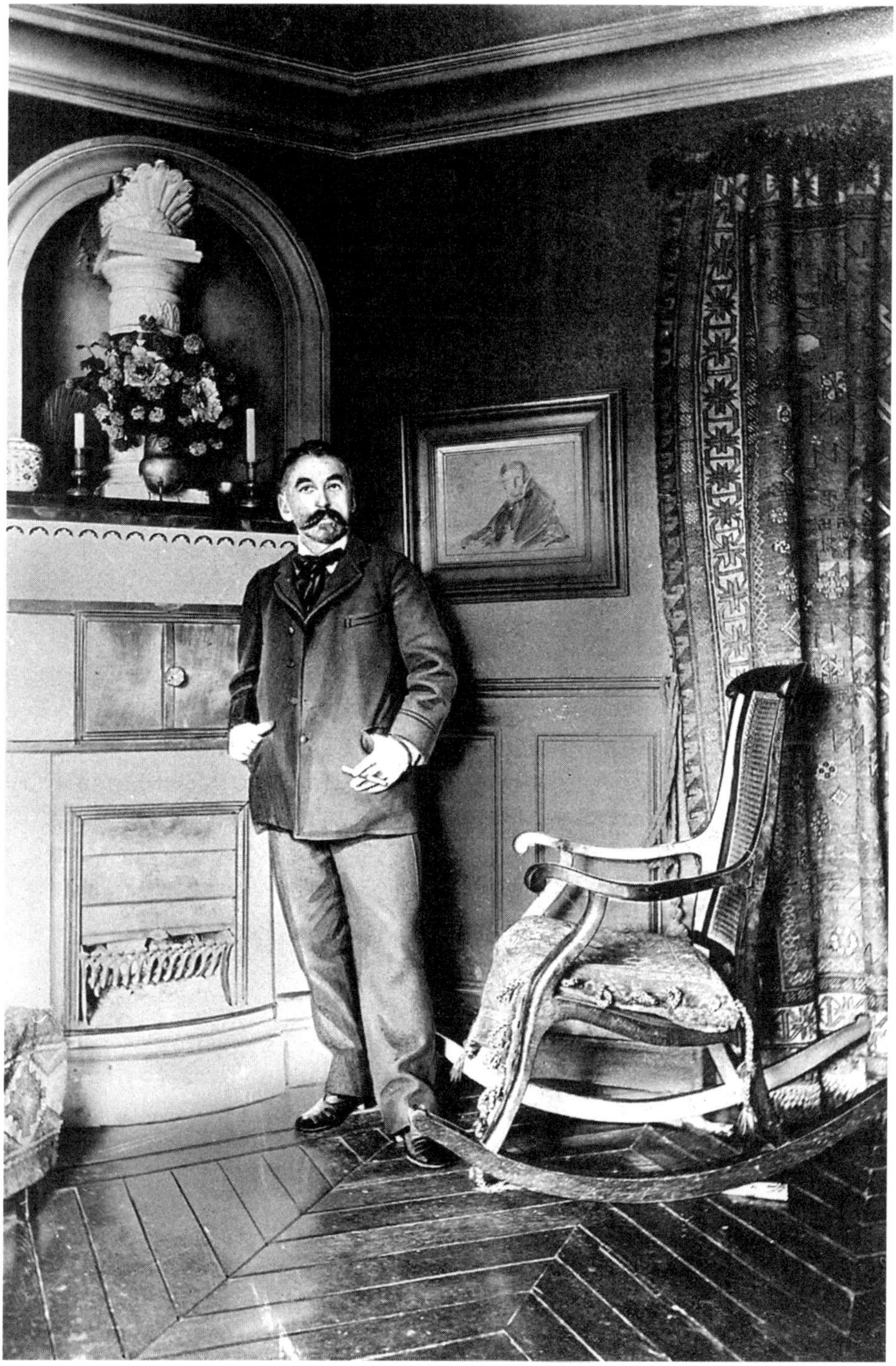

Stéphane Mallarmé

seinem tiefsinnigen Kernsatz »Nie werden die Würfel den Zufall aufheben«. Das typographisch sehr skurrile Werk wollte er wie eine musikalische Partitur gelesen wissen.

Schließlich zog sich Mallarmé aus Paris zurück und lebte in Valvins, wo er versuchte, als Gegengewicht zu seinen poetischen Höhenflügen in luftarme Räume, sich körperlich und sportlich zu betätigen. Aber das gesundheitliche Gleichgewicht konnte nicht mehr wiederhergestellt werden. Nach mehreren Erstickungsanfällen starb Mallarmé am 9. September 1898, im Alter von 56 Jahren. Er wurde in Samoreau neben seinem Sohn Anatole beigesetzt.

Sein »Grabmal für Anatole« wurde 1961, 63 Jahre nach seinem Tod, aus dem Nachlass veröffentlicht. Das Bild des Dichters wurde um eine überraschende menschliche Dimension reicher, die schmerzliche Lebenskrise offenbarte das zutiefst verwundbare Herz eines Poeten, den man bis dahin vornehmlich als zerebral und empfindungsarm dargestellt hatte.

Stéphane Mallarmé: Oeuvres complètes. Gallimard. Paris 1945/1998.
Pour un tombeau d'Anatole. Le Seuil. Paris 1961.
Correspondance. Paris 1995.

Henri Mondor: Vie de Mallarmé. Paris 1941.

Ginette Raimbault: Trauernde Eltern. Argon. Berlin 1997.

Leoš und Zdenka Janáček

Eine Oper und eine Elegie für Olga

Mein Herz ist zerrissen beim Gedanken,
dass sie verdammt wurde,
uns zu verlassen in der Blüte ihrer Jugend,
ausgestattet mit der Schönheit und der Güte der Engel.
Leos Janacek, 7. März 1903

Die Musiksprache Janaceks – wie auch sein persönliches Temperament – ist viel herber und sperriger als die seiner berühmten Landsleute Smetana und Dvorak. Wenn seine beiden Vorgänger der tschechischen Musik Weltgeltung verschafften, indem sie sich in die klassisch-romantische Tradition einordneten, so ging Janacek einen eigenen, einsamen Weg, dem erst spät die internationale Anerkennung zuteil wurde.

Leos Janacek wurde am 3. Juli 1854 im mährischen Dorf Hukvaldy (Hochwald), unweit der polnischen Grenze, als Sohn eines Lehrers und Organisten geboren. Fünf von seinen zwölf Geschwistern starben sehr früh. Er war mehrere Jahre Stipendiat im Augustiner-Kloster von Brünn und trat mit 15 Jahren in die dortige Lehrerbildungsanstalt ein, wo er nach dem Absolutorium bis zum Jahre 1903 wirkte. Er studierte Musik in Prag, in Sankt Petersburg, in Leipzig und in Wien und kehrte 1880 nach Brünn zurück, wo er Chordirigent und Musiklehrer wurde. In dieser wegen ihres deutschen Charakters oft als »Vorstadt von Wien« bezeichneten Provinzstadt entwickelte Janacek ein starkes slawisches Bewusstsein und eine deutliche Russophilie. Er erlernte die russische Sprache, gab seinen Kindern russische Vornamen, vertonte Werke von Dostojewski, Tolstoj, Ostrowski.

Im Jahre 1881 heiratete Janacek die 16-jährige Zdenka Schulzova, die Tochter des Direktors der Lehrerbildungsanstalt. Die Tochter Olga wurde 1883 geboren. Kurze Zeit darauf verließ Zdenka ihren Mann und lebte ein Jahr bei ihren Eltern. Im Jahre 1888 kam der Sohn Vladimir zur Welt. Als er 1890 mit Scharlach angesteckt wurde, entwickelte sich die Krankheit zu einer Hirnhautentzündung, die ihn dahinraffte. Dieser jähe Tod trug zur endgültigen Entfremdung der Eltern bei, die sich aber nicht mehr trennten.

Die Sprechmelodie – Ein Aufschrei der Seele

Janacek schuf seinen eigenen Stil durch das eingehende Studium der mährischen Volkssprache und des Volksliedes. Für den Intonationsfall, die Grenze zwischen Sprache und Gesang, prägte er den Begriff »Sprechmelodie« (auch »Sprachmelo-

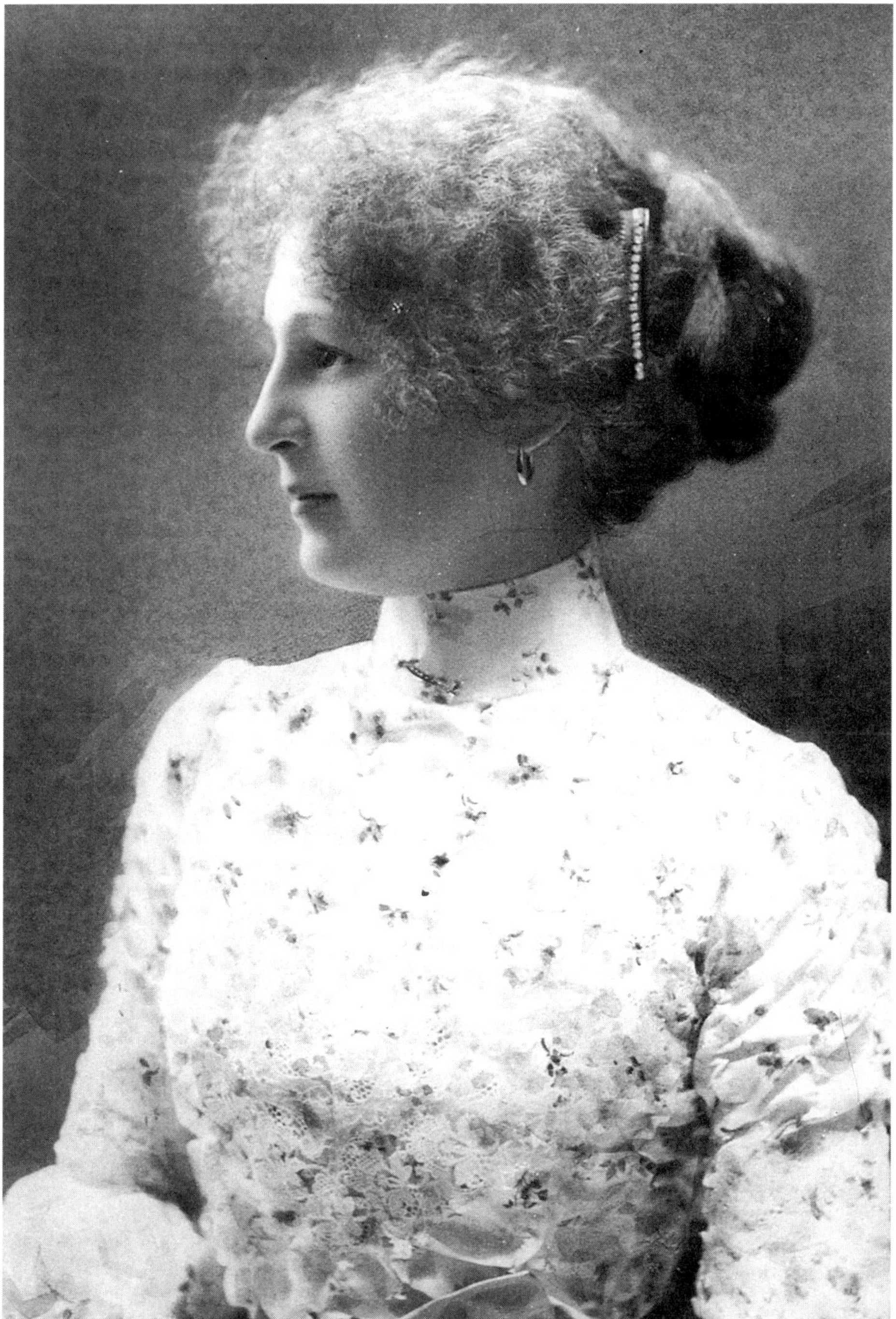

Olga Janacek

die«), die ihm das Innere eines Menschen zu offenbaren schien: »Sprechmelodien – sind ein verständliches Losungswort, mit dem man ohne weiteres als Gast in die andere Seele gelangt.« Er widmete dem »Zauber der menschlichen Stimme« jahrelange Beobachtungen, die fast zur Manie wurden, bis in die Todesstunde seiner Tochter hinein. Bei zahllosen Begegnungen notierte er die »Sprechmelodien« auf das erstbeste Schreibmaterial, das ihm zur Hand war, eine Zeitung, ein Buch, eine Hemdmanschette. »Es gibt keinen größeren Künstler als den Menschen in der Melodie seiner Sprache, denn kein Instrument gibt die Seele des Künstlers so wahrheitsgetreu wieder, wie der Mensch in der Musik seiner Sprache.«

Die konsequente Anwendung der neuen stilistischen Grundsätze geschah bei der Komposition der Oper »Jenufa«, des ersten großen Meisterwerkes des Musikers. »Jenufa« ist ein realistisches Drama, eine aus menschlichen Schicksalen geflochtene Handlung, die echtes, unverfälschtes Leben auf der Bühne ausdrücken soll. Die Sprache des Librettos, das Janacek nach dem Drama »Die Ziehtochter« von Gabriela Preissova selbst schrieb, entfernt sich von den gereimten Opernvorlagen der Tradition, es ist dramatische Prosa. Ein anderes realistisches Kennzeichen ist das Fehlen der traditionellen Arien.

»Jenufa« – die mit dem »Herzblut« geschriebene Oper

Die Entstehung dieser Oper ist untrennbar mit dem Familienschicksal des Komponisten verbunden. Janacek schrieb neun Jahre daran, von 1894 bis 1903. Er schloss sie ab im März 1903, einen Monat nach dem Tod seiner Tochter. In den Klavierauszug schrieb er in kyrillischer Schrift die Widmung: »Dir Olga, zum Gedächtnis«.

Nach dem Tod seines Sohnes Vladimir hatte Janacek all seine Liebe auf seine Tochter übertragen. Sie war von schwächlicher Konstitution, litt an Gelenkrheuma und musste alle heftigen Kinderspiele meiden. Aber das junge Mädchen, das über ein außerordentliches Gedächtnis und eine hohe Intelligenz verfügte, war die vollkommene Schülerin ihres Vaters, dessen Liebe zur russischen Sprache und Dichtung sie teilte. Da sie sich mehr zur Literatur als zur Musik hingezogen fühlte, beabsichtigte sie, Lehrerin zu werden.

Zdenka, die Mutter, schrieb später über Olga: »Sie wuchs heran zu einem lieblichen Mädchen. Ihre Haut war zart und weich und rosig wie eine Pfirsich-Blüte; wie der Vater hatte sie ein Grübchen im Kinn. Der Blick ihrer Augen war ungewöhnlich und eindrucksvoll. Sogar wenn sie lachte, klang ein Unterton von Traurigkeit mit, so als ob sie eine Ahnung ihres Kummers hätte. Ihr dramatisches Talent wurde immer deutlicher. Überall wurden ihre leidenschaftlichen Auftritte gefeiert, ebenso ihre süße, klangvolle Altstimme. Sie entwickelte sich immer besser. Der dunkle Schatten der Krankheit schwand und sie strahlte vor Gesundheit und Wohlsein …«

Im Winter 1900 wurde ein Altersheim in Brünn eingeweiht. Bei dieser Gelegenheit tanzte Olga, trotz des ärztlichen Verbots, und verliebte sich in einen Medizinstudenten, den Sohn ihres Klavierlehrers. Die Eltern widersetzten sich dieser Verbindung und drängten Olga, nach Sankt Petersburg zu ihrem Onkel Frantisek zu fahren, um dort ihre Russischkenntnisse zu vervollständigen. Der Vater begleitete sie bis nach Moskau, wo er einige Tage verweilte und zum ersten Male die so wesensverwandte Musik Mussorgskis hörte.

Im Mai 1902 wurde Olga in Sankt Petersburg von Typhus befallen und ins Spital eingeliefert. Die Eltern begaben sich im Juni ans Krankenbett ihrer Tochter, aber der Vater musste bald zurück, um seine beruflichen Pflichten auszuüben. Von Brünn aus schrieb er an Olga:

»Quäle Dich nicht mit Deinem Missgeschick und verlier das Vertrauen nicht in Dich selbst. Das alles soll Dich nicht unglücklich machen, im Gegenteil: das kleine gebrechliche Insekt klettert auf den Wipfel eines hohen Baumes, von wo aus es seinen Geist beim Anblick der ganzen Welt befriedigt. Ich fürchte, mein Liebling, dass Du noch sehr leidend bist. Verlier das Vertrauen nicht in Dich. Mit welcher Unruhe erwarte ich Nachrichten von Dir! Es ist für mich schwieriger als Du glaubst, das Elend Deines Daseins zu ertragen. Bewahre mir Deine Zuneigung, mein kleines Mädchen; ich bin in allen meinen Gedanken bei Dir. Einmal mehr bin ich dazu verurteilt, ein tragisches Schicksal zu ertragen, aber ich werde es noch hundertmal zurückstoßen. Deine Karte von heute ist schwer wie ein Omen. Und Du, meine Arme, Du musst es überwinden. Ich bin unfähig zu überlegen. Ich werde Urlaub nehmen und zu Dir kommen. In diesem schrecklichen Zustand von Unruhe ist nichts mehr von Wichtigkeit.«

Mitte Juli wurde die Kranke in die Heimat transportiert und verbrachte die Ferien in Hukvaldy. Eine vorübergehende Besserung erlaubte ihr im Oktober eine kurze Promenade im Park von Brünn, aber die Kräfte verließen sie schon nach kurzer Zeit. Das war ihr letzter Ausgang. Sie konnte noch den Weihnachtsbaum schmücken, das Lärmen und Lachen des Karnevals vernahm sie nur von ferne durch das Fenster, das sie wegen ihrer Atemnot offen hielt. Marie Stejkal, eine Hausangestellte, berichtet über ihre letzten Tage:

»Am Sonntag, dem 22. Februar 1903, empfing Fräulein Olga die letzte Ölung. Sie wusste, dass ihr nur noch wenig Zeit zu leben blieb und sagte: ›Vater, spiel mir deine Oper vor, ich werde nicht lange genug leben, um sie zu hören.‹ Der Meister spielte ihr das ganze Werk vor, und Fräulein Olga hörte ihm mit großem Vergnügen zu. Sie starb fünf Tage später, am 26. Februar.«

Die ganze Stadt folgte dem Leichenzug, der von der Klosterkirche ausging. Janacek hatte in den Sarg ein Fragment seiner Partitur gelegt, das Gebet Jenufas aus dem 2. Akt. Er hatte hinzugefügt: »Und trotzdem glaube ich.«

Am 7. März 1903 schrieb er an seinen Freund Vincenc Sladek nach Hukvaldy: »Wir haben es verloren, unser kleines liebes Herzchen. Wieviel bittere Tränen sie geweint hat auf ihrem Sterbebett, indem sie an Sie und Ihre Kinder dachte. Mein Herz ist zerrissen beim Gedanken, dass sie verdammt wurde, uns zu verlassen in der Blüte ihrer Jugend, ausgestattet mit der Schönheit und der Güte der Engel. Welche schrecklichen Leiden sie erduldet hat! Es ist unbeschreiblich. Einmal mehr, seien Sie so lieb, Ihr Zimmer für uns bereitzuhalten, es wird der Ort unserer Betrübnis und unserer Trauer sein. Am Sonntag vorher hatte sie noch Anzeichen einer leichten Besserung gezeigt und sofort von Hukvaldy und den Ferien gesprochen, aber am Dienstag begann bereits der Todeskampf. Sie zeigte den gleichen Widerstand zu sterben wie wir, sie zu verlieren. Es war, als ob jemand mir das Herz herausrisse, und das ist es, was ich weiterhin empfinde.« Die Verbitterung über diese Katastrophe dauerte sehr lange an, bis ins letzte Jahrzehnt seines Lebens.

Die zwölf letzten Worte einer Sterbenden

Der Komponist weilte den größten Teil seiner Zeit am Krankenlager seiner Tochter. Daneben arbeitete er intensiv an seiner Oper, um in eine andere Welt zu flüchten. Aber die bedrückende Atmosphäre des Krankenzimmers verfolgte ihn und fand ihren Niederschlag in der Partitur, in der es auch tragische, aufwühlende Szenen gab. Hier gab es eine Interferenz von Leben und Kunst, Janacek schrieb, wie jemand formulierte, seine Oper mit seinem Herzblut. Die Musikologen verweisen auf mehrere Stellen der Oper, die gerade in dieser schweren Zeit geschrieben wurden und offensichtlich die Signatur des persönlichen Schmerzes Janaceks tragen.

Erschütternd waren die letzten Tage der Agonie. Janacek war bemüht, ein möglichst präzises Andenken an diese Stunden zu bewahren und schrieb, wie ein heiliges Vermächtnis, jede Äußerung seiner Tochter auf, indem er mehrfach auch die »Sprechmelodie« in einem Notensystem festhielt. So finden wir auf den Seiten 82-84 seines Notizbuches von 1 bis 12 nummerierte Sätze, die er als »posledni slova« (»letzte Worte«) seiner Tochter Olga bezeichnete. Es fällt schwer, nicht an die »Sieben letzten Worte Christi am Kreuz« zu denken, wie sie von manchen Komponisten, u.a. Schütz und J. Haydn, vertont wurden.

Olgas »Worte« lauteten: 1. »Ich will nicht sterben, ich will leben!« Der Vater fragte, ob sie leide. 2. »Aber ich habe Angst und kämpfe dagegen.« 3. »Ich werde sterben, ich werde sterben« 4. (nach den Injektionen) »Was haben wir Spaziergänge gemacht!« 5. »Man müsste sich soviel sagen und man sagt nur Dummheiten ...« Um 2 Uhr morgens am 24. Februar 1903. Ich selbst: »Du bist die Geliebteste von allen!« 6. Sie lächelt fröhlich: »Versuche es, allen zu sagen!« 7. »Etwas wird verloren gehen – wie schade, niemand wird es finden.« 8. (25. Februar 2.15 Uhr) »Ich muss dir sagen, dass ich mich schon wohler fühle.« Sie wiederholt es mehrmals. 9. Ich habe sie zweimal gerufen, weil sie nicht gehört hat: »Das hat mich geängstet.«

Die letzten Worte der Olga Janacek

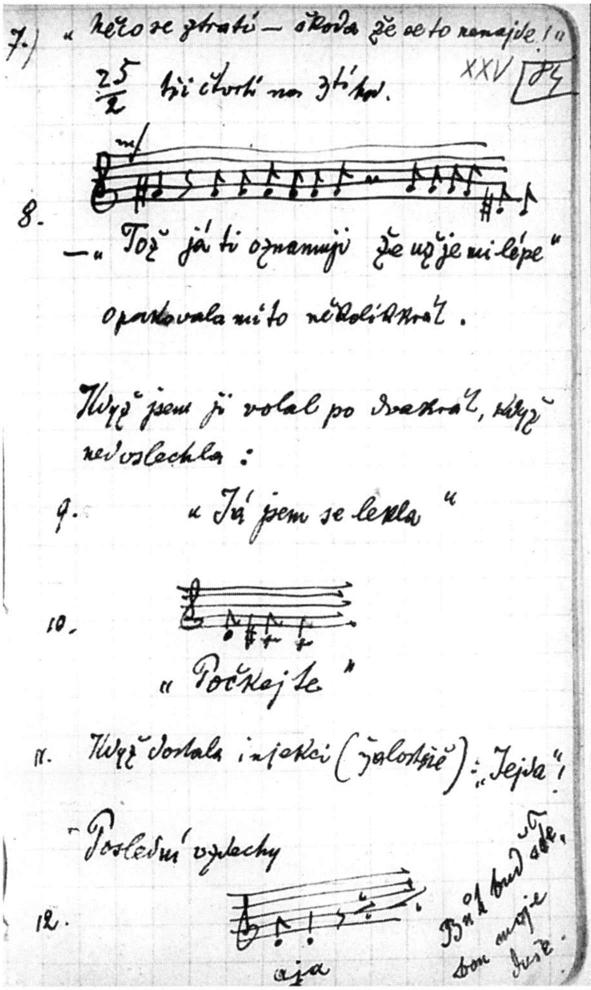

10. »Wartet auf mich!« 11. Schmerzlich, nach einer Injektion: »Au!« 12. (Ihr letztes Zeichen) »Au!« Gott sei mit dir, meine Seele. Es wird überliefert, dass sich Leos Janacek in dieser schmerzlichen Stunde die Haare raufte und immer wieder ausrief: »Meine Seele! Meine Seele!«

In memoriam

Am 15. März erschien in der Sonntagsausgabe der Zeitung »Moravska Orlice« ein zweiteiliges Gedicht »Zum Gedenken an den 27.-28. März 1903«, in der russischen Originalfassung und mit einer Übersetzung ins Tschechische. Die Verse stammten von Maria Nikolajewna Veverica, der Brünner Russischlehrerin des jungen Mädchens. Die Originalfassung war »Leo Grigoriewitsch Janacek« zugeeignet, während die Übertragung dem Andenken »Olga Janackovas« gewidmet war.

Der erste Teil ist eine wahre Elegie auf den Tod Olgas und schließt mit der Verheißung, dass es ein Wiedersehen nach dem Tod gibt:

Schau, wie ruhig sie eingeschlafen ist,
Auf ihren Wangen spielt die Röte nicht mehr.
In ihren Zügen ist der verhängnisvolle Kampf nicht mehr zu sehen,
Aber es leuchtet ein stilles Glück.
Ein Lächeln liegt auf ihren geschlossenen Lippen …
…

Sie ruht aus! Worüber soll man schluchzen?
Möge das Leid im Herzen verstummen,
Lasst uns arbeiten, kämpfen und leben,
Bis zur Stunde des Wiedersehens.

Der zweite Teil hat die Form eines Monologs, in dem die Dichterin dem verzweifelten Vater skeptisch-pessimistische Überlegungen in den Mund legt, die sie vermutlich nicht aus der Luft gegriffen hat. Seit Jahren verkehrte sie mit Janacek, der Präsident des »russischen Kreises« von Brünn war.

O! wenn ich an ein Wiedersehen glauben könnte –
O! wenn ich wüsste, dass über uns
Ein gerechter, allwissender Gott herrscht
Und unser Schicksal leitet! – – –
Aber der Glaube ist aus der müden Brust geschwunden,
In ihr gibt es kein segensreiches Licht – –
Und wie ein drohendes Gespenst erhebt sich vor mir
Ein Kampf ohne Liebe, ohne Hoffnungsstrahl!
Vergeblich will die Seele ausruhen,
Und in süßer Ruhe sich vergessen – – –
Ich hab niemanden, dem ich die Hand in der Trauer reichen kann,
Ich hab niemanden, zu dem ich noch beten kann – – –
Sie wird nicht aufwachen, sie ist gestorben,
Und in das Dunkel des rauhen Grabes
Hat sie auf immer, auf immer mitgenommen
Den Glauben, den Stolz und die Kraft. – – – – –
O lasst mich weinen über sie,
Weinen mit heiligen Tränen – – – –
Ich weine über mein zerbrochenes Leben,
Ich weine über die entschwundenen Träume.

Janacek war betroffen vom Ton der beiden Gedichte, die seinem Schmerz einen so beredten Ausdruck verliehen, und schon bald keimte in ihm der Vorsatz, den ersten Teil als Vorlage für eine Trauerkomposition zu benutzen.

Die Elegie wurde zum ersten Male am 20. Dezember 1930 in Brünn aufgeführt.

»Elegie auf den Tod meiner Tochter Olga«

Bereits im April 1903 schrieb Janacek ein Werk für gemischten Chor, Tenorsolo und Klavier, eine Elegie, welche ein einziger Schrei der Trauer ist. In deutscher Übersetzung lautet die Trauerklage, die einige Anklänge an Goethes »Requiem für Mignon« aufweist:

Tenor: *Schau, wie friedlich das Mädchen schläft.*

Chor: *Die Augen geschlossen, fern jeder Streit, fern alle Not.*

Tenor: *Das Gesicht scheint heimlich zu leben. Wie es die zarten Linien des Todes verschönern! Im Traum harmonieren Schmerz und Freude auf liebliche Weise.*

Chor: *Uns nähern sich Lieder des Todes, die Klagen, der Schmerz. Sie jedoch träumt den ewigen Traum. Sie ruht in Gottes Frieden, wo alles Leid verschwindet, wo sich ihre Seele der göttlichen Liebe erfreut.*

»Jenufa« wurde zuerst im Januar 1904 in Brünn aufgeführt. Zu einem Triumph wurde zwölf Jahre später die Aufführung im Prager Nationaltheater. Nachdem Max Brod den Text ins Deutsche übertragen hatte, setzte sich »Jenufa« auch in Wien und Berlin durch und wurde als der Gipfelpunkt in Janaceks Schaffen betrachtet. Jetzt war man international auch endlich bereit, Janacek als echtes Originalgenie anzuerkennen, als den dritten »Großen« der tschechischen Komponisten.

Beflügelt durch diese Erfolge, – und die Freundschaft einer jungen Frau – erlebte der »Spätreife« nach dem Weltkrieg, im Alter von fast 70 Jahren, noch einmal eine erstaunliche Schaffensperiode: er schrieb Opern (»Kata Kabanova«, 1921; »Die Sache Makropoulos«, 1925; »Aus einem Totenhaus«, 1927/28), Kammermusik (1. Streichquartett »Kreutzersonate«; 2. Streichquartett »Intime Briefe«), eine Sinfonietta (1926) und die »Glagolitische Messe« (1926). Die Vitalität und Neuartigkeit dieser Werke führten dazu, dass der bejahrte Janacek von vielen Musikologen als der Hauptvertreter der »jungen« tschechischen Musik angesehen wurde.

Leos Janacek starb am 12. August 1928, nachdem er sich bei einem Ferienaufenthalt in Hukvaldy erkältet hatte. Seine Frau Zdenka überlebte ihn um zehn Jahre.

Max Brod: Leos Janacek – Leben und Werk. Wien 1956.

Milena Cernohorska: Leos Janacek. Prag 1966.

Leos Janacek: Elegie auf den Tod der Tochter Olga. Artia. Prag 1958.

Bohumir Stedron: L. Janacek in Briefen und Erinnerungen. Prag 1955.

L'Avant-Scène Opéra: Janacek – Jenufa. Paris 1987

Sigmund und Martha Freud

»Die Ungeheuerlichkeit, dass Kinder vor den Eltern sterben ...«

Man wird ungetröstet bleiben,
nie einen Ersatz finden …
Und eigentlich ist es recht so.
Es ist die einzige Art die Liebe fortzusetzen.
Sigmund Freud, 1929

Sigismund Schlomo Freud, der Begründer der Psychoanalyse, wurde 1856 im mährischen Städtchen Freiberg (heute Pribor) als Sohn eines Wollhändlers und seiner dritten Frau geboren, die ihm noch sieben weitere Kinder gebar. Als sehr begabter Erstgeborener wurde er von seiner Mutter bevorzugt und leitete von dieser Sonderstellung einen Teil seines Selbstbewusstseins ab: »Wenn man der unbestrittene Liebling der Mutter gewesen ist, so behält man fürs Leben jenes Eroberergefühl, jene Zuversicht des Erfolges, welche nicht selten wirklich den Erfolg nach sich zieht.«

Nach dem Studium der Medizin in Wien wirkte er ab 1883 als Arzt an einem Wiener Krankenhaus, 1886 öffnete er eine Privatpraxis. Durch seine Forschungen über die Hysterie, – u.a. bei Charcot an der Pariser Salpêtrière – gelangte Freud zur Erkenntnis, dass die »Nervenkrankheiten« eher psychologisch zu erklären seien und durch Hypnose geheilt werden könnten. Seine Therapie bestand in der »Bewusstmachung« und »Abreaktion« verdrängt-unbewusster Inhalte, die oft in die Kindheit zurückreichen. Die Entwicklung dieser Methode zur »psychoanalytischen Methode« geschah durch die Einbeziehung der Traumdeutung und die Analyse der sog. »Fehlleistungen«. Seine Einsichten in die Triebstrukturen (Libido, Narzissmus, Todestrieb …) und in die Bedeutung des Unbewussten wurden die Grundlagen der Tiefenpsychologie. Patienten aus allen Ländern suchten ihn auf, eine große Schar von Mitarbeitern und Schülern verbreitete seine Erkenntnisse, obwohl auch manche, wie Adler und Jung, sich später wieder von ihm abwandten.

Freud war von der epochemachenden Bedeutung seiner Methoden zutiefst überzeugt. Nachdem er seine »Traumdeutung« entwickelt hatte, schrieb er an einen Korrespondenten, dass dieser historische Tag dereinst durch eine Marmortafel verewigt werde: »Hier enthüllte sich am 24. Juli 1895 dem Dr. Sigm. Freud das Geheimnis des Traumes.« Seine Betonung der primären Rolle der Sexualität stieß auf Unverständnis und auf Widerstand in der bürgerlichen Welt. Auch aufgeschlossene Geister wie Karl Kraus lehnten die Psychoanalyse ab. »Die Psychoanalyse ist jene Geisteskrankheit, für deren Therapie sie sich hält«, formulierte er satirisch.

Sechs Kinder und »bedeutungsvolle« Vornamen

1886 heiratete Freud Martha Bernays, die Enkelin des Großrabbiners von Hamburg, mit der er sich schon vier Jahre früher verlobt hatte. Der große Vorkämpfer der Enttabuisierung der Sexualität übte persönlich in seiner Brautzeit strenge Enthaltsamkeit. Aus dieser Ehe gingen sechs Kinder hervor: Mathilde (1887), Jean-Martin (1889), Oliver (1891), Ernst (1892), Sophie (1893) und Anna (1895). Die Vornamen wurden alle mit Bedacht vom Vater selbst gewählt, da er darin etwas »Bedeutungsvolles und Wesentliches« erblickte: »Der Name eines Menschen ist ein Hauptbestandteil seiner Person, vielleicht ein Stück seiner Seele.« Er ging so weit, die Wahl der Namen als einen magischen Vorgang des Unbewussten hinzustellen.

Wie der Biograph Peter Gray überzeugend dargelegt hat, spiegeln die Namen der Kinder Freuds einen Teil der Erfahrungen und Überzeugungen des Familienvaters und Wissenschaftlers Freud wider. Mathilde wurde nach der Frau von Josef Breuer, seinem ersten Freund und wissenschaftlichen Vorbild, benannt; Jean-Martin trug den Namen Charcots, des berühmten französischen Physiologen, bei dem Freud wichtige Erkenntnisse über die Hysterie gewonnen hatte. Seinem dritten Kind gab Freud den Vornamen des englischen Diktators Cromwell, weil dieser den

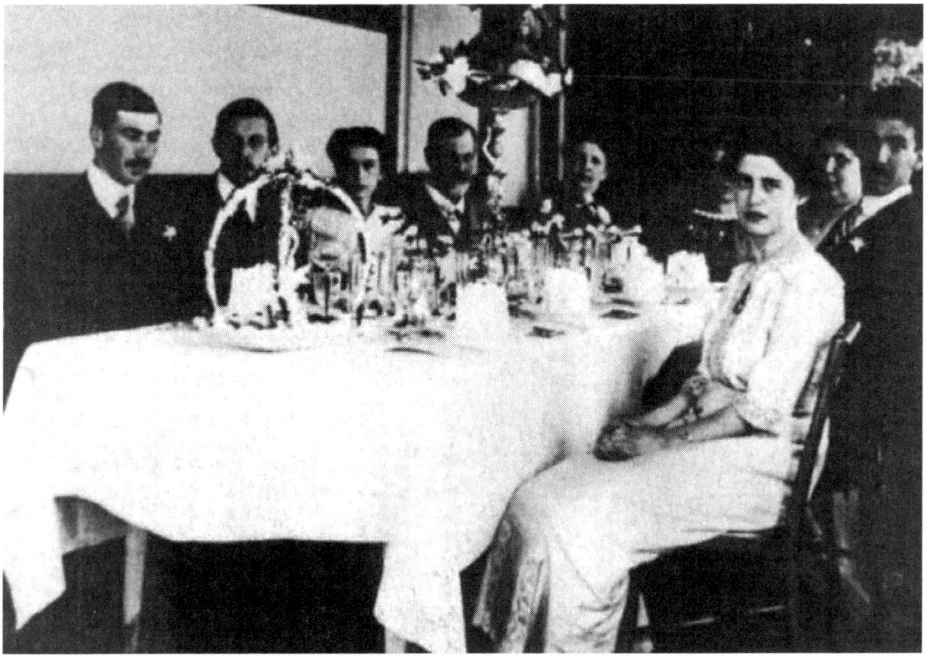

Sigmund Freud und seine Familie bei der Silbernen Hochzeit (1911)
(von links nach rechts) Martin, Ernst, Anna, Sigmund, Martha,
Mathilde, Minna Bernays, Oliver und Sophie

Juden sein Land geöffnet hatte. Freud bekannte sich stets selbstbewusst zu seiner jüdischen Herkunft. Ernst erhielt den Namen des berühmten Gelehrten Ernst Wilhelm von Brücke, bei dem Freud studiert hatte. Die beiden jüngsten Töchter hießen Sophie und Anna, weil Samuel Hammerschlag, Freuds verehrter Religionslehrer, eine Nichte und eine Tochter gleichen Namens hatte. Anna trat in die Fußstapfen ihres Vaters und wurde seine Nachlassverwaltererin.

»Ein sinnloser, brutaler Akt des Schicksals«

Sophie war Freuds Lieblingstochter, wie aus manchen Zeugnissen hervorgeht. Sie interessierte sich sehr für sein Werk, sie äußerte sich auf geistreiche Weise über die Resonanz, die es in der Fachliteratur fand. Sie war so vertraut mit seinen Ideen, dass der Vater sie fast als selbstständige Sekretärin seine Korrespondenz erledigen ließ. 1913, im Alter von 20 Jahren, heiratete sie den Hamburger Fotografen Max Halberstadt.

Während der Kriegsjahre bangte Freud um seine drei Söhne, seine »drei Krieger«. Anfangs hatte er sogar überraschenderweise eine k.u.k. (kaiserliche und königliche) patriotische Gesinnung bekundet: »Ich fühle mich aber zum ersten Mal seit 30 Jahren als Österreicher« (Juli 1914). Seine beiden Söhne Martin und Ernst meldeten sich freiwillig zur Armee, Oliver wurde 1915 eingezogen. Allmählich wich Freuds Kriegsbegeisterung einer großen Skepsis. Seine Schrift »Zeitgemäßes über Krieg und Tod« (1915) belegt sein Umdenken, bezeugt seine tiefe Besorgnis um die Zukunft. Insgeheim hatte er sich eingestellt auf schmerzliche Verluste, war »die Gefügigkeit gegen das Schicksal vorbereitet«, aber er hatte das außergewöhnliche Glück, dass alle drei Söhne den Krieg unversehrt überlebten. Als die Gefahr gebannt schien, traf ihn unvorbereitet ein anderer Schicksalsschlag.

Am 22. Januar 1920 wohnte Freud dem Begräbnis seines jungen Patienten und Mitarbeiters Anton von Freund bei. Als er niedergedrückt in seine Wohnung zurückkehrte, erhielt er am Abend desselben Tages ein Telegramm von seinem Schwiegersohn aus Hamburg, dass Sophie an Grippe erkrankt sei. Da die gefährliche Grippe-Epidemie, die nach dem Ersten Weltkrieg Europa heimsuchte, schon viele Opfer gefordert hatte, war Freud sofort alarmiert. Nicht zu Unrecht, denn bereits vier Tage später war seine Tochter, seine »teure, blühende Sophie«, bereits tot. Infolge des geltenden Reiseverbots, der »Bahnsperre«, konnte er nicht einmal nach Hamburg zum Begräbnis fahren.

Dieser jähe Verlust stürzte Freud und seine Frau Martha in eine tiefe Krise. Noch am Todestag schrieb er an seinen Schwiegersohn: »Es ist ein sinnloser, brutaler Akt des Schicksals, so weit im Leben und so nahe dem Tod ein junges, blühendes Kind zu überleben.« Dabei war ihm klar bewusst, wie sinnlos auch jegliche Auflehnung ist gegen etwas, »wobei man nicht anklagen und nachgrübeln kann, sondern das Haupt beugen muss unter dem Streich, als hilfloser, armer Mensch, mit dem höhere Gewalten spielen.«

»Eine schwere narzisstische Kränkung«

In einer Reihe von Briefen an Freunde und Mitarbeiter versuchte er den Schicksalsschlag zu analysieren und seine eigenen Reaktionen unter Kontrolle zu bringen. So schrieb er am 27. Januar an den Schweizer Pfarrer Oskar Pfister: »Am selben Nachmittag erhielten wir die Nachricht, daß unsere liebe Sophie in Hamburg von einer Grippe-Lungenentzündung hinweggerafft worden ist, so weggerafft aus blühender Gesundheit, aus voller Lebenstätigkeit als tüchtige Mutter und zärtliche Frau, in vier oder fünf Tagen, als wäre sie nie dagewesen.« Man spürt die Fassungslosigkeit des Vaters vor diesem »unerhörten«, absurden Verlust, gleichzeitig seine Ohnmacht, besonders darin, dass er den folgenden Satz durch Kursivschrift hervorhebt: *»Die unverhüllte Brutalität der Zeit drückt auf uns.* Morgen wird sie eingeäschert, unser armes Sonntagskind!«

Knapp zieht er das Fazit ihres Daseins: »Sophie hinterläßt zwei Söhne von sechs Jahren und von dreizehn Monaten und einen untröstlichen Mann, der das Glück dieser sieben Jahre jetzt teuer bezahlen wird. Das Glück war nur zwischen den beiden, nicht äußerlich: Krieg, Einrückung, Verwundung, Aufzehrung ihrer Habe, aber sie waren tapfer und heiter geblieben.«

Der Schluss des Briefes gilt seiner eigenen Lage: »Ich arbeite, soviel ich kann, und bin dankbar für die Ablenkung. Der Verlust eines Kindes scheint eine schwere, narzißtische Kränkung; was Trauer ist, wird wohl erst nachkommen.«

An seinen wissenschaftlichen Mitarbeiter Ludwig Binswanger schrieb er am 14. März: »Meine Tochter Sophie, 26 Jahre alt, Mutter zweier Knaben … entschlief … nach 4-tägigem Kranksein. Wir hatten damals Bahnsperre u. konnten darum nicht einmal hinreisen. Jetzt bereitet sich meine tief erschütterte Frau für die Reise vor, aber die neuen Unruhen in Deutschland machen die Ausführung dieser Absicht zweifelhaft. Seither liegt ein schwerer Druck auf uns allen, den ich auch in meiner Arbeitsfähigkeit verspüre.«

Mit dem Zentnerwort »Ungeheuerlichkeit« verrät der sonst so beherrschte Wissenschaftler, wie tief der Verlust ihn aufgewühlt hat und auch jetzt, 7 Wochen später, ihn nicht zur Ruhe kommen lässt: »Die Ungeheuerlichkeit, daß Kinder vor den Eltern sterben sollen, haben wir beide nicht verwunden. Im Sommer wollen wir mit den beiden Waisen und dem untröstlichen Mann, den wir 7 Jahre lang wie einen Sohn geliebt haben, irgendwo beisammen sein... Ich hab sehr viel zu thun, aber die Verarmung ist nicht aufzuhalten …« (An L. Binswanger)

Dennoch, auch in seinem tiefen Leid blieb Freud sich konsequent. Als gebrochener Vater empfand er den Verlust zwar »ungeheuerlich«, aber als unbeugsamer Atheist nannte er keine Instanz, die er für die »Ungeheuerlichkeit« verantwortlich machen wollte oder von der er sich Trost erhoffte. So äußerte er in einem Brief an Ferenczi:

»Der Todesfall, so schmerzlich er ist, findet doch keine Lebenseinstellung umzuwerfen. Jahrelang war ich auf den Verlust der Söhne gefaßt, nun kommt der der Tochter; da ich im tiefsten ungläubig bin, habe ich niemand zu beschuldigen und weiß, daß es keinen Ort gibt, wo man eine Klage anbringen kann ...« (4.2.1920)

Auch von der tröstlichen Wirkung der Beileidskundgebungen hielt er sehr wenig und beanspruchte das Recht, »in Ruhe gelassen zu werden«, mit der Begründung: »Ohnehin wird dem Trauernden alles, was man ihm sagen kann, ein leerer Schall sein. Seine ›Trauerarbeit‹ ist ein intimer Vorgang, der keine Einmengung verträgt.« (17.12.1926)

Noch neun Jahre später, am 36. Geburtstag seiner verstorbenen Tochter, stellte er fest: »Man wird ungetröstet bleiben, nie einen Ersatz finden ... Und eigentlich ist es recht so. Es ist die einzige Art die Liebe fortzusetzen, die man ja nicht aufgeben will.«

Wovon er sich am meisten versprach, um sein seelisches Gleichgewicht wiederzuerlangen, das war die Arbeit, die Pflicht des Alltags, ganz im Sinne der Klassiker Schiller und Goethe, die er zitiert: » ›Des Dienstes ewig gleichgestellte Uhr‹ und ›des Daseins süße Gewohnheit‹ werden das übrige thun, um alles im Gleichen weitergehen zu lassen. Ganz tief unten wittere ich das Gefühl einer tiefen, nicht verwindbaren narzißtischen Kränkung.« (4.2.1920)

Als Freud Ende Mai wieder eine »leistungsfähige Phase« erreicht hatte, glaubte er die Krise fast überwunden und verstieg sich sogar, in einer trotzig-heroischen Anwandlung, zum stolzen Bekenntnis der stoischen Unerschütterlichkeit: »Fractus si illabatur orbis, impavidum ferient ruinae« (»Sogar wenn die Welt zusammenstürzt, werden die Trümmer nur einen Unerschrockenen treffen«). (An Eitington, 27.5.1920)

»Jenseits des Lustprinzips: der Todestrieb«

Sein nächstes Werk, »Jenseits des Lustprinzips« (1920), das kurze Zeit später erschien und von vielen als eine unmittelbare Reaktion des Wissenschaftlers auf den plötzlichen Tod seiner Lieblingstochter gedeutet wurde, stellte überraschend eine vollständige Revision seiner bisherigen Triebtheorie dar. Die Klassifikation in Sexual- und Selbsterhaltungstriebe wurde aufgegeben und ersetzt durch eine neue dualistische Auffassung, durch den »Streit der Giganten«, den »Kampf zwischen Eros und Tod«. Der neue Widersacher ist der Todestrieb, auch Aggressionstrieb genannt, sein Ziel ist die Zerstörung sowohl des Fremden wie des Eigenen.

Der tiefe Kulturpessimismus, der in diesem Werk durchbricht und Formulierungen enthält, die sich von Schopenhauer herleiten, wie z. Bsp. dass »der Tod ›das eigentliche Resultat‹ und insofern der Zweck des Lebens ist«, steht sicher in innerem Zusammenhang mit der privaten Erschütterung des Familienvaters

Freud. Der Verlust hat einen lebenszerstörenden Sog offenbart, er hat Abgründe geöffnet, die sogar beim Tiefenpsychologen Freud noch ein Schwindelgefühl hervorrufen.

Als Freud im April 1923 das Werk veröffentlichte, erlebte er einen weiteren Schock: Eine Geschwulst an Gaumen und Kiefer wurde als krebsartig erkannt, wahrscheinlich als Folge des starken Zigarrenrauchens. Das kranke Gewebe wurde operativ entfernt.

»Im Grunde ist mir alles entwertet«

Freud hatte sich noch nicht von diesem Eingriff erholt, als ihn am 19. Juni 1923 ein zweiter Sterbefall sehr empfindlich traf, der Tod seines Lieblingsenkels Heinele, des vierjährigen Sohnes seiner Tochter Sophie. Einige Tage vor dem Tod des Kindes schrieb er an zwei ungarische Freunde: »... ich selbst wußte, daß ich kaum je einen Menschen, gewiß nie ein Kind, so lieb gehabt wie ihn. Leider war er sehr schwächlich, eigentlich nie fieberfrei, eines jener Kinder, deren geistige Entwicklung auf Kosten ihres körperlichen Gedeihens erfolgt ist.

Dieses Heinele ist uns jetzt vor vierzehn Tagen neuerdings erkrankt, Fieber zwischen neununddreißig und vierzig, Kopfschmerzen, kein rechter Lokalbefund, und endlich mit wachsender Sicherheit die Erkenntnis, daß es eine Miliartuberkulose ist, das Kind also verloren. Er liegt jetzt im Coma ...

Diesen Verlust vertrage ich so schlecht, ich glaube, ich habe nie etwas Schwereres erlebt, vielleicht wirkt die Erschütterung durch meine eigene Erkrankung mit. Ich mache meine Arbeit notgedrungen, im Grunde ist mir alles entwertet.«

Das Kind starb sechs Tage später und stürzte den Großvater in eine tiefe Depression. Wiederholt erklärte er, dieser Tod habe etwas in ihm »getötet«, vor allem die Fähigkeit, noch eine Bindung einzugehen.

Wieder einmal war es Ludwig Binswanger, dem er offen seine Empfindungen mitteilte: »Das jüngere Kind dieser Tochter ... ist uns gestorben. Es war geistig hochentwickelt ... Mir stand es für alle Kinder und anderen Enkel, und seither, seit Heineles Tod, mag ich die Enkel nicht mehr, aber freue mich auch nicht am Leben.«

Als sein englischer Mitarbeiter und späterer Biograph, Ernest Jones, im Jahre 1928 eine Enkelin verlor, drückte ihm Freud sein Beileid aus und fasste bei dieser Gelegenheit seine beiden Verluste zusammen: »Meine schmerzliche Teilnahme geht über das eigene Erleben. Ich erkenne, mir wurde der Trank in zwei Portionen vorgesetzt, den Sie auf einmal leeren mussten. Sophie war zwar eine liebe Tochter, aber kein Kind. Erst als drei Jahre später, Juni 1923, der kleine Heinele starb, wurde ich auf die Dauer lebenssatt ... er war auch von überlegener Intelligenz und unsäglicher seelischer Anmut und er sprach wiederholt davon, dass er bald sterben werde! Woher wissen es diese Kinder?«

Das Ende in London

Freud überlebte seinen Enkel um 16 Jahre und schuf noch eine Reihe von bedeutenden Werken. Enttäuscht stellte er ein paarmal fest, dass man ihn bei der Verleihung des Nobelpreises »überging«, trotz seines internationalen Ruhmes.

Als die Nazis im März 1938 Österreich besetzten, notierte Freud in seine »Kürzeste Chronik«: »Finis Austriae«. Seine Tochter Anna wurde sofort von der Gestapo verhört. Glücklicherweise hatte Freud mächtige Fürsprecher, die diplomatisch intervenierten, um ihm die Ausreise zu ermöglichen. Sowohl der amerikanische Präsident Roosevelt als der italienische Duce Mussolini bewirkten, dass er nach London emigrieren konnte.

Er hatte nur noch den Wunsch: »to die in freedom«, oder biblisch ausgedrückt: »Es ist Zeit, dass Ahasver irgendwo zur Ruhe kommt.« Als die Schmerzen seines Kieferkrebses zu stark wurden, ließ er sich von seinem Vertrauensarzt am 21. und 22. September 1939 mehrere Dosen Morphin injizieren. Er starb am 23. September, ohne die Besinnung wiedererlangt zu haben.

Was er 1920 über den Destruktionstrieb geschrieben hatte, wurde bald nach seinem Tod auf eine grauenvolle Weise bestätigt. Neben dem Ausbruch des Krieges, einem »Ausbruch kollektiver Bestialität«, war es vor allem die Vernichtung der Juden, die Freuds Diagnose illustrierte, dass »triebhafte Leidenschaften ... stärker als vernünftige Interessen« sind. Rational und rationell wäre es gewesen, dass die Nationalsozialisten die Millionen Juden als Soldaten, Arbeiter und Wissenschaftler für die Erringung des Siegs, also zur Selbsterhaltung, eingesetzt hätten, aber das irrationale Interesse an ihrer barbarischen Vernichtung erwies sich als stärker. Dieser destruktiven Leidenschaft der Nazis fielen in Treblinka und Theresienstadt auch die vier Schwestern Freuds zum Opfer.

1942, kurz vor seinem Freitod in Brasilien, schrieb Stefan Zweig: »Wir mussten Freud recht geben, wenn er in unserer Kultur, unserer Zivilisation nur eine dünne Schicht sah, die jeden Augenblick von den destruktiven Triebkräften der Unterwelt durchstoßen werden kann.« (Die Welt von gestern)

Sigmund Freud: Briefe 1873-1939. Frankfurt 1980.

Gérard Lauzin: Sigmund Freud. Seghers. Paris 1962.

Hans-Martin Lohmann: Sigmund Freud. Rowohlt. Reinbek 1999.

Max Schur: Sigmund Freud. Suhrkamp. Frankfurt 1982.

Gustav und Alma Mahler

Kindertotenlieder – »Du malst den Teufel an die Wand!«

Mahler war 41 Jahre alt und Direktor der Wiener Oper, als er im Spätherbst 1901 die zwanzigjährige Alma, die Tochter des Malers Schindler, kennenlernte und sofort stürmisch umwarb. Das auffallend schöne Mädchen war ungemein gebildet – Alma war vertraut mit den Philosophien von Schopenhauer und Nietzsche – und verkehrte in den besten Wiener Künstlerkreisen. Als Kompositionsschülerin von Zemlinsky hatte sie bereits neun Klavierlieder komponiert. Nun musste sie versprechen, das Komponieren aufzugeben, um sich ausschließlich ihrem zukünftigen Mann und seinem Werk zu widmen. In einem berühmten zwanzigseitigen Liebesbrief legte Mahler den zukünftigen Pflichtenkreis seiner geliebten »Almschli« fest: »Du hast von nun an nur *einen* Beruf: *mich glücklich zu machen!*« Die nicht unbegabte Schülerin brachte seiner Persönlichkeit und seinem Genie dieses Opfer. Die schlichte Heiratsfeier fand in aller Frühe am 9. März 1902 in der Karlskirche statt, und Mahler nahm seine Frau mit auf eine Konzerttournee nach Sankt Petersburg, weil für eine Hochzeitsreise keine Zeit blieb.

Die umjubelte Uraufführung der III. Sinfonie in Krefeld, im Juni 1902, wurde für Alma Mahler zu einem unvergesslichen Ereignis, zu einer Art von Durchbruchserlebnis: »Meine Erregung war unbeschreiblich groß; ich weinte und lachte leise vor mich hin und fühlte plötzlich die Bewegung meines ersten Kindes. Ich wurde durch dieses Werk so restlos von Mahlers Größe überzeugt, daß ich ihm nachts unter Glückstränen meine Erkenntnis, meine dienende Liebe, mein ewiges Nurmehr-für-ihn-Daseinwollen zuschwor. Von diesem Augenblick an war mir seine volle Bedeutung, die ich bis dahin nur geahnt hatte, für immer klar bewußt.« Diese Erkenntnis war für sie um so wichtiger, als sie bis jetzt den Theorien Max Burckhards Glauben geschenkt, dass ein Jude niemals ein echter Künstler sein könne. Mahler hatte sich 1897 taufen lassen, um Direktor der Wiener Hofoper werden zu können.

Maria Anna – »Putzi«

Die Geburt des Kindes, das nach Mahlers Mutter Maria Anna getauft wurde, erfolgte am 3. November 1902. Für Alma war es eine »fürchterliche Geburt«. Als Mahler erfuhr, dass es eine Steißgeburt sei, »lachte er unbändig und rief: ›Das ist m e i n Kind, zeigt der Welt gleich den Körperteil, den sie verdient!‹«

Und Alma fügte hinzu: »Dieses Kind liebte er von Anfang an maßlos.« Sie erzählt mehrfach, wie er in den Ferien, die sie regelmäßig in Maiernigg am Wörthersee verbrachten, mit dem Kinde spielte, tanzte, sang, es herumschleppte. »So jung war er damals und unbeschwert.« Maria Anna erhielt vom Vater den Kosenamen »Putzi«. Das Kind hatte schwarze Locken und große blaue Augen. Jeden Morgen besuchte es den Vater in seinem Arbeitszimmer, wo sich die beiden lange unterhielten, ohne dass Alma sich je einmischte. Aber sie hatte ihre heimliche Freude am Einvernehmen der beiden. Mahler verwöhnte Putzi mit Süssigkeiten. Wenn sie das Zimmer verließ, war sie oft von oben bis unten mit Heidelbeeren-Marmelade beschmiert, so dass die strenge englische Gouvernante, Miss Turner, sich energisch ins Zeug legte, jedoch ohne Erfolg.

Im Juni 1904 brachte Alma ein zweites Mädchen zur Welt, Anna: »Dieses Kind war uns gleich ein große Freude und wurde für seine blauaufgeschlagenen Augen ›Guckerl‹ von uns genannt.«

»Er konnte sich jetzt von den Kindern kaum trennen, mit denen er, mit jedem ganz individuell, sonderbare Beziehungen hatte, wie groteske Geschichten, Späße, Gesichterschneiden. Der älteren erzählte er mit Vorliebe das Märchen von Brentano ›Gockel, Hinkel und Gackeleia‹.«

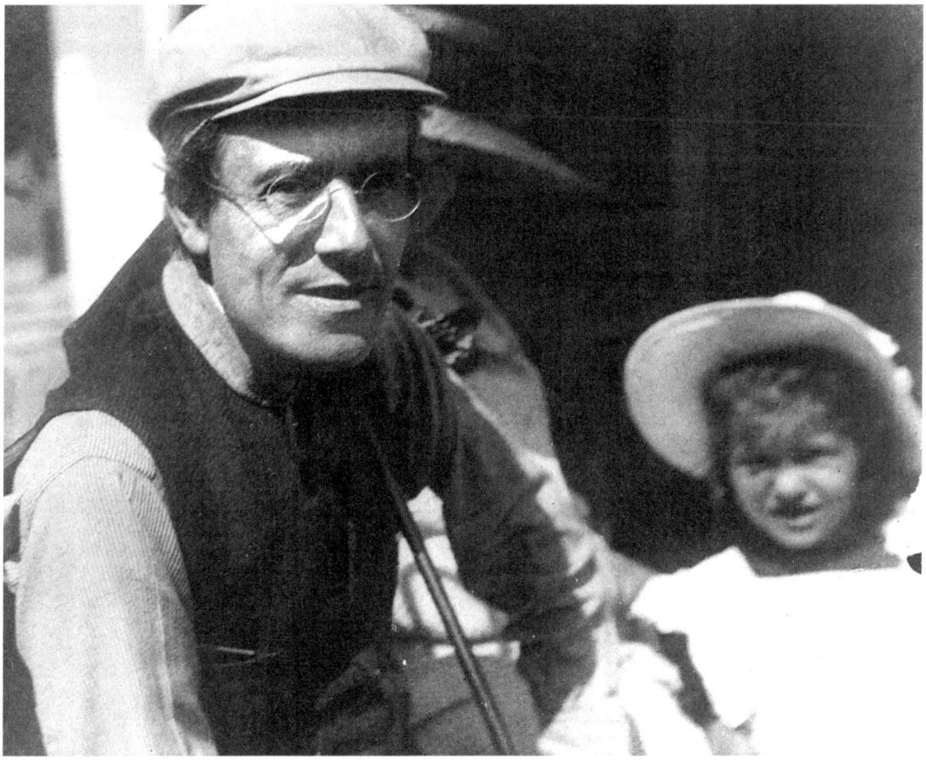

Gustav Mahler mit seiner Tochter Maria Anna

Prophetische Werke: Kindertotenlieder und 6. Sinfonie

Alma konnte nicht verstehen, dass Mahler, der glückliche Vater, in dieser Zeit seine »Kindertotenlieder« schrieb. »Ich kann es wohl begreifen, wenn man so furchtbare Texte komponiert, wenn man keine Kinder hat, oder wenn man Kinder verloren hat.« Schließlich habe auch Rückert seine erschütternden Verse nicht fantasiert, sondern nach dem grausamsten Verlust seines Lebens niedergeschrieben. »Ich kann es aber nicht verstehen, daß man den Tod von Kindern besingen kann, wenn man sie eine halbe Stunde vorher, heiter und gesund, geherzt und geküßt hat. Ich habe damals sofort gesagt: ›Um Gottes willen, Du malst den Teufel an die Wand!‹«

Mahler aber brauchte nicht zu fantasieren, um sich die Trauer beim Verlust von Kindern vorzustellen, seine eigene Kindheit in Iglau (Mähren) war von zahlreichen Todesfällen im engsten Familienkreis überschattet gewesen. Sechs seiner elf Geschwister waren im Kindesalter gestorben, sein älterer Bruder Otto hatte sich das Leben genommen. Dazu kam, dass Mahler von Jugend an eine starke Fähigkeit zu universellem und solidarischem Mitleiden entwickelt hatte. Der berühmte Satz Dostojewskis »Wie kann ich glücklich sein, wenn *ein* Geschöpf auf Erden noch leidet!«, zählte zu seinen wichtigsten Überzeugungen und Aussprüchen. Für ihn, wie später für Brecht, deutete eine »glatte Stirn« auf Unempfindlichkeit und Gleichgültigkeit hin. Er sagte oft zu seiner Frau: »Das ist ein leeres Gesicht, steht kein Leid darin.« Als er seine ausnehmend schöne Frau kennenlernte, wünschte er, sie sehe »verlittener« aus. Ihre ästhetische Vollkommenheit machte ihm innerlich zu schaffen. Freud gab ihm dafür 1910 eine andere Erklärung: er habe in jeder Frau den Typus seiner eigenen Mutter gesucht. Da seine Mutter vergrämt und leidend war, habe er das auch unbewusst von seiner Frau gewünscht.

Ein anderes Werk schien ebenso wenig in die Familienidylle des erfolgreichen Dirigenten und Komponisten hineinzupassen, die VI. Sinfonie, die »Tragische«, die im selben Jahr (1904) wie die letzten »Kindertotenlieder« entstand. Mit ihren naturalistischen Klangsymbolen, dem Hammer und den Herdenglocken, beschwört sie die absolute Einsamkeit des resignierenden Individuums. Im dritten Satz schildert Mahler, nach Almas Darstellung, »das arhythmische Spielen der beiden kleinen Kinder, die torkelnd durch den Sand laufen.« Unheimlich ist nur der Ausgang dieser harmlosen Kinderspiele: »Schauerlich – diese Kinderstimmen werden immer tragischer, und zum Schluß wimmert ein verlöschendes Stimmchen.« Der letzte Satz hatte für Alma geradezu »prophetischen« Gehalt. Mahler selbst kennzeichnete den Inhalt mit den Worten: »Der Held, der drei Schicksalsschläge bekommt, von denen ihn der dritte fällt, wie einen Baum.«

Die drei Schicksalsschläge

Als er seiner Frau dieses Werk vorspielte, waren beide ergriffen und weinten: »So tief fühlten wir diese Musik und was sie vorahnend verriet. Die Sechste ist sein allerpersönlichstes Werk« – allerdings bis heute auch sein schwierigstes und am wenigsten

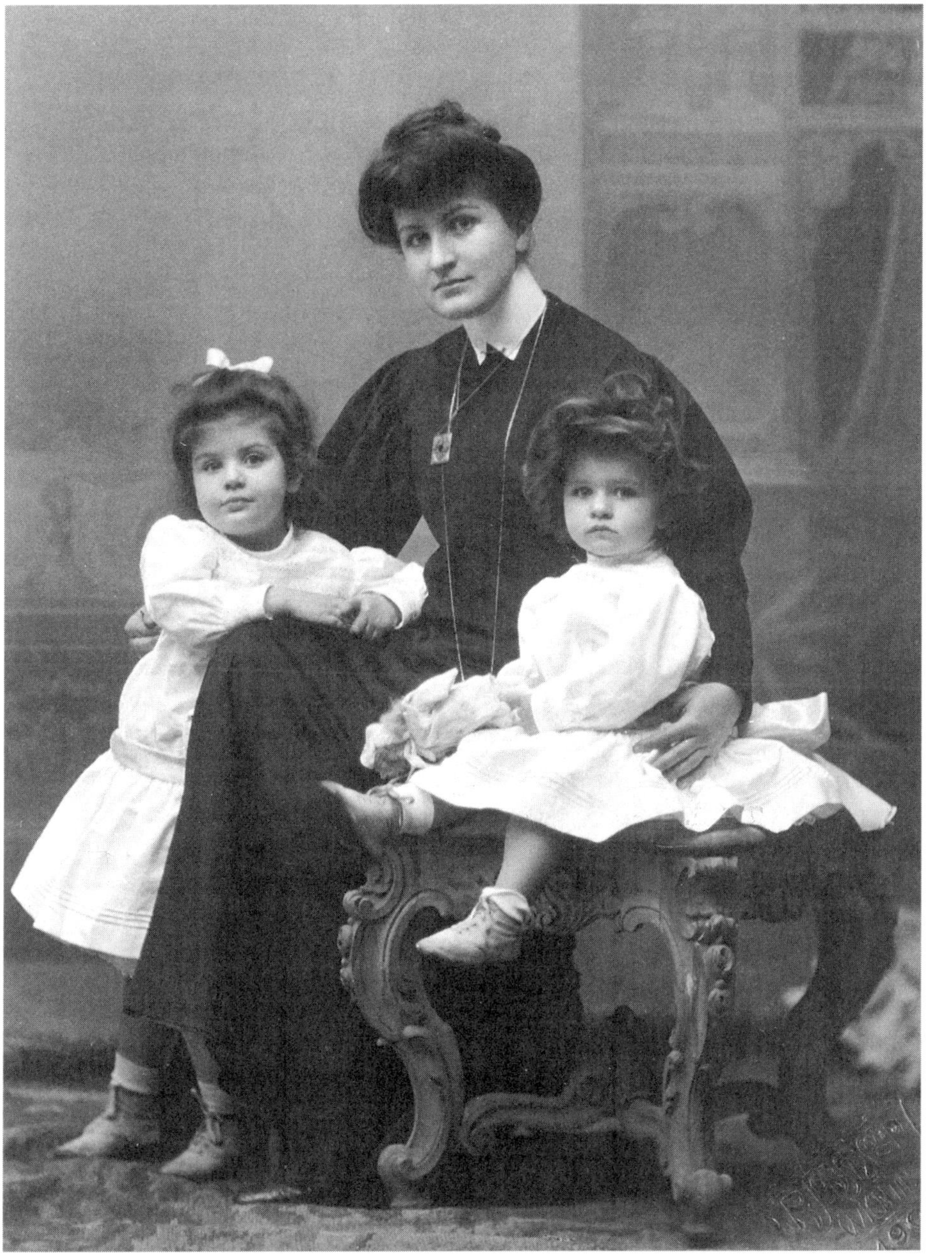

Alma Mahler mit ihren Töchtern Maria Anna und Anna

gespieltes – »und ein prophetisches obendrein. Er hat sowohl mit den Kindertotenliedern wie auch mit der Sechsten sein Leben ›anticipando musiziert‹. Auch er bekam drei Schicksalsschläge, und der dritte fällte ihn.« (97)

Seitdem war das heitere Lebensglück getrübt. Alma ließ sich anstecken vom Aberglauben ihres Mannes, sie war beständig erfüllt von einer »ahnungsvollen Angst« um ihre beiden Kinder.

Schon das übernächste Jahr – 1907 – »schwarz angestrichen im Kalender unseres Lebens«, ließ die Befürchtungen zu Wirklichkeiten werden. In kurzer Folge trafen die drei Schicksalsschläge ein. Zuerst kam die berufliche Katastrophe für den leidenschaftlichen Operninterpreten, der die Wiener Oper zum ersten Opernhaus der Welt gemacht hatte. Nach zahlreichen Spannungen und Intrigen, die von einer gehässigen, teilweise antisemitischen Pressepolemik begleitet wurden, spitzte sich die Lage so zu, dass Mahler seine angesehene und wohlbezahlte Stellung als Hofoperndirektor aufgab. Klimt, Schnitzler und Hofmannsthal hatten vergeblich versucht, ihn zum Bleiben zu bewegen. Fortan lebte er hauptsächlich von seinen Einkünften als Gastdirigent.

Maiernigg

Kurze Zeit später fuhr Mahler mit der Familie nach Maiernigg, wo seine ältere Tochter schon nach drei Tagen sehr bedrohliche Symptome zeigte. Bei ihrer jüngeren Schwester hatte sie sich mit Scharlach angesteckt. Gleichzeitig brach bei ihr auch die Diphtherie aus, was äußerst selten und sehr gefährlich ist. Das Kind galt von Anfang als verloren. »Vierzehn Tage Bangigkeit – Verfall – Erstickungsgefahr. Entsetzliche Zeit! Die Natur half mit: Gewitter, rote Himmel. Mahler liebte dieses Kind dermaßen, daß er sich mehr und mehr in sein Zimmer verkroch, von diesem geliebten Kinde im Innern Abschied nehmend.« Unerträglich wurde die letzte Nacht, als man eine Tracheotomie, einen Kehlkopfschnitt, durchführen musste, um die drohende Erstickung abzuwenden. Der Diener Anton stand die ganze Zeit vor Mahlers Schlafzimmertür, um ihn zu beruhigen, wenn er durch den Lärm geweckt würde. »Diese furchtbare Nacht, in der meine Engländerin und ich einen Operationstisch richteten und das arme, arme Kind einschläferten. Ich rannte während der Operation am Strand entlang, laut schreiend, von niemandem gehört. Es war fünf Uhr früh (der Arzt hatte mir das Zimmer verboten), da kam meine Engländerin und sagte: ›Es ist vorbei.‹ Und ich sah dieses herrliche Kind mit großen Augen liegen und röcheln, und so litten wir alle noch einen Tag – bis es aus war.

Mahler lief immer weinend und schluchzend an ihrer, vielmehr meiner Schlafzimmertüre vorbei, denn in einer Art Selbstvernichtungswillen hatte er sie in mein Bett gelegt. Er floh, um nur keinen Laut mehr von ihr zu hören. Er konnte es nicht mehr ertragen. Wir telegraphierten meiner Mutter, die sofort kam. Wir schliefen alle drei in seinem Zimmer. Wir konnten einander nicht eine Stunde verlassen. Wir hatten Angst, wenn einer von uns das Zimmer verließ, er käme nicht wieder. Wir waren wie Vögel im Sturm, wir fürchteten die nächtlichen Stunden – und wie recht hatten wir.«

Maria Anna starb am 5. Juli 1907. Als der kleine Sarg zwei Tage später auf den Leichenwagen gehoben wurd, erlitt Almas Mutter einen plötzlichen Herzkrampf, sie selbst fiel in eine lange Ohnmacht. Um sie etwas aufzuheitern, kam Mahler auf einen seltsamen Einfall. Er schlug dem behandelnden Arzt vor, auch ihn zu untersuchen: »Meine Frau hat immer Angst wegen meines Herzens. Sie soll heute eine Freude haben, sie braucht es.« Dr. Blumenthal untersuchte den Musiker auf dem Sofa, sein Gesicht wurde tiefernst, und er sagte dann »fast heiter (wie die meisten Ärzte, wenn sie eine Todeskrankheit diagnostizieren): ›Na, auf dieses Herz brauchen Sie aber nicht stolz zu sein!‹ Und mit diesem Befund begann das Ende Mahlers.« (151)

Der Wiener Professor Kovacs, den Mahler sofort konsultierte, bestätigte die Diagnose des Landarztes: Mahler hatte einen angeborenen doppelseitigen Herzklappenfehler. Er musste sich schonen, seinen Lebensrhythmus radikal ändern. Damit war praktisch auch das Verdikt über seine Dirigententätigkeit gesprochen.

Trauermusiken

Die Familie floh aus Maiernigg, wo zu viele Erinnerungen sie quälten, nach Schluderbach in Tirol. Hier, in der Einsamkeit der Bergwelt, überfielen Mahler »die maßlos traurigen Gedichte« der von Hans Bethge übersetzten »Chinesischen Flöte«. Er skizzierte die Lieder, die ein Jahre später den Zyklus »Das Lied der Erde« bildeten. Das erste Gedicht, »Das Trinklied vom Jammer der Erde«, hat den bezeichnenden Kehrreim: »Dunkel ist das Leben, ist der Tod«.

Wenn die Musikologen in diesem Werk das erste Requiem für seine Tochter erblicken, so finden sich im Spätwerk andere Sätze, die man als Ausdruck seiner untröstlichen Trauer bezeichnen darf, u.a. den 2. Satz der IX. Sinfonie, dem er als Charakteristik die Anweisung zugefügt hat: »Wie ein schwerer Kundukt« (Leichenzug). Auch das Adagio der unvollendeten X. Sinfonie ist von Trauer durchdrungen. In keinem anderen Satz vielleicht offenbart Mahler so deutlich seine Nähe zu Bruckner. Einzelne Motive erinnern unüberhörbar an Bruckners letztes Adagio aus seiner unvollendeten IX. Sinfonie, die der Komponist als »Abschied von dem Leben« bezeichnet hat. Im selben Jahr belastete Mahler seine Sinfonien bei der Universal Edition mit 50.000 Kronen, damit Bruckners Werke herausgegeben werden konnten. »Das war ein großes Geschenk an seinen tiefverehrten toten Freund«, urteilte Alma.

Wolfgang Schreiber, ein ausgezeichneter Kenner von Mahlers Leben und Schaffen, misst dem Tod von Maria Anna eine solche Bedeutung bei, dass er ihn als das folgenschwerste Erlebnis in Mahlers Leben und als Schlüssel für das Verständnis aller danach entstandenen Kompositionen ansieht. Er schreibt: »Mahlers Spätwerk, neben dem ›Lied von der Erde‹ die ›Neunte‹ und ›Zehnte Symphonie‹ (die unvollendet blieb), entstand aus der Tiefe dieser Erschütterung.«

Zur Tragik des Musikers gehört auch die Tatsache, dass er keines dieser Werke je zu hören bekam. Die Uraufführung der beiden ersten erfolgte unter der Leitung von Bruno Walter kurz nach dem Tod des Komponisten, das Adagio in Fis-Dur erklang zum ersten Mal im Jahr 1924.

Almas »Erinnerungen an Gustav Mahler« geben uns ein eindrucksvolles Zeugnis der gewandelten Existenz des Komponisten nach Marias Tod. »Seine Einstellung zur Welt und zu allem war überhaupt eine andere geworden. Der Tod des Kindes, sein eigenes Leiden. Alles andere verlor daneben etwas an Wichtigkeit.«

Die letzten Jahre

Auf Einladung der Metropolitan Opera weilte Mahler dreimal in den Vereinigten Staaten und konnte noch manchen Triumph als Dirigent feiern. Die erste zyklische Aufführung der Sinfonien Bruckners verlief jedoch eher enttäuschend. Aber die Uraufführung der VIII. Sinfonie, der »Sinfonie der Tausend«, in München, am 12. September 1910, wurde zur einmaligen Huldigung an den Komponisten. Arbeit und Anerkennung brachten nur Ablenkung, keinen eigentlichen Trost.

Nach einer sehr erfolgreichen Aufführung in New York notierte Alma: »Es hätte so schön sein können, aber wir waren durch den Tod des Kindes vernichtet. Mahler lag halbe Tage lang im Bett, um sich zu schonen, der Name des Kindes durfte nicht ausgesprochen werden …« Einmal verließen sie sogar eine Gesellschaft, bloß weil dort eine Schauspielerin »Putzi« hieß. Dieser Name brachte »Erinnerung und Leid. (Putzi hatten wir unser verstorbenes Kind genannt.)« (159) Im Übrigen fühlten sie sich meist vereinsamt, »hatten wir doch überall auch unter Menschen so etwas wie einen leeren Raum um uns.«

Die Trauer führte auch zu einer Krise in der Beziehung der Eheleute. »Damals waren Mahler und ich uns vorübergehend fremd, das Leid hatte uns einander entfremdet. Er verargte mir, ohne es zu wissen, den Tod des Kindes.« Ausdruck dieser Krise war auch das Verhältnis, das sich bald anbahnte zwischen Alma und dem jungen Architekten Walter Gropius. Anlässlich dieser Krise suchte Mahler Sigmund Freud in der holländischen Stadt Leiden auf und kehrte, durch die psychoanalytische Diagnose bestärkt, zu Alma zurück.

Der früher so sportliche Mahler, der gerne weite Radtouren unternahm, hohe Berge bestieg oder unter Wasser schwamm, beobachtete jetzt ängstlich jede körperliche Reaktion und trug stets einen Schrittzähler in der Tasche: »Er zählte Schritte und Pulsschläge, und sein Leben war eine Tortur für ihn geworden.«

Über den Sommer 1908 schrieb Alma: »Dieser Sommer, voll Kummer um das verlorene Kind, voll Sorgen um Mahlers Gesundheit, war der schwerste und

KINDERTOTENLIEDER.*)

SONGS ON THE DEATH OF INFANTS.

Aufführungsrecht vorbehalten.

№ 1.

„Nun will die Sonn' so hell aufgeh'n!"

"ONCE MORE THE SUN WOULD GILD THE MORN!"

Gedicht von Friedrich Rückert.
English words by JOHN BERNHOFF.

Gustav Mahler.

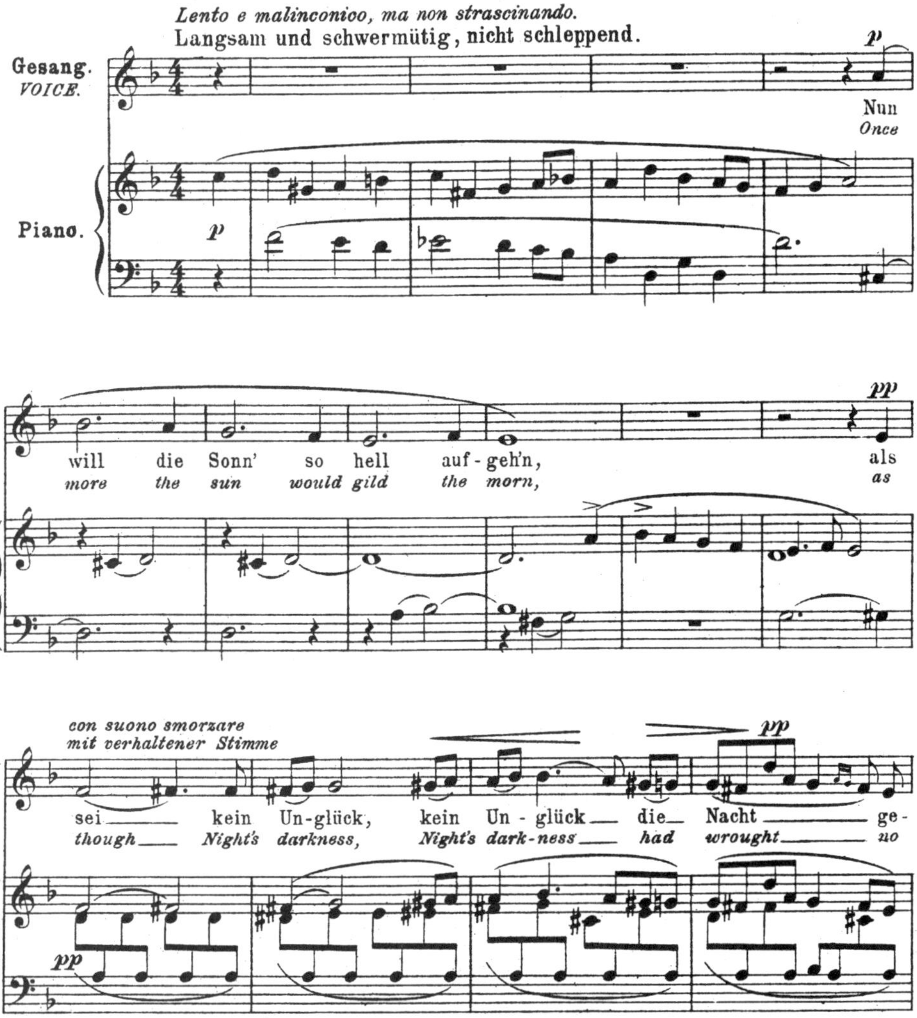

Lento e malinconico, ma non strascinando.
Langsam und schwermütig, nicht schleppend.
Gesang.
VOICE.
Piano.
p
pp
Nun will die Sonn' so hell auf-geh'n, als
Once more the sun would gild the morn, as
con suono smorzare
mit verhaltener Stimme
sei kein Un-glück, kein Un-glück die Nacht ge-
though Night's darkness, Night's dark-ness had wrought no

*) Diese 5 Gesänge sind als ein einheitliches, untrennbares Ganzes gedacht, und es muß daher die Kontinuität derselben (auch durch Hintanhaltung von Störungen, wie z. B. Beifallsbezeugungen am Ende einer Nummer) festgehalten werden.

Verlag von C. F. Kahnt, Leipzig. 4459a

traurigste, den wir erlebt hatten und zusammen erleben sollten. Alles, jeder Ausflug, jeder Versuch sich abzulenken, mißlang. Das einzige, was ihn rettete, war die Arbeit. Er plagte sich mit dem ›Lied von der Erde‹ und den Skizzen der Neunten ab.«

Grinzing

Während der vierten Amerika-Tournee erkrankte Mahler. Bei seinem letzten Konzert, das er am 11. Februar 1911 mit hohem Fieber dirigierte, führte er Busonis »Berceuse élégiaque« zum ersten Male auf. Der Arzt, der Streptokokken im Blut feststellte, schickte ihn eilig nach Europa zurück. Aber auch die besten Spezialisten in Paris und Wien konnten nichts mehr ausrichten. Als Mahler den Ernst seiner Lage erkannte, bat er unter Tränen seine Schwiegermutter, dass er »neben seiner kleinen Tochter in Grinzing begraben werde.« (226) Mit seiner Frau konnte er nicht darüber sprechen, »es wäre für beide zu schrecklich.« Gustav Mahler starb am 18. Mai 1911 gegen Mitternacht und wurde auf dem Dorffriedhof von Grinzing, am Fuße des Wienerwaldes, ohne Musik, ohne Pomp und Reden beigesetzt. Auf der Grabplatte steht nur sein Name, kein Datum, kein Titel. Er hatte es so gewünscht.

Das Begräbnis Gustav Mahlers wird eindrucksvoll in zwei Theaterstücken des französischen Schauspielers und Bühnenautors Francis Huster beschworen. Sowohl im Werke »Putzi« (1991) wie im Monodrama »Mahler« (2000) nimmt auch die Tragödie von Maiernigg einen breiten Raum ein. Alle Einzelheiten, wie sie aus den Dokumenten bekannt sind, werden vom Komponisten peinlich genau aus dem Gedächtnis zur Sprache gebracht: von der Steißgeburt bis zur Tracheotomie. Huster schreibt die Katastrophe der Ungeduld Almas zu, welche zu früh die jüngere Tochter wieder in Kontakt mit Putzi brachte und so die tödliche Ansteckung verursachte. Mit Putzis Tod war die Welt für Mahler zusammengebrochen (»à sa mort tout a cessé d'être«). In beiden Werken beschreibt Mahler ahnungsvoll seinen baldigen Tod und sein Begräbnis in Grinzing. Der Schluss ist eine Zwiesprache mit der toten Tochter: »Putzi, ich will, dass man mich in seinem Grabe begräbt!« Der Tod ist das Wiederfinden mit dem Kind, nach dem er die Arme ausstreckt. Das letzte Bild zeigt Mahler, wie er die imaginäre Hand Putzis ergreift und mit ihr »in der Ewigkeit verschwindet« (»ils disparaissent dans l'éternité«).

Alma Mahler-Werfel: Gustav Mahler. Erinnerungen und Briefe. Amsterdam 1949.

Françoise Giroud: Alma Mahler. oder die Kunst, geliebt zu werden. DTV. München 2000.

Francis Huster: »Mahler« suivi de »Putzi«. L'avant-scène théâtre. Paris 2000.

Ginette Raimbault: Trauernde Eltern. Argon. Berlin 1997.

Wolfgang Schreiber: Mahler. Rowohlt. Reinbek 1979.

Arthur und Olga Schnitzler

»Das Wort Schmerz ist lächerlich geworden«

Übrig bleibt für mich nur der Zauber dieses geliebten Wesens,
und die Verzweiflung, dass sie fort, fort, fort ist.
Arthur Schnitzler, 28. August 1928

Arthur Schnitzler, der Arzt und Psychoanalytiker, war als Schriftsteller längst berühmt geworden, als er 1903 die zwanzig Jahre jüngere Schauspielerin Olga Gussmann heiratete, die ihm zwei Kinder, Heinrich (1902-1982) und Lili (1909-1928), gebar. Seine Stimmungsdramen »Anatol« (1893), »Liebelei« (1896) und »Der Reigen« (1897) waren neben Hofmannsthals frühen lyrischen Dramen der bedeutendste Ausdruck der Wiener Neuromantik, einer Mischung von liebenswürdiger Leichtfertigkeit und Schwermut, von Sentimentalität, Melancholie und Müdigkeit.

Die Erzählung »Leutnant Gustl« (1901), das erste wichtige Werk der deutschen Literatur in der Form des »inneren Monologs«, stellte den leeren Ehrenkodex der Armee bloß. Sie wurde zum Skandal und brachte Schnitzler den Verlust seines Grades als Reserveoffizier der k.u.k. Armee ein. Durch ihre mikroskopische Analyse des Unterbewussten wurde die Darstellung zum dichterischen Korrelat der wissenschaftlichen Werke Freuds, der Schnitzler als seinen »Doppelgänger« bezeichnete.

Die Ehefrau Olga fühlte sich in ihrer künstlerischen Entwicklung unterdrückt, so dass es 1921 zur Scheidung kam und Olga fortan in Deutschland lebte. Sie erhielt monatlich eine höhere Summe, und die beiden Eheleute blieben, wie Schnitzler schreibt, »in sehr freundschaftlichen, natürlich nicht immer ungetrübten Beziehungen«. Die beiden »sehr wohl gerathenen« Kinder blieben in der Obhut des Vaters. Der Sohn Heinrich, in zahllosen Briefen zärtlich mit »Heini« angesprochen, wurde Schauspieler. Er gab kurz vor seinem Tode die umfangreiche Korrespondenz seines Vaters heraus, die in ihrem Wert einer detaillierten Biographie gleichkommt.

Lilis Erziehung lag fast ganz in den Händen des Vaters, der seine reine Freude an der harmonischen Entwicklung des Kindes hatte. Als sie zwölf Jahre alt war, schrieb er in berechtigtem Vaterstolz über ihre Frühreife und Natürlichkeit: »Lili verwickelt mich jeden Morgen in die schwierigsten Gespräche über Gott und den freien Willen. Aber Landschaft, Schwimmen und Milchchokolade ist ihr glücklicherweise doch noch wichtiger.«

Drei Jahre später gab es eine »physiologisch-psychologische kleine Krise«, die aber schnell überwunden war. »Sie sieht blendend aus ... Und immer wieder hab ich meine Freude wenn ich mit ihr rede, worüber es auch sei; – dieser Verstand, dieses Interesse ohne Altklugheit und Prätension – und vor allem diese durchaus bewußte Freude am Da-Sein.«

Wie die Tochter ihre Eltern zum selben Zeitpunkt beurteilte, das erfuhr Schnitzler erst aus der Lektüre ihrer Tagebücher, kurz nach ihrem Tod. Am 27. Mai 1925 notierte Lili: »Die Mutter meint, es wäre richtig, wenn ich bei ihr lebte. Es wäre das Falscheste … Ihre Inkonsequenz … Es gibt keinen Menschen, der sich so wenig kennt … Ich kann mit der Mutter über alles reden, aber der Vater versteht mich auch, ohne dass ich mit ihm rede … Und ich weiß doch, dass mich niemals irgend ein Mensch so lieben wird wie der Vater … Wie sich alles erhellt, wenn ich mit Vater spreche …«

1926 unternahm Schnitzler eine große Seereise mit Lili durchs westliche Mittelmeer nach Lissabon, den Kanarischen Inseln und Hamburg.

»Bürgerliche Vatertyrannei« oder »Vaterschicksal«

Das ausgezeichnete Verhältnis Schnitzlers zu seiner Tochter wurde auf eine harte Probe gestellt in den Jahren 1926/27, als Lili den venezianischen »Capitano« Arnoldo Cappellini kennenlernte und ihn heiraten wollte. Die Mutter stand diesen Plänen wohlwollend gegenüber, Schnitzler aber, der in seinen Werken mit so viel Nachsicht und Toleranz die Gefühlswelt der Jugendlichen geschildert hatte, erhob sofort energischen Einspruch, ohne an der Persönlichkeit des »Capitano« und an den Gefühlen seiner Tochter zu zweifeln. Seine Bedenken rührten hauptsächlich daher, dass er sich nicht mit der »Theilung ihrer Existenz zwischen Wien und Venedig« abfinden konnte. »Ein solcher Plan würde wohl auch bei einem noch mildern Vater als ich es bin (– und immer noch unter der Voraussetzung eines wahrhaft großen und starken Gefühls von ihrer und seiner Seite –) auf Zustimmung kaum zu rechnen haben. Auch wenn ich Millionär und zu allem übrigen auch in der Lage wäre, für diese Lebensführung meiner Tochter ›materiell‹ aufzukommen, mit meinem Verstand, meinem Herzen vermöchte ich es in keinem Fall.«

Er fand es völlig »indiscutabel«, dass seine Tochter jährlich ein paarmal zwischen Wien und Venedig hin und herpendelte. »Und ich bezweifle, dass der Capitano … ›jemals‹ voraussetzte, – ein Vater könnte sich mit einer solchen pflicht- und würdelosen Existenz seiner 17-jährigen Tochter einverstanden erklären.« Er weigerte sich, »einer kürzeren oder längeren Beziehung gewissermaßen« seinen offiziellen Segen zu ertheilen – »und dass ich mein Kind mit vollem Bewußtsein in ein Schicksal entlasse, – dessen Grundelement die Unsicherheit nach jeder Richtung hin wäre.«

Am Ende des langen Briefes an seine ehemalige Frau stellte er resigniert fest: »Aber man erlebt eben sein Vaterschicksal – auch wenn man von seinen Kindern sehr geliebt wird.«

Dennoch bekräftigte er seinen Widerstand und versagte den Plänen Lilis »mit Entschiedenheit Billigung und Unterstützung«. An die Adresse der Mutter fügte er hinzu: »und niemand, auch du nicht, wirst dies als Mangel an Zärtlichkeit für mein Kind oder gar als bürgerliche Vatertyrannei aufzufassen im Stande sein.«

Der nächste Brief, eine Woche später, offenbart, wie sehr die Eltern sich fremd geworden waren: »In der Art, wie du eben auf jenen Brief reagirtest, – sprach sich wieder einmal jene bedrückende Verkennung meines Wesens aus, – auf der eben alle andern Missverständnisse und Trübungen beruhen. – Ich kenne meine Unzulänglichkeiten besser als irgend wer; – dort wo du sie suchst, sind sie nicht. – « (462)

Zwei Monate später schien er seinen »väterlichen« Standpunkt weitgehend geändert zu haben und schrieb seiner früheren Frau: » … will ich zufrieden sein, dass Lili jetzt schöne Tage und ein großes Gefühl erlebt.« (466)

Lili und Arnoldo Cappellini in Venedig

Im April 1927 besuchte er Lili und den Capitano in Venedig, die Hochzeit war jetzt bereits beschlossene Sache, nur der Termin stand noch nicht fest.

Der nächste Brief (22. 7. 27) war schon an »Lili Cappellini« adressiert und kündigte die Übersendung des Trauscheins an. Außerdem erklärte Schnitzler sich bereit, alle Rechnungen für die Neuanschaffungen der Wohnung unverzüglich zu begleichen.

An seinen Sohn Heinrich schrieb er im September: »Im übrigen lässt meine Stimmung, mein Nervenzustand, und so auch meine Arbeitsfähigkeit einiges zu wünschen übrig. Dass nun auch Lilli nicht da ist, empfinde ich jetzt erst in der ganzen Bedeutung eines neuen Lebensabschnitts. Von Lili und Arnoldo sehr zufriedene, glückliche Briefe.« (498)

Am 29.10.1927 schrieb er an Lili Cappellini: »Es hat mich sehr gerührt dass du nun Abends in meinen »Werken« liest – zum Ersatz unserer Nachtgespräche von einst (es wird immer einster!) – aber ich hoffe, auch im Interesse deines guten Geschmacks, dass ich dir doch lieber bin als alles, was ich geschrieben habe.« Zu Weihnachten besuchten Lili und Arnoldo Schnitzler in seinem »leeren« Haus in Wien.

Im Frühling unternahm Schnitzler gemeinsam mit dem jungen Paar eine Kreuzfahrt durchs östliche Mittelmeer, sie besuchten Corfu, Athen, Konstantinopel, Rhodos, Ragusa, und Schnitzler zehrte noch lange von den Erinnerungen an diese glücklichen Tage.

»Fort ist sie, mit ihren 18 Jahren aus der Welt«

Dann aber, kaum drei Monate später, am 26. Juli 1928, erfolgte aus heiterem Himmel die jähe Katastrophe. Im Tagebuch steht unter diesem Datum: »Zu Tisch während Kolap bei mir Telegr. an Klimbacher von Arnoldo ›Je vous prie communi-

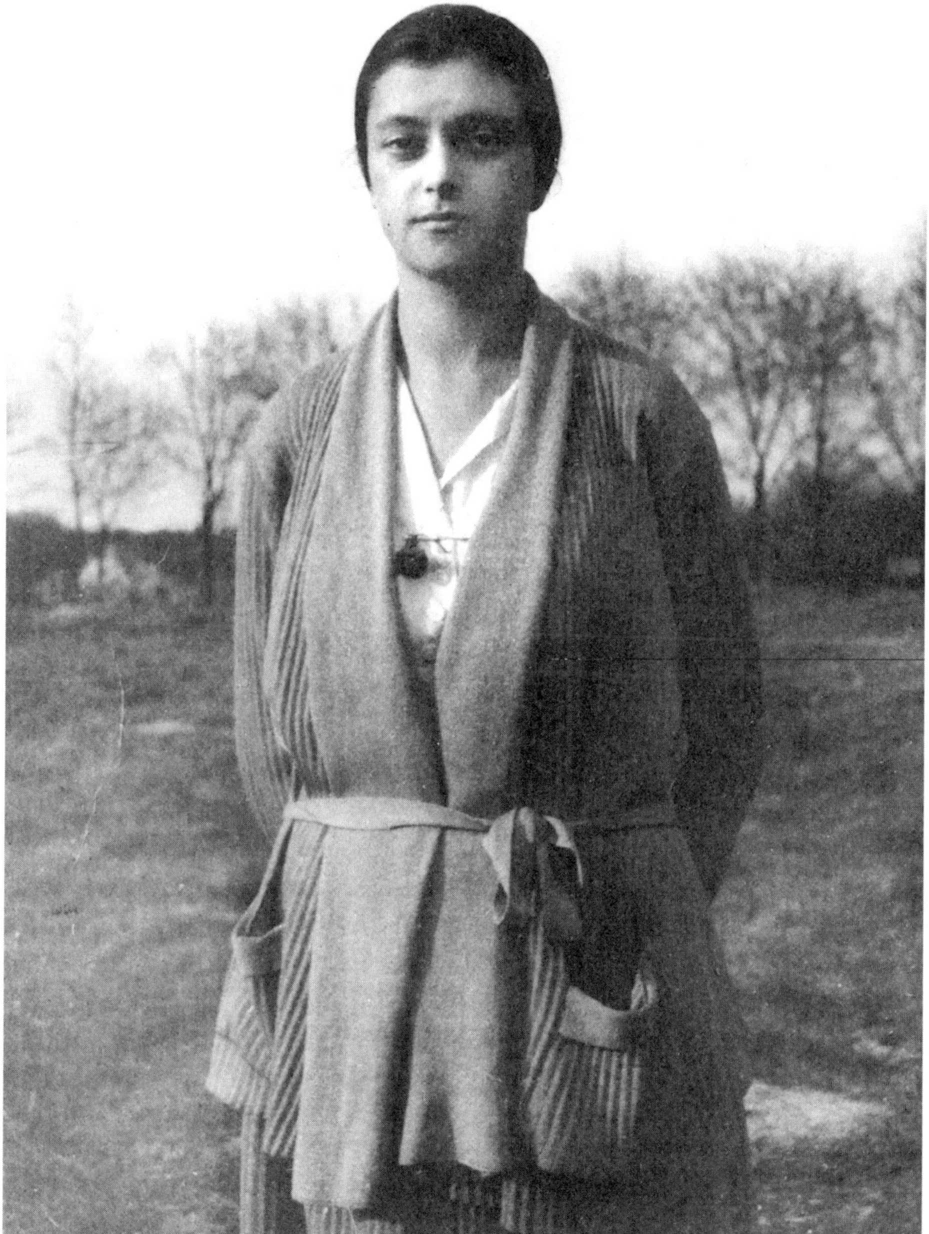

Lili Schnitzler

quez mon docteur Lili malade pas grave mais elle désire sa présence … ‹ – Ungeheure Erschütterung, Reisevorbereitungen … die Telegr. von Annie Mahler ›schwer erkrankt komme sofort …‹ … Verzweiflung.«

Sofort flog Schnitzler mit Olga nach Venedig. Von dort berichtete er zwei Tage später zusammenhängend an die Freundin Clara Katharina Pollaczek:

»Liebste, du bist mir nicht böse wenn ich dir vorerst nur ein paar Worte schreibe. – Schon während der Luftfahrt wußten wir, dass nichts zu hoffen war; das Telegramm der Anni M. (Mahler), drei Stunden später aufgegeben als das von Arnoldo, sprach deutlich genug. Ankunft am Flugfeld; – Arnoldo allein – wortloser Empfang, Erschütterung, Verzweiflung.

– Ich kann Details vorläufig nicht erzählen – in Kürze: nach einem völlig unbeträchtlichen Wortwechsel, der nebstbei erledigt war – sie wollten eben beide, 9 Uhr Abends spazieren gehen; sie war völlig angezogen zum Ausgehn – zieht sie sich auf ein paar Augenblicke ins Badezimmer zurück – ein Schuss; – sie hat sich mit Arnoldos Pistole ins Herz geschossen. Doch nicht gut genug; – anfangs schien es eine leichte Verwundung; sie war überzeugt zu genesen; – Spital, früh 6 (am 26.) Operation; Nachmittag Verschlimmerung, hohes Fieber, andre Symptome; um 1/4 11 Abends Tod. – Während ich in meinem Zimmer ihr Bild in Händen hielt und küsste. –

Nun nichts weiter, es ist mir völlig unmöglich. Ich nehme an heute kommt Heini. Morgen der Abschluss … Weitres noch unklar. Vielleicht alle nach Wien, und Arnoldo wohnt acht oder 10 Tage bei mir. Vielleicht für kurze Zeit irgendwo hin in die Nähe, wo Land, keine Leute sind. (Etwa Tarvis Nähe.). – Keinesfalls über den Montag hier bleiben.

Venedig überfüllt; – kleine Verschärfung ein unerträgliches Zimmer hier, die Hitze u.s.w. –

Jeder Satz den ich beginnen will, zerbricht an seiner Unzulänglichkeit; und das Wort Schmerz ist lächerlich geworden, denn nun weiss ich, dass ich das erste Mal erlebe, was Gott damit gemeint hat.

Danke liebste für deine Depesche – in diesen Tagen kann kein Mensch, auch der theuerste und gütigste nicht, helfen. Auf Wiedersehen, ich werde jedenfalls morgen wieder schreiben, wenn auch nur ein paar Zeilen.

– Bleibe bitte vorläufig bei der Version: Unvorsichtigkeit (wenns auch niemand glauben wird.) Diesmal ist das pathologische ihres Wesens leider in einer nicht wiedergutzumachenden Weise herausgekommen –; in der nächsten Minute schon wärs nicht geschehn. Freilich vielleicht in einem Jahr oder später?? Ein Trost..?

Fort ist sie – mit ihren 18 Jahren, aus der Welt – dieses himmlische einzige Wesen – nie, nie kommt sie wieder – und aus diesen Tiefen der Verzweiflung gibt es kein hinauf.

leb wohl, leb wohl, kränke du dich nicht zu sehr, auch um meinetwillen nicht. »Du der da weiterlebt..«

»Du der da weiterlebt«

Mit diesem Selbstzitat aus seinem Drama »Der einsame Weg« schließt Schnitzlers unmittelbares Zeugnis seiner tiefsten Lebenserschütterung. Der ausgesparte Teil des Zitats lautet: » … laß ab zu weinen, sagt Omar Nameh, geboren zu Bagdad im Jahre 412 der mohammedanischen Zeitrechnung als Sohn eines Kesselflickers.«

Die erste Reaktion auf das Schockerlebnis war eine Entfernung von Wien und ein längerer Aufenthalt in Bayern, wo sich die Familienmitglieder versammelten und ziemlich abgeschieden von der Gesellschaft, in der Nähe von Hohenschwangau, sich gegenseitig Trost zusprachen und ihre Fassung wiederzuerlangen versuchten. Der Vater war am tiefsten getroffen. Er war 66 Jahre alt, als dieser Verlust ihn traf. Sein literarisches Werk war im Wesentlichen abgeschlossen. So sucht man vergeblich nach Spuren in seinen Romanen und Dramen.

Das Tagebuch 1927-1930, das erst 1997 veröffentlicht wurde, verzeichnet zuverlässig alle Etappen des Trauerprozesses. In seiner geballten Form, einem elliptischen Nominalstil, registriert es unmittelbar die Ereignisse selbst und das seelische Echo, das sie beim Schriftsteller auslösten.

Unter dem 29.7. lesen wir bedeutungsschwere Stichwörter wie: »Gondel … Rituales … Friedhof … Schwüler Tag. Die Statisten mit den Kränzen.« Am 30.7. heißt es: »Der Rabbiner mit der Rechnung … Mit Arnoldo, O., Heini – in der Wohnung. Am Bette von Lilli. Überall herum. Tiefste Verzweiflung. – Ihre Sachen, alle Kleinigkeiten. Kind, Kind, Kind! – ›Localaugenschein.‹ Wie und wo sie gesessen; – die Handschuh noch auf dem Tisch, die sie hingelegt, – wie sie in sein Zimmer gegangen, die unverwahrte alte Pistole nehmen (die er 1916 einem verwundeten Östreicher genommen); – Badezimmer. – Rita (das Mädchen, die Lili liebte wie eine sorella) frage ich, was denn Lili zuerst gesagt, als Rita fragte que ha fatto: ›Un momento di nervosismo.‹ – Heini photographirt. – Abschied von der Wohnung für alle Zeit … –«

Am 31.7. erhielt Schnitzler einen Brief, den Lili am 25. geschrieben hatte, »am Tag vor der Unglücksthat; heiter, glücklich; – die ungeheuere Sinnlosigkeit wird uns allen wenn möglich noch klarer, klar bis zur Verzweiflung. Lili, Lili, Lili!« Die dreifache Apostrophe wird zur stilistischen Figur, in der Liebe, Vorwurf und Verzweiflung zum Ausdruck kommen. Als Schnitzler später Briefe und Erinnungen von Lili ordnete, notierte er: »Sehnsucht, Verzweiflung, unstillbare Thränen. Mein Kind, mein Kind, mein Kind.« (22.9.)

Viele Tage zog sich die Lektüre der Tagebücher seiner Tochter hin. Auf einer der letzten Seiten las er die Eintragung: »Arnoldo kommt mir also in sein Zimmer nach, nimmt mir die Pistole aus der Hand und teilt mir mit, dass er daraufhin nicht mehr mit mir leben könne, dass ich meinem Vater schreiben solle, mich abzuholen. Als ich sagte, dass ich nicht ohne ihn leben könne, schrie er mich an »Ma io non posso più vivere con te … « Auf der letzten Seite stand unter dem 23. Juli 1928: »Vorrei morir … Ich will sterben«. Nach der Lektüre schrieb Schnitzler: »Ich war bis ins tiefste aufgewühlt … Übrig bleibt für mich nur der Zauber dieses geliebten Wesens, und die Verzweiflung, dass sie fort, fort, fort ist.« (28.8.1928)

Der Verlust beschäftigte den Dichter alle Tage, wenn er allein war – immer wieder finden wir Formeln wie »Erinnerung Lili« – oder wenn er Besuch erhielt: »In allen, über allen Gesprächen Lili.« (26.8.) Als Alma und Franz Werfel ihn besuchten, notierte er lapidar: »Nur über Lili.« Nachts aber träumte er viel von seiner Tochter. Einmal träumte er, er sei zu Freud gegangen, »um mir (ungefähr) den Schmerz um Lili wegnehmen zu lassen, und Freud mir sagt, auch er habe eine Tochter verloren (wie wirklich der Fall).« (4.10.1928)

In ihrem Salonstück »Späte Worte« (2000) zeigt Michaela Ronzoni den vereinsamten und schwerhörigen Vater, wie er seiner Sekretärin Pollak das Tagebuch seiner Tochter diktiert. Hugo von Hofmannsthal besucht ihn und wirft ihm vor, dass die »Todesatmosphäre« in seinen Werken »ein so verhängnisvolles Ambiente geschaffen, dass das eigene Kind …« daran zu Grunde gegangen sei. Schnitzler kommt nicht los von den schwermütigen Erinnerungen: »Kein Tag, an dem ich nicht an sie denke, keine Nacht, in der ich nicht von ihr träume. Dazwischen: eine ungeheure Gleichgültigkeit gegen alles. Schauen ins Leere, greifen ins Leere, jammern ins Leere.« Er bringt es nicht über sich, etwas in ihrem Zimmer zu verändern. »Ich habe Monate gebraucht, um den Strauß Heide zu verbrennen, den ich ihr bei ihrem letzten Besuch in ihr Zimmer gestellt habe. Es sind auch noch die zwei kleinen Tintenflecken auf der Tapete. Ich weiß schließlich bei welchem Streit Lili das Tintenfass umgestoßen hat. Alles soll so bleiben, wie es einmal war. Ich will sie nicht endgültig verlieren.«

Er muss sich von seiner Sekretärin den Vorwurf gefallen lassen, bei der Erziehung Lilis versagt zu haben, aus Verblendung, Schwäche und Feigheit: »Sie wollten der Konfrontation aus dem Wege gehen. Wie allen. Ihre Konfrontationen finden in Ihren Stücken statt. Im Leben verstecken Sie sich hinter einem Zynismus, der die Menschen in Ihrer Umgebung erfrieren lässt.« Ronzonis Analyse fußt sicherlich auf Meinungen, wie sie von manchen Zeitgenossen Schnitzlers insgeheim geteilt wurden.

»Immer wieder wie ein unfassbares namenloses Graun«

Selbstverständlich war Schnitzler auch bemüht sich abzulenken, er blieb literarisch tätig, empfing Gäste, besuchte Theater und Kino, Letzteres am liebsten, da der Stummfilm ihn weniger unter seiner wachsenden Schwerhörigkeit leiden ließ. Aber alles erwies sich nur als ein zeitweiliger Notbehelf, als ein kurzes Verdrängungsmanöver: »War man so ein paar Stunden abgezogen und wacht zur Wirklichkeit auf, so ist es immer wieder wie ein unfassbares namenloses Graun.« (5.9.1928)

Manchmal abends musizierte er mit seinem Sohn Heini, nicht zur heiteren Unterhaltung, wie die Werkauswahl deutlich macht. Es waren aufwühlende Spätwerke Mahlers, Bruckners und Schuberts, mit deren Gefühlswelt sie sich identifizieren konnten. Als sie Mahlers 6. Sinfonie spielten, notierte Schnitzler: »Das geänderte Verhältnis dazu.« Die Erschütterung hatte ihn hellhörig gemacht für den Gehalt der »tragischen« Sinfonie. Ein paar Tage später spielten sie Bruckners monumentale 8. Sinfonie, die oft als seine »Schicksalssinfonie« bezeichnet wird. Welche Funktion die Musik in diesen Tagen und Wochen erfüllte, belegt vielleicht eine knappe Eintragung vom 8. August: »Am Abend wir Verlassenen vier um den Tisch; – und Anfälle wildester Verzweiflung. Ich spielte mit Heini Schubert B-Dur Trio; Arnoldo und O. hörten aus dem Dunkel zu. –«

Als das Unglücksjahr 1928 zu Ende ging, notierte Schnitzler in der Sylvesternacht in sein Tagebuch: »Trübste Stimmung … Entweiche, Jahr!« Aber auch das neue Jahr blieb überschattet. Im Januar 1929 schrieb er an Heinrich: »– Zum zweiten oder dritten Mal der gleiche Traum von Lili – dass sie für die nächste Zeit einen Selbstmord geplant hat, dass ich sie auf den Knien anflehe, davon abzustehen – dass sie kühl bleibt, als wolle oder könne sie nicht verstehn ; ich wache auf – zuerst glücklich, dass es nur ein Traum gewesen – bis ich, im nächsten wachen Augenblick die Wahrheit erfasse. –« (581)

Der Schwiegersohn Arnoldo weilte immer wieder bei Schnitzler. Er schlief in dem Zimmer, »in dem vor nicht viel Jahren als junges Mädchen, als Kind Lili schlief. Sie wußten noch nichts von einander.

Wissen sie jetzt mehr –?

Wird es jemals möglich sein, die Unheimlichkeit des Daseins mit Worten auszudrücken.

Nichts vorher wissen – das ist das einzige sichere Glück. Das einzige – ? das einzige sichere –?« (681)

»Mit jenem Julitag war mein Leben doch zu Ende«

Aus allen Zeugnissen geht hervor, dass der Freitod Lilis den Lebenswillen Schnitzlers, der bis dahin, trotz seiner 65 Jahre, noch recht jugendlich wirkte, jäh schwächte und ihn zum Greis machte. Am 3. Oktober 1929 hatte er resigniert in seinem Tagebuch notiert: »Mit jenem Julitag war mein Leben doch zu Ende. Die andern wissens nicht – und manchmal ich selber auch nicht.«

Sein langjähriger Freund Ludwig Fulda schrieb dazu:« … erst der Freitod seiner Tochter hat ihn so rasch altern lassen. Er hing sehr an seiner Tochter und es ist bekannt, dass Väter im Alter stets eine tiefere Verbundenheit zur Tochter als zum Sohn fühlen. Der Sohn löst sich vom Elternhause und geht seiner Wege … die Tochter bleibt ewig mit dem Elternhaus verwachsen.«

In St. Moritz erlebte Schnitzler 1930 den Schweizer Nationalfeiertag, und die Erinnerung überfiel ihn: »Vor vier Jahren am gleichen Feiertag bin ich mit Lili in Adelboden in der Dunkelheit herumspaziert – wir zwei allein; – Feuerwerk ... Raketen; und ich erdachte die Geschichte von einem Funken, der am Himmel stehen bleibt, wenn alle andern erloschen sind, und durch die Unendlichkeit weiter irrt ... Aber in der Unendlichkeit irren sie ja nicht, so wenig wie in der Ewigkeit ... alles Vergängliche ist nur ein Gleichnis – und das Unvergängliche vielleicht noch weniger. Und was den lieben Gott anbelangt, so werden wir uns vielleicht ganz gut verstehen, wenn Sie mir nur gestatten wollen, das Epitheton zu ändern.« (699)

Im August 1931 reiste Schnitzler nach Gmunden und traf zum letzten Mal Olga, Heinrich und Arnoldo. Am 21. Oktober wurde der Dichter bewusstlos von seinem Dienstmädchen in der Sternwartstraße, nahe seiner Wohnung, aufgefunden. Er starb wenige Stunden später an einer Gehirnblutung, in den Armen seiner Freundin Clara Katharina Pollaczek.

Für sein Begräbnis hatte er schon zwanzig Jahre früher strenge Anweisungen gegeben, die der Sohn am 22.10.1931 veröffentlichte, mit der Bitte, »diese Wünsche des Verewigten zu achten«:

»Herzstich! Keine Kränze! Keine Parte! auch in den Zeitungen nicht! Begräbnis letzter Klasse. Das durch Befolgung dieser Bestimmungen erübrigte Geld ist Spitalzwecken zuzuwenden. Keine Reden! Vermeidung alles rituellen Beiwerks. (Insbesondere Leichenwächter u. dergl.) Keine Trauer tragen nach meinem Tode, absolut keine. Arthur Schnitzler.«

Arthur Schnitzler: Tagebuch 1879-1931. Band I-X. Wien 1997.

Briefe 1913-1931. Fischer. Frankfurt am Main 1984.

Hans-Ulrich Lindkern: Arthur Schnitzler. Aspekte und Akzente. Lang. Frankfurt 1987.

Text+Kritik. Heft 138/139: Arthur Schnitzler. München 1998.

Michaela Ronzoni: Späte Worte. Sessler. Wien 1999.

Rabindranath Tagore

Madhurilata, Renuka, Samindranath

Leiden und Buße bis zum Tod ist dieses Leben.
Tagore, 1941

»Rabindranath Tagore gilt als der bedeutendste indische Dichter der Moderne. 1913 erhielt er als erster Schriftsteller außerhalb des westlichen Kulturkreises den Nobelpreis für Literatur – ein Signal des kulturpolitischen Aufbruchs für die kolonialen Völker. Tagores universales Genie ist oft mit dem Goethes verglichen worden. Er war nicht nur Lyriker, Erzähler und Dramatiker, er komponierte auch, malte, war Schauspieler und Regisseur, wirkte als Pädagoge, Sozialreformer und politischer Aktivist. In den zwanziger Jahren war Tagore in Europa eine Kultfigur; heute wird er wiederentdeckt.« Mit diesen Worten umreißt der Indologe Martin Kämpchen den überragenden Stellenwert Tagores im Geistesleben seiner Zeit.

Wer eine der großen Biographien liest, um etwas über den Menschen Tagore, über sein persönliches Schicksal zu erfahren, der wird betroffen feststellen, dass sich hinter der geballten Aufzählung von Leistungen und Erfolgen manch tragische Erfahrungen verbergen. Besonders die glücklose Familiengeschichte lässt den rastlos Tätigen in einem wenig beneidenswerten Licht erscheinen. »Ständig geliebte Menschen zu verlieren, ist ein schwerer Preis, den man für ein langes Leben bezahlen muss«, schrieb er schwermütig im Jahre 1938.

Eine indische Großfamilie

Rabindranath wurde am 7. Mai 1861 in Kalkutta, der Hauptstadt des damaligen indischen Kolonialreichs, geboren. Er war das 14. Kind der Tagore-Familie, der wohlhabendsten und bedeutendsten Familie Bengalens, die zur priesterlichen Kaste der Brahmanen gehört. Allerdings war vor mehreren Generationen die Reinheit ihrer Kaste von einem boshaften Muslim befleckt worden, der die Familie »bei einem Festmahl dem Bratgeruch des verbotenen Rindfleischs aussetzte« (Martin Kämpchen). So wenigstens berichtet die Legende.

Die Familie wandte sich daraufhin dem Handel zu und gewann riesigen Reichtum. Rabindranaths Großvater besaß Dampfschiffe, Fabriken, Kohlengruben und ausgedehnte Landgüter. Das sehr geräumige Familienhaus der Tagores, das Geburtshaus des Dichters, gleicht einem Palast mit einem prachtvollen Binnenhof. Hier wohnten stets drei oder vier Generationen unter einem Dach. Unter Rabindranaths älteren Brüdern gab es mehrere hochbegabte Gelehrte, die sich außerdem als Lyriker, Musiker und Künstler hervortaten.

Der frühreife Rabi

»Rabindranath« (»Herr der Sonne«) ist Vorname und Personenname zugleich, »Tagore« ist der Nachname und bezeichnet die Kaste. Alle Talente des jungen »Rabi« (»Sonne«) kamen sehr früh voll zur Entfaltung: mit acht Jahren schrieb er seine ersten Gedichte, die sofort seinen genialen Sinn für Rhythmus offenbarten. Wenige Jahre später wurden seine Verse gedruckt, mit fünfzehn komponierte er die ersten seiner 2250 Lieder, veröffentlichte er seinen ersten kritischen Essay. Sein Vater war ein sehr frommer Mann, der sich des Öfteren in die Einsamkeit des Himalaya zurückzog, um sich strengen religiösen Übungen zu widmen. Als er seinen zwölfjährigen Sohn einmal mit auf die Wanderschaft nahm, lernte der Knabe das bengalische Dorfleben in Santiniketan kennen, wo der Vater sich ein Haus für seine Meditationen gebaut hatte. Hier in Santiniketan sollte Tagore die zweite Hälfte seines Lebens verbringen. Nach einem längeren Studienaufenthalt in London (1878-1880), wo Rabindranath sich beinahe zum Dandy entwickelt hätte, brachte er bis 1890 neun Dramen zur Aufführung, darunter mehrere Musikspiele.

Der Familienvater

Im Jahr 1883 hatte seine Familie für ihn eine Heirat »arrangiert«, in die der junge Mann gehorsam einwilligte. Das ist auch heute noch üblich in den höheren Kreisen Indiens. Am Ende desselben Jahres heiratete Rabindranath die zehnjährige Mrinalini, die unscheinbare und ungebildete Tochter eines Angestellten, der einer Unterkaste angehörte. Da die Tagore-Kaste »unrein« war, konnte sie trotz ihres Wohlstandes und ihres Prestiges ihren Angehörigen zu keinem ebenbürtigen Partner verhelfen.

Aus dieser Ehe gingen fünf Kinder hervor: 1886 die Tochter Madhurilata (genannt Bela), 1888 der Sohn Rathindranath, 1891 die Tochter Renuka, 1894 die Tochter Mira, 1896 der Sohn Samindranath. Das eigentliche Familienglück des Zusammenseins mit allen Kindern dauerte nur wenige Jahre, nach 1902 war die Idylle ein »zerbrochenes Nest«, wie Rabindranath eine Erzählung dieser Zeit nannte.

Ab 1890 wirkte Rabindranath, der mittlerweile zum führenden Lyriker und Intellektuellen seines Landes aufgestiegen war, als Aufseher und Steuereintreiber in den ausgedehnten Landgütern der Familie, die sich im Nordosten Bengalens, im heutigen Bengladesh, befanden. Er wohnte auf einem Hausboot, das auf dem Fluss Padma herumschwamm und bei den Dörfern anlegte. Als Landbesitzer zeigte er echtes Verständnis für die Sorgen und Anliegen der Pachtbauern, so ließ er Schulen, Krankenhäuser und Getreidespeicher bauen, gründete er Banken und Kooperativen. »Seine Hauptsorge als Mensch, vielleicht sogar als Dichter, galt 50 Jahre lang ... dem indischen Bauern«, schreibt sein Biograph Krishna Kripalani.

Trotz seines sozialen Engagements und seiner längeren Abwesenheiten nahm der Dichter die Erziehung seiner fünf Kinder sehr ernst. Er selbst bildete die Lehrer aus, die dann seine Kinder unterrichteten, und übernahm persönlich den Bengali-

Unterricht. Mit seinen ältesten Kindern Bela und Rathindranath analysierte er Satz für Satz seiner neuesten Gedichte, ersetzte, paraphrasierte und führte sie so in die Strukturen der Muttersprache ein, ohne dass ein Lehrbuch herangezogen wurde. Die Kinder wussten nachher ganze Gedichtbände und auch Prosastücke auswendig, sowohl in Englisch als auch in Sanskrit.

Bela war sein Lieblingskind. Mehrfach tritt sie in seinen Werken auf, so in dem autobiographischen »Jete Nahi Dibo«, wo die 4-Jährige dem Vater ihre Anhänglichkeit beweist. Wie ein Schatten folgt sie täglich dem geliebten Vater und erspäht, ob nicht irgendein Zeichen seinen Abschied ankündige. Als der Vater dann abfährt, sitzt sie auf der Schwelle und sagt, indem »sie ihr Recht zu lieben fordert«: »Ich werde dich nicht gehen lassen!« Die innig-sehnsuchtsvollen Briefe, die sie anschließend schrieb, verwunderten den Vater. In einem Brief an seine Frau bekannte er: »Unmittelbar nachdem ich den Brief der süßen Bela gelesen hatte, war mir, als ob ich schon auf dem Weg nach Zuhause wäre. Sie vermisst mich anscheinend sehr. Mir ihrem winzig kleinen Geist, wie kann das nur sein ...?«

Ein anderes Zeugnis des innigen Verhältnisses zwischen dem Dichter und seiner Ältesten ist die Erzählung »Der Kabuliwalla«, worin die Fünfjährige mit viel Humor in ihrem selbstbewussten Benehmen gezeichnet wird.

Drei Kinderheiraten

Als Sozialreformer übte Rabindranath häufig Kritik an den alten Bräuchen seiner Heimat, in seinen Werken trat er ein für die Würde der Frauen, für ihre Emanzipation, für ihre Erziehung: Er stellte die »Brautschau« und die Mitgiftverpflichtung als erniedrigend dar und bekämpfte entschieden die »Kinderheirat«. 1901 aber geschah etwas Unerwartetes und Folgenschweres, das alle seine Biographen mit Befremden registrieren und das sein »Nest« zerstörte: Rabindranath verheiratete nacheinander seine beiden älteren Töchter: Bela war vierzehn Jahre alt, Renuka elfeinhalb. Beide Mädchen hatten ihre Männer vorher nie gesehen.

Es gibt verschiedene Hypothesen für diese Handlungsweise, die nicht mehr durch den sozialen Druck erklärt werden kann, denn die Tendenz ging damals in Bengalen schon klar zu viel späterem Heiraten. Einige Biographen vermuten den Einfluss des greisen konservativen Vaters, der auch tatsächlich die Aussteuer und die Hochzeitskosten zahlte. Auch die Mutter, die einst mit zehn Jahren zur Frau geworden war, fand es natürlich, dass man die Mädchen unmittelbar nach der Pubertät verheirate. Ausschlaggebend war vielleicht das »befleckte« Bramahnentum, das den Tagoretöchtern keine große Wahl ließ. So ging der Dichter eventuell nolens volens auf die erstbesten Ehekandidaten ein. Eine einfache, fast beschämende Erklärung besteht möglicherweise darin, dass der Dichter im Jahre 1901 seine großes pädagogisches Experiment in Santiniketan starten wollte und dass er sich deshalb anderer Verpflichtungen vorher entledigen wollte. Wenn die Töchter »unter der Haube«

waren, war er diese Sorgen los. Tatsächlich eröffnete er seine Schule im Dezember 1901, mit fünf Schülern und fünf Lehrern, von denen drei Christen waren.

Das »Glück« der Kinder

Im Juli 1901 brachte der Dichter seine Lieblingstochter Bela zu ihren Schwiegereltern in Bihar. Auf der Heimreise schrieb er an seine Frau: »Ich habe Bela eben in ihrem neuen Heim zurückgelassen. Es ist nicht, wie du dir das aus der Entfernung vorstellen kannst: Bela ist vollkommen zufrieden hier. Es besteht kein Zweifel, dass sie ihre neue Lebensweise liebt. Sie braucht uns nicht länger.

Ich bin zur Schlussfolgerung gekommen, dass, wenigstens für eine kurze Zeit nach der Hochzeit, ein Mädchen die Gesellschaft ihrer Eltern meiden soll und unbeschränkte Gelegenheit haben soll, sich in jeder Hinsicht mit ihrem Gatten eins zu fühlen. Erziehung, Geschmack, Gebräuche, Sprache und Denkensweise unserer Famillie sind verschieden von jenen der übrigen Familien in Bengalen; deshalb ist es um so notwendiger für unsere Mädchen, nach der Hochzeit von uns wegzuziehen …

Wo es um unsere Kinder geht, sollte man vollständig von seinem eigenen Glück absehen. Sie wurden nicht für unser eigenes Glück geboren. Unser ganzes Glück besteht in ihrem Wohlergehen und in der Erfüllung ihres Lebens …«

Ist dieser Brief geheuchelt? Ist er Selbstbetrug? Ist er ein Rechtfertigungsversuch angesichts der Gewissensbisse, die sich zu regen beginnen? Später bekundete Tagore jedenfalls starke Schuldgefühle wegen der »Kinderheiraten« seiner drei Töchter, die alle irgendwie scheiterten. Es kam zu einer Entfremdung zwischen dem Dichter und seiner Lieblingstochter Bela. Erst Jahre später, als Bela an Tuberkulose erkrankte, versöhnten sich Vater und Tochter. Er pflegte sie die letzten Tage, aber an ihrem Todestag brachte er es nicht über sich, ihr in die Augen zu schauen. Sie starb in Kalkutta im Alter von 32 Jahren. Ihre Ehe war kinderlos geblieben.

Renuka war erst elf, als sie heiraten musste. Der einzige mildernde Umstand ist, dass der Ehemann sofort ins Ausland geschickt wurde, um dort, auf Kosten des Schwiegervaters, Medizin zu studieren. So konnte Renuka noch zwei Jahre im Elternhaus bleiben. Bereits 1902 steckte sie sich mit Tuberkulose an. Ihre Mutter starb im November desselben Jahres, im Alter von 30 Jahren. Rabindranath widmete ihrem Andenken den Lyrikband »smaran« (»Andenken«). Im Mai 1903 brachte er seine lungenkranke Tochter nach Almora, einem Bergsanatorium, wo er seinen Gedichtzyklus »Das Kind« schrieb, als Trostverse für seine mutterlosen Kinder. Renuka starb Mitte September 1903 in Kalkutta, ein Kind von zwölf Jahren. Der Dichter verbarg seine Trauer vor der Öffentlichkeit, um sie nicht zu entweihen: »Ich schäme mich, vor allen Leuten meinen tiefen Schmerz zu erniedrigen. Er wird erniedrigt, wenn dieser Kummer die normale Lebensweise in Verwirrung bringt und die Augen aller auf sich lenkt«, äußerte er später anlässlich eines weiteren Verlustes.

Trotz dieser schlimmen Erfahrung verheiratete Rabindranath auch seine jüngste Tochter unter ähnlichen Bedingungen. Mira war ein Kind von dreizehn Jahren. Der Mann war ein jähzorniger und zynischer Alkoholiker, der sich allmählich zum unerträglichen Haustyrannen entwickelte. Er machte seiner Frau das Leben derart zur Hölle, dass es nach 1920 zur Trennung kam und der Dichter sich die schlimmsten Vorwürfe machte. Seinem Sohne Rathindranath bekannte er schuldbewusst: »Ich versetzte ihrem Leben den ersten Schlag – ohne recht zu überlegen, arrangierte ich ihre Hochzeit ... ich erinnere mich an einen schrecklichen Zwischenfall am Tage Ihrer Hochzeit ... Als Mira zum Badezimmer ging, erhob sich eine Kobra mit aufgeblähtem Haupt – heute denke ich: hätte sie Mira gebissen, es würde sie erlöst haben ...«

Diese Tochter überlebte den Dichter, aber ihre Existenz schien dem Vater so unglücklich, dass der Tod noch wünschenswerter wäre. Sie hatte zwei Kinder, die ohne Nachkommen blieben. Mit ihnen erlosch das Geschlecht Rabindranaths.

Samindranath

Weniger als sechs Monate nach der Heirat Miras traf Rabindranath der härteste Schlag seines Lebens. Am 23. November 1907, am 5. Todestag seiner Frau, starb sein jüngster Sohn Samindranath an Cholera. Er war elf Jahre alt, ein schöner Knabe, der bereits viele Beweise einer glücklichen Veranlagung gezeigt hatte. Ein paar Tage schleppte er sich herum und versicherte immer wieder seinem Vater, dass er keine Schmerzen habe.

Dreißig Jahre später, als der Dichter einer trauernden Mutter schrieb, um sie zu trösten, bezeichnete er Samis Tod als den »tiefsten Kummer seines Lebens«. Mit großer Eindringlichkeit schilderte er ihr die näheren Umstände, die sich scharf in sein Gedächtnis eingeprägt hatten:

»Als sein letzter Augenblick sich näherte, saß ich allein im Dunkeln in einem Nebenzimmer und betete inbrünstig, dass er zur nächsten Stufe der Existenz in vollkommenem Frieden und in Wohlbefinden gelange. An einem bestimmten Zeitpunkt schien mein Geist in einem Himmel zu schweben, in dem es weder Dunkelheit noch Licht gab, aber eine vollkommen tiefe Stille, ein endloses Meer von Bewusstsein ohne eine Falte oder ein Murmeln. Ich hatte die Vision von meinem Sohn, der im Herzen des Unendlichen ruhte, und ich war nahe daran meinem Freund, der im nächsten Zimmer den Knaben pflegte, zuzurufen, dass das Kind gerettet sei, dass es seine Befreiung gefunden habe. Ich empfand wie ein Vater, der seinen Sohn jenseits des Meeres geschickt hat und der mit Erleichterung erfährt, dass er wohlbehalten angekommen ist und seinen Platz gefunden hat. Ich fühlte mit einem Mal, dass die körperliche Nähe zu unsern Geliebten nicht das letzte Ziel ist, um sie zu beschützen. Es ist bloß ein Mittel, um uns selbst zu beruhigen und nicht notwendigerweise das Beste, was man ihnen wünschen kann.«

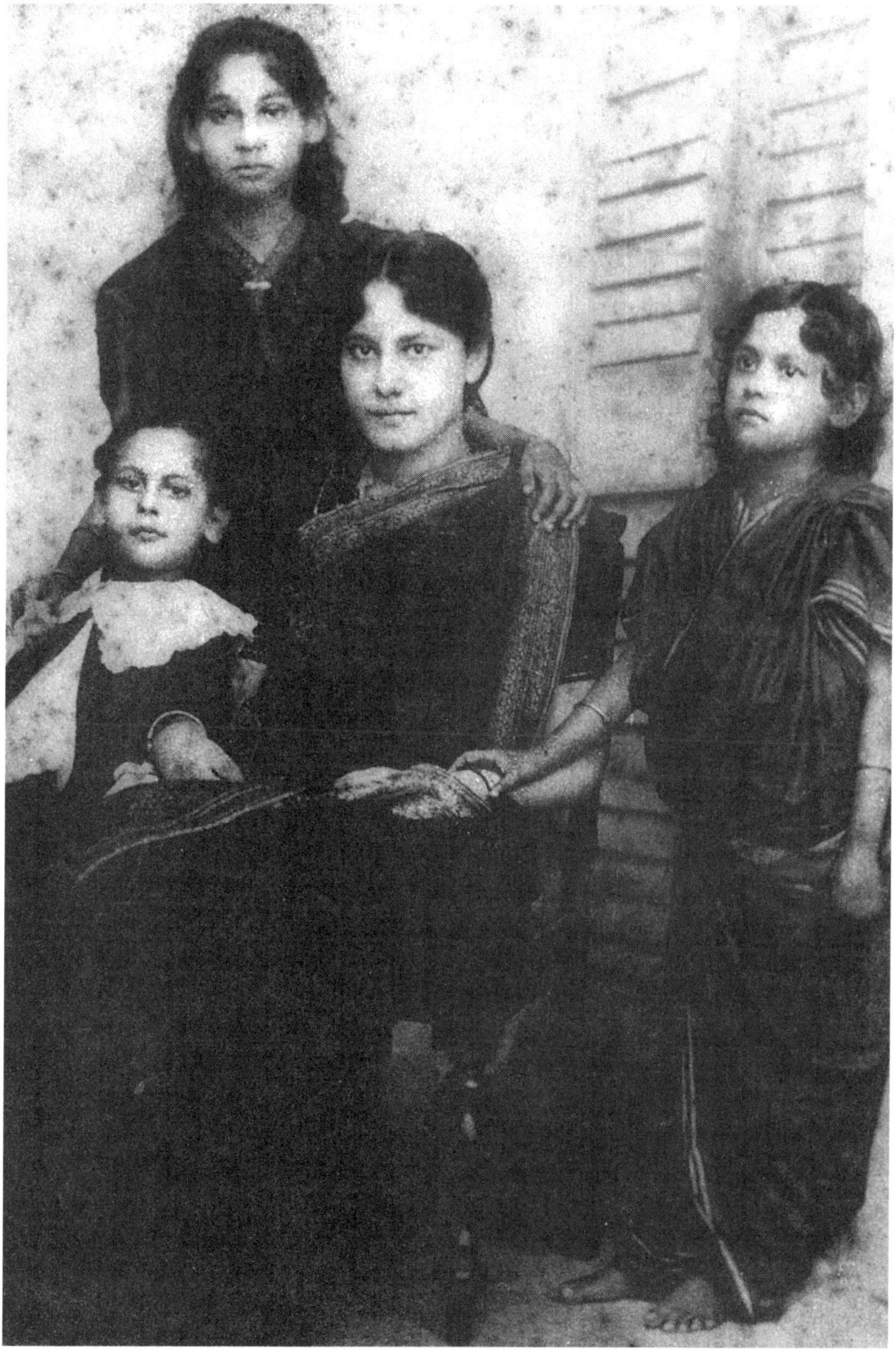

Samindranath, Renuka, Madhurilata und Mira Tagore

Mit dem nötigen Abstand also hat sich der Vater zur Erkenntnis durchgerungen, dass Liebe auch darin bestehen kann, loslassen zu können, so schmerzlich es auch ist, den andern seiner Bestimmung entgegen gehen zu lassen. Für einen gläubigen Hindu aber ist das die Befreiung aus dem Kreis der Wiederverkörperungen und die Rückkehr zum Ursprung.

In dieser Zeit engagierte sich Tagore sehr aktiv für die Befreiung Indiens von der englischen Kolonialmacht, ohne allerdings je Gewalt zu predigen, genau wie Gandhi, der sein Freund und Mitkämpfer wurde. Außerdem wusste er die Kultur und die zivilisatorischen Errungenschaften der Engländer wohl zu schätzen, die seinem Lande zugute kamen.

Der Nobelpreis

1912 weilte er auf einer längeren Reise in England. In einem Freundeskreis las W. B. Yeats eine Auswahl der letzten Gedichte vor, die Rabindranath selbst ins Englische übertragen hatte. Die Wirkung auf die Zuhörer war unbeschreiblich. »Die Versammelten standen so tief unter dem Bann der mystischen Gedichte, dass sie zu keinem Wort fähig waren«, schreibt Kämpchen. Die religiösen Gefühle, die sich in einer fremdartigen, unabgenutzten Metaphorik verströmten, berauschten wie neuer Wein. Mehrere Lyrikbände erschienen in kurzer Folge. Die Begeisterung schlug bald so hohe Wellen in den literarischen Kreisen, dass Tagore 1913 mit dem Nobelpreis ausgezeichnet wurde.

Die unerwartete Auszeichnung änderte schlagartig die Lebensweise und das Selbstverständnis des Dichters. Er wurde in zahlreiche Länder eingeladen und überschwänglich gefeiert. Seine Christus-ähnliche Gestalt trug auch dazu bei, dass viele in ihm eine charismatische Figur erblickten. Der mystische Dichter wurde zu einem Propheten oder einem Erlöser hochstilisiert, der mit der uralten Weisheit Indiens die Welt erneuern wolle. Und es geschah das Überraschende, dass der Dichter bereitwillig die Rolle bejahte, die man ihm zudachte und eine wahre »missionarische« Tätigkeit entfaltete. Unversehens erkannte er seinen welthistorischen oder »göttlichen« Auftrag. »Es gibt eine Beziehung zwischen meinem Namen (»Rabi« = Sonne) und meinem Werk. Am östlichen Horizont hat meine Lebensreise begonnen, am westlichen Horizont wird meine Lebensreise zu Ende gehen ... Jener, der mich so lange durch Freud und Leid vorbereitet hat, Er selbst wird mich zu meinem Werk veranlassen. Nicht zu einem Werk für mein Land – sondern zu einem Werk für Seine Welt.« (Brief an Mira vom 22. Oktober 1916).

1923 gründete er in Santiniketan die »Welt-Universität« Visva-Bharati (Visva= universal; bharati= Göttin der Weisheit), mit deren Hilfe er sein sehr ehrgeiziges Ziel verwirklichen wollte: »Ich weiß, dass ich dazu berufen bin, auf die wahre Einigung von Osten und Westen hinzuwirken.« (1921) Unablässig war er jetzt unterwegs, in Amerika, in China, in Russland, in Deutschland, um seine Botschaft zu verkünden:

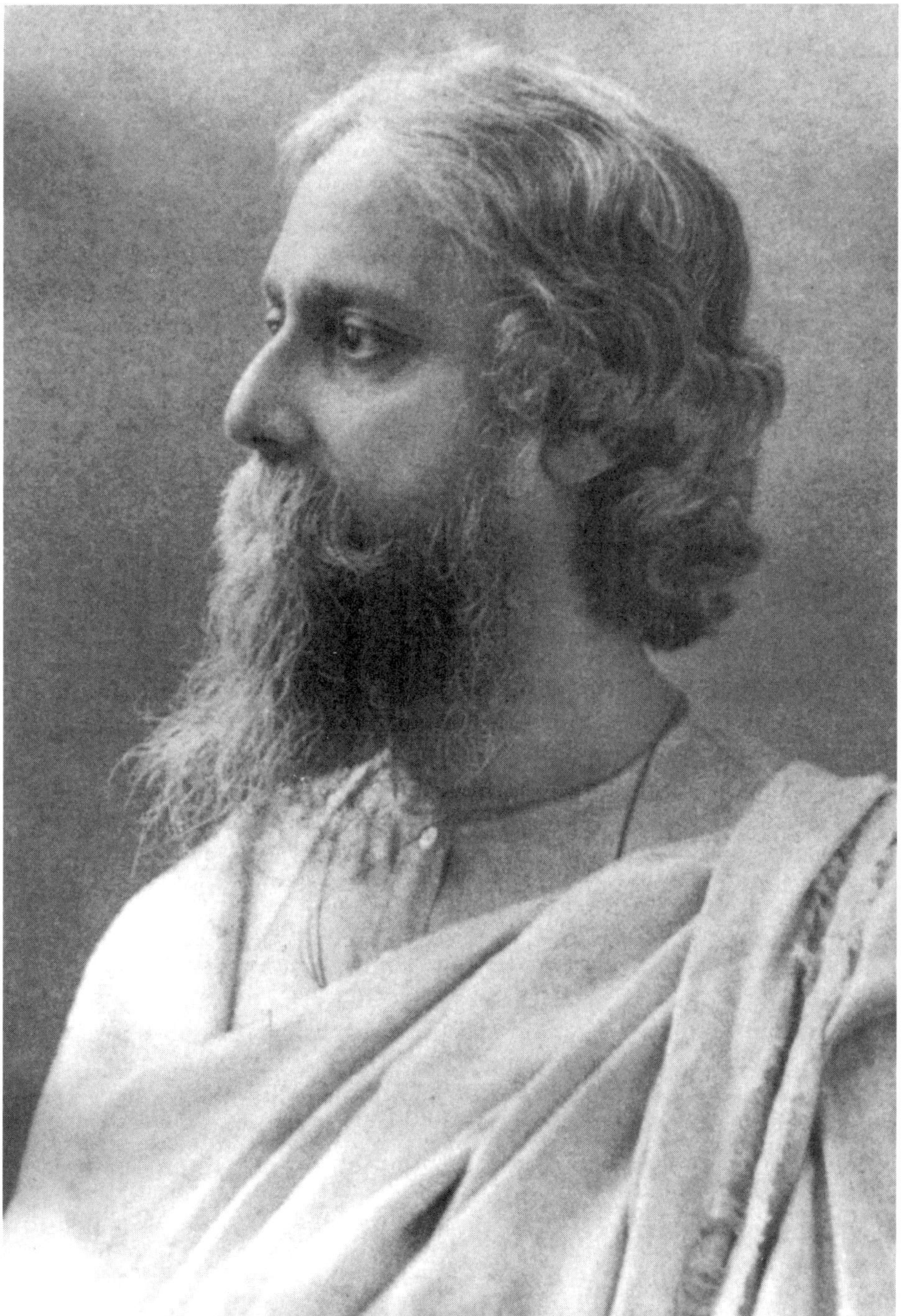

Rabindranath Tagore (1913)

Der materialistische Westen braucht die spirituelle Kraft des Ostens, insbesondere den Trost der altindischen Philosophie, um zu einem ausgeglichenen Leben zu finden. Überall fand er Gleichgesinnte, die ihn unterstützten. Romain Rolland schwärmte von ihm: »Er strahlt eine wunderbare Harmonie aus, die aus reicher Erfahrung und abgeklärtem Leiden gewebt ist.« (Brief an H. Hesse, 1921).

»Leiden und Buße bis zum Tod ist dieses Leben«

Wenn das »Evangelium« Tagores vor allem nach dem Ersten Weltkrieg viel Anklang fand, so nahm der Einfluss des Dichters in den Dreißiger Jahren allmählich ab. Finanzielle Schwierigkeiten bedrohten immer wieder den Bestand seiner Weltuniversität. Manche auch gingen ihm aus dem Wege oder wahrten kühlen Abstand, so Thomas Mann und Bertrand Russel, der Tagores Ideen als »rubbish« bezeichnete.

Dichterisch blieb er jedoch unermüdlich tätig, bis zu seinem Tode veröffentlichte er fast jedes Jahr einen Band Lyrik, ein Drama und Erzählungen. Ab 1928 wirkte er auch als Maler und veranstaltete Ausstellungen in zahlreichen Ländern. Menschlich aber wurde er immer einsamer. Seine 14 Geschwister starben alle vor ihm außer einer Schwester. In seinen Briefen an seinen Sohn kam er öfters darauf zu sprechen, dass er falsche Entscheidungen getroffen habe für seine geliebten Angehörigen, insbesondere die Kinderheiraten seiner drei Töchter bedrückten ihn. Die Schuldgefühle gehören zur regelmäßigen Thematik der späten Korrespondenz.

Rabindranath Tagore starb am 7. August 1941 in Kalkutta, drei Monate nach seinem 80. Geburtstag. Er wurde noch am selben Tag von einer riesigen Menschenmenge an das Ufer des Ganges begleitet, wo seine Leiche auf einem Scheiterhaufen von kostbarem Sandelholz eingeäschert wurde. Von seinen sterblichen Überresten gelangte nur noch wenig in den heiligen Strom. Noch bevor das Feuer erlosch, stürzten sich Tausende auf die Asche, um sich eine Reliquie des unsterblichen Tagore zu sichern.

Die schwermütigen Verse, die Rabindranth kurz vor seinem Tode niederschrieb, künden von der metaphysischen Not und Verzweiflung des Sterbenden. Sie sind ganz geprägt vom Pessimismus der altindischen Philosophie: »Leben ist Leiden«.

Leiden und Buße bis zum Tod ist dieses Leben,
will man den ungeheuren Preis der Wahrheit gewinnen,
will man im Tode seine ganze Schuld begleichen.

Krishna Dutta/Andrew Robinson: Rabindranath Tagore. The Myriad-Minded Man. New York 1995.
Martin Kämpchen: Rabindranath Tagore. Rowohlt. Reinbek 1997.
Krishna Kripalani: Rabindranath Tagore. A Biography. London 1962.

Käthe und Karl Kollwitz

Ein Denkmal für Peter

Immer derselbe Traum: Er wäre noch da,
es wäre noch eine Möglichkeit, daß er lebte und wiederkäme
und dann im Traum noch die Erkenntnis,
er ist tot.

Käthe Kollwitz, 6. Februar 1915

»Käthe Kollwitz gehört zu den genialen Künstlerinnen und großen Menschen unserer Zeit … Ihr graphisches Werk zählt zu den bedeutendsten unseres Jahrhunderts.« So und ähnlich lauten die Werturteile, die den Rang der Graphikerin Kollwitz im zeitgenössischen Kunstschaffen zu bestimmen versuchen.

Wer einen Band ihrer Radierungen und Lithographien durchblättert, ist beeindruckt von der stilistischen Geschlossenheit dieses Werkes, es trägt die Signatur einer starken Persönlichkeit. Nicht weniger auffallend ist die thematische Beschränkung auf ernste Situationen. Neben einigen lebensfrohen Szenen, die meistens das junge Mutterglück zum Inhalt haben, ist es eher die grau bis schwarz besetzte Zone von Not bis Tod, die in vielfachen Varianten das Schaffen prägt: Armut, Elend, Unterdrückung, physisches und seelisches Leiden, Einsamkeit, Hoffnungslosigkeit, endgültige Trennung. Mit diesen gramvoll-vergrämten Darstellungen, die durchaus den Schattenseiten des Daseins zugehören, hat Käthe Kollwitz ihren unverwechselbaren Platz in der modernen Graphik gewonnen und sich einen Namen in der Kunstgeschichte gemacht. Diese Bilderwelt gehört der Öffentlichkeit an, die schaffende Künstlerin als Mensch indes bleibt völlig im Dunkel. Unschwer kann jeder Betrachter zwar ahnen, dass solche Blätter nicht der Niederschlag eines euphorischen Lebensgefühls sind, dass hier existenzielle Einflüsse zum Durchbruch gelangen, eine pessimistische Weltanschauung, persönliche Erschütterungen oder wenigstens aufwühlende Lektüren. Ohne große Verwunderung wird man erfahren, dass Käthe Kollwitz auf der Mitte ihres Lebensweges einen Verlust erlitten hat, den sie nie verwinden konnte.

Königsberg – Berlin

Käthe Schmidt wurde am 8. Juli 1867 in Königsberg als Tochter eines Predigers geboren. Nach Studienjahren in Berlin und München (1888/89), in denen vor allem die Kunst Max Klingers sie prägte, gab sie die Malerei mit ihren Farben auf, um sich ganz der strengen Strichzeichnung der Graphik zu widmen. Obwohl Goethe zeitlebens ihr Lieblingsautor war, erfuhr sie auch den Einfluss der großen

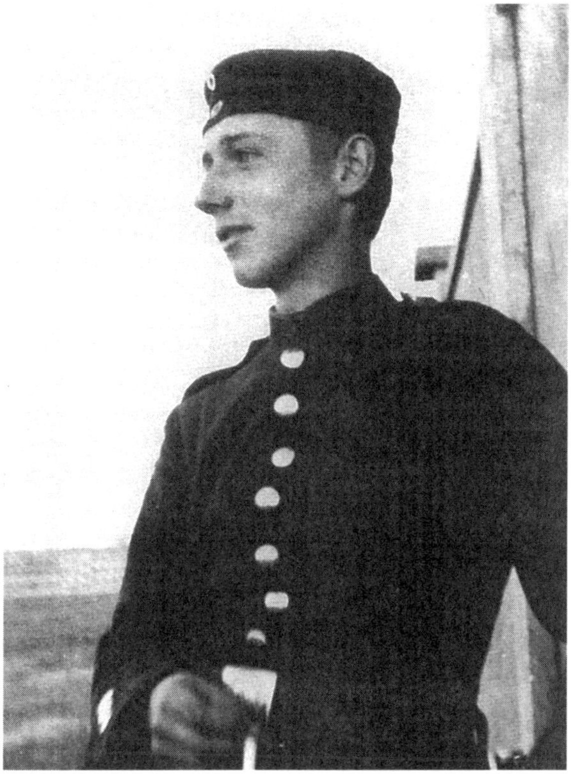

Dichter des Realismus und Naturalismus: Zola, Ibsen, Tolstoj, Dostojewski, Gorki, Hauptmann, Holz und der sozialistischen Theorien um 1900.

1891 heiratete sie den jungen Königsberger Arzt Karl Kollwitz, der im selben Jahr eine Praxis als Kassenarzt – als »Armenarzt« – in einem Berliner Arbeiterviertel eröffnete. Hier verbrachte die Künstlerin ihr weiteres Leben, in täglicher Berührung mit allen Formen menschlichen Leides.

Nach der Aufführung des naturalistischen Dramas »Die Weber« von Gerhart Hauptmann schuf sie ihren ersten Zyklus »Weberaufstand« (1897), der auf der großen Berliner Kunstausstellung erschien und ihren Ruhm begründete. »Von da ab zählte ich mit einem Schlag in die vordere Reihe der Künstler«, stellte Käthe Kollwitz in ihrem Tagebuch fest. Bereits 1904 bezeichnete sie der Kritiker Werner Weisbuch als »die markanteste Erscheinung unter den deutschen Künstlerinnen unserer Zeit.« Der Zyklus »Bauernkrieg« trug ihr ein Stipendium für einen einjährigen Aufenthalt in Florenz ein. »Bilder vom Elend« hieß die nächste Folge, und so könnten eigentlich die meisten Blätter ihres Lebenswerkes heißen.

»Frau mit totem Kind«

Aus ihrer Ehe gingen zwei Söhne hervor: Hans (*1892) und Peter (*1896). Beide wurden in Werken ihrer Mutter verewigt. Bei Peter wählte sie sogar einen recht makabren Anlass, als sie 1903 die Radierung »Frau mit totem Kind« schuf. Sie zeichnete sich selbst, ihren siebenjährigen Sohn im Arm haltend, im Spiegel. Viele Jahre später schrieb sie darüber in einem Brief: »Das war sehr anstrengend, und ich musste stöhnen. Da sagte sein Kinderstimmchen tröstend: Sei man still, Mutter, es wird auch sehr schön ...« (1921). Wie bitter ironisch wirkt diese Szene, und das Blatt erscheint, im Nachhinein, als eine schaurige Vorwegnahme des Schicksals.

Nach dem Krieg notierte ihr Sohn Hans in seinem Tagebuch: »Ich fragte Mutter, woher sie schon Jahre vor dem Krieg das Erlebnis der Mutter mit dem toten Kind hatte, das fast alle ihre damaligen Bilder beherrscht. Sie glaubt, auch in diesen Jahren schon Peters Tod geahnt zu haben. Mit Weinen hätte sie an diesen Bildern gearbeitet.« (26. Oktober 1919)

Als der Weltkrieg im August 1914 ausbrach, gehörte Peter Kollwitz, wie auch sein Bruder Hans, zu jener Generation, die in der ersten patriotischen Begeisterung, »Hurra!« schreiend, durch die Straßen der Reichshauptstadt Berlin zog und sich klassenweise freiwillig an die Front meldete. Ein schneller Sieg wie 1870 schien in Reichweite. Hans meldete sich als Kriegsfreiwilliger zu der Berittenen Artillerie.

Der jüngere Peter trat an seine Eltern heran, ihn, den Achtzehnjährigen, als Freiwilligen in den Krieg ziehen zu lassen. Der Vater widersetzte sich energisch und versuchte, ihn von seinem Entschluss abzubringen. Peter war taub für alle Einwände und drang schließlich »mit flehenden Blicken« in seine Mutter, für ihn zu sprechen. Sie wurde von widersprüchlichen Gefühlen hin- und hergerissen. Die Schilderung des verhängnisvollen Nachgebens gehört zu den ergreifendsten Seiten ihres Tagebuches: »Endlich sagt er: ›Mutter, als du mich umarmtest, sagtest du: glaube nicht, dass ich feige bin, wir sind bereit.‹ Ich stehe auf, Peter folgt mir, wir stehen an der Türe und umarmen uns und küssen uns und ich bitte den Karl für Peter. Diese einzige Stunde. Dieses Opfer, zu dem er mich hinriss und zu dem wir Karl hinrissen.« (14. August 1914)

Bereits am nächsten Tage kam ihr Fehlverhalten ihr voll zum Bewusstsein: »Verzweifeltes Aufwachen am Morgen. Gefühl der Unmöglichkeit der Hingabe Peters. Mit Peter nach dem Frühstück gesprochen … Während des Sprechens dasselbe Gefühl wie am Abend vorher, als Karl sprach: man spricht umsonst und man findet keine Worte, weil der stumm zuhörende Junge mit Macht sich gegen das eigene Innere durchsetzt. Dann zum Schluss: ich stehe wie gestern … Abends ich und Karl allein. Weinen. Weinen. Weinen.«

Von Zarathustra bis Dixmuiden

Immer mehr offenbarte sich ihr die Unmenschlichkeit der »Opferideologie«, die den Familien zugemutet wurde. Als eine prominente Journalistin gar von der »Wollust des Opfers« schrieb, da notierte Käthe Kollwitz am 27. August entsetzt in ihrem Tagebuch: »Wo nehmen alle die Frauen, die aufs sorgfältigste über das Leben ihrer Lieben gewacht haben, den Heroismus her, sie vor die Kanonen zu schicken? Ich fürchte, nach diesem Seelenaufschwung kommt eine desto schwärzere Verzweiflung und Verzagtheit nach.«

An einem der letzten Abende, die Peter zu Hause verweilte, musste sie ihm, an seinem Bette sitzend, Zarathustras Sprüche über den Krieg vorlesen. Da heißt es u.a.: »Meine Brüder im Kriege! … Euch rate ich nicht zur Arbeit, sondern zum Kampfe.

Euch rate ich nicht zum Frieden, sondern zum Siege … Ich sage euch: Der gute Krieg ist es, der jede Sache heiligt … Was liegt am Lang-Leben! … Der Krieg und der Mut haben mehr große Dinge getan als die Nächstenliebe … Welcher Krieger will geschont sein …« Sie beschreibt nicht, mit welchen Gefühlen sie Nietzsches Verherrlichung des Kampfes und seinen Aufruf zum Opfertod vorgetragen hat. Die Jugendlichen aber berauschten sich am Pathos Nietzsches. Nichts offenbart deutlicher die Kampfeuphorie als die Feststellung Peters, dass in seiner Truppeneinheit die härteste Strafe darin bestehe, »daß die Soldaten nicht vor die Front dürften.«

Als der Krieg zuerst eine verheißungsvolle Entwicklung zeigte, ließ Käthe Kollwitz sich noch einmal vorübergehend zu einer patriotischen Haltung hinreißen. »Peters Ehrentag. Antwerpen ist gefallen, der Himmel ist zum ersten Mal wieder blau, die Fahnen, die wochenlang eingezogen waren, wehen wieder aus den Fenstern … Zum ersten Mal in unserm Leben hängen wir – Socialdemokraten, die wir bewusst sind und bleiben – heut am 10. Oktob. die schwarz-weiß-rote Fahne heraus. Aus der Jungen Stube. Das gilt unserem Peter und Antwerpen. Vor allem, vor allem aber unserem Sohn.« (10. Oktober 1914)

Zwei Wochen später erhielt sie die erste Nachricht von Peter: »Er schreibt, sie hören schon Kanonendonner.« Am 30. Oktober lautet die lakonische Eintragung: »Ihr Sohn ist gefallen«. Peter Kollwitz war als erster Soldat seiner Einheit, bei Dixmuiden in Flandern, am 23. Oktober 1914 gefallen. Als er eine Chaussee überquerte, um in einem Schützengraben Deckung zu suchen, erhielt er einen Kopfschuss und war sofort tot. Dieser Verlust markiert einen tiefen Einschnitt in der Existenz von Käthe Kollwitz, als Künstlerin und als Frau. »Von da an datiert für mich das Altsein«, erklärte sie bestimmt, im Abstand von drei Jahren.

In einem Brief dieser Tage schrieb sie an eine Bekannte, die ihr ein Halstuch für den Sohn an der Front geschickt hatte, der schöne Schal könne den Jungen nicht mehr wärmen: »Er liegt tot unter der Erde. Er ist bei Dixmuiden als erster seines Regiments gefallen. Er brauchte nicht zu leiden. Bei Sonnenaufgang hat das Regiment ihn begraben, seine Freunde haben ihn ins Grab gelegt. Dann sind sie an ihre furchtbare Arbeit gegangen …« Ein schwacher Trost war ihr geblieben: »Wir danken Gott, dass er so sanft hinweggenommen ist vor dem Gemetzel.«

Trauer und Denkmalpäne

Die Eintragung zum 1. Dezember beginnt mit dem Satz: »Heute nacht den Plan zu einem Denkmal für Peter gefasst …« Weiter heißt es: »An einem herrlichen Sommertage soll es fertig sein und eingeweiht werden. Gemeindeschulkinder singen: ›Wir treten zum Beten.‹ Das Denkmal soll Peters Gestalt haben, ausgestreckt liegend, den Vater zu Häupten, die Mutter zu Füßen, er soll dem Opfertod der jungen Kriegsfreiwilligen gelten. Es ist ein wundervolles Ziel, und kein Mensch hat ein solches Anrecht darauf, dieses Denkmal zu machen, wie ich.«

Einige Tage später entwickelte sie in einem Brief an ihren Sohn Hans den »großen Plan« und steigerte sich in eine wahre Arbeitsbegeisterung hinein. Im Geiste sah sie ihr Denkmal bereits auf einer Berliner Anhöhe unter alten Kiefern stehen und fragte Hans: »Lieber Junge, freust Du Dich mit mir, daß ich eine solche Arbeit gefunden habe?« Als sie am 1. Mai 1915 mit der eigentlichen Arbeit begann, empfand sie einen ähnlichen seelischen Aufschwung: »Mir ist froh und ordentlich feierlich zumut, auch ein wenig beklommen wegen der Größe der Arbeit.«

Zunächst versuchte sie, den Opfertod ihres Sohnes wie ein heiliges Vermächtnis zu deuten und ihr zukünftiges Verhalten daran zu orientieren. Ihr Sylvestervorsatz 1914 lautete: »Mein Peter ich will versuchen treu zu sein … Dein Vermächtnis zu erkennen u. zu bewahren. Was ist das? Mein Vaterland so zu lieben auf meine Art wie du es liebtest auf deine … Ich will Gott die Ehre geben auch in meiner Arbeit d.h. ich will wahr sein echt und ungefärbt. Wenn ich versuche so zu sein, mein Peter, dann bitte ich dich sei um mich. Hilf mir und zeige dich mir. Ich weiß, du bist da, aber ich erkenne dich nur durch einen Nebel. Sei bei mir.« Unversehens nahm das Tagebuch die Form eines geheimen, fast mystischen Gesprächs mit dem toten Sohn an.

»In unser Leben ist ein Riß gekommen«

Sowohl die Korrespondenz wie das Tagebuch kreisen jetzt unaufhörlich um den Verlust.

Die »Trauerarbeit« schwankt zwischen der schonungslosen Beschwörung des Unglücks und dem neuen »Ziel«, dem Sohn zu Ehren ein Denkmal zu errichten. »In unser Leben ist ein Riss gekommen, der nie wieder heil wird. Soll auch nicht. Ein Kind zu gebären und groß zu ziehen und nach achtzehn köstlichen Jahren zu sehen, wie alle Anlagen sich entfalten, wie reich der Baum Frucht tragen will – und dann aus.« (4.1.1915)

Sie wäre »lächelnd, … wie gerne – wie gerne« für ihren Sohn gestorben, wenn man ihr die Wahl gelassen hätte. Und zum ersten Male fällt dann eine Metapher, die wie ein Leitmotiv sich durch die Aufzeichnungen hinzieht: »Peter war Saatfrucht, die nicht vermahlen werden sollte.« Das Sprachbild hatte sie in Goethes Roman »Wilhelm Meisters Lehrjahre« gefunden. Die Zweifel am Kriege mehrten sich: »Mitunter bin ich auch so weit, dass ich in dem Krieg nur den verbrecherischen Wahnsinn sehe. Aber wenn ich dann an Peter denke, so fühle ich wieder das andere …« (Oktober 1915)

Gerne würde sie das Grab in Flandern besuchen, aber sie weiß, dass sie den Frieden abwarten soll. Und an diesen Frieden knüpfte sie eine merkwürdige und tröstliche Hoffnung: »Vielleicht liegt dann der Junge im deutschen Lande.« (6. Oktober 1915) Insgeheim rechnete sie also mit einem Sieg der deutschen Waffen und mit einer erheblichen Grenzkorrektur im Westen. Dadurch würde Peters Opfertod sinnvoller erscheinen.

Sie untersuchte auch andere Trostmöglichkeiten, wie das Gebet: »Man sagt, das Gebet soll ein Ruhen in Gott sein, ein Einsfühlen mit dem heiligen Willen. Wenn es so ist, dann bin ich – mitunter – im Gedenken an Peter im Gebet. Das Bedürfnis, hinzuknien und ihn durch mich durchströmen zu lassen.« (Juli 1915)

Im Dezember analysierte sie auch die üblicherweise stärkste Trostquelle, den »Ewigkeits- und Unsterblichkeitsgedanken« und stellte fest, dass er für sie kaum Bedeutung habe. Sogar wenn der große Weltgeist in Peter weiterlebt, ist das einmalige, unverwechselbare Individuum zerstört: »Wichtig war diese Form, die sich bildete. Diese einmal und einzig lebende Person, dieser Mensch. Was weiter lebt, ist der Geist, aber doch nicht Peters Geist? Peters Geist war untrennbar von seinem Körper.« Sie schlussfolgert deshalb: »Darum liegt gar kein Trost in dem Unsterblichkeitsgedanken, nur in dem Glauben an ein persönliches Fortleben würde Trost liegen.«

Sie grübelte auch nach über eine gängige Redensart und wurde sich des unerbittlichen Inhalts erst recht bewusst: »Wenn man so einfach hinsagt: jemand sei ›ums Leben gekommen‹ – was da für ein Sinn drin liegt: um sein Leben kommen.«

Käthe Kollwitz war hellhöriger und kritischer geworden, sie hinterfragte manche fremde Urteile. Als eine Bekannte schrieb, jede Erfahrung habe sie reicher gemacht, entlarvte sie deren Herzlosigkeit: »Kann ich bejahen, dass eines Menschen Erdenleben abgerissen wird und dieses Erleben – sein Tod – meine Kraft bereichert? Mir scheint, so spricht man nicht mehr, wenn die Kinder sterben.« (12. August 1916)

Die Lebensaufgabe

Immer wieder kam sie auf »Peters Arbeit« zu sprechen, änderte ihre Pläne, sah ein, »dass Jahre vergehen werden, bis ich mit Peters Arbeit fertig bin.« – »Ich arbeite nun seit Wochen immer nur an Schultern, Rücken, Armen der Mutter. ... Mit unendlicher Langsamkeit schält sich das heraus, was sein soll. Mitunter meine ich, ich könnte Wichtigeres in der Zeit machen. Aber Wichtigeres als diese Arbeit gibt es doch nicht für mich ...« (9.9.1917) Allmählich wurde ihr klar bewusst, dass »die große Arbeit« zur eigentlichen Herausforderung ihres weiteren Lebens wurde: »Ich muss Jahre und Jahre auf sie rechnen.« Mehr als einmal fürchtete sie, der Aufgabe nicht mehr gewachsen zu sein: »Ich bin zu zerstört, zerweint, geschwächt. (...) Ich habe keine Kräfte mehr, um das Gelebte zu prägen. Ein Genie könnte das und ein Mann. Ich wohl nicht mehr.« (22. August 1916)

Immer stärker regte sich zudem bei ihr der Zweifel, ob der »Opfertod« ihres Sohnes wirklich sinnvoll gewesen sei. 1916 war das »alles so sehr dunkel«, der Krieg erschien ihr als unsinnig und der Opferwille der Jugend das Ergebnis einer großen Täuschung: »Ist also die Jugend in all diesen Ländern betrogen worden? Hat man ihre Fähigkeit zur Hingabe benutzt, um den Krieg zustande zu bringen? Wo sind die Schuldigen? Gibt es sie? Sind alles Betrogene? Ist es ein Massenwahnsinn gewesen?«

Dagegen stand die Tatsache, dass an der Echtheit dieser Vaterlandsliebe nicht zu zweifeln war, dass »die Jungen, unser Peter, vor zwei Jahren mit Frömmigkeit in den Krieg gingen, und dass sie es wahrmachten, für Deutschland sterben zu wollen.« (11. Oktober 1916) In diesem bitteren Dilemma zwischen ehrlicher Überzeugung der Geopferten und der Absurdität ihres Sterbens stellte Käthe Kollwitz an ihren toten Sohn die bange Frage: »Ist es treulos gegen dich – Peter –, dass ich nur noch den Wahnsinn jetzt sehen kann im Kriege? Peter, du starbst gläubig.«

In ihrem Verhältnis zum Weltkrieg und zum Opfertod machte Kollwitz eine schmerzliche Wandlung durch, bis sie sich zur klaren Erkenntnis durchgerungen hatte.

»Saatfrüchte sollen nicht vermahlen werden«

Kurz vor Kriegsende wurde die Frage zur Gewissheit: »Wir waren betrogen damals. Und der Peter lebte vielleicht noch, wenn nicht dieser furchtbare Betrug gewesen wäre. Der Peter und Millionen, viele Millionen anderer. Alle betrogen.« (19. März 1918) Jetzt war ihre innere Wandlung endgültig vollzogen: Sie fluchte dem Kriege.

Als Richard Dehmel, angesichts der drohenden Niederlage, in dem Aufruf »Einzige Rettung« an alle kriegstauglichen Männer appellierte, sich freiwillig zu melden, um Deutschlands Ehre zu retten, fühlte sich Kollwitz zu öffentlichem Widerspruch herausgefordert. Mit großer Zivilcourage, da man sie des Defaitismus oder des Verrats bezichtigen konnte, veröffentlichte sie eine Entgegnung an R. Dehmel, die in den Sätzen gipfelte: »Es ist genug gestorben! Keiner mehr darf fallen! Ich berufe mich gegen Richard Dehmel auf einen Größeren, welcher sagte: ›Saatfrüchte sollen nicht vermahlen werden.‹« (30. Oktober 1918) Der ›Größere‹ war, wie bereits erwähnt, Goethe, der diese Sentenz in seinem Lehrbrief im Roman »Wilhelm Meisters Lehrjahre« formuliert hatte.

Sie relativierte den vaterländischen Ehrbegriff und auch die freiwillige Frontmeldung Dehmels: er hatte »den wertvollsten Teil seines Lebens hinter sich«, die andern waren mit zwanzig Jahren verblutet.

Kollwitz war zur unbedingten Pazifistin geworden, ihre Überzeugung stand auf einem ihrer berühmtesten Plakate: »Nie wieder Krieg!« Sie stellte ihre Kunst in den Dienst der leidenden Menschen: »Ich ›will wirken‹ in dieser Zeit, in der die Menschen so ratlos und hilfsbedürftig sind.« (November 1922) Sie wurde jetzt international anerkannt. Romain Rolland bezeichnete ihr Werk als »das größte Poem des zeitgenössischen Deutschland.« (1927)

Roggevelde und Vladslo

Im Sommer 1926 konnte sie endlich nach Flandern reisen: »Nun waren wir heut an Peters Grab. Es liegen wohl 1500-2000 Soldaten da, Kreuzchen an Kreuzchen mit Nummer, bei der Hälfte etwa steht nur drauf: Allemand inconnu. Der Kirchhof ist

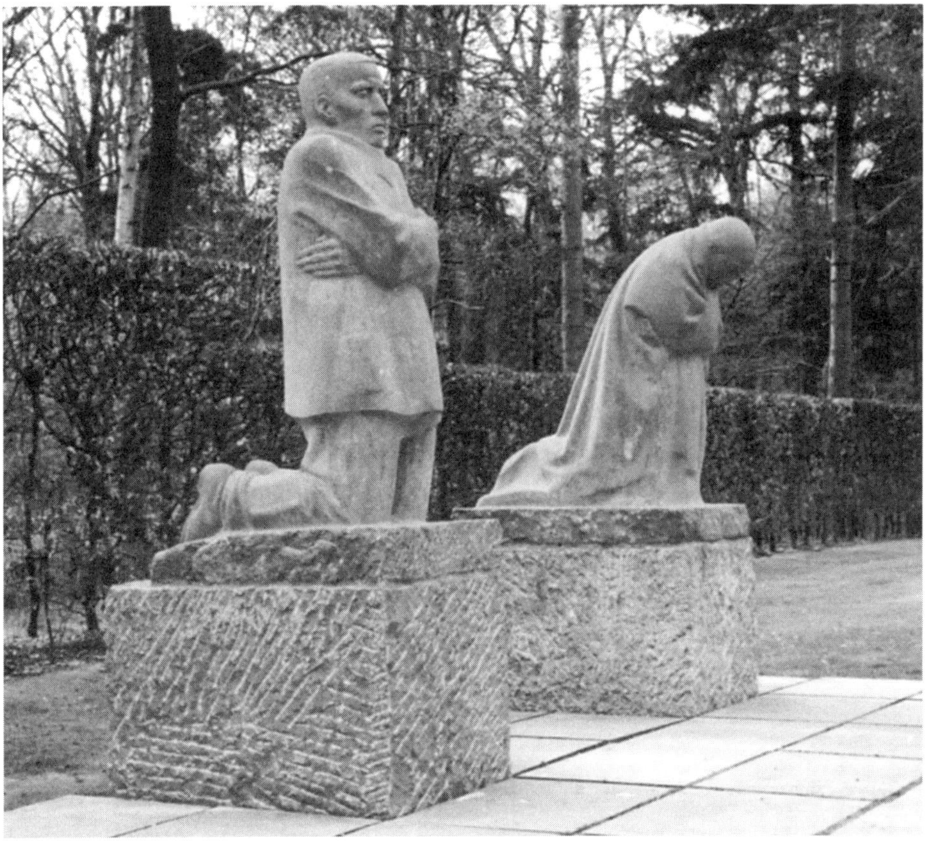

Die trauernden Eltern

sehr einfach – von einer Hecke umzogen. Es ist nichts, das meinen Plan unmöglich machte.« (8. Juni 1926) Mittlerweile nämlich hatte sie die Idee aufgegeben, das Denkmal in Berlin aufzustellen. Roggevelde schien ihr der angemessene Ort. Ein Geschenk des Staates zu ihrem 60. Geburtstag (1927) half, einige materielle Probleme zu lösen.

Die Arbeit am Denkmal verdrängte niemals die »Trauerarbeit«, sie nährte auch den alten Schmerz der Mutter. So lesen wir in ihrem Tagebuch Ende März 1928, als sie frühere Zeichnungen hervorholte: »Wie ich aufschlug, stand da: ›Peter‹. Und wie ich Blatt für Blatt ansehe, kommt überwältigend jene Zeit mir wieder nahe. Jene Zeit, in der ich im Peter lebte. Vom Morgen bis zum Abend. Wo er mich umgab, mir ganz nah und gegenwärtig war, wo Schmerz, Liebe, strömende Liebe und Sehnsucht mein Mantel war, der mich ganz umhüllte. Wo ich weinte. Das alles war mit einmal da beim Aufmachen der Mappe, schmiß mich hin und riß mein Herz noch einmal auf.«

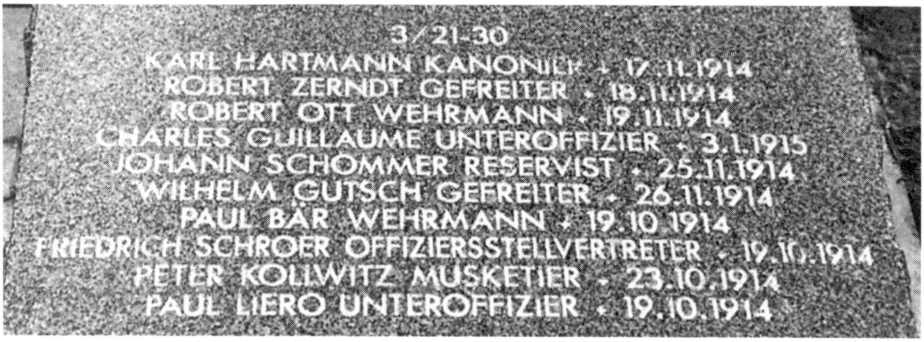
3/21-30
ROBERT ZERNDT GEFREITER
ROBERT OTT WEHRMANN 19.11.1914
CHARLES GUILLAUME UNTEROFFIZIER 3.1.1915
JOHANN SCHOMMER RESERVIST 25.11.1914
WILHELM GUTSCH GEFREITER 26.11.1914
PAUL BÄR WEHRMANN 19.10.1914
OFFIZIERSSTELLVERTRETER
PETER KOLLWITZ MUSKETIER 23.10.1914
PAUL LIERO UNTEROFFIZIER 19.10.1914

Die Grabplatte auf dem Soldatenfriedhof von Vladslo

Es dauerte bis 1932, also insgesamt 18 Jahre – die Lebensdauer des Sohnes – bis die Künstlerin ihr Denkmal fertigstellen konnte, nach unzähligen Metamorphosen. Was einst einer gewissen Kriegsideologie, der Verherrlichung des Opfertods der Kriegsfreiwilligen, gelten sollte, wandelte sich zusehends in deren Gegenteil, in ein Mahnmal für den Frieden. Der ursprünglich als Mittelpunkt des Denkmals gedachte tote Sohn verschwand schlussendlich, desgleichen das geplante Hölderlin-Zitat »Der Tod für das Vaterland« sowie das alte Reiterlied »Kein schönrer Tod ist auf der Welt, als wer vorm Feind erschlagen«. Zurück blieben zwei untröstliche Einzelfiguren, die »trauernden Eltern« Karl und Käthe Kollwitz, denn die Skulpturen tragen unverkennbar die Gesichtszüge der Künstlerin selbst und ihres Ehemannes Karl. Ihr Verlustschmerz wurde zur Anklage gegen die Sinnlosigkeit des Krieges.

Das Denkmal wurde auf den Soldatenfriedhof in Roggevelde bei Dixmuiden transportiert. »An dieser Stelle allein sollen die Deutschen 200.000 Menschen im Laufe der vier Jahre verloren haben«, notierte Kollwitz. Die zwei Figuren aus belgischem Granit, »ägyptisch groß«, Vater und Mutter, wurden rechts und links vom Eingangstor aufgestellt. Beide knieten gramgebeugt vor dem Gräberfeld, stumme, ohnmächtige Trauernde, denen der Krieg Glück und Lebensinhalt geraubt hat.

1956 wurden die Gräberfelder in Flandern zusammengelegt, und der Soldatenfriedhof von Roggevelde mit seinen 1539 Toten wurde nach Vladslo – rund 20 km südlich von Ostende – umgebettet. Das sehr gepflegte, vollkommen ebene Gräberfeld liegt in einem Waldbezirk, von dem es durch eine Hainbuchenhecke abgetrennt ist. Da die Kreuze durch liegende Steinplatten ersetzt sind und nur einzelne Bäume die Rasenfläche unregelmäßig beleben, wirkt der Friedhof mit seinen 25.644 Toten wie ein riesiger Park, dessen feierliche Stille nur durch den Gesang der Vögel unterbrochen wird. Wer den Friedhof durch das wuchtige Eintrittsportal betritt und den Blick über die Gräberzeilen schweifen lässt, folgt unwillkürlich mit seinen Augen den perspektivisch sich verengenden Mittellinien, die ihn auf den Fluchtpunkt hinlenken, auf die »trauernden Eltern« am anderen Ende. Stellvertretend für alle, die ihre Söhne verloren haben, knien sie gramgebeugt und drücken in ihren stummen Gebärden eine heftige Anklage gegen den Unsinn des Krieges aus.

Auf jeder Platte sind die Namen, Grade, Waffengattungen und Todesdaten von 20 Soldaten eingraviert. Auf der Platte, die unmittelbar vor dem Vater liegt, liest man »Peter Kollwitz, Musketier, 23.10.1914«. Seltsamerweise hat man die Bezeichnung »Kriegsfreiwilliger«, die so häufig im Umfeld auftritt, unterdrückt. Wenn man den Soldatenfriedhof verlässt, erblickt man in der Ferne bei Dixmuiden den 84 m hohen Yserturm, das Denkmal für die »Helden der Yser«. Als Käthe Kollwitz 1932 ihre Figuren aufstellte, schrieb sie: »Jenseits des Yser-Kanals erhebt sich jetzt ein hoher Turm, der sogenannte Flamenturm, auf dessen vier Seiten steht in Französisch, Englisch, Flämisch und Deutsch: ›Nie wieder Krieg.‹« (23. August 1932) Seit Jahren war das ihr wichtigstes Anliegen.

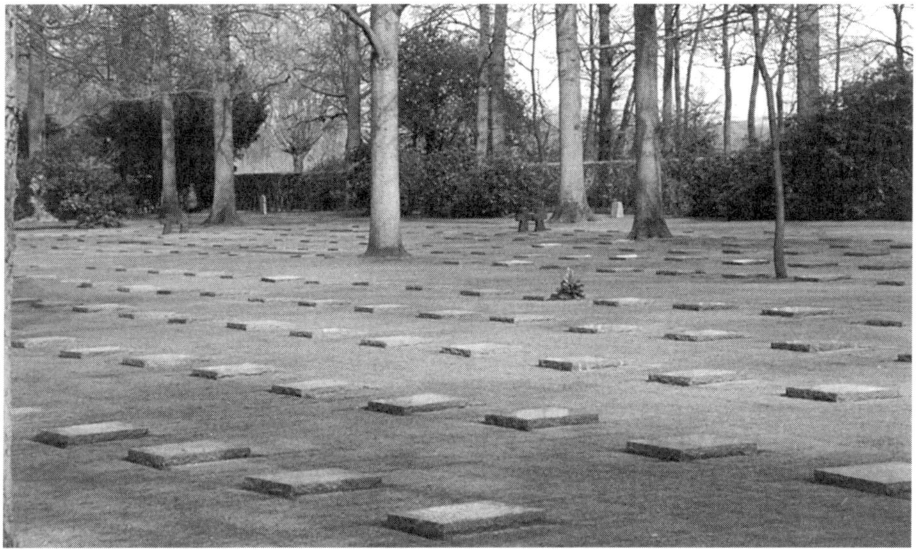

Das Gräberfeld von Vladslo

Der Lebensabend

Als das Ehepaar 1932 nach der Erfüllung seiner »heiligen Pflicht« nach Deutschland zurückkehrte, musste die Künstlerin bald feststellen, dass ihre Werke als »entartete Kunst« von den Nazis eingestuft wurden.

Den schönsten Trost fand sie im Familienleben, besonders in Verbindung zu ihrem Sohn Hans, dessen drei Kinder ihre Freude ausmachten. Ihr Lieblingsenkel war Peter, »Peterchen« genannt, in dem sie eine Art Ebenbild ihres verlorenen Sohnes erblickte. »Du unser geliebtes ältestes Enkelkind«, nannte sie ihn zärtlich.

Ihr Mann starb im Jahre 1940, und die Einsamkeit um die alte verfemte Dame wuchs. Ein schlimmer Schlag traf sie, als sie 1942 erfuhr, dass ihr Lieblingsenkel das Los ihres Sohnes teilte. Ihre Tagebucheintragung lässt fast nichts von der Erschütterung durchdringen: »Er (der Sohn Hans) kam ganz still zu mir herein. Da wusste ich, dass Peter tot ist. Am 22. September ist er gefallen.« (Oktober 1942)

Gegen Ende des Krieges verließ Käthe Kollwitz Berlin, weilte als Flüchtling in Nordhausen und wurde schließlich von einem Kunstkenner, Ernst Heinrich, Herzog zu Sachsen, in Moritzburg bei Dresden aufgenommen. Ihre Enkelinnen lasen ihr aus der Bibel und aus Goethe vor, sie sprach oft vom Tode und wiederholte leise ihr Lieblingswort aus der Offenbarung des Johannes: »Selig sind die Toten, die in dem Herrn sterben von nun an …« Ihr Sohn Hans schrieb über die letzten Monate: »Sie verlangte sehnlichst und dringend nach der Erlösung durch den Tod.« Käthe Kollwitz starb am 22. April 1945, wenige Tage vor Kriegsende.

»Die trauernden Eltern – Ein nationales Mahnmal«

Käthe Kollwitz hat mit den »trauernden Eltern« ihr Hauptwerk geschaffen, nicht nur wegen des ungewöhnlich langen Arbeitsprozesses, sondern auch wegen der universellen Thematik und der einmaligen Resonanz in der Öffentlichkeit. Das Werk gewann eine Bedeutung, die weit über den persönlichen Anlass hinausgeht. Nach dem 2. Weltkrieg wurde ihm offiziell der Rang eines »Klassikers« zuerkannt, mit einer zeitlos gültigen Aussage. Am 21. Mai 1959 wurde in der Ruine der Kölner Kirche St. Alban eine zentrale Gedenkstätte für die Opfer der beiden Weltkriege eingeweiht. Anstatt ein neues Kunstwerk in Auftrag zu geben, ließ man Kopien der »Trauernden Eltern« anfertigen und aufstellen, im klaren Bewusstsein, dass keine andere Plastik diese repräsentative Aufgabe so angemessen erfüllen könnte. »Wo sonst in unserer Zeit ist Menschenleid durch so einfache Größe zum Ausdruck gebracht«, urteilte Bundespräsident Theodor Heuss bei dieser Gelegenheit.

Käthe Kollwitz: Aus meinem Leben. Herder. Freiburg 1997.

Käthe Kollwitz: Die trauernden Eltern. Ein Mahnmal für den Frieden. Dumont. Köln 1999.

Catherine Krahmer: Kollwitz. Rowohlt. Reinbek 1994.

Else Lasker-Schüler

»An mein Kind«

Immer wieder wirst du mir
Im scheidenden Jahr sterben, mein Kind.
Else Lasker-Schüler, 1929

»Die Lasker-Schüler ... ist die bedeutendste Dichterin des jüdischen Volkes seit Jahrhunderten«, urteilte im Jahre 1920 Kasimir Edschmid. Drei Jahre später apostrophierte der Verleger Paul Cassirer sie als »größte Dichterin der Jetztzeit«. – »Die stärkste und unwegsamste lyrische Erscheinung des modernen Deutschland«, hatte Karl Kraus bereits 1910 formuliert.

Solche Einstufungen vermitteln eine Ahnung davon, welche außergewöhnliche Wertschätzung die expressionistische Lyrikerin in Fachkreisen auf dem Höhepunkt ihres Wirkens genoss. Für viele war sie die Verkörperung einer Dichterin schlechthin, denn sie führte eine reine Dichterexistenz, am Rande des bürgerlichen Daseins, aus dem sie sehr früh ausgestiegen war, schon vor dem Scheitern ihrer beiden Ehen. Dazu gehörte auch, dass sie bemüht war, ihr Leben für die Nachwelt zu mystifizieren, indem sie Daten und Namen beliebig änderte, so dass ihre Biographie lange Zeit viele Unstimmigkeiten enthielt.

Der schwarze Schwan Israels

Else Schüler wurde in Elberfeld am 11. Februar 1869 als jüngstes Kind des Handelsagenten und späteren Privatbankiers Aron Schüler geboren. Sie hatte fünf Geschwister, darunter den Lieblingsbruder Paul Carl, der mit 20 Jahren starb und nach dem sie ihr einziges Kind nannte. 1894 heiratete sie den Arzt Berthold Lasker und übersiedelte mit ihm nach Berlin, wo sie viel in Künstler- und Bohêmekreisen verkehrte. 1899 wurde der Sohn Paul geboren, dessen Vater sie als »Griechen« oder »Spanier« mystifizierte, ohne dass seine Identität je geklärt werden konnte. Die Ehe mit Lasker wurde 1903 geschieden, eine zweite Ehe mit Herwarth Walden dauerte bis 1910.

Nach der Veröffentlichung ihrer ersten Gedichtbände kennzeichnete der Dichterfreund Peter Hille sie als »jüdisch«: »Der schwarze Schwan Israels, eine Sappho, der die Welt entzweigegangen ist.« Das ist zutreffend, aber einseitig, denn ihr Leben und Dichten war ebenso stark von christlichen Vorstellungen geprägt: »katholische Mystik und jüdische Tradition ... Christenweihnacht und Judenpassah ... Bischof und Rabbi« existierten bei ihr einträchtig nebeneinander.

In ihren Werken, wie in ihrem Leben, wählte die Dichterin immer neue mythische Namen als Masken: »Prinzessin Tino von Bagdad«, »Prinz Jussuf von Theben«. Sie trat zahlreichen Schriftstellern nahe, u.a. Gerhart Hauptmann, Rilke, Dehmel, Schickele, K. Kraus, Klaus Mann.

Über ihr Äußeres schrieb Gottfried Benn, den die Dichterin um 1912 als »Giselheer, Nibelunge, Heide, Barbar, König und Tiger« heftig umwarb und an den sie 17 Gedichte richtete: »Sie war klein, damals knabenhaft schlank, hatte pechschwarze Haare, kurz geschnitten, was zu der Zeit noch selten war, große rabenschwarze bewegliche Augen mit einem ausweichenden Blick. Man konnte weder damals noch später mit ihr über die Straße gehen, ohne dass alle Welt stillstand und ihr nachsah: extravagante weite Röcke oder Hosen, unmögliche Obergewänder, Hals und Arme behängt mit auffallendem, unechtem Schmuck ... Sie aß nie regelmäßig, sie aß sehr wenig, oft lebte sie wochenlang von Nüssen und Obst.« (Rede auf Else Lasker-Schüler, 1952)

Unregelmäßige Einnahmen durch literarische Beiträge sowie ihre Unfähigkeit zu wirtschaften hatten zur Folge, dass sie fast immer auf fremde Unterstützung angewiesen blieb. 1913 erschien in der »Fackel« ein dringender Spendenaufruf für die »mit schweren Sorgen kämpfende Dichterin«. Zu den Unterzeichnern dieser Hilfsaktion gehörten Selma Lagerlöf, Richard Dehmel und Arnold Schönberg. Sie nahm das Geld entgegen, wegen ihres Sohnes.

»Mein Sohn Paul ist mein Alles«

Am 11.6.1913 schrieb Else Lasker-Schüler: »Mein Sohn Paul ist mein Alles. Ich habe ihn in der Odenwaldschule ... Er ist schon fast ein Jahr dort und fühlt sich wohl und wird gesund bleiben und das ist mir zunächst die Hauptsache ... Ich meine, so lange ichs kann, werde ich immer meinem Kind Freude schenken. Sein rund Herz will kugeln. Daß man einem Kind im frühsten Jahr schon die Askese des Lebens angewöhnen soll, leuchtet mir wahrhaftig nicht ein, zumal die Erinnerung mit weiterlebt und oft alles Dunkle später erhellt.«

Sie setzte alles daran, ihren Jungen gut erziehen zu lassen und ihn als Zeichner auszubilden. Besondere Hilfe erwartete sie sich von Franz Marc, der aber schon im ersten Kriegsjahr fiel. So musste sie sich selbst einsetzen, um den Sohn in einer Redaktion unterzubringen. Manche Briefe der folgenden Jahre sind dieser Arbeitssuche gewidmet. Sogar Albert Einstein wurde in diese Aktion eingespannt, und er schrieb einen Empfehlungsbrief für »Herrn Paul Lasker, einen tüchtigen Zeichner, den Sohn einer bedeutenden Künstlerin«.

Paul Lasker machte keine große Karriere, er arbeitete in verschiedenen Ateliers. Da er eine besondere Begabung für die Karikatur besaß, hielt er sich gerne in Kaffeehäusern auf und bot den Gästen, als blasser, schüchterner junger Mann seine Zeichnungen an.

Sanatorien in Agra und Davos

Mehr als das berufliche Fortkommen ihres Sohnes beschäftigte die Mutter ab Ende 1925 seine angeschlagene Gesundheit. In einem Brief an Paul Rychner heißt es: »Mein Paulchen hier schon 4 Wochen an der Lunge krank im Krankenhaus. Mein Schmerz übergroß.« Der berühmte Chirurg Ferdinand Sauerbruch hatte eine Lungentuberkulose festgestellt und Lugano oder Davos empfohlen. Paul lag zunächst einige Monate im Schwabinger Krankenhaus, III. Klasse. Dann wurde er in Agra im Tessin behandelt. Im Juli schrieb die Dichterin: »Denken Sie mein Paul schon 5 1/4 Monate in Agra in den Heilstätten an der Lunge krank. Ich bin untröstlich.«

Jeder Brief enthielt jetzt ähnliche Ausdrücke von seelischer Not und Verzweiflung: »Ich bin in ›Schwerster‹ Verzweiflung« – »Ich bin gebrochen.« – »Ich erzähle Ihnen ungeheuerliches.« – »O Gott, was ich durchmache – mein Paulchen noch fiebernd im Bett.« – »Zum Gerippe das ärmste Kind, abgemagert. Ich habe zu meinen teuren Eltern wie oft ... zu all den Erzvätern zu den Propheten, zu Jesus gebetet, Gott zu bitten, auf jeden Stein, auf jeden Schneestern Blut geweint.« Mittlerweile waren sie von Agra nach dem teuren Sanatorium von Davos umgezogen. Wie sie das bezahlte, blieb ein Rätsel. Sie hatte fast keine Einnahmen und hungerte oft.

Am 16.3.1927 schöpfte sie noch einmal Hoffnung und schrieb erleichtert: »Denken Sie, auf einmal war er aus dem Zimmer verschwunden – wie ein Vogel aus dem Nest und ging in Davos spazieren. Der Doktor war direkt von dieser Sehnsucht nach freier Luft – erschüttert. Es ging meinem Jungen ›gut danach‹ und er ißt wieder und nun darf er täglich 2 Stunden aufstehn und auch spazieren gehen. Der Doktor ist nicht nur der Arzt des Körpers. ›Nur‹ ein Privatsanatorium vermochte mein Kind noch zu heilen ...«

Die Korrespondenz bricht an dieser Stelle für 11 Monate ab. Der nächste Brief vermeldet ziemlich kurz: »Denken Sie mein geliebter Junge, mein Paul ist am 14. Dez. gestorben. Ich kann es kaum niederschreiben. Ich fühle ich muß bald nach Jerusalem ...« (1.2.1928)

»Man vermag nur zu knien, sein Kind im Sterben zu erreichen«

Dazwischen lagen schreckliche Monate, in denen die verzweifelte Mutter zwischen Berlin und Davos hin und her reiste, bis sie ihren Sohn schließlich nach Berlin holte. Im September mietete sie das Atelier des Malers und Bildhauers Jussuf Abbo im Tiergartenviertel, um dort den todkranken Sohn zu pflegen. »Kein Tier kehrt so müde in seinen Stall zurück.« Ein Vorhang teilte das Atelier in zwei Räume. Tag und Nacht wachte sie an seinem Lager und versuchte ihm Hoffnung zu machen. S. von Radecki berichtet über die letzten Tage: »Einmal unterbrach er sie fast schreiend: ›Was hilft das alles – ich weiß, ich muß doch sterben!‹ Daraus sprach eine grenzenlose Verzweiflung. Als er fühlte, daß es jetzt ans Sterben ging, gab er der Mutter ein Zeichen, hinter den Vorhang zu treten; er wollte allein sterben. Gehorsam trat sie hinter den Vorhang und wartete dort den Tod ihres Sohnes ab.«

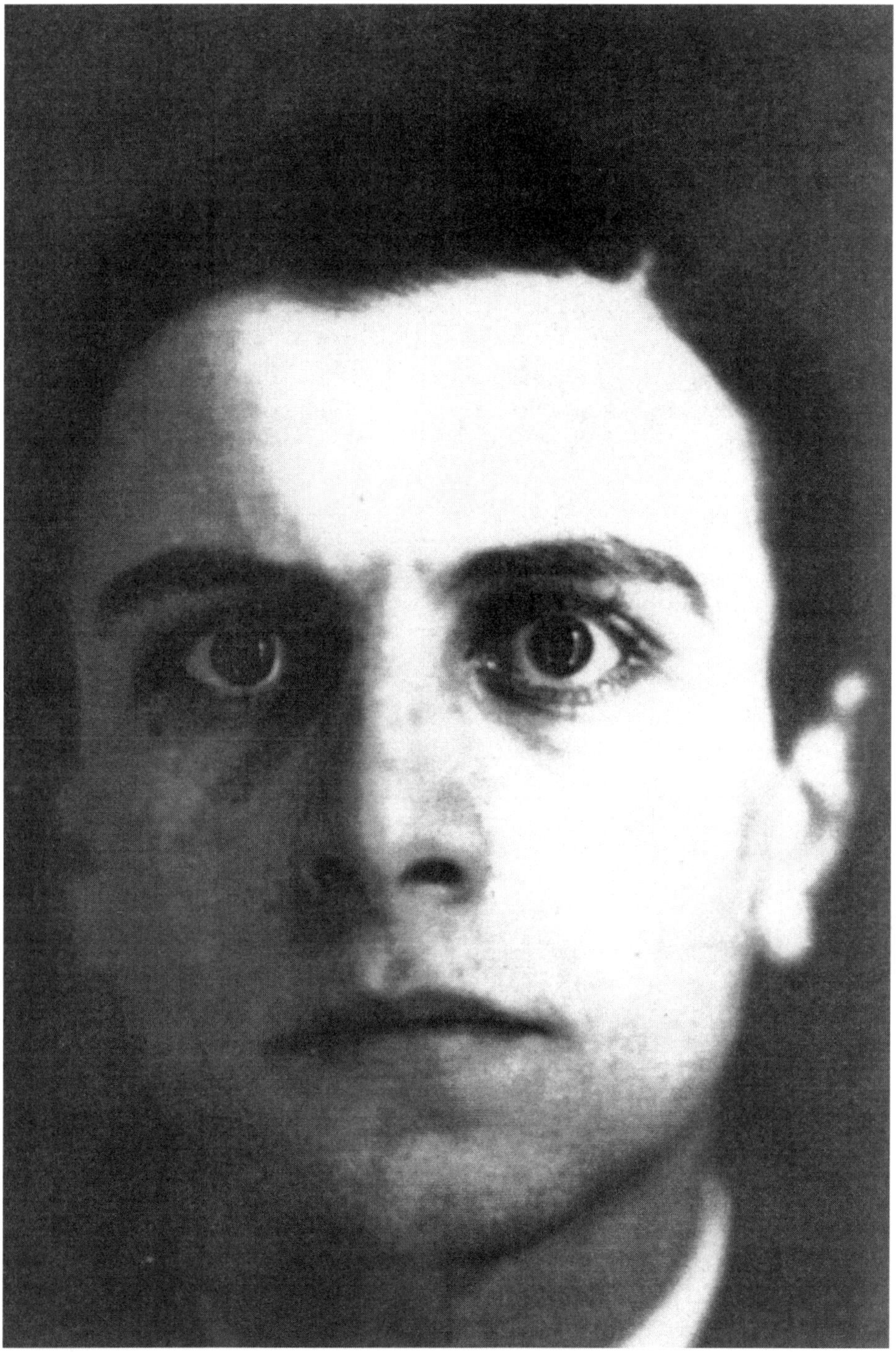

Paul Lasker

Paul Lasker-Schüler starb in Berlin im Alter von 28 Jahren. Die Mutter war in einen seltsamen seelischen Schwebezustand geraten, sie hatte sich fast ganz von der Alltagswirklichkeit losgelöst: »Am Abend, bevor er starb, empfand ich ihn wieder zweijährig. Ich hätte ihn tragen können, einsingen können in den Todesschlaf … Wenn ein Kind stirbt, weiß man, daß Raum und Zeit Zustand sind, und man vermag nur zu knien, sein Kind im Sterben zu erreichen.«

Der Sohn der Dichterin wurde auf dem jüdischen Friedhof Berlin-Weißensee beigesetzt. Das Grabmal besteht aus einer geborstenen Säule. Über der Inschrift steht der Davidsstern.

Das ganze folgende Jahr lang war die Dichterin wie erstarrt. Ihre Gedanken kreisten unaufhörlich um den Verlust des einzigen Kindes. Sie war jetzt eine einsame Frau von 59 Jahren. Gegen die Trauer half ihr anscheinend nur die Bewegung, sie war viel auf Reisen unterwegs, in Holland, in Frankreich, in England, in Belgien, in vielen Städten Deutschlands. Auch im nächsten Jahr war die Inspiration recht spärlich. Die einzige Erstveröffentlichung des Jahres 1929 war ein Zeugnis der Trauer: »An mein Kind«. Gleich im ersten Vers steht die wichtigste Aussage: Unaufhörlich ist der Schmerz, die Zeit bringt kein Vergessen. Immer wieder wird sie die Agonie neu erleben, und die Trauer wird neu anheben.

An mein Kind

Immer wieder wirst du mir
Im scheidenden Jahr sterben, mein Kind.

Wenn das Laub zerfließt
Und die Zweige schmal werden.

Mit den roten Rosen
Hast du den Tod bitter gekostet,

Nicht ein einziges welkendes Pochen
Blieb dir erspart.

Darum weine ich sehr, ewiglich …
In der Nacht meines Herzens.

Noch seufzen aus mir die Schlummerlieder,
Die dich in den Todesschlaf schluchzten,

Und meine Augen wenden sich nicht mehr
Der Welt zu;

Das Grün des Laubes tut ihnen weh.
– Aber das Ewige wohnt in mir.

Die Liebe zu dir ist das Bildnis,
Das man sich von Gott machen darf.

Ich sah auch die Engel im Weinen.
Im Wind und im Schneeregen.

Sie schwebten …
In einer himmlischen Luft.

Wenn der Mond in Blüte steht
Gleicht er deinem Leben, mein Kind.

Und ich mag nicht hinsehen
Wie der lichtspendende Falter sorglos dahinschwebt.

Nie ahnte ich den Tod
– Spüren um dich, mein Kind –
Und ich liebe des Zimmers Wände,
Die ich malte mit deinem Knabenantlitz.

Die Sterne, die in diesem Monat
So viele sprühend ins Leben fallen,
Tropfen schwer auf mein Herz.

»Ich muss bald nach Jerusalem«

1932 veröffentlichte Else Lasker-Schüler zwei Bücher »Konzert« und »Arthur Aronymus«, beide mit der Widmung »Meiner teuren Mama und meinem geliebten Sohn Paul in Liebe«. Der Einband von »Konzert« trug das Bildnis der Dichterin, das ihr Sohn mit vierzehn Jahren gezeichnet hatte. Im selben Jahr wurde sie mit dem angesehenen Kleistpreis ausgezeichnet. In der Begründung hieß es: »In den Büchern Else Lasker-Schülers finden sich viele Verse, die den ewiggültigen Schöpfungen unserer größten deutschen Meister ebenbürtig sind.« Die Preisverleihung rief heftige antisemitische Angriffe gegen die »Tochter eines Beduinenscheichs« hervor.

1933 emigrierte die Dichterin in die Schweiz, wo ihr, nach fremdenpolizeilicher Weisung, die »Erwerbstätigkeit als Dichterin … verboten« wurde. Sie führte ein ungesichertes Emigrantendasein, das ständig von Ausweisung bedroht war. Dreimal reiste sie nach Palästina, ins »Hebräerland«, wie ihr Reisebericht heißt. Dort konnte sie 1934 eine Ausstellung der Bilder ihres Sohnes veranstalten. Drei Jahre später stellte sie 197 Zeichnungen ihres Sohnes in Zürich aus. Die dritte Reise wurde zur Reise ohne Wiederkehr, da der Zweite Weltkrieg ausbrach. Else Lasker-Schüler musste endgültig in der »heiligen Stadt ihrer Lieder« bleiben.

Ein Brief ins Jenseits

Zwölf Jahre nach dem Tod ihres Sohnes schrieb Else Lasker-Schüler ihm einen Brief aus Jerusalem, im schlichten mütterlichen Tone, wie in den Tagen seiner Kindheit. Das im Nachlass veröffentlichte Schreiben ist ein rührendes Zeugnis einer andauernden Trauerarbeit, der Verbundenheit einer Mutter mit ihrem geliebten Kind, auch über den Tod hinaus.

»Mein kleines geliebtes Päulchen.

Du hast mir im Traum gesagt, und ich hab in Deinem Wunsch die große Sehnsucht empfunden, mein geliebtes kleines Päulchen, – ich soll Dir doch einen Brief schreiben.

Wo Du auch gerade bist, mein Päulchen, ich sehe Dich immer, Dich und meine Mama, Euch beide inniglich zusammen. Mein Kindlein, ich bin nun fast sechs Monate wieder hier in Jerusalem, bin hier; kam zum dritten Male zurück in die Lieblingsstadt Gottes. – Einmal hast Du mir gesagt im Wachen: ›Das ist so: Ich heiße der Engel Paul.‹ Alles habe ich genau gehört und verstanden, mein Kind. Denke auch immer, mein geliebtes Päulchen, ich bin bei Dir und bei meiner Mama. Ihr seid sicher große Freunde, mein Päulchen. Das kann ich mir denken. Geliebtes Päulchen, Du und Mama seid mir das Teuerste auf der Welt. Dann Papa, meine Geschwister und meine Freunde und Freundinnen im Himmel. Geliebtes Päulchen, ich küsse Deinen geliebten Mund, Deine Augen, Deine Händlein beide und Dein Herzlein.

Deine Mutter.«

Dieses Dokument ist sicher nicht als Spielerei oder als stilistische Übung entstanden. Die Innigkeit wie die Häufigkeit der Anrede deuten darauf hin, dass die Dichterin in einem Zustand der Ergriffenheit sich Trost zusprach, indem sie sich in diese fiktive Schreibsituation flüchtete und ihren Gefühlen, vielleicht sogar ihren Tränen, einen objektiven Ausdruck verlieh.

»Ich weiß, daß ich bald sterben muß«

Die sechs letzten Lebensjahre, die sie in Jerusalem verbrachte, waren von materieller und seelischer Not überschattet. Schon 1939 schrieb sie an einen Gönner: »Ich werde hier vor Traurigkeit sterben. Und mein Kind wird immer vereinsamt auf dem Friedhof in Berlin ruhen.« In zunehmendem Maße bedrückte sie die Tragödie ihres Volkes. Sie wandte sich an Churchill, sie bat Papst Pius XII., öffentlich gegen die Judenverfolgung einzutreten. »Jesus Christus war doch auch ein Sohn Davids.« Mit rührender Naivität versicherte sie, dass »nie im Leben ein Jude oder eine Frau eines Juden je Christenblut getrunken haben noch je ein Kind geschlachtet haben zu Ostern.«

1943 gab sie ihren letzten Gedichtband, »Mein blaues Klavier«, heraus. Ihr letztes Schauspiel »Ich und Ich«, das den Untergang Hitlers zum Thema hatte, blieb unvollendet.

Über ihre allerletzten Tage berichtet der Arzt Adolf Wagner: »Ich fand sie, rein zufällig, an einem ihrer letzten Tage auf der Straße in einem desolaten Zustande, wie sie sich an einem Baume festhielt, um nicht umzufallen. Sie war ganz blassblau, stark unterernährt, halb verhungert. Ich bot ihr meine Hilfe an, sie wollte sich

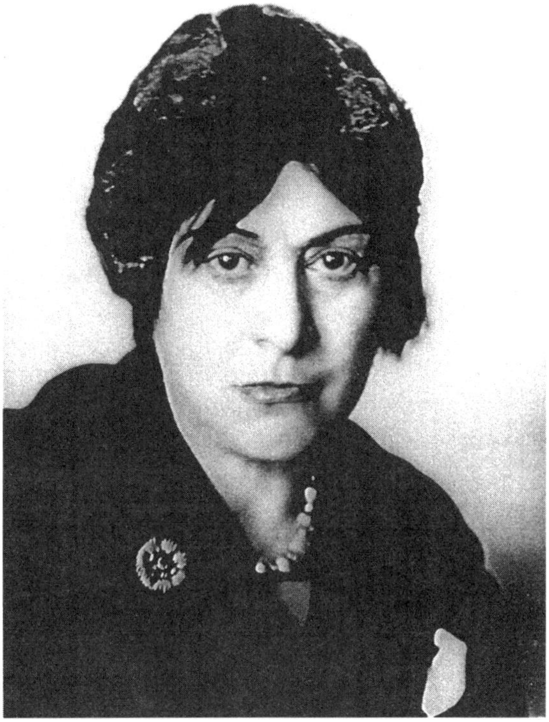

weder tragen noch stützen lassen. Mit Mühe und List brachte ich sie in ein kleines Café, wo sie sich allmählich erholte ... in ihre Wohnung ließ sie sich von mir nicht schaffen: ›Ich habe kein Heim.‹ ... Sie lebte zuletzt viel in der Vergangenheit, besonders mit ihrem Sohne und ihrer Mutter ...«

Else Lasker-Schüler starb am 22. Januar 1945 und wurde anderntags auf dem Ölberg beigesetzt. Der Rabbiner trug ihr Gedicht »Ich weiß, daß ich bald sterben muß« vor.

Ich weiß, daß ich bald sterben muß
Es leuchten doch alle Bäume
Nach langersehntem Julikuß –

Fahl werden meine Träume –
Nie dichtete ich einen trüberen Schluß
In den Büchern meiner Reime.

Eine Blume brichst du mir zum Gruß –
Ich liebte sie schon im Keime.
Doch ich weiß, daß ich bald sterben muß.

Mein Odem schwebt über Gottes Fluß –
Ich setze leise meinen Fuß
Auf den Pfad zum ewigen Heime.

Else Lasker-Schüler: Werke und Briefe © Jüdischer Verlag. Frankfurt am Main 1996.
Erika Klüsener und Friedrich Pfäfflin: Else Lasker-Schüler. Rororo Bildmonographien. Hamburg 1988.
Ulrich Ott (Hrsg.): Else Lasker-Schüler. Marbacher Magazin. Marbach 1995.

Hugo und Gertrud von Hofmannsthal

»Ein grosses Unglück im Rodauner Haus«

»Die Erscheinung des jungen Hofmannsthal ist und bleibt denkwürdig als eines der großen Wunder früher Vollendung; in der Weltliteratur kenne ich bei solcher Jugend außer bei Keats und Rimbaud kein Beispiel ähnlicher Unfehlbarkeit in der Bemeisterung der Sprache.« (Stefan Zweig). Nichts illustriert die Richtigkeit dieses Urteils besser als die Überraschung, die Hermann Bahr erlebte, als er den unbekannten Mitarbeiter seiner Zeitschrift kennenlernen sollte. Bahr hatte die Verse und Aufsätze, die unter dem Pseudonym »Loris« veröffentlicht wurden, gelesen und vermutet, dass ihr Autor ein reifer, lebenserfahrener Mann zwischen 40 und 50 sei. Unglaublich schien es ihm, dass »Loris« ein 17-jähriger Gymnasiast war.

»Frühgereift und zart und traurig«

Hugo von Hofmannsthal wurde am 1. Februar 1874 in eine wohlhabende und hochkultivierte Wiener Familie hineingeboren. Der Adel war dem ehemaligen Prager Handelsherrn Isaak Löw Hofmann erst drei Generationen vorher, im Jahre 1835, von Ferdinand I. verliehen worden, für seine kaufmännischen Leistungen und seine philanthropischen Verdienste. In der nächsten Generation trat die Familie zum katholischen Glauben über. Als einziges Kind des Bankdirektors Hugo August und seiner Frau Anna Maria wurde der junge Hugo fast ängstlich behütet und mit größter Sorgfalt erzogen. Mit seinen ersten veröffentlichten Gedichten beeindruckte der Gymnasiast nicht nur seine Umgebung, sondern auch die Künstlerkreise. Schnitzler urteilte bewundernd in seinem Tagebuch: »Bedeutendes Talent, ein 17-jähriger Junge, Loris (v. Hofmannsthal). Wissen, Klarheit und, wie es scheint, auch echte Künstlerschaft, es ist unerhört in dem Alter.« Stefan George nannte den jüngeren Kollegen seinen »Zwillingsbruder«, er warb stürmisch um seine Freundschaft und seine Mitarbeit.

In seinen ersten lyrischen Dramen »Der Tod des Tizian« (1892) und »Der Tor und der Tod« (1893) berauschte sich der Dichter an der Schönheit der Farben und dem musikalischen Reiz der Worte sowie der schwermütigen Süße der Todespoesie – einem ästhetischen Spiel mit Stimmungen und Gefühlen, typisch für die Bewegung der Neuromantik. In seinem berühmten Prolog zu Schnitzlers »Anatol«-Episoden (1892) fasste der 18-Jährige den Geist der Wiener »fin-de-siècle«-Dichtung treffend zusammen:

Also spielen wir Theater,
Spielen unsre eignen Stücke,
Frühgereift und zart und traurig,
Die Komödie unsrer Seele …

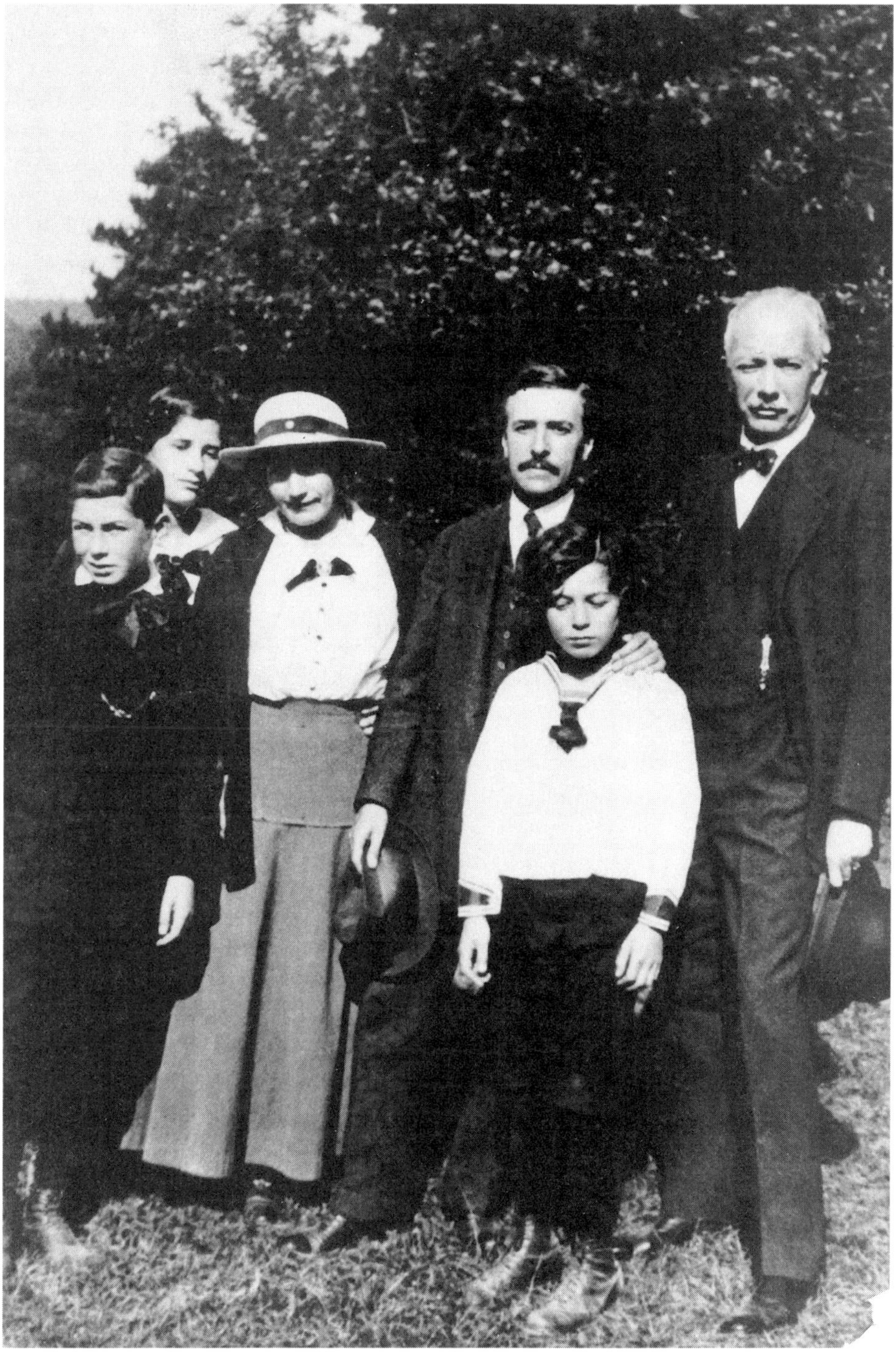

Franz, Christiane, Gerty, Hugo, Raimund von Hofmannsthal und Richard Strauss

Rodaun und seine Gäste

Am 8. Juni 1901 heiratete Hofmannsthal Gertrud Schlesinger, die Tochter eines Finanzmannes. Es wurde eine glückliche Ehe, denn »Gerty« erwies sich als die ebenbürtige Frau, die, wie R. A. Schröder rückblickend schrieb, »durch dreißig Jahre in immer gleicher Geduld und Hingabe die tausend Fratzen und Peinlichkeiten des Tageslebens ihm fernzuhalten oder doch ins Erträgliche zu mildern gewußt hat und deren immer gedacht werden soll, wo seiner gedacht wird.«

Drei Kinder gingen aus der Ehe hervor: Christiane (*14.5.1902), Franz, (*29.10.1903) und Raimund (*26.5.1906). Sie wuchsen auf in dem schönen Haus, das die Familie seit der Hochzeit bewohnte und über das Hofmannsthal mit begeisterten Worten an einen Freund berichtete: »Das Schönste ist, daß wir ein unglaublich kleines Haus auf dem Lande gefunden haben, zwanzig Minuten (Eisenbahn) von Wien, in dem wir Sommer und Winter wohnen werden. Es ist zur Zeit der Kaiserin Maria-Theresia von einem Fürsten Trautsohn ... für seine Geliebte gebaut worden. Es ist nicht größer wie ein Bauernhaus, hat ein wunderschön geformtes altes Schindeldach, einen großen grünen Salon mit bemalten Wänden, und einen tiefen, in den schwarzen Felsen gewölbten Keller. Der Garten, voller alter Obstbäume, geht steil den Berg hinauf, oben tritt man durch ein kleines Gartenpförtchen auf einen gepflasterten freien Platz, auf dem Gras wächst; dort steht eine ganz kleine Kirche ... Der Ort heißt Rodaun.«

Hier lebte Hofmannsthal bis an sein Lebensende, hier empfing er den geistigen Adel seiner Zeit: Rilke, Thomas Mann, Dehmel, Carossa, Werfel, Zweig, Schnitzler, R. A. Schröder, Zemlinsky, Mell, Reinhardt, R. Strauß u.a.m. Hier schrieb er alle seine Meisterwerke, die Dramen (»Elektra«, »Der Rosenkavalier«, »Ariadne auf Naxos«, »Arabella« ...), »Jedermann, das Spiel vom Sterben des reichen Mannes«, seine Erzählungen, den »Chandos-Brief« ...

Der Familienvater

So umfassend auch Hofmannsthals Werke untersucht worden sind, so wenig sind seine familiären Verhältnisse bis jetzt aufgearbeitet. Sie harren noch einer systematischen Darstellung. Aus den verstreuten Hinweisen, die man im Briefwechsel findet, darf man schließen, dass das Familienleben in Rodaun stets intakt und durchaus harmonisch war. Emotionaler Ruhepunkt für die Kinder war vermutlich mehr die Mutter Gerty als der vielbeschäftigte, übersensible und wetterfühlige Vater. Angstzustände und Schwindelanfälle gefährdeten in zunehmendem Maß sein Gleichgewicht. Mit dem Zusammenbruch Österreichs hatte er, nach eigenen Worten, das »Erdreich« verloren, in das er verwurzelt war. Die neuen Zustände fand er »versteinernd«. Im Jahr 1926 stellte er fest: »Für mich ist fast alles furchtbar.« So wurde er zusehends zum Zuschauer in den entscheidenden Entwicklungsjahren seiner drei Kinder.

Die Tochter Christiane heiratete 1928 in Heidelberg. Eine Frage nur bewegte den Dichter, die Konfession seines Schwiegersohns, der Protestant war. Er schrieb deswegen an sein »gutes Christianerl«: »Wegen der Religion der Kinder werde ich mit dem Heinz sprechen. Er ist ja so gescheidt, wir werden uns ohne Mühe verstehen. Protestantische Enkel wären mir halt etwas so viel Entfernteres, ich meine es nicht religiös, sondern gewissermaßen atmosphärisch.« Im Februar 1929 besuchte er seine Tochter in Heidelberg, um seinen Enkel zu sehen.

Raimund, ein »Charmeur«, war der Lieblingssohn des Dichters. »Diesen Sohn liebte er über alles«, schrieb B. Zuckerkandl in ihren Erinnerungen. Ende Juni 1929 kam Raimund von einer Weltreise zurück und unterhielt die ganze Familie mit seinen lebhaften Eindrücken von Menschen, Tieren und Landschaften. Nicht ohne Stolz berichtete der Vater von den Erlebnissen des Weltenbummlers und dem vorzüglichen Erzähltalent seines Jüngsten: »Vor einer Woche, braun aber ziemlich mager, ein dünnes Stöckchen schwingend und nur besorgt um zwei Affen, die er in Hinterindien für Reinhardts Menagerie gekauft hat, erschien Raimund, und es ist mir wie ein Wunder, daß er erst acht Tage da ist, man schon von so vielen Dingen gesprochen, von so vielen Erlebnissen gehört hat. Er erzählt ausgezeichnet, und in einer unaufhörlichen Kette folgen merkwürdige Begegnungen aufeinander – Matrosen, russische Exilierte, chinesische Mandarine ...« Am Schluss des Briefes, zehn Tage vor seinem Tode, notierte er: »Ich arbeite vielerlei und viel, mit Laune – auch wenn von außen das ewige gewittrige Föhnwetter immer retardiert.« (an C. J. Burckhardt)

Franz – das Sorgenkind

Franz war das schwierigste Kind der Familie und bereitete dem Vater schon früh Sorgen, wegen seines labilen Temperaments, wegen seiner Unfähigkeit, seinen eigenen Weg zu finden, wegen seiner Schwierigkeit, sich mitzuteilen. Allerdings vermerkte Schnitzler auch schon unter dem 16. September 1923, »verdient schon Geld an der Börse«. Damals wollte Franz ins Bankfach, gewissermaßen in den Fußstapfen seines Großvaters, aber ohne dessen Erfolg.

Bertha Zuckerkandl urteilte über ihn knapp: »Der ältere Sohn Franz, ein hübscher, liebenswürdiger junger Mann, war wohl nicht besonders begabt; vielleicht fand er aber auch für seine Anlagen nicht die richtige Entwicklung.«

Mehrfach wechselte er den Beruf und die Stellung. Ein Versuch, sich in Amerika eine Position aufzubauen, schlug fehl. Später versuchte er, als Volontär im Berliner Hotel Continental eine Ausbildung als Hoteldirektor zu erhalten.

In seinem Todesjahr arbeitete Franz in einem Pariser Hotel. Dort traf ihn Carl J. Burckhardt und schrieb am 2. April ziemlich unbefangen an den Vater:

»Bei all dem habe ich auch den guten Franz gesehen. Er stand mit einer Anzahl junger Herren, feierlich gekleidet, hinter einem polierten Holzverschlag. Er und seine Kollegen sahen heiter, zuvorkommend und nicht übermäßig beschäftigt aus. Als er meiner ansichtig wurde, löste er sich aus seiner beruflichen Gruppe und führte mich in eine unterirdische, taghell erleuchtete Bar, wo er mich mit herrlichem Portwein bewirtete. Kellner in weißen Jacken standen vor ihm wie Fähnriche vor einem Brigadekommandeur. Anstatt zu bezahlen, lispelte er etwas, worauf die Kellner sich verneigten und einen Zettel auf einen kleinen Spieß aufsteckten. Franz ist zur Zeit im Hotel dieser gewisse Herr, der einem das Zimmer zeigt und einen überredet, auch wenn man allein ist, ein Doppelzimmer mit Bad zu nehmen.«

Hofmannsthal mag eine gemischte Freude empfunden haben bei der Lektüre dieses Briefes, der den Eindruck schilderte, den sein Sohn beruflich auf seine Bekannten machte. Der großzügig-heitere Gastgeber Franz war in Wirklichkeit ein kleiner subalterner Angestellter, ein Anwärter in ungesicherter Position, der sich dazu herablassen musste, die Gäste zu überreden, ein teureres Zimmer zu nehmen, als sie eigentlich brauchten. Schmerzlich war dem Vater sicher wieder einmal aufgegangen, wie verloren Franz sich auch in Paris fühlen musste. Ein weiterer Grund seines Unbehagens war der Umstand, dass der Sohn noch immer finanziell auf ihn angewiesen war und sehr unter dieser demütigenden Abhängigkeit litt. Davon wusste Burckhardt natürlich nichts.

Auch die Mutter litt unter den wenig glanzvollen Berufsperspektiven ihres ältesten Sohnes. Über seine Karriere im Hotel Continental schrieb sie an ihre Tochter Christiane: »Ich weiß gar nicht, was aus diesem Beruf werden soll! Es kommt mir doch nicht ganz erfreulich vor, dieses Herumstehen als Volontär und so. Er bekommt aber freie Station und Wohnung, so dass Papa ihm nicht viel mehr Taschengeld geben muss als er in Wien hat … Da musst Du auch Rat geben!« (5. März 1928)

Aber auch in seiner schäbigen Pariser Stellung scheiterte Franz und kehrte Mitte Mai 1929 zu seinen Eltern zurück. Er beabsichtigte, in Wien ein Verkehrsbüro einzurichten, ein Plan, von dem der Vater wenig begeistert war. Da seine Nerven ihm wieder schwer zu schaffen machten, fühlte er sich überfordert und wich dem Sohne aus. Er war sich dennoch seiner Pflicht als Vater und auch des prekären seelischen Gleichgewichts des Sohnes bewusst. An eine Freundin schrieb er: »Franz ist gestern angekommen, doch etwas niedergeschlagen und nervös, obwohl auch sichtlich gescheiter und reifer geworden, er ist das schwierigste Kind, er muss mich jetzt ein bisschen haben, dass ich ihm rate – er muss schnell eine Tätigkeit finden, es darf keine wirkliche tiefe Entmutigung über ihn kommen.«

Seine Frau Gerty wollte ihn zu einer Aussprache mit dem Sohn bewegen und äußerte sich laut, beim Besuch einer gemeinsamen Bekannten: »Franz ist zurück … Er hat in Paris Freunde gefunden, die mit ihm ein Verkehrsbüro einrichten wollen. Das möchte er so gern mit Hugo besprechen.« Hofmannsthal aber, sonst Gentleman in Person, schnitt seiner Frau brüsk das Wort ab und wechselte das Thema. Das war am 10. Juli 1929. Drei Tage später, am 13. Juli, einem gewitterschwülen Sommernachmittag, erschoss sich Franz mit einem Revolver im Elternhaus in Rodaun.

»Unser armer Franz – das arme Kind«

Über die unmittelbare Reaktion des Dichters liegen keine Zeugnisse vor. Am 14. Juli schickte er ein Telegramm an seine Tochter mit der Bitte, »unbedingt dort zu bleiben«. Er fügte hinzu: »Schöpfen größten Trost aus deinem Glück mit Heinz und liebem Kind.« Bekannt geworden sind drei kurze Briefe, die er am selben Tage abschickte, um Freunde und Bekannte zu benachrichtigen. Der ausführlichste davon ist an Carl J. Burckhardt gerichtet:

»Rodaun 14. VII. 29 – Guter Freund, ich hoffe innigst, daß E. wohl ist. Gestern nachmittag ist ein großes Unglück über das Rodauner Haus gekommen. Während eines schweren dumpfen Gewitters hat unser armer Franz sich durch einen Schuß in die Schläfe das Leben genommen. Die Ursache dieser schweren Tat liegt unendlich tief: in den Tiefen des Charakters und des Schicksals. Eine äußere Ursache war nicht. Wir hatten noch zusammen gegessen – lieb und gemütlich. Es liegt etwas unendlich Trauriges und unendlich Nobles in der Art wie das arme Kind aus dem Leben gegangen ist. Er konnte sich nie mitteilen. Auch sein Weggehen war schweigend. – Raimund ist bei uns.«

Eine detailliertere Schilderung legt Michaela Ronzoni dem Dichter, am 14. Juli, in ihrem »Salonstück« »Späte Worte« (2000) in den Mund, vermutlich auf Grund präziser Informationen: »Ich habe die Gewohnheit während eines Gewitters zu den anderen zu gehen. Beim gestrigen Gewitter bin ich dieser Angewohnheit zum ersten Mal untreu geworden. ... Die Glocken der Kirche haben geläutet, aber man hat sie kaum gehört. Vier Mal. Und in diesem Augenblick ist der Schuss gefallen. Punkt vier Uhr ... Als habe Franzl auf dieses Gewitter gewartet, um sein Leben zu beenden. Ich habe die schwache Detonation auch gehört, aber gedacht ein schwerer Gegenstand ist zu Boden gefallen. Oder ein Ast abgebrochen. Er hat vom Stubenmädchen ein Badetuch verlangt, um ... (Pause) Diesen Anblick werde ich nie vergessen ... Bewusstlos ist der Bub im Fauteuil gelegen. Die rechte Hand ist über die Sessellehne herabgehangen und am Boden ... da war die Waffe. (Pause) Eine Durchschussverletzung am Kopf. Aber er hat noch gelebt. Auch noch, als der Arzt eingetroffen ist. Aber nachdem er ihm einen Verband angelegt hat ... ist Franzl ... (Pause) Der Arzt sagt, er hat nicht gelitten. (Pause) Ich sehe ihn noch vor mir, wie wir gegessen haben – Gerty, Raimund, er und ich ... gemeinsam an einem Tisch. Und im nächsten Augenblick ...«

Die Totenmesse wurde am Montagnachmittag um drei Uhr in der kleinen Ortskirche von Rodaun gefeiert. Da das ärztliche Gutachten als Grund des Selbstmordes »Sinnesverwirrung« bescheinigt hatte, war die kirchliche Beisetzung nicht verweigert worden. Auf dem Sarg lag ein Kranz aus blassroten Rosen, auf dessen

Schleife nur die Worte standen »Deine Eltern«. Diese selbst wohnten dem Begräbnis nicht bei, denn mittlerweile spielte sich eine weitere Tragödie im Dichterhaus ab.

Der Tod des Dichters

In den zwei Tagen nach dem Tode seines Sohnes hatte Hugo von Hofmannsthal eine bemerkenswerte Fassung bewahrt, er unterhielt sich viel mit seiner Frau und mit dem Sohn Raimund über den Tod, »lange, wunderbare Gespräche«, wie Gerty berichtete, er habe »allerdings auch viel und bitterlich geweint«.

Als er am Montag erwachte, erzählte er seiner Frau einen sonderbaren Traum: »Von Franzls Sarg, der die Treppe hinabgetragen wird. Eine Stimme flüsterte: ›Sie müssen hinter dem Sarg gehen, Hugo.‹ Er will seinen Hut nehmen, kann ihn nicht finden – und er sagt: ›Mein Hut – wo ist mein Hut – sonst kann ich Franz nicht begleiten‹.« (B. Zuckerkandl)

Nachmittags versammelte sich die Familie im Bibliothekszimmer. Die Traumvision wurde fast zur Wirklichkeit. Hofmannsthal wurde aufgefordert, er möge dem Sarg als Erster folgen. Als er seinen Zylinderhut ergriff, um ihn aufzusetzen, wurde ihm plötzlich schwindlig. Man nahm ihm den Hut wieder ab und führte ihn in sein Arbeitszimmer. Er sagte zu seiner Frau, dass er nicht mehr gut sprechen könne, und sie stellte mit Entsetzen fest, dass sein Gesicht ganz schief war. Der Sohn versuchte ihn damit zu beruhigen, dass er bereits zwei Jahre vorher einen ähnlichen Zustand, hervorgerufen durch Ermüdung und Nervosität, überstanden habe.

Über das Ende seines Vaters gab Raimund einer Zeitung folgende Darstellung: »Der Vater hörte zu und hat mich gewiß auch verstanden. Aber schon konnte er nicht mehr sprechen, und ich ahnte, daß es diesmal ein ernster Schlaganfall war. Wir betteten den Vater, und dann begab ich mich zu dem Leichenbegängnis, innerlich mit dem festen Gefühl, daß ich heute auch noch den Vater verlieren würde. Der Arzt, Obermedizinalrat Dr. Wimmer, der auf meine Veranlassung sofort aus der Kirche nach Hause eilte, sah ebenfalls, wie er mir nachher bestätigte, daß eine Rettung nahezu ausgeschlossen war. Und als ich von dem Grabe meines Bruders zurückkehrte und am Bett meines Vaters stand, sagte mir der Arzt, daß, selbst wenn Hugo von Hofmannsthal diesmal mit dem Leben davonkommen sollte, er nur ein trauriges Siechtum durchzumachen haben werde, von dem ihn aber der schnelle Tod erlöst hat. Der versuchte Aderlaß brachte nicht die mindeste Erleichterung. Vater erwachte nicht mehr aus der schweren Ohnmacht, sondern verschied um 7 Uhr 10 abends.«

Zufall oder Zusammenhang?

Über die eigentliche Todesursache wurde viel gerätselt. Die einen stellten einen unmittelbaren kausalen Zusammenhang zwischen den beiden Tragödien her, so vor allem die Presse, welche die Tragödie als Sensationsnachricht aufbauschte. Die reißerische Schlagzeile einer großen Zeitung –»Hugo von Hofmannsthal von Gehirnschlag getroffen. Unmittelbar nach dem Tode des Sohnes« – veranlasste Karl Kraus zur Feststellung, dass hier »eine Beleidigung der Majestät des Todes« vorliege.

Die Familie hingegen betonte, dass der Dichter ein schwerkranker Mann gewesen sei, den die Ärzte schon seit drei Jahren wegen schwerer Arterienverkalkung aufgegeben hätten. Die Frau wollte nicht wahrhaben, dass der Tod des Sohnes am Tod des Vaters schuld sei. Der Sohn Raimund verwies darauf, dass Herzschwäche und Herzleiden erblich in der Familie seien. »Mein Vater hatte viel mit Herzbeschwerden zu tun und hat einmal gesagt, er frage sich, ob er überhaupt das Recht gehabt habe, Kinder in die Welt zu setzen.«

Über die Ursache des Selbstmordes seines Bruders gab er folgende Erklärung: »Heute kann ich es ja sagen, daß die wahre Ursache des Selbstmordes meines Bruders doch sein Kummer war, meinem Vater als erwachsener Mensch noch immer materiell zur Last zu fallen. Daß mein Vater alles tat, dies Franz nicht fühlbar zu machen und daß er niemals mit ihm über die Enttäuschungen, die mein Bruder beruflich erlitt, sprach, verhinderte nicht, daß Franz sich dies tief zu Herzen gehen ließ.«

Dass Gerty von Hofmannsthal genug damit zu tun hatte, den Verlust des Sohnes und des Gatten zu beklagen, ohne zusätzlich den einen für den Tod des anderen verantwortlich zu machen, das ist leicht verständlich und wurde damals als Trostargument von andern vorgebracht. Der Dichterkollege Alfred Brust schrieb ihr in dieser Absicht: »Der Freitod Ihres Sohnes hat also keineswegs eine Schuld am Verscheiden Ihres Gatten. Im Gegenteil! Der Lebensweg Ihres Gatten war erfüllt. Er wäre ohnedies am gleichen Tag zur gleichen Stunde verschieden.« (17. Juli) Fiel sein Tod also rein zufällig mit dem des Sohnes zusammen, da seine »Lebensuhr« eben in dem Augenblick abgelaufen war?

Auch wenn Hofmannsthal schon längst ein Angeschlagener war, sowohl durch den Untergang seiner Welt, den Zusammenbruch der Österreichisch-Ungarischen Monarchie, wie durch Herzschwäche und Arterienverkalkung, so hatte er im selben Jahr noch eine erstaunliche Aktivität an den Tag gelegt: im Februar-März hatte er die Tochter in Heidelberg besucht, den Freund in der Schweiz, im Mai hatte er eine lange Italienreise unternommen, vierzehn Tage vor seinem Tode hatte er »Arabella« abgeschlossen, zur größten Zufriedenheit des Komponisten Richard Strauß, der den Dichter zu seiner Leistung beglückwünschte – und dann das bekannte Meisterwerk schuf, die Krönung ihrer langjährigen Zusammenarbeit. Der Dichter hatte noch eine ganze Reihe von Zukunftsplänen, so dass Brusts Behauptung nur als situationsbedingte fromme Trostlüge gewertet werden kann. Ohne den grausamen Schicksalsschlag wäre der Dichter sicher nicht am 15. Juli 1929 so plötzlich gestorben, der Trauerstress hat ohne Zweifel sein Ende beschleunigt, ja heraufbeschworen. Ob er tatsächlich »am eigenen Sohn gestorben ist«, wie der Dichter

Karl Wolfskehl überspitzt formulierte, das bleibe dahingestellt. Dass er sich schwere Vorwürfe machte, nicht mit seinem Sohn über seine Zukunft gesprochen zu haben, obwohl er dessen Anwandlungen von Mutlosigkeit und Schwermut kannte, ist mehr als wahrscheinlich.

Hofmannsthals Begräbnis

Die Aufzeichnungen des Freundes Harry Graf Kessler enthalten wahrscheinlich die persönlichste Darstellung der Beisetzung: »Trauerfeier um drei in der Pfarrkirche in Rodaun. Sarg, Altar und Altarbrüstung verschwanden unter einem Meer von Rosen. Alle Rosengärten Wiens müssen geplündert worden sein, um eine solche Pracht herzugeben. Die kleine Kirche war brechend voll ... Die Feier selbst war nicht sehr stimmungsvoll trotz eines schönen Violinsolos. Um die Kirche hatte sich eine große Menschenmasse angesammelt ...« Kessler registrierte, dass infolge des Gedränges und der furchtbaren Hitze die »Stimmung« des Trauerzugs sich allmählich auflöste. »Am Friedhofseingang entstand dann eine wahrhaft skandalöse Szene ... es gab eine regelrechte Schlägerei ... von irgendwelcher Trauerstimmung war keine Rede mehr, es war eine Art von Kirmes bei erdrückender Hitze.«

Eine andere, unvergessliche Vision aber beschließt die Tagebucheintragung jenes 18. Juli 1929: »Einen Augenblick aber konnte ich in die Gruft blicken, als ich die Erde auf den Sarg streute. Es fiel mir auf, wie schmal und fein der Sarg aussah, unter dem der Sarg des erschossenen Sohnes hervorblickte. Dann war alles vorüber.«

Hofmannsthal hatte sich in einer Kapuzinerkutte beerdigen lassen, als Angehöriger des Tertiarordens und als Ausdruck seiner christlichen Demut. Unähnlich seinem »Jedermann« war er auf den Tod vorbereitet gewesen, seit seinen frühen Werken hatte er beständig mit dem Gedanken an den Tod gelebt und den Satz aufgestellt: »Ohne Glauben an die Ewigkeit ist kein wahrhaftes Leben möglich.«

Hugo von Hofmannsthal – Carl J. Burckhardt: Briefwechsel. Fischer. Frankfurt 1991.

Christiane von Hofmannsthal: Tagebücher 1918-1923 und die Briefe des Vaters an die Tochter 1903-1929. S. Fischer. Frankfurt 1991.

Rudolf Hirsch: Beiträge zum Verständnis Hugo von Hofmannsthals. Fischer. Frankfurt 1995.

Harry Graf Kessler: Tagebücher 1918-1939. Insel. Frankfurt 1961.

Michaela Ronzoni: Späte Worte. Th. Sessler. Wien 2000.

Werner Volke: Hofmannsthal. Rowohlt. Reinbek 1967.

Bertha Zuckerkandl: Österreich intim. Erinnerungen 1892-1942. Frankfurt 1970.

Die Tragödie im Dichterhaus. Wie Hofmannsthal starb. Zeitungsbericht aus Wien. 16. Juli 1929. Zeitungsausschnitt aus dem Hofmannsthal-Archiv Frankfurt. Unbekannte Quelle.

Thomas und Katja Mann

»Klaus – dem Todessehnsucht früh im Herzen keimte ...«

Es ist sehr bitter,
aber moralisch nicht zu beurteilen,
da es eine Todesversessenheit gibt,
die offenbar stärker ist als jede Rücksicht,
Liebe, Freude, Dankbarkeit,
kurz jedes Band.

Thomas Mann, 2. Juli 1949

Mit fünfundzwanzig Jahren war Thomas Mann bereits ein berühmter Schriftsteller, ja fast ein »Klassiker«. Die Veröffentlichung seines Romans »Die Buddenbrooks, Verfall einer Familie« (1900) hatte schlagartig seinen Ruhm begründet. Auch rund 30 Jahre später, als ihm der Nobelpreis verliehen wurde, war es aufgrund dieses frühen Meisterwerkes, dass ihm die höchste literarische Auszeichnung zuteil wurde. Als Vorlage hatte ihm die Geschichte der eigenen Familie gedient, eines vornehmen Lübecker Kaufmannsgeschlechts, in das er am 6. Juni 1875 hineingeboren worden war. Nach dem Tod des Vaters und der Liquidierung der Firma hatte der Gymnasiast 1893 sein Studium abgebrochen und war nach München übergesiedelt, wo er als freier Schriftsteller lebte.

Im Jahre 1905 heiratete Thomas Mann die Professorentochter Katharina (Katja) Pringsheim, die sechs Kinder zur Welt brachte: Erika (1905), Klaus (1906), Golo (1909), Monika (1910), Elisabeth (1918) und Michael (1919). Von seinen Söhnen zeigte nur Klaus eine außergewöhnliche dichterische Begabung und versuchte, im Schatten seines berühmten Vaters eigenes Profil zu gewinnen.

Klaus, der Frühreife, interessierte sich leidenschaftlich fürs Theater und gründete schon mit 13 Jahren mit seiner Schwester Erika eine kleine Truppe. Mit 18 verlobte er sich mit Pamela Wedekind, der Tochter des Dramatikers Frank Wedekind. Er veröffentlichte erste anonyme Artikel und schrieb Theaterrezensionen für eine Berliner Zeitung.

Im Jahr 1925 erweiterte er sein Ensemble mit Pamela und Gustaf Gründgens, der bald darauf Erika heiratete. Erfolgreiche Aufführungen seines Erstlingsdramas »Anja und Esther« (1925) in München und Hamburg brachten eine frühe Bestätigung seines Talents als dramatischer Dichter. Gustaf Gründgens schrieb über den 21-Jährigen: »Die jüngere Generation hat in Klaus Mann ihren Dichter gefunden ... Er ist nicht nur ein Schilderer der neuen Jugend, er ist vielleicht berufen, ihr

Wegweiser zu werden.« Damals vermeinten viele, Klaus sei seinem berühmten Vater ebenbürtig. Er selbst urteilte dazu später betont selbstkritisch in seinem Lebensbericht »The Turning Point« (1942): »Der flitterhafte Glanz, der meinen Start umgab, ist nur zu verstehen – und zu verzeihen – wenn man sich dazu den soliden Hintergrund des väterlichen Ruhmes denkt. Es war in seinem Schatten, dass ich meine Laufbahn begann, und so zappelte ich mich wohl etwas ab und benahm mich ein wenig auffällig, um nicht völlig übersehen zu werden.« (196)

Der Antifaschist

1933 emigrierte Klaus Mann – wie sein Vater – als resoluter Gegner des Faschismus, zunächst nach Frankreich, dann nach Amerika. Vom Ästheten entwickelte er sich zum Ethiker. Mehrmals nahm er an Kongressen gegen den Faschismus teil, er gründete zwei Emigranten-Zeitschriften, in Holland und in Amerika, und wurde »zu einer zentralen Figur der antifaschistischen Publizistik« (Martin Gregor-Dellin). 1934 wurde ihm die deutsche Staatsbürgerschaft aberkannt. Zeitweilig wirkte er auch in dem von Erika Mann begründeten Ensemble »Pfeffermühle« mit. 1935 veröffentlichte er den Roman »Symphonie pathétique« über Tschaikowskij, 1936 den Roman »Mephisto«, in dem er Gründgens, der sich 1929 von Erika getrennt und mittlerweile eine führende Position im Theaterleben Nazi-Deutschlands gewonnen hatte, als Opportunisten und Karrieristen hinstellte. Während des Krieges, um die Ohnmacht des Wortes zu überwinden, bewarb er sich um die amerikanische Nationalität und um Aufnahme in die amerikanische Armee. In seinem autobiographischen Werk »Wendepunkt« erklärt er diesen Schritt mit der Devise: »Überwindung der Freiheit, überdrüssig der Einsamkeit, Sehnsucht nach Gemeinschaft. Der Wunsch, mich einzuordnen, zu dienen.« Als Soldat nahm er teil an den Feldzügen in Nordafrika und Italien, verhörte deutsche Kriegsgefangene, entwarf Flugblätter, schrieb Radioansprachen, um die deutschen Soldaten zur Desertion zu bewegen. Als Reporter machte er nach Kriegsende Interviews mit Hermann Göring, mit Richard Strauß, Karl Jaspers usw. Die Entlassung aus der Armee ließ ihn zurück mit einem Gefühl von »Unsicherheit. Entwurzeltsein. Ekel.« (29. VIII.1945)

Die Schaffens- und Daseinskrise: »Bin ich am Ende?«

Klaus Mann legte sich allmählich Rechenschaft ab, dass er in einer tiefen Schaffenskrise steckte. Fast kein Werk wurde noch vollendet, fast nichts wurde veröffentlicht. Er wandte sich dem Film zu, als Ersatz für das Versiegen seiner literarischen Produktion, aber die Filmpläne scheiterten: Mit Roberto Rosselini überwarf er sich noch vor den Dreharbeiten, die filmische Bearbeitung des »Zauberberg« in London kam nicht zustande, ein Hollywood-Projekt wurde fallengelassen.

Die seelische Vereinsamung und Verunsicherung wuchs. Aus einigen Titeln seiner Lektüre in dieser Zeit kann man schließen, welche Gedanken ihn quälten und wo er nach Orientierung suchte: Kierkegaard: »Die Krankheit zum Tode«, Boethius:

»De consolatione philosophiae«, Freud: »Das Unbehagen an der Kultur«, Thomas a Kempis: »Imitatio Jesu Christi«, Schopenhauer: »Über den Selbstmord«.

In diesen Zusammenhang gehört auch sein merkwürdiger Versuch, katholisch zu werden, »a matter of vital importance to me«, wie er im Oktober 1943 an den Kaplan des amerikanischen Ausbildungslagers Camp Crowder schrieb. »I want to join the Catholic Church«, führte er aus und berief sich auf eine innere Stimme, die ihm rate, sich der Führung der katholischen Kirche anzuvertrauen (»an inner voice advising me to seek the guidance of the Catholic Church«). Führung braucht jemand, der den Weg oder die Wahrheit sucht. Die Kirche war für ihn vor allem die Offenbarung letzter metaphysischer Wahrheit (»the revelation of ultimate metaphysical truth«). Weshalb Klaus Mann dann doch nicht konvertierte, ist unbekannt. War auch der Schoß der Kirche kein sicherer Hafen für sein ruheloses Dasein?

Unter dem Datum des 30. Juni 1948 lesen wir in seinem Tagebuch die ängstliche Frage: »Bin ich am Ende? Kann ich nicht mehr schreiben?« Wenig später unternahm er in Santa Monica einen Selbstmordversuch – er schnitt sich die Pulsader durch und öffnete den Gashahn –, der von der Boulevardpresse ausgeschlachtet wurde. Daraufhin erhielt er zahlreiche Ermunterungen: Briefe, Besuche im Krankenhaus, aber nach kurzer Freude über diese Teilnahme heißt es dann desillusioniert: »Und immer noch wäre ich ›liebend‹ gerne tot!« Bereits in den Tagebuchaufzeichnungen der Jahre 1940/42 war der Todeswunsch häufig aufgetaucht. So lautet z.B. eine Notiz vom 26. Oktober 1942 erschreckend wie eine Obsession: »Der Todeswunsch. Ich wünsche mir den Tod. Der Tod wäre mir sehr erwünscht. Ich möchte gerne sterben. Das Leben ist mir unangenehm. Ich mag nicht mehr leben. Es wäre mir äußerst lieb, nicht mehr leben zu müssen. Der Tod wäre mir entschieden angenehm. Ich wünsche mir den Tod.« Hier kommt eine erbliche Veranlagung zum Durchbruch, die bereits seine zwei Tanten Carla und Julia, die Schwestern von Thomas Mann, in den Freitod getrieben hatte.

Nach seinem Selbstmordversuch schrieb er an Dr. Eisner: »Eine Müdigkeit? Ja, darum dürfte es sich wohl gehandelt haben. ›La difficulté d'être‹ lastet auf mir, jede Stunde, jeden Augenblick – ich finde es oft fast untragbar, beinah unausstehlich. Die Versuchung, sich dieser ungeheuren Bürde zu entledigen, ist immer da. In einem Moment der Schwäche, der Müdigkeit erliegt man ihr wohl einmal.« (12. August 1948)

»Eine besondere Form der Liebe«

Schwer zu schaffen machte ihm auch seine homoerotische Veranlagung, die er mit dem Vater teilte. Aber Thomas Mann hatte sich damit begnügt, ein »homophiler Augenerotiker« zu sein, wie sein Gustav Aschenbach in der Novelle »Tod in Venedig«. Dennoch, das »Kreuz des Geschlechtes« plagte den auf höchste Respektabilität bedachten Nobelpreisträger bis in sein letztes Lebensjahr. Bei gewissen homoerotischen Anwandlungen und »Abenteuern seines Herzens«, die er seinen Alterstagebüchern anvertraute, aber von denen »keine Literaturgeschichte melden wird« (11. Juli 1950), reibt man sich die Augen. So anlässlich der Begegnung mit dem hübschen Kellner Franz Westermeier im Grand Hôtel Dolder in Zürich im Juli 1950, als der Gedanke seiner »letzten Liebe … alle Unter- und Hintergründe« seines Lebens wachrief. Im nächsten Monat beobachtete Thomas Mann mit penetrantem Blick einen jungen Argentinier beim Tennisspiel und stellte fest: »Tiefes erotisches Interesse«. Die sehr eingehende Beschreibung des jungen »Tennisgottes« könnte von Aschenbach stammen. Mit großem Freimut analysiert Thomas Mann seinen »wahnhaften und doch leidenschaftlich behaupteten Enthusiasmus für den *unvergleichlichen, von nichts in der Welt übertroffenen* Reiz männlicher Jugend, die von jeher mein Glück und Elend.« (6. August 1950)

Die Intimität des Tagebuchs ermöglichte solche direkten Konfessionen, nicht aber das dichterische Werk oder die öffentlichen Zeugnisse. Entsprechend lautet eine tiefsinnige Notiz vom 4. Dezember 1949: »Über das alles bekennend zu schreiben, würde mich zerstören. – – –« Er bemühte sich stets, den Schein zu wahren. Als sein Sohn Klaus 1925 sein Buch »Der fromme Tanz«, einen der ersten Homosexuellen-Romane der deutschen Literatur, publizierte, schrieb Thomas Mann einen Essay »Über die Ehe«, in dem er die gleichgeschlechtliche Liebe als »Widersinn« und »Fluch« bezeichnete.

Klaus Mann aber machte keinen Hehl aus seiner Veranlagung und er lebte sie offen aus. Sein Tagebuch ist angefüllt von kaum verschlüsselten Eintragungen über flüchtige »Begegnungen« mit Knaben und jungen Männern. Nicht zufällig beschäftigte er sich so eingehend mit Tschaikowskij, Cocteau und Gide. Über Tschaikowskij äußerte er sich in seiner Autobiographie »Der Wendepunkt«: »Die besondere Form der Liebe, die sein Schicksal war, ich kannte sie doch, war nur zu bewandert in den Inspirationen und Erniedrigungen, den langen Qualen und flüchtig kurzen Seligkeiten, welche dieser Eros mit sich bringt … Man verschreibt sich nicht dieser Liebe, ohne eine tödliche Wunde davonzutragen.« (S. 333) Manche gehen so weit, in der »Obsession durch die gleichgeschlechtliche Liebe« die Wurzel seiner literarischen Produktivität zu sehen. »Sie ist das Lebensthema seines Werks: eine Wunde, die nicht heilt, und die er immer wieder berühren muß, um sich zu vergewissern, daß sie noch immer schmerzt.« (Gert Mattenklott) Seine Veranlagung schmerzte ihn auch von einer andern Seite. Als sein Bruder Michael heiratete, notierte er schwermütig resigniert: »Von mir kommen keine Kinder, nur Bücher, ein melancholischinsuffizienter Ersatz.« (»Der Wendepunkt«, S. 390)

Ein weiteres Krisen-Indiz war die zunehmende Rauschgift-Sucht des Schriftstellers. Bereits 1937 hatte er zwei Monate in einem Budapester Sanatorium verbracht, um sich einer Heroin-Entziehungskur zu unterwerfen. Die Eltern richteten wenig aus mit ihren Warnungen. Katja Mann bezeichnete das Morphium euphemistisch als »das Unbürgerliche«, und Thomas Mann war ungehalten darüber, dass Klaus seine Autorität nicht mehr anerkannte: »Der Junge selbstkritisch und moralisch nicht recht intakt.« (7. Juni 1937) Nicht lange vor seinem Tod unterzog Klaus sich noch einmal einer Entwöhnungskur in einer südfranzösischen Klinik, wurde aber bald wieder rückfällig. Der Bruder Golo ging so weit zu behaupten: »Er war vergiftet, und zwar durch einen Stoff, den sein Händler dem Morphium beigegeben hatte; so wurde bei Nachforschungen in der Klinik Saint Luc festgestellt.« (»Erinnerungen an meinen Bruder Klaus«).

»Il faut en finir« – »I want to die«

Als er das letzte Jahr begann, notierte Klaus am ersten Januar 1949: »Ich werde diese Notizen nicht weiterführen. Ich wünsche nicht, dieses Jahr zu überleben.« Dennoch war er zeitweilig sehr aktiv, schrieb an Artikeln über Gleichgeartete, über Cocteau, über Gide, dann folgten sehr depressive Tage: »Fühle mich schlecht, schlecht, schlecht … völlig niedergeschlagen, unfähig ›irgend etwas‹ zu tun …« (29. IV. 1949) Auf der rechten Seite, wo er seine Tätigkeiten verzeichnet, heißt es jetzt stereotyp: »Rien! Sogar unfähig zu lesen. Nehme große Mengen. Il faut en finir…«

In seinem letzten Roman, der den bezeichnenden Titel »The Last Day« trägt und Fragment geblieben ist, gibt es eine Episode, die stark autobiographisch gefärbt ist. Sein Held Julian wird plötzlich von der Einsicht überwältigt, dass er sterben muss: »And suddenly he knew that he had to die. He knew that he wanted to die. How simple it was! ›I want to die‹, he said, walking along Madison avenue. ›I have to die. I want to. I have to. That's it! Naturally! Of course! I want to … I have to …« This sudden certainty – that he wanted to die – filled him … moved him … like a wave of joy, a triumph.« Nach diesem Entschluss fühlte er sich stark und unbesieglich. Ohne zu zögern, schied er freiwillig aus dem Leben.

Das letzte Werk, das Klaus fertigstellte, war der Essay: »Die Heimsuchung des europäischen Geistes«, gewissermaßen eine Bilanz der »Gesamtkrise, die jetzt unsere Zivilisation in ihren Grundfesten erschüttert«. Klaus Mann kam zur Schlussfolgerung, dass die Intellektuellen in der »Schlacht der Ideologien« nur ein »schwacher, dissonanter Chor« seien und dass keine der kontroversen Positionen für ihn eine Lösung darstelle. Einem Studenten von Uppsala legte er eine radikale, spektakuläre Lösung in den Mund, die deutlich den Grad seiner Verzweiflung dokumentiert: »Der Kampf zwischen den beiden anti-geistigen Riesenmächten – dem amerikanischen Geld und dem russischen Fanatismus – lässt keinen Raum mehr für intellektuelle Unabhängigkeit und Integrität.« Er befürwortete deshalb eine dramatische Geste, um die blinden »hypnotisierten« Massen aufzurütteln: »Hunderte, ja Tausende von Intellektuellen sollten tun, was Virginia Woolf, Ernst Toller, Stefan Zweig, Jan Masaryk getan haben. Eine Selbstmordwelle, der die hervorragendsten, gefeiertsten Geister zum Opfer fielen, würde die Völker aufschrecken aus ihrer Lethargie, so daß sie den tödlichen Ernst der Heimsuchung begriffen, die der Mensch über sich gebracht hat durch seine Dummheit und Selbstsucht.« In seinem Nachruf »Mein Sohn Klaus« (1950) zitierte Thomas Mann diesen »Aufruf« und fügte hinzu: »Das war das Letzte, was er aufschrieb; dann tötete er sich.«

Das ist nicht ganz zutreffend. Der Freitod war nicht die Kurzschlusshandlung eines verzweifelten Idealisten, sondern wahrscheinlich die Affekthandlung eines Liebenden, der gerade eine bittere »amouröse« Enttäuschung erlitten hatte. Das war vermutlich nur der unmittelbare Anlass. Die mannigfachen Gründe bilden ein solches Geflecht, dass man annehmen darf, dass ihr Zusammenwirken die Verzweiflungstat auslöste.

Klaus Mann machte sich keine Illusionen über die Einladung an die geistige Elite zum kollektiven Selbstmord. Und so entwickelte er, in kaum zu überbietender Ironie, für seinen berühmten Vater eine ganz andere Perspektive, sechs Tage vor seiner eigenen Verzweiflungstat, die Rolle als westdeutscher Staatspräsident. »Das Dichterschicksal würde sich bedeutend ründen, es wäre eine fette Pointe für die Biographen da ... dieser Präsident wäre in beiden Zonen akzeptabel ... und was für eine schöne Familienpolitik wir machen könnten! ... Ich würde dafür sorgen, daß nur Schwule gute Stellungen kriegen; der Verkauf des heilsamen Morphiums wird freigegeben ...« Die utopische Farce hat ihn noch kurze Zeit belustigt.

Am 20. Mai schrieb er einen langen geistreichen Brief an seine Mutter und seine Schwester, »dearest Mom & Sis«, der keinen alarmierenden Satz enthält. Er erwägt, beide »so um den 29. Juni rum« in Österreich zu treffen. Die Schlussformel klingt übermütig-ironisch: »Alles Liebe, Treue, Schöne dem Papa und Euch vom lieben, treuen, schönen K. M.« Am nächsten Tag nahm Klaus Mann eine Überdosis Schlaftabletten in seinem Hotel in Cannes. Er war 42 Jahre alt. Man fand ihn, »die erloschene Zigarette im Mund«, aber ohne irgendein Abschiedsschreiben. Der Entschluss des Suizids muss ihn jäh überwältigt haben. »Geplant hat er nichts, vermutlich noch in den Tagesstunden des 21. Mai nicht; geplant hat er Arbeiten und Reisen«, schrieb sein Bruder Golo.

Klaus Mann wurde in Cannes, »auf dem fernen südfranzösischen Hügel«, beigesetzt, ohne Teilnahme der Eltern. Sein jüngster Bruder Michael, der als Mitglied des San-Franzisko-Orchesters unter Pierre Monteux auf Europa-Tournee unterwegs war, eilte nach Cannes und erschien unerwartet im letzten Augenblick auf dem Friedhof. »Über dem schon versenkten Sarg des Bruders spielte er ein Largo – auf seiner Bratsche oder seinem violon d'amour – dann ging man still auseinander«, berichtete Heinrich Mann an einen Bekannten.

»Es ist sehr bitter, ist aber moralisch nicht zu beurteilen«

Thomas Mann erhielt die schreckliche Nachricht in einem denkbar schlechten Augenblick, als er gerade auf seiner wichtigsten Europa-Tournee nach dem Krieg unterwegs war. Noch am Nachmittag hatte er in Stockholm in sein Tagebuch notiert: »Der Aufenthalt vom Wetter begünstigt. Tags sommerlich warm.« Nach einem Ausflug mit Besuch einer Schule und eines Schlosses kehrte er zurück: »Ermüdet. Heimfahrt. – Bei Ankunft im Hotel schwerster Chock. Telegramm, daß Klaus in der Klinik von Cannes in verzweifeltem Zustand liege. Bald darauf Telephonat von seiner und Erikas Freundin dort: Mitteilung seines Todes. Langes Beisammensein in bitterem Leid. Mein Mitleid innerlich mit dem Mutterherzen und mit E … Er hätte es ihnen nicht antun dürfen. Die Handlung offenbar von ihm selbst unerwartet geschehen, mit Schlafkapseln, die er aus einer New Yorker Drogerie bezog. Sein Aufenthalt in Paris verhängnisvoll (Morphium). Viel über ihn und den von langer Hand unwiderstehlich wirkenden Todeszwang. Das Kränkende, Unschöne, Grausame, Rücksichts- und Verantwortungslose.«

Die Familie war zuerst ratlos, ob sie die Reise sofort abbrechen und unmittelbar nach Amerika heimkehren sollte. »In völliger Erschöpfung gegen 2 zu Bette.« Am nächsten Morgen wurde ein Kompromiss gefunden: »Ausführung meiner Vortragspflichten … und Absage aller gesellschaftlichen Veranstaltungen.« Das Seufzen der Frau Katja, Erikas Schmerz »geht mir unsäglich zu Herzen. Ich küsse sie.«

Schon am nächsten Tag lief das Arbeitsprogramm weiter. Mann verstand wohl, weshalb das Publikum der dichtbesetzten Universitätsaula von Uppsala ihm so »massiven Beifall« spendete, weshalb man aufstand und ihm huldigte, weshalb der Erzbischof ihm die Hand streichelte. Und so fühlte er auch bei seinen weiteren Vorträgen die zahllosen Augen forschend auf sich gerichtet, er las darin ihre Frage, wie er, der alte Vater, denn diesen Schicksalsschlag verschmerze, ob er seine Trauer verberge. Und der große Leistungsethiker erwies sich auch als würdiger Haltungsethiker, eine »Sebastiansfigur«, wie er einst geschrieben, die Trauer blieb seine private Sache.

In zahlreichen Briefen bedankte er sich für die Beileidskundgebungen seines weiten Bekanntenkreises. In manchen Schreiben gab er auch zu verstehen, wie sehr der Tod seines Sohnes die Familie seelisch getroffen hatte. Einzelne Informationen wurden bisweilen hinzugefügt, wie z.B. dass der Sohn Michael beim Begräbnis in Cannes ein Largo gespielt habe, dass auf dem Gedenkstein das Bibel-Zitat »Wer sein Leben verliert, wird es gewinnen« eingraviert wurde. Als schlimmste Enttäuschung für Klaus sah Thomas Mann die Mitteilung eines Münchner Verlags an, dass sein »Mephisto« aus Rücksicht auf das hohe Ansehen, das Gründgens in Deutschland genieße, nicht erscheinen könne. Als der Roman dann 1965 erschien, wurde er durch ein Urteil des Gerichts Hamburg (1966) sowie des Bundesverfassungsgerichts (1971) als »Verunglimpfung von Gründgens« verboten.

In einem Brief an Hermann Hesse meinte er, dass er sich »viel und gramvoll« mit dem »abgekürzten« Leben seines Sohnes beschäftige und sich nicht frei von Schuld fühle, da seine Existenz oft einen Schatten auf Klaus geworfen habe. Ein häufiger Gedanke lautet: »Es ist bitter schade um ihn, und Erika tut mir unaussprechlich leid.« Das tiefste Verständnis verrät eine Überlegung vom 2. Juli: »Es ist sehr bitter, ist aber moralisch nicht zu beurteilen, da es eine Todesversessenheit gibt, die offenbar stärker ist als jede Rücksicht, Liebe, Treue, Dankbarkeit, kurz jedes Band.«

In Frankfurt nahm er in der Paulskirche den »Goethe-Preis« entgegen und hielt die »Ansprache im Goethejahr 1949«. Eine Woche später wurde er in Weimar mit dem »Goethe-Nationalpreis« ausgezeichnet. Nun konnte er auch Goethes euphemistischen Ausspruch beim Tod seines Sohnes August so richtig nachempfinden: »Das Außenbleiben meines Sohnes drückte mich«. (Brief an Heinrich Mann)

»Mein Sohn Klaus« – Ein Nachruf

Thomas Mann brauchte fast ein Jahr, bevor er sich schriftstellerisch über den Freitod seines Ältesten äußerte. In Pacific Palisades in Kalifornien schrieb er den schon erwähnten Nachruf. Am 20. Mai 1950 erschien der Artikel in der Hamburger Zeitung »Die Welt«, der dann im selben Jahr als Vorwort zu einem Gedächtnisbuch für Klaus Mann in Buchform in Amsterdam nachgedruckt wurde. Dieser Band, der die Würdigungen zahlreicher Freunde und Bekannten des Verstorbenen enthielt, wurde vom trauernden Vater empfunden als ein »Kranz, unverwelklicher als Blumen und Blätter der Erde, da er des Geistes ist, niedergelegt auf den fernen südfranzösischen Hügel«.

Thomas Mann, der zeitweise streng mit Klaus zu Gericht gegangen war, setzte ihm in diesem Text auch ein schlichtes Denkmal, vor allem weil er jetzt Worte eines echten Verständnisses für seinen unglücklichen Sohn aufbrachte: »Er wollte ja brav sein, wollte seinen Mann

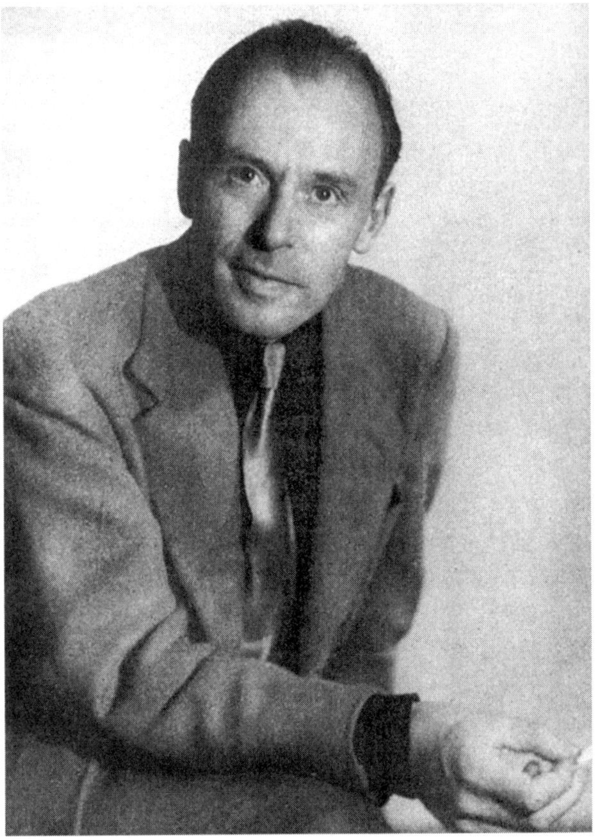

Klaus Mann (Mai 1949)

stehen in diesem Leben und hat es getan in einem Maß, das ich heldenhaft nenne bei einem, dem Todessehnsucht früh im Herzen keimte.« Er würdigt dann seine fieberhafte Tätigkeit im Dienste des Guten, die Herausgabe der Emigrantenzeitschriften, seine Enttäuschungen, die seinen guten Willen nicht brechen konnten: »Es war Krieg, Krieg gegen das Böse. Er erreichte seine Aufnahme in die Armee, zog das ihm fremdeste Kleid an, die Uniform, unterwarf sich dem »basic training«, ging über See und bewährte sich als ein so guter, genauer Soldat, daß hohe Vorgesetzte mir lobende Worte über ihn schrieben. Ist das kein guter Wille?«

Er geht dann auf das schwierige Verhältnis des Sohnes zu seinem berühmten Vater ein, das wie ein Schatten auf der Existenz des Jüngeren lag. Einen zu seinem 70. Geburtstag geschriebenen Artikel »Feierlich bewegt« deutet er jetzt als ein »Dokument seines guten Willens: des ehrlichen Willens nämlich, den Schatten zu leugnen und sein Gefühl nicht von ihm verdunkeln zu lassen, der wie ganz und gar ungewollt von meinem Dasein fiel auf das seine, und ihm, wie sehr meiner Liebe entgegen! das Leben erschwerte. Seine Sohnschaft mag ihm in der Frühe Spaß gemacht haben, später hat sie ihn belastet.« Der Vater sieht ein, dass er seinem Sohn gewissermaßen im Wege stand, dass er also von ihm verwünscht werden konnte. Deshalb preist er seinen »reinen Willen, Verwünschungsgefühle seiner Seele fernzuhalten! Auch das ist Tapferkeit, und wenn niemand sie anerkennt, ich will sie rühmen.«

»Vielleicht der Allerbegabteste seiner Generation«

Und dann kommt der Vater auf die Leistung seines Sohnes zu sprechen, auf sein literarisches Werk und auf seinen Rang innerhalb seiner Generation. Vielleicht hätte solches Lob, noch zu Lebzeiten des Abgeschiedenen ausgesprochen, sein sehr angeschlagenes Selbstgefühl gestärkt und die Krise entschärft. »Ich will auch seinen Fleiß rühmen, der außerordentlich war. Im Verhältnis zu der kurzen Spanne seines Daseins und zu der Unrast seiner Lebensführung ist der Umfang seines Werkes enorm. Wohin er kam auf seinen beständigen Wanderungen, in jedem Gast- oder Hotelzimmer, war sofort eine auf Arbeit abgesehene, nette Ordnung hergestellt: ein paar Bilder gehängt, ein paar Bücher gereiht, Photographien verteilt, und er saß an seiner Schreibmaschine.« Der eher sesshafte und bedachtsam schreibende Vater weiß wohl, dass bei solch einer hektisch-ambulanten Produktion »viele Raschheiten und Leichtigkeiten« dem Werke »abträglich sein mögen«. Dennoch zögerte er nicht, seinem Sohn das schmeichelhafteste Zeugnis auszustellen: »Ich glaube ernstlich, daß er zu den Begabtesten seiner Generation gehörte, vielleicht der Allerbegabteste war.« Mit seinen 30 Buchveröffentlichungen war Klaus jedenfalls einer der produktivsten Schriftsteller seiner Generation.

Thomas Mann sah in Klaus ein »Opfer der Zeit«, jemanden, der sich für seine Generation geopfert hatte. So erklärte er sich auch, dass, wie eine Freundin ihm schrieb, »auf seinem Gesicht habe im Tode der Ausdruck tiefer Befriedigung, tiefer Wunscherfüllung gelegen«.

Ganz versöhnlich klingt Thomas Manns Epilog auf seinen Sohn aus, wenn er ihres einst getrübten Verhältnisses gedenkt. Die letzte Überlegung wirkt allerdings wie ein Aphorismus des großen Pessimisten Schopenhauer, dessen Lehre Thomas Buddenbrook so jäh mit Todessehnsucht erfüllte und sein Sterben erleichtert hatte: »Er ruhe in Frieden! Mein Herz ist ohne Bitterkeit, weil er zum Schluß nicht mehr unser gedenken konnte. Es fehlte nur, daß man von Undank spräche für ein so zweifelhaftes und schuldhaftes Geschenk wie das des Lebens.«

Thomas Mann überlebte seinen Sohn um sechs Jahre und blieb literarisch tätig bis zum Schluss. 1952 kehrte er nach Europa zurück und ließ sich am Zürichsee nieder. Im Mai 1955 hielt er Gedenkreden zum 150. Todestag Schillers, im Juni erlebte er die Feierlichkeiten zu seinem 80. Geburtstag. Er starb am 12. August 1955 im Kantonsspital Zürich an den Folgen einer generalisierten Arteriosklerose des Gefäßsystems und wurde auf dem Friedhof von Kilchberg beigesetzt.

Walter A. Berendsohn: Thomas Mann und die Seinen. Francke Verlag. Bern 1973.

Marianne Krüll: Im Netz der Zauberer. Eine andere Geschichte der Familie Mann. Fischer Verlag. Frankfurt 1994.

Klaus Mann: Tagebücher. Spangenberg, München.
Briefe und Antworten II.1937-1949. Spangenberg. München 1975.

Thomas Mann. Gesammelte Werke. Band XI. Reden und Aufsätze. Fischer Verlag. Frankfurt 1960.

Thomas Mann: Tagebücher/Briefe. Fischer. Frankfurt.

Alma Mahler und Walter Gropius

»Dem Andenken eines Engels«

»Es war einer jener Tode, angesichts derer der gläubigste Mensch daran zweifeln muss, dass die Güte eine Eigenschaft Gottes sei.«
Franz Werfel, Manon

Dass Alma Schindler als Witwe Mahlers seinen Namen weitertrug, ist nicht verwunderlich, dass sie den Namen ihres verstorbenen Gatten aber nach einer zweiten und einer dritten Heirat beibehielt, ist nach dem bürgerlichen Gesetzbuch nicht normal. Aber was war schon normal bei dieser außergewöhnlichen Frau, die wie keine andere das kulturelle Leben Wiens längere Zeit mitprägte, indem sie eine erstaunliche Reihe von genialen Männern zeitweilig an sich band. Bevor sie Mahler kennenlernte, war sie bereits von Gustav Klimt und von Alexander von Zemlinsky stürmisch umworben worden. 1910, während ihrer Ehe, begann sie eine leidenschaftliche Beziehung mit dem vier Jahre jüngeren Architekten Walter Gropius (1883-1969), dem späteren Begründer des »Bauhauses« in Weimar, der die moderne Architektur entscheidend mitgestaltet hat und zu den »great makers« des 20. Jahrhunderts zählt.

Ein Vorspiel im Schatten Gustav Mahlers

Die beiden hatten sich zufällig im Juni 1910 im Kurort Toblach in Tirol kennengelernt und impulsiv eine tiefe gegenseitige Zuneigung empfunden. Alma klagte darüber, dass die »erzwungene Askese« in ihrer unerfüllten Ehe mit Mahler sie »vorzeitig fast zur weltfremden – resignirten alten Dame gemacht« habe. Ihre unverhüllt erotischen Briefe, in denen es u.a. auch heißt: »Mein Walter – von Dir will ich ein Kind«, unterzeichnete sie mit »Deine Gattin« und »Dein Weib«. Und auch der junge Architekt, ein sehr empfindsamer ›homo faber‹, schrieb überschwängliche Briefe, in denen ihr Liebesverhältnis fast zum religiösen Erlebnis sublimiert wurde: »was wir zusammen erleben, ist das allergrößte, höchste, was Menschenseelen begegnen kann. Eine Feierlichkeit ist in mir, Bewegungen, Handlungen, Worte werden getragener; muß ich nicht zum pater ecstaticus werden an Deiner Seite, die Du um Deiner Mission zu folgen, übermenschliche Opfer bringst, ohne zu klagen. Meine Alma, Gott schütze Dich ...«

Gropius ging so weit, einen seiner Liebesbriefe direkt an Gustav Mahler zu richten, um eine Trennung des Paares zu provozieren. Kurze Zeit darauf suchte er den Ehemann auf und bat ihn in aller respektvollen Form, sich von Alma zu trennen, damit er sie »in Ehren« zu seiner Frau machen könne. Es gelang dem Komponisten zwar, seine brüchige Ehe zu retten, vor allem nachdem er Sigmund Freud in Leiden aufgesucht und konsultiert hatte, aber die beiden Liebenden blieben in Kontakt miteinander und nutzten jede Gelegenheit, um sich heimlich zu treffen.

Gropius verkannte keineswegs die künstlerische Größe seines Rivalen Mahler. Er ließ sich von der 7. Sinfonie »aufwühlen« und schilderte anschließend seine Eindrücke in überschwänglichen Worten und Jean-Paulschem Pathos: »Ein fremder, ferner Titan hat mich geschüttelt, mich mit seinem kolossalischen Impuls mit fortgerissen, alle Register des Herzens berührt vom Dämonischen bis zu rührender Kindereinfalt. Das arglose Aufstreben, das einsame Gottsuchen in diesem Werk hat mich ergriffen …« (23. Januar 1911) Fünf Monate später war der Komponist tot.

Der Todestag Gustav Mahlers, der 18. Juni 1911, war auch der 28. Geburtstag des Geliebten, was Alma als ein glückliches Omen begrüßte. Auch in der Trauerzeit blieb die Korrepondenz sehr rege, aber die so heiß ersehnte Vereinigung blieb vorerst aus. Beide entfernten sich allmählich voneinander. Als kühner Neuerer brachte Gropius zahlreiche Bau-Entwürfe hervor, die seinen Namen international bekannt machten. Wie er schrieb, ging er in seinen »erotikfreien Epochen … ganz in seiner geistigen Arbeit auf«. 1913 gewann er eine Goldmedaille auf der Weltausstellung in Gent.

Alma Mahler erlebte unterdessen – von 1912 bis 1915 – mit Oskar Kokoschka eine neue erotische Beziehung, die durch das berühmte Gemälde »Die Windsbraut« verewigt wurde. Ihre Verbindung endete ziemlich überraschend, als Kokoschka als Kavallerist an der Front weilte und zweifach »verraten« wurde. Alma ließ das gemeinsame Kind abtreiben – was Oskar Kokoschka ihr bis an sein Lebensende nicht verzieh – und sie wandte sich wieder Walter Gropius zu.

Nach dem Ausbruch des Weltkrieges war Gropius sofort an die Westfront gekommen und schon bald mit mehreren Tapferkeitsorden ausgezeichnet worden, u.a. mit dem Eisernen Kreuz. Während eines Urlaubs von zwei Tagen heiratete er am 18. August 1915 heimlich in Berlin die Witwe Mahlers und kehrte an die Moselfront zurück. Weihnachten verbrachte er bei Alma in Wien. Für die voraussichtliche Geburt seines Kindes erhielt er im September 1916 Urlaub, aber als das Kind auch nach 17 Tagen Wartezeit nicht zur Welt kam, musste er zu seiner Einheit zurück in die Vogesen. »Das Schicksal will uns nicht wol und führt uns an der Nase herum. Ich mußte am Sonntag nach 17 Tagen des Wartens abreisen und ließ Alma in trostloser Stimmung allein zurück. Die normale Zeit ist längst verstrichen …«

Manon Gropius

Nach einer Schwangerschaft von zehn Monaten brachte Alma am 5. Oktober 1916 ihre »ewig holde Manon« zur Welt. »Es war eine langsame und schwere Geburt. Die Wehen mussten immer wieder in Gang gesetzt werden, bis endlich das wunderschöne schwarzlockige Kind auf der Welt war, das ich mit heiliger Scheu betrachtete.« Das sehr erwünschte, »sofort unwiderstehliche Kind«, wurde nach der Großmutter väterlicherseits auf den Namen Manon getauft. Sofort reiste Gropius nach Wien, die erstbeste Gelegenheit nutzend, indem er auf einer Lokomotive mitfuhr. Er betrat freudestrahlend, aber unrasiert und rußgeschwärzt die Wohnung. Die erschrockene Alma glaubte einen »Mörder« zu sehen und erlaubte dem jungen Vater nicht, das Kind in seine Arme zu nehmen. Erst im nächsten Frühling konnte er voll sein Vaterglück genießen und schrieb darüber begeistert an seine Mutter. Er fand das Kind bezaubernd, es sang wie ein Vöglein, es war ausnehmend schön, »obschon« es ihm ganz ähnlich war. Er fühlte sich »wie im Paradies« und bedauerte nur, dass die schönen Tage so schnell zu Ende gingen. Gropius war Soldat und musste aus seinem Familienparadies wieder in die Hölle der Front zurück. Darüber schrieb er ausführlich seiner Mutter, verschonte aber seine Frau mit den Greueln des Kriegsgeschehens.

So berichtete er seiner Mutter, wie er den Krieg »in seiner furchtbarsten Gestalt« erkannt habe, wie bei einem besonders mörderischen Angriff seine Kompanie mehr als 100 Soldaten verloren habe: »Die besten sind tot, unser herrlicher Hauptmann und viele Kameraden dahin. Wir letzten sitzen stumpf und weinend mit erschlafften Gliedern.«

In seinen Urlaubsbriefen geriet er regelmäßig ins Schwärmen, wenn er über das Töchterchen Manon schrieb: »Das Kind ist unsere Sonne. Sie ist bildhübsch, hat ewig wechselnde, kluge, große Augen, die schon bewußt in die Welt schauen, Händchen mit langen schmalen Aristokratenfingern und lange, rundlich gepolsterte Glieder, handlange Haare, dunkelbraun.« Wenige Monate später bekannte er: »Das Kind ist einfach entzückend, ich bin bereits ganz verliebt in sie.« Als er im Sommer 1918 nach einer vierten Verletzung in ein Kriegslazarett bei Wien verlegt wurde, sah er Alma und Manon wieder und schrieb begeistert an seine Mutter: »Unsere Mutzi ist von einer hinreißenden Süßheit. Alma und ich waren fortwährend gegenseitig eifersüchtig auf sie. Alle Instinkte erwachen nun in ihr, sie ist wild und urlebendig, scheint voller Anlagen zu stecken und Almas Erziehung ist bewundernswert.«

Trotz einer intensiven Korrespondenz fühlte Alma sich einsam und unfähig, »eine Ehe auf Entfernung« zu führen. Im Oktober 1916 lernte sie den zehn Jahre jüngeren Dichter Franz Werfel kennen, der bald ihr Liebhaber wurde. »Infolge stürmischer sexueller Kontakte« (Raimbault, S. 143) mit ihrem auf Urlaub weilenden Mann kam es zu einer Frühgeburt. Der Sohn Martin siechte einige Monate dahin und starb im Mai 1919. Gropius, zutiefst getroffen, telegraphierte an Werfel: »Wäre lieber ich gestorben.«

»Dieser unteilbare Kristall aus uns beiden«

Rein zufällig überraschte er Alma bei einem Telefongespräch, das ihm die Augen öffnete über ihr intimes Verhältnis mit Franz Werfel, ein Verhältnis, das in der Wiener Gesellschaft längst kein Geheimnis mehr war. Die ertappte Alma gestand ihre

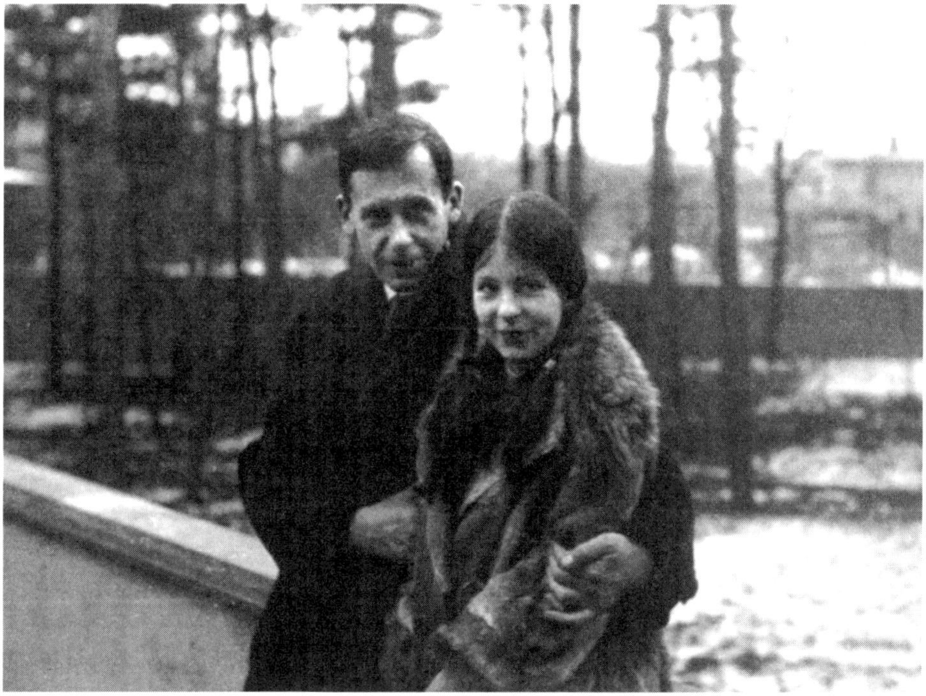

Walter Gropius mit Manon in Dessau 1927

Untreue ein. Sie beschrieb später die Reaktion ihres Mannes folgenderweise: »... als ich, unfähig zu lügen, Franz Werfels Namen genannt hatte, fiel Gropius wie vom Blitz getroffen zu Boden.« Sie war allerdings nicht bereit, Werfel »fortzuschicken«, wie Gropius es erwartete. Ein ganzes Jahr lang ertrug er die »Schmach«, einzig und allein wegen des gemeinsamen Kindes. Dann bat er Alma, in die Scheidung einzuwilligen, da ihre Ehe niemals eine Ehe gewesen sei. »Die Frau fehlte in ihr. Eine kurze Zeit warst Du mir herrliche Geliebte und dann gingst Du fort ...« Alma aber wollte keine Trennung, von keinem ihrer Verehrer, sie schlug deshalb vor, abwechselnd ein halbes Jahr mit dem Ehemann und dem Liebhaber zu verbringen. Gropius bezeichnete den Brief mit diesem Angebot als »unheilschwer« und lehnte solche »Halbheiten« ab: »Was Du willst, ist ein furchtbarer Kompromiss, auf dem kein Segen ruhen kann. Unser Band ist abgelaufen und es bleibt nur der bittere Weg der SCHEIDUNG – denn Gott lässt sich nicht spotten.«

Er bedauerte zutiefst, dass der Hauptleidtragende ihr Kind Manon sein werde: »Unser süßes Kind ist der Schicksalsträger unserer Zerrissenheit in perpetuo!« Um ihretwillen wird ihm die Trennung so schwer, denn er fürchtet, dass er allmählich aus ihrem Leben verdrängt werden könnte: »Ich sehe noch viele Tränen – um uns, um unser *Kind*, das ich nicht lassen kann, das Du nicht lassen kannst, dieser *unteil-*

bare Kristall aus uns beiden, dessen Schicksal so dunkel ist. Was willst Du tun, dass sie *mein* Kind bleibt und nicht nur das Deine?? Das ferne Land und die böse Zeit, wie willst Du das überbrücken, denn ich werde für sie kämpfen und will auch in ihrer Seele einwohnen, ich *kann* sie Dir nicht allein lassen.« (12. Juli 1919)

Und eine Woche später kommt er genau auf diesen Punkt zurück: »– das KIND! Das ist das Schwerste, das unlösbare furchtbar drohende Problem. Ich liebe sie und vermisse sie unausgesetzt, ich gebe mein Recht auf sie *nie* aus der Hand. Und auch sie hat ein Recht auf einen Vater ... Welche Sicherheiten gibst Du mir, daß ich sie regelmäßig und längere Zeit sehen kann ...?« (19. Juli 1919)

Und eben diesen wunden Punkt der Vaterliebe nutzte Alma beharrlich aus, um sich selber wieder ins Spiel zu bringen. Als liebevolle Mutter berichtete sie von der wachsenden Schönheit des Mädchens, von seinen Fortschritten: »sie redet gesetzt und außerordentlich grammatikalisch«. Gropius aber war nicht mehr bereit, die Scheidung in Frage zu stellen. Zu sehr hatte ihn Almas Untreue verletzt. Auch ihr mangelndes Verständnis für die Kriegssituation sowie für seinen Kampf um das Bauhaus in Weimar trug zur endgültigen Entfremdung bei.

Alma schrieb einschmeichelnde und reumütige Briefe: »Liebe mich – ich verdiene es *trotz alledem. Ich bin die Schuldige.*« Sie versicherte, dass Werfel nicht mehr im Weg stehe: »Wir sind streng getrennt durch ein Gelöbnis.« Als Gropius sich nicht erweichen ließ, schlug Almas Ton jäh um. Sie drohte dem Vater Manons mit einer totalen Nachrichtensperre: »Ich werde Dich das, was Dich an mir doch noch ein bissel interessirt, nicht wissen lassen. – Nichts sollst Du von mir wissen, von mir und von anderen!« (Dezember 1919) Gropius versuchte einzulenken: »Es geht nicht um uns, sondern vor allem *um das Kind! Ich habe eine ungeheure, beständig wachsende Angst um mein Kind.*« Er warf ihr vor, mit immer neuen Ausflüchten das Wiedersehen mit Manon hinauszuschieben.

Die Scheidung wurde am 11. Oktober 1920 ausgesprochen, nachdem Walter Gropius eingewilligt hatte, vor Gericht selbst die Schuld auf sich zu nehmen. So kam es zur paradoxen Situation, dass Alma, deren Untreue allgemein bekannt war, offiziell als Klägerin gegen ihren »ehebrecherischen« Mann auftrat. Sie hielt sich auch kaum an die getroffene Absprache, dass Manon zweimal im Jahr ihren Vater besuchen dürfe, worunter Gropius sehr litt. »Am meisten zehrt an mir die Sehnsucht nach meinem Kind«, schrieb er im Dezember 1920 an Lily Hildebrandt. Seine weiteren Kontakte zu Alma sind vor allem durch Auseinandersetzungen um die Besuche Manons gekennzeichnet.

Kurz nach dem Weltkrieg ließ sich Alma mit Werfel in Venedig nieder, heiratete ihn jedoch erst zehn Jahre später, als er bereits als der bedeutendste Schriftsteller Wiens galt. Gropius heiratete 1923 Ise Frank, die Ehe blieb kinderlos. Des Öfteren reiste er nach Wien, um mit seinem einzigen Kind zusammen zu sein. Die possessive Mutter schickte die Tochter nur selten nach Weimar, später nach Dessau, wohin das »Bauhaus« 1925 verlegt worden war. Gropius beklagte sich, und einmal, im Winter 1927, durfte Manon vier Wochen bei ihrem Vater wohnen. Sie war ein sehr schüchternes Kind, das sowohl den Erwachsenen wie den Gleichaltrigen aus dem Wege ging. Der Vater wollte sie auf eine ausgezeichnete Schule nach Genf schicken, aber bereits nach einem Tag kehrte »Mutzi« mit Alma nach Wien zurück.

Der junge Elias Canetti erzählt in seinem autobiographischen Werk »Das Augenspiel« (1977/85) von einer Begegnung, die er Anfang der 30er Jahre mit Alma und ihren Töchtern Annie und Manon hatte. Alma hatte ihn eingeladen, ihm ihr Privatmuseum gezeigt mit Mahlers Partiturskizze der Zehnten Sinfonie, mit dem Gemälde, auf dem sie Kokoschka als Lucrezia Borgia dargestellt hatte. Schließlich zeigte sie ihm auch eine lebende »Trophäe«, ihre sechzehnjährige Tochter Manon: »Eine Gazelle kam ins Zimmer getrippelt, ein leichtes braunes Geschöpf, als junges Mädchen verkleidet, unberührt von der Pracht, in die es gerufen wurde … Es verbreitete Scheu mehr noch als Schönheit um sich, eine Engels-Gazelle vom Himmel, nicht aus der Arche.«

Die Mutter war nicht wenig stolz auf das Aussehen ihrer Lieblingstochter, die sie Canetti mit folgenden Worten vorstellte: »Schön ist sie, was? Also das ist Manon, meine Tochter. Vom Gropius. Da kann eben keine mithalten. Du gönnst ihr's, Annerl, gell? Warum soll man nicht eine schöne Schwester haben. Der Apfel fällt nicht weit vom Stamm. Haben Sie den Gropius einmal gesehen? Ein schöner, großer Mann. Genau was man arisch nennt. Der einzige Mann, der rassisch zu mir gepaßt hat. Sonst haben sich immer kleine Juden in mich verliebt, wie der Mahler.« (S. 94)

In mehrfacher Hinsicht sind diese Äußerungen aufschlussreich. Einerseits spricht aus ihnen die unverhüllte Eitelkeit Almas. Manon ist das ebenbürtige Spiegelbild der vielumschwärmten und -begehrten Mutter, einer Frau von überwältigender Schönheit, die eine fast verheerende Wirkung auf die Männer ihrer Generation ausübte. Walter Gropius, als typischen Vertreter der rein arischen Rasse, empfand sie als den einzigen adäquaten Partner. Etwas befremdlich wirkt die leicht abwertende Etikettierung der »kleinen Juden«, die sich hier wahrscheinlich nur auf die geringe Körpergröße bezieht. Rassendünkel dem »kleinen Mahler« gegenüber sollte man Alma nicht unterstellen. Spätestens seit der Uraufführung der 3. Sinfonie war sie von seiner Genialität durchdrungen und schwor ihm absolute Unterwerfung. In ihrer Autobiographie »Mein Leben« (1963) steht zudem das klare Bekenntnis: »Ich könnte ohne Juden nicht leben, lebe ja auch dauernd fast nur mit ihnen.« Die beiden Verbindungen mit Mahler und Werfel haben insgesamt über 35 Jahre gedauert.

»Laßt mich ruhig sterben …«

Manon war 17 Jahre alt, als sie sich 1934, beim Umgang mit einem an Kinderlähmung erkrankten Mädchen, selbst mit dieser Krankheit ansteckte. Als Bruno Walter die Familie einlud, zu einer Aufführung des »Lieds von der Erde« nach Wien zu kommen, blieb Manon, auf eigenen Wunsch, allein in Venedig zurück. Entschuldigend schrieb Alma: »Wir wußten nicht, daß sie damals schon sterbenskrank war.« Walter Gropius, der sich 1934 in London niedergelassen hatte, reiste sofort an und verbrachte im Juni eine Woche am Krankenbett seiner Tochter. Trotz der Versicherungen der Ärzte, dass Manon bald genesen werde, verschlimmerte sich ihr Zustand zusehends.

Kurze Zeit später konnte sich Manon nur noch in einem Rollstuhl bewegen, auch eine zeitweilige Besserung im Spätjahr 1934 brachte nur eine trügerische Hoffnung auf Genesung. Im Frühling 1935 trat eine rapide Verschlimmerung ein. Um ihren Lebenswillen zu stärken, verfiel Alma auf die seltsame Idee, ihre Tochter zu verloben: »Sie wird gesund werden! Das Glück an der Seite ihres Verlobten wird sie gesund machen.« Manon aber empfand diese »Notverlobung« als eine groteske Komödie. Ihr schreckliches Leiden ertrug sie mit einer Geduld, die alle Bekannten tief beeindruckte, unter ihnen das befreundete Ehepaar Alban und Helene Berg. »Sie wuchs in der Krankheit weit über uns alle hinaus«, bekannte Alma in einem Brief an Kokoschka.

Die besten Neurologen Österreichs hatten die Behandlung Manons übernommen. In der Karwoche stellte man eine allmähliche Lähmung der Verdauungsorgane fest. Am Karsamstag wurde sie mit Röntgenstrahlen behandelt, sie litt unter starken Kopfschmerzen und Übelkeitsgefühlen. Am Ostersonntag fragte Manon dringend nach einem Priester. Johannes Hollnsteiner, der geistliche Mentor Almas, »raste« aus Oberösterreich nach Wien und »traf dort Mutzi um 1/2 2 h in einem ernsten, aber durchaus nicht hoffnungslosen Zustand ... Sieben Ärzte bemühten sich an diesem Tag um sie ... Wie in der letzten Nacht blieb ein Arzt zurück, der zusammen mit 2 Schwestern und Frau Alma an ihrem Bett durchwachte. Auch Werfel und ich blieben die Nacht hindurch in ihrer Nähe«, berichtete Hollnsteiner an Walter Gropius. In dieser Nacht trat dann eine entscheidende Verschlechterung ein.

Am Ostermontag bat Manon ihre Mutter mit schwacher Stimme: »Laßt mich ruhig sterben, ich werde doch nicht mehr gesund.« Sie tröstete ihre Mutter: »Mami, du kommst darüber hinweg, wie du über alles hinwegkommst.« Aber im selben Augenblick merkte das feinfühlige Kind, dass seine Mutter aus seinem »Kompliment« einen Vorwurf herauslesen könnte und fügte verbessernd hinzu: »... wie jeder über alles hinwegkommt.« Das waren anscheinend ihre letzten Worte. Um 11 Uhr gaben die Ärzte zu, dass ihre Möglichkeiten erschöpft seien und überließen dem Theologen das Feld, damit er seine »priesterliche Aufgabe« erfülle. Hollnsteiner gab dem unglücklichen Vater eine eher euphemistische Darstellung der Agonie, vergleicht man sie mit Werfels Schilderung: »Mutzis Kräfte schwanden immer mehr. Ruhig, ohne Kampf ging sie 15.40 in ein anderes Sein hinüber. Die Augen frei, hinübergerichtet in die andere Welt, die Lippen umspielt von einem leisen Lächeln, das uns allen, die wir öfter um sie waren, so wohlbekannt war.«

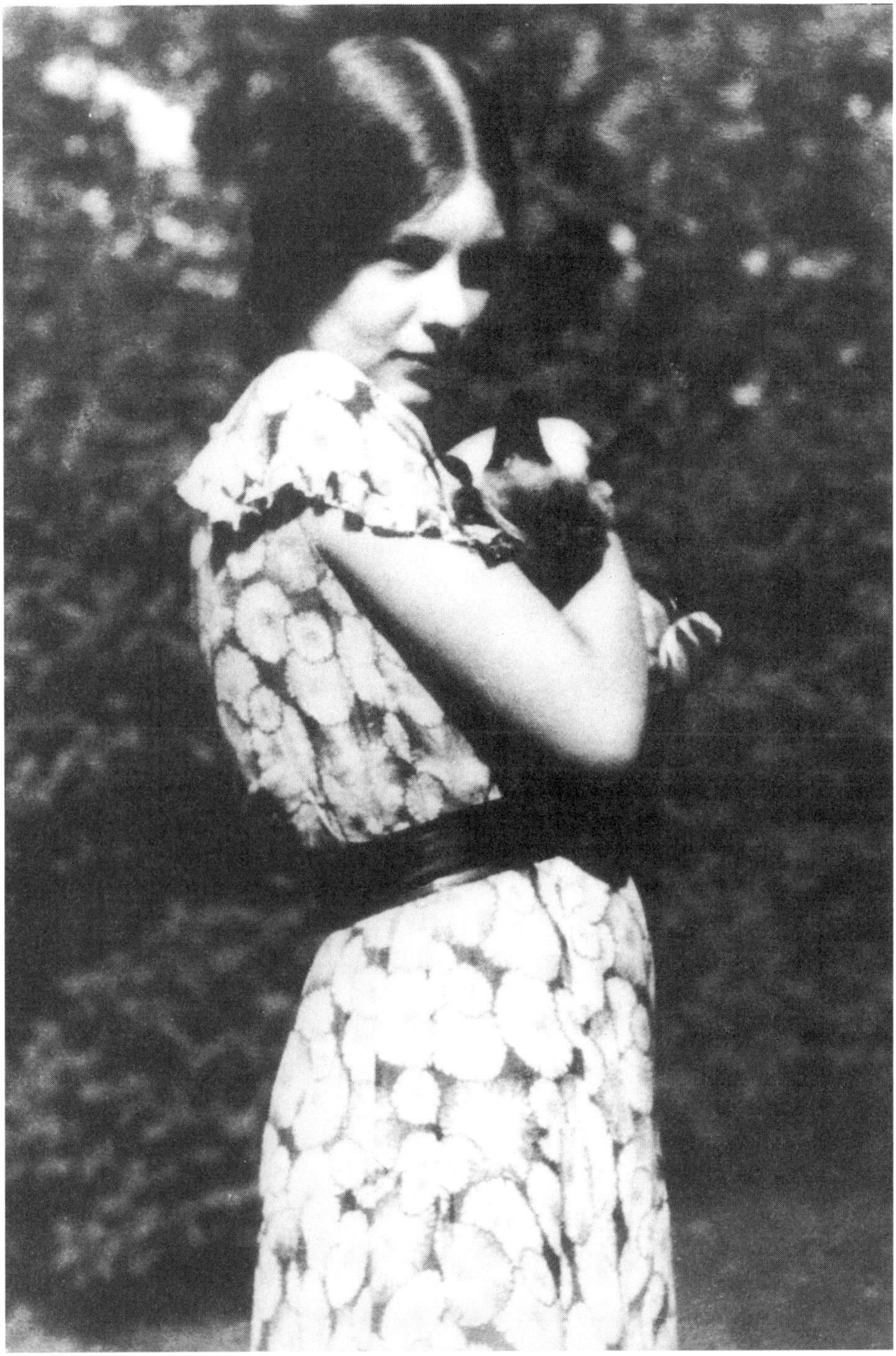

Manon Gropius

Manon starb am 21. April 1935 um 15.40 Uhr. Walter Gropius wurde sofort benachrichtigt, aber es war unmöglich, rechtzeitig die Formalitäten für eine Einreise nach Österreich zu erledigen. Er bat noch Alma, die Beisetzung zu verschieben, aber seiner Bitte konnte nicht entsprochen werden.

Wie kam Alma über diesen Verlust hinweg? In ihren Aufzeichnungen lesen wir: »Das Furchtbare ist geschehen, heute ist mir mein schönstes holdseligstes Kind entrissen worden.« Der Akzent des Schmerzes liegt auf der entschwundenen Schönheit und der Liebenswürdigkeit des Kindes, die von allen Menschen des Bekanntenkreises bestätigt wurden. Indes, Alma war so erschüttert wie nie zuvor und wahrscheinlich auch nie mehr später.

Obwohl akute Ansteckungsgefahr bestand und die Beerdigung auf dem Dorffriedhof von Grinzing in aller Eile vor sich gehen musste, gestaltete sich die Teilnahme der Wiener Gesellschaft zu einer eindrucksvollen posthumen Huldigung für das außergewöhnliche junge Mädchen. Die zeitgenössischen Zeugnisse legen den Vergleich nahe mit dem Begräbnis der Simonetta Vespucci, jener Florentiner Schönheit, die als Idealbild weiblicher Jugend und Schönheit im Renaissancezeitalter galt, mit 23 Jahren an Schwindsucht starb, vom ganzen Volke beweint wurde und von Sandro Botticelli in zahlreichen Gemälden, z.B. als Venus und Frühling, verewigt wurde.

Auch Mutzis letzter Weg war »in Blumen und Liebe eingehüllt«. Ganz Wien nahm Anteil an der Trauer. Alma hielt in ihrem Tagebuch fest, dass Hollnsteiner die »Hässlichkeiten nach dem Tode« durch eine »wunderbare Rede« schön gemacht habe. »Sie wurde wie eine Königin beerdigt, denn als eine solche hat sie ja auch gelebt.«

Alban Bergs Violinkonzert »Dem Andenken eines Engels«

Ähnlich wie Botticelli setzte Alban Berg dem bewunderten und geliebten Mädchen ein unvergängliches Denkmal. Der Mutter hatte er schon seine Oper »Wozzeck« gewidmet. Unmittelbar nach dem Tod Manons komponierte er bis August 1935 sein berühmtestes Werk, sein Violinkonzert, und widmete es »Dem Andenken eines Engels«. Dieses »Requiem für Manon« wurde am 19. April 1936 in Barcelona uraufgeführt, rund vier Monate nach dem Tode Alban Bergs.

Nach eigener Aussage versuchte Berg in diesem Violinkonzert, die Wesenzüge des jungen Mädchens in die Sprache der Musik zu übersetzen. Die Einleitungsarpeggien, Dur- und Moll-Terzen, die auf den leeren Violinsaiten (G, D, A, E) aufgebaut werden, symbolisieren die Reinheit der früh Dahingeschwundenen. Im Allegretto-Scherzo soll die Schwerelosigkeit und Lieblichkeit ihrer Erscheinung in einer Art Reigen beschworen werden. Der zweite Satz beschreibt die lange Agonie und die endliche Erlösung. In seinen Skizzen nannte Berg den dissonanten Anfangsklang »Aufschrei«, eine andere Stelle kommentierte er als »Stöhnen«, eine »alla marcia« – Episode bezeichnete er als »Marsch zum Tode«. Später tilgte der Komponist alle diese schmerzlichen Spuren des Entstehungsprozesses aus der Partitur.

Nur der Text des Chorals »Es ist genug« wurde beibehalten, da es mit ihm eine besondere Bewandtnis hatte. Der amerikanische Violonist Louis Krasner, der den Komponisten im Sommer in Kärnten besuchte, überliefert folgende Geschichte: »Berg suchte nach einem Bach-Choral, den er in den vierten Satz einbauen könnte, fand einen solchen aber nicht. So bat er seinen Verleger, ihm eine Sammlung zu schicken. Man kann sich seine Verwunderung vorstellen, als er die Post öffnete und den Choral ›Es ist genug‹ aus der Kantate Nr. 60 entdeckte. Nicht nur beginnt der Choral mit derselben Ganztonskala – für Bach sehr ungewöhnlich – mit der Bergs 12-Tonreihe endet, sondern der Text scheint ausdrücklich für Manons Requiem geschrieben …«

Es ist genug,
Herr, wenn es Dir gefällt,
so spanne mich doch aus!
Mein Jesu kommt:
nun gute Nacht, o Welt!
Ich fahr in's Himmelhaus.
Ich fahre sicher hin mit Frieden,
mein großer Jammer bleibt darnieden.
Es ist genug.

Im Schluß-Adagio verarbeitet Berg diesen Choral aus der Kantate »O Ewigkeit, o Donnerwort« in der strengen Harmonisierung Bachs. In den letzten Takten erscheinen wieder die Arpeggien des Anfangs, und das Konzert klingt aus in der Reinheit eines B-Dur-Dreiklangs. Dank dieses Meisterwerks wird der Name und der lichte Charakter der Manon Gropius die Jahrhunderte unversehrt überdauern. Ihr früher Tod hat ihr die Unsterblichkeit gesichert.

Werfels Erzählung »Manon«

Auch ihr Stiefvater, Franz Werfel, hat seiner Erschütterung mehrfach Ausdruck verliehen, unter anderem im Roman »Der veruntreute Himmel« (1940) und in der autobiographischen Erzählung »Manon«, die er sieben Jahre später veröffentlichte. Sein Werk ist mehr als Kunstwerk, indem er authentisches Material, z. B. Teile aus Almas Tagebuchaufzeichnungen verwertete.

»Ich war nicht Manons Vater. Und doch, Manon war mein Kind,« (S. 392) stellt Werfel einleitend fest. Er evoziert eine Reihe von Episoden aus ihrem gemeinsamen Leben, die ein bezeichnendes Licht auf den Charakter des Mädchens werfen. Bereits mit fünf Jahren bekundete Manon eine seltsame Vorliebe für tragische Szenen: »Ich mag das Lustige nicht … Ich mag nur das Traurige. Das Traurige ist viel schöner.«

Als »begeisterter Verehrer und Herold Giuseppe Verdis« – er widmete ihm einen großen Roman – bearbeitete Werfel auch eine Reihe von Librettos, u.a. der Oper »Die Macht des Schicksals«, die mit großem Erfolg in Dresden aufgeführt wurde. Die 12-jährige Manon kannte schnell den ganzen Text auswendig und war fasziniert von der Handlung. Daher veranstaltete der Schriftsteller eine Kinderaufführung der Oper, wobei sich Manon derart in ihre Rollen versenkte, dass Werfel tief davon gerührt wurde. Manon war offenkundig fürs Theater geboren. »Wir ahnten nicht, dass jene kindliche Vorstellung der ›Macht des Schicksals‹ das einzige Auftreten Manons gewesen sein sollte.« Das junge Mädchen zeigte in den folgenden Jahren überraschenderweise kein Interesse am Theater. Dahingegen galt seine Liebe den Tieren – »sie liebte Tiere bis zur Krankhaftigkeit« –, und »Brehms Tierleben« wurde ihre Lieblingslektüre. Werfel schildert Manon als »bildhübsch ..., sehr groß, sehr zart, mit überlangen Gliedern. Das Haar reichte ihr ... bis zu den Hüften.«

Als Manon 18 Jahre alt war, reiste die Familie zu Ostern nach Venedig. »Dort ereilte uns und Manon die Macht des Schicksals.« Die Familie ahnte nicht, dass dort eine Epidemie grassierte. Im totalitären Italien durfte keine Zeitung über die Kinderlähmung schreiben. Manon erkrankte, schwebte einige Wochen zwischen Leben und Tod und wäre beinahe in einer fürchterlichen Krise erstickt. Aber sie überstand diesen »ersten Tod« und lebte noch ein ganzes Jahr mit gelähmten unteren Gliedmaßen. Und in diesem schrecklichen Jahr erlag sie nicht der üblichen »Psychologie des Krüppels«: sie wurde nicht argwöhnisch, eifersüchtig, egozentrisch, tyrannisch und grausam. Im Gegenteil, in dieser aussichtslosen Prüfung wurde sie der »Engel« Alban Bergs. Werfel beschwört ihre Erscheinung, so wie sie sich ihm eingeprägt hat: »Die überzarte Mädchengestalt saß wie immer in einem tiefen Fauteuil. Das in der Mitte gescheitelte schwarze Haar fiel über die schmalen Schultern. Die langen Hände ruhten im Schoß. Über den Knien lag eine schöne Decke, so daß man die Beine nicht sehen konnte.« (398)

Heimlich nahm sie in ihren letzten Lebensmonaten dramatischen Unterricht und überraschte ihre Eltern durch ihr reifes Talent, ein Talent, das »zum ewigen Verzicht verurteilt war«. Sie hatte ihre Selbstverwirklichung heroisch und frühzeitig vollendet: »Sie hatte das ihr Verliehene entwickelt, im Innersten wissend, daß es sinnlos und vergebens sei.«

Die letzten Sätze der Erzählung schildern prägnant das tragische Ende: »Am Samstag begann sie zu sterben. Das zentrale Nervensystem versagte plötzlich. Der zweite Tod übertraf an Grausamkeit noch den ersten, den sie überstanden hatte. Es war einer jener Tode, angesichts derer der gläubigste Mensch daran zweifeln muß, daß die Güte eine Eigenschaft Gottes sei. Warum hatte die kleine schuldlose Manon mit ihren achtzehn Jahren so viel mehr zu leiden als andere Menschen? Es war der strahlendste Ostermontag, an dem sie endlich erlöst wurde.« (S. 399)

»Unfaßbar sind die Wege Gottes ...«

Über drei Todesfälle war Alma, wie Manon ihr auf dem Sterbelager zuflüsterte, erstaunlich gut hinweggekommen. Ihr starker Lebenstrieb hatte immer wieder neue Wege gezeigt, um den Verlust zu verschmerzen. Diesmal aber, auf dem absoluten Tiefpunkt ihres Daseins, war der Lebenswille wirklich gebrochen. Sie musste sehr mühsam um Fassung ringen. Als 54-jährige Frau wusste sie auch, dass es keinen Neuanfang mehr geben konnte. Von ihren Kindern überlebte nur noch Anna (1904-1988), die zweite Tochter Mahlers. Alma würde keine weiteren Kinder mehr bekommen.

»Unfaßbar sind die Wege Gottes ...«, schrieb sie, das Leben war zu einem unergründlich düstern Rätsel geworden, der Sinn der Existenz war mehr als fragwürdig, und Alma spielte mit dem Gedanken an Selbstmord: »Nichts hält mich mehr. Ich möchte von der Welt fortgehen, aber der letzte Mut fehlt mir, ein Ende zu machen.« Wie ein roter Faden zieht sich durch ihre Aufzeichnungen ihre Trauer um Manon. Es sind Äußerungen, die plötzlich aufhorchen lassen, wegen ihres persönlichen Tons, ihrer Aufrichtigkeit, wegen ihrer Heftigkeit.

»Nur mühsam komme ich über Manons Tod hinweg. Und diese vielen Tode um mich, das Schwerste – Manons Verschwinden – lässt mich in allen Wesen jetzt nur ein Provisorium sehen. Wenn ich ein Kind sehe, sehe ich sogleich in seinen Zügen das schneller reifende, werdende, vergehende Leben und den nahen Tod.«

»Ich sehne mich verzweifelt nach Manon. Sie war die meinem Herzen Nächste. Näher als alle Menschen, die ich einst liebte. Ich liebe nur noch die Idee Manon, sonst nichts mehr auf der Welt ... der Sinn meines Lebens ist dahin ... Wie furchtbar ist dieser Gott – und wenn er existiert ... wie verabscheuungswürdig! Zerstört meine Fortsetzung in der reinsten Form!« (1935)

»Dieses Kind, das jeden meiner Gedanken wusste, ja vorausahnte, dieses Kind ist mir entrissen, und ich bleibe als Bettlerin da! ... Sie ist nun entweder ein Nichts ... oder ein glückseliges Wesen ... in ihrer Sündenlosigkeit.«

Zum 6. Todestag notierte sie: »Morgen sind es sechs Jahre, dass ich meine Manon verlor ... sie ist im Herzen der Menschen, die sie kannten, eine Heilige geblieben. Auferstehen im Fleisch. O ja! Jeder so, wie ihn Gott gedacht hat.«

Trotz der unendlichen Trauer war Alma jedoch nicht »der Welt abhanden gekommen«, wie Rückert und wie Mahler. Schon nach kurzer Zeit stürzte sie sich wieder in rastlose gesellschaftliche Tätigkeiten, und es fehlte ihrem Leben auch weiterhin nicht an leidenschaftlichen Beziehungen, wie z.B. zu dem katholischen Prälaten Hollnsteiner, der die Trauerrede für Manon auf dem Grinzinger Friedhof gehalten und dabei vor allem das große Leiden der Mutter betont hatte.

Almas Aufzeichnungen zeugen indes von einer echten und permanenten Trauerarbeit. Manons Tod blieb eine offene Wunde, die nicht mehr vernarbte. Manche befremdliche Episode ihres späteren Daseins ist sicher als verzweifeltes Ablenkungsmanöver zu verstehen.

»Gestürzte Königin jeder Zoll«

Nach dem Anschluss Österreichs ans Deutsche Reich verließen Alma und Franz Werfel 1938 fluchtartig Wien, mit den Manuskripten Mahlers im Koffer. Die letzte Nacht in ihrer Heimatstadt verbrachte Alma in einem Hotelzimmer mit ihrem untröstlichen geistlichen Liebhaber Hollnsteiner – »Almas letzte Verrücktheit« (Werfel). Als Emigrantin weilte sie zunächst in Paris, wo sie durch Zufall wieder in den Besitz eines Schatzes ihres ersten Mannes Mahler gelangte, des Manuskripts von Bruckners III. Sinfonie. Hitler, der als Verehrer Bruckners diese Handschrift unbedingt erwerben wollte, war wütend, als er erfuhr, dass sie wieder in Almas Hand war.

Als die Wehrmacht im Mai 1940 Frankreich überfiel, floh die Familie über die Pyrenäen. Bei einem Aufenthalt in Lourdes gelobte Werfel, einen Roman über Bernadette Soubirous zu schreiben, wenn sie heil nach Amerika kämen. Er hielt Wort: Der Roman »Das Lied von Bernadette« erschien bereits im nächsten Jahr, wurde ein Riesenerfolg und machte Franz Werfel mit einem Schlag in den Vereinigten Staaten zu einem berühmten Schriftsteller. Als die Premiere des Films gefeiert wurde, konnte er nicht daran teilnehmen, er hatte soeben den zweiten Herzanfall erlitten. Er starb am 25. August 1945 in Beverly Hills. Alma nahm nicht am Begräbnis ihres dritten Ehemannes teil. Es scheint, dass sie, wie ihre todkranke Tochter vorausgesagt hatte, ziemlich schnell über diesen Verlust hinwegkam, trotz der Vereinsamung, die jetzt einsetzte. Nur ihre Tochter Anna, die drei gescheiterte Ehen hinter sich hatte, lebte noch mit ihrer kleinen Tochter, aber fast ohne Kontakt zur übermächtigen Mutter. Diese verspürte nämlich in sich keine Neigung, die Rolle der Großmutter zu spielen.

Ein Besuch im ausgebombten Wien brachte Alma die bittere Einsicht, dass ihre Welt endgültig zusammengebrochen war. Sie war jetzt, wie Klaus Mann bereits 1940 bei ihrer Ankunft in New York notiert hatte: »... etwas reduziert, gestürzte Königin jeder Zoll.«

Die letzten 20 Jahre verbrachte sie in New York, wo sie zwei ihrer drei Wohnungen vermietete und sehr sparsam mit jedem Dollar umging. Immer häufiger griff die alternde Dame, deren Figur etwas fülliger geworden war, zum Trost des Alkohols. Sie ging stets schwarz gekleidet und erlebte noch die große Wiederentdeckung von Mahlers Musik. Offenkundig genoss sie es jetzt, nach der langen Ehezeit mit Franz Werfel, wieder als »Witwe Gustav Mahlers« zu gelten und als Ehrengast zu allen Mahlerkonzerten eingeladen zu werden. Dennoch bekannte sie überraschend einmal in den letzten Jahren, als sie sich über ihre genialen Männer äußerte: »Ich habe Mahlers Musik nie wirklich geliebt, ich habe mich nie wirklich für das interessiert, was Werfel schrieb ... aber Kokoschka, ja, Kokoschka hat mich immer beeindruckt.« Als ehemalige Muse so vieler bedeutender Künstler hatte sie zusehends Schwierigkeiten, ihre in der Kulturgeschichte fast einmalige Vergangenheit noch zu »bewältigen«.

Alma Mahler-Gropius-Werfel-Schindler starb am 11. Dezember 1964 im Alter von 85 Jahren. Gemäß ihrem Wunsch wurde sie nach Wien überführt und an der Seite ihrer Lieblingstochter Manon auf dem Grinzinger Friedhof beigesetzt.

Die Erinnerung an Mutzi – Der Rest ist Schweigen

Nach dem Tode Manons waren die Beziehungen der ehemaligen Gatten kühl geblieben. Im Juni 1935 hatte Alma an Gropius geschrieben: »Dieser Engel an Güte – dieses vollendet schöne Geschöpf – dieser Geist – der in ihr wach geworden – wir werden nie mehr das Glück haben, sie betreuen zu dürfen! Dir danke ich es, so lange ich lebe, daß ich sie auf die Welt bringen durfte, wenn auch ihr Weg so kurz gemessen war. Ich bitte Dich herzlichst, mir zu schreiben. Ein Grollen und ein Hadern ist unter unserer Würde.« Es ist nicht bekannt, ob und wie Gropius auf dieses Angebot reagierte. Die große Biographie von Reginald R. Isaacs, das Standardwerk über Leben und Werk des großen Architekten, schweigt sich darüber aus.

Über den Trauerschmerz des Architekten äußert sich Isaacs unmissverständlich: »Walter Gropius konnte auch dreißig Jahre nach Manons Tod, als er von den furchtbaren Stunden jenes Tages sprach, den Schmerz nicht verhehlen, der ihn damals überwältigt hatte. Die Nachricht, daß die geliebte Tochter nicht mehr am Leben sei, hatte ihn niedergeschmettert, alle Hoffnungen, die er auf eine glücklichere Zukunft seines Kindes gesetzt hatte, waren zerstört. Der Schmerz saß tief und regte sich in aller ursprünglichen Schärfe, wann immer er Manons gedachte.« (S. 740)

Schmerzlich betroffen war er, als Alma im Jahre 1958 ihre Erinnerungen veröffentlichte und er sich in völlig falschem Lichte dargestellt fühlte. Er hielt nicht hinter dem Berge mit seinem bitteren Kommentar, als er seiner ehemaligen Frau schrieb: »Die Liebesgeschichte, die Du in dem Buch mit meinem Namen verbindest, ist nicht die unsrige. Die Erinnerung an Mutzi hätte Dich davon abhalten sollen, unserem Erlebnis den wesentlichen Inhalt zu nehmen, und dessen literarische Bloßstellung muß auch in mir die Blüten der Erinnerung abtöten. Der Rest ist Schweigen.« (August 1958)

Walter Gropius war seit langem ein weltberühmter Architekt, der große alte Mann der modernen Architektur, dem es peinlich war, dass seine unrühmlichen Liebesaffären, die schon fast 50 Jahre zurücklagen, vor aller Öffentlichkeit ausgebreitet wurden, zudem in einer Art, die seinem Sinn für historische Wahrheit widersprach. Seit 1937 lebte er in den Vereinigten Staaten, wo er große Prestigeprojekte durchführte und an führender Stelle, an der Harvard University, sich zum »bedeutendsten

Architekturlehrer unserer Zeit« entwickelte. Zahllos waren die Goldmedaillen und Ehrendoktorate, mit denen man weltweit seine Leistungen als »Vater des modernen Städtebaus« ehrte. 1961 wurde er auch mit dem Goethe-Preis der Stadt Frankfurt ausgezeichnet. Ein Jahr später legte er in seiner Heimatstadt Berlin den Grundstein zu einer Großsiedlung, die den Namen »Gropiusstadt« erhielt. Die Feiern zu seinem 85. Geburtstag brachten ihm »solche Wohltaten«, dass er sich die Frage stellte: »Was sollte ich noch vom Leben erwarten?« Es hatte ihm einen beispiellosen beruflichen Erfolg beschert, aber es hatte ihm auch den schönsten Inhalt frühzeitig entrissen.

Walter Gropius starb am 5. Juli 1969 in Boston an den Folgen einer Herzoperation. Zwei Tage später versammelten sich alle seine Freunde und Mitarbeiter, um des Toten in Freude zu gedenken, so wie er es in seinem Testament 1933 angeordnet hatte, einem Testament, das jetzt den Gästen als letzte Botschaft verlesen wurde:

»Laßt mich verbrennen, aber bittet nicht um die Asche. Pietät vor verkohlten Knochen ist eine halbe Sache.

Weg damit.

Tragt kein Zeichen der Trauer.

Es wäre schön, wenn alle meine Freunde aus Gegenwart und Vergangenheit nach einem Weilchen zu einem Fest zusammenkommen würden, à la Bauhaus, und tränken, lachten, sich liebten. Dann werde ich bestimmt dabeisein, mehr als im Leben. Es ist fruchtbarer als die Friedhofskapelle. Die Liebe ist das Wesen aller Dinge ...«

Alma Mahler-Werfel: Mein Leben. Frankfurt am Main 1963.

Françoise Giroud: Alma Mahler – oder die Kunst, geliebt zu werden. DTV. München 2000.

Reginald Isaacs: Gropius. Una biografia illustrata del creatore della Bauhaus. Motta. Milano 1992.

Ginette Raimbault: Trauernde Eltern. Argon. Berlin 1997.

Wolfgang Schreiber: Mahler. Rowohlt. Reinbek 1979.

Franz Werfel: Manon. Erzählungen aus zwei Welten. Fischer. Frankfurt 1954.

Ernst und Gretha Jünger

Ernstel – Ein Opfer für den Frieden

Der Frühling kommt nun, bald kommt der Frühling.
»Wo bist du, Ernstel? Kommst du nicht wieder?«
Friedrich Georg Jünger. Auf Ernstels Tod.

Als Ernst Jünger im Jahr 1995 seinen 100. Geburtstag feierte, wurde dieser Anlass zu einer fast nationalen Huldigung an den großen alten Mann der deutschen Literatur. Die höchsten Vertreter von Politik und Kultur kamen nach dem schwäbischen Wilflingen, um den erfolgreichen Schriftsteller, den entschiedenen Pazifisten und überzeugten Europäer zu beglückwünschen. Das war nicht immer so, hatte Jünger doch seine Laufbahn unter ganz anderen Vorzeichen begonnen und war damit zu einem der umstrittensten Dichter des 20. Jahrhunderts geworden. Als »Ästhet des Schreckens« und »eiskalter Wollüstling der Barbarei« (Th. Mann) hatte er sich die Feindschaft vieler Andersdenkender zugezogen.

Mit 16 Jahren war der abenteuerdurstige Gymnasiast zu Hause ausgerissen und hatte sich in Verdun von der Fremdenlegion anwerben lassen. Nur durch starken diplomatischen Druck war es gelungen, den Legionär wieder freizubekommen.

Vom Kriegsfreiwilligen zum Pazifisten

Als kurze Zeit später der Erste Weltkrieg ausbrach, meldete der 18-Jährige sich als Freiwilliger. Sieben Mal wurde er an der Front verletzt, wurde mehrfach für seine Tapferkeit ausgezeichnet und erhielt schließlich den höchsten kaiserlichen Orden, »Pour le mérite«. Die Bücher, die er nach 1918 veröffentlichte – »In Stahlgewittern«, »Der Kampf als inneres Erlebnis« – verherrlichten den Kampf als echte männliche Lebensform und machten den jungen Schriftsteller schnell berühmt. Seine Mitarbeit an militaristischen und nationalistischen Zeitschriften gab den Nationalsozialisten das Gefühl, in Jünger einen Gesinnungsgenossen zu haben. Sie boten ihm ein Mandat als Reichstagsabgeordneter an, sie wollten ihn in die Akademie aufnehmen. In beiden Fällen lehnte Jünger höflich, aber bestimmt ab. Sein naturwissenschaftliches Studium und seine Heirat mit Gretha von Jeinsen bewirkten eine allmähliche Abwendung von der Kampfideologie und eine kritische Einschätzung der Politik Hitlers. Sein allegorisch verschlüsselter Roman »Auf den Marmorklippen« (1939) enthält heftige Anklagen gegen Konzentrationslager und Vernichtungsstätten.

1939 wurde Jünger als Hauptmann reaktiviert, machte den Feldzug gegen Frankreich mit und verbrachte die Kriegsjahre in Paris als Stabsoffizier. Er pflegte regen Kontakt mit dem kulturellen Leben der französischen Hauptstadt, verkehrte mit Gide, Jouhandeau, Cocteau, Montherlant, Picasso, Braque. Sein Bericht über die Erschießung eines Fahnenflüchtigen, die er beaufsichtigen musste, zeigt zur Genüge, welche Wandlung der ehemalige Draufgänger erfahren hat, wie »grauenhaft« er das Sterben jetzt empfand.

Er schloss sich dem Widerstandskreis der deutschen Offiziere um den Militärbefehlshaber in Frankreich, Carl-Heinrich von Stülpnagel, an, die den Sturz Hitlers planten, oder, wie Jünger schreibt, »die das fürchterliche Wagnis planten, den Koloß zu fällen« (Strahlungen). Nach dem missglückten Attentat auf den Führer am 20. Juli 1944 wurde eine Reihe von ihnen, darunter Stülpnagel, vom Freislerischen Volksgerichtshof zum Tode verurteilt und bestialisch hingerichtet.

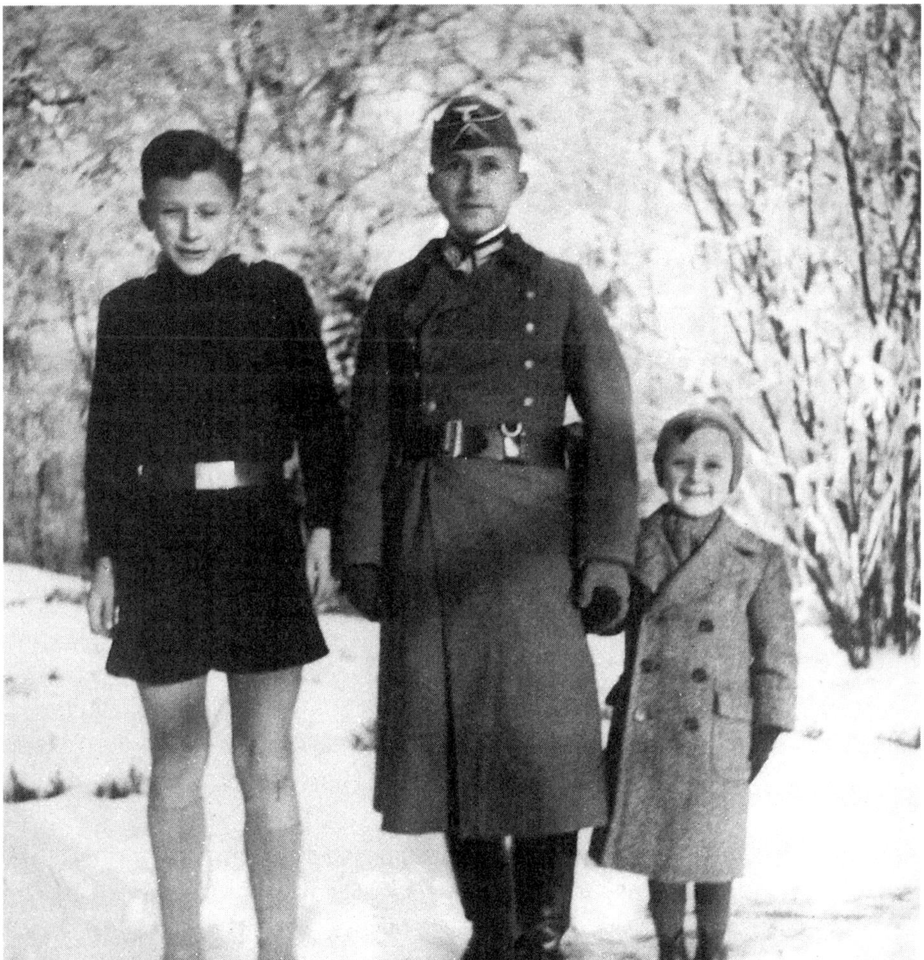

Ernst Jünger mit seinen beiden Söhnen

Seit 1941 arbeitete Jünger an einer Friedensschrift, einem Aufruf an die Jugend Europas zur Versöhnung der Völker, die sich immer tiefer im Hass verstrickten. Diese Schrift geht zu Gericht mit den Verbrechen des Naziterrors, den Geiselerschießungen, den Judendeportationen, dem industrialisierten Völkermord, sie offenbart auch die katastrophalen Fehlentscheidungen des Führers. Als Typoskript zirkulierte sie unter der Hand in den Widerstandskreisen und öffnete vielen Deutschen die Augen über die Gräueltaten des Naziregimes. So soll Generalfeldmarschall Erwin Rommel, der Kommandant des Afrikakorps, unter dem Eindruck dieser Schrift Jüngers, sich dem Widerstand gegen Hitler angeschlossen haben. »Auch wirkte sie (die Schrift) inzwischen in dem kleinen Kreise, der auf das Stichwort wartete. So las sie Rommel, bevor er sein Ultimatum absandte.« (»Strahlungen«)

Im Marmorgebirge von Carrara

Aber auch Jüngers ältester Sohn, der 17-jährige Ernst, genannt Ernstel, war mit den Ideen dieser Friedensschrift vertraut und verbreitete allzu »freimütiges« Gedankengut in seiner Umgebung in Wilhelmshaven, wo er mit seinen Klassenkameraden an der Küste als Marinehelfer diente. Jünger erfuhr am 12. Februar 1944 von der Verhaftung einer Gruppe von Schülern, als deren Rädelsführer sein Sohn mit einem seiner Kameraden galt. Zuerst wurde ein Urteil von sechs und neun Monaten über sie verhängt, »wegen Bildung eines Widerstandskreises«. Später entschied das Kriegsgericht auf »Frontbewährung«, und Ernstel musste in einer Spähtruppe in Italien kämpfen, also an äußerst exponierter Stelle, wie sein Vater, der ehemalige »Stoßtruppführer«, aus Erfahrung wusste. Am 25. Oktober brachte Jünger seinen Sohn zur Bahn und notierte: »Er ist noch immer von der Haft geschwächt; auch sind seine Füße noch von den Märschen wund … Wir umarmten uns in dem kleinen kalten Gang, der zum Bahnsteig führt.«

Es war ein Abschied für immer. Ein letztes Lebenszeichen von Ernstel wurde unter dem Datum des 10. November eingetragen: »Unter der Post eine Karte von Ernstel, der als Panzergrenadier auf der Fahrt nach Italien ist.« Die meisten Seiten des Tagesbuches, der so genannten »Kirchhorster Blätter«, beschäftigen sich mit den Fliegerangriffen auf das nahe Hannover und mit der Lektüre des Schriftstellers. Unvermittelt, ohne Kommentar, steht unter dem 29. November der lakonische Satz: »Perpetua träumte, daß ihr der Augenzahn gezogen sei.« Im Augenblick maß Jünger diesem Traum seiner Frau keine besondere Bedeutung bei. Aber nach der Lektüre der knappen Eintragung vom 12. Januar 1945 wirkt der Traum der Mutter geradezu unheimlich, als ein Zeugnis von Telepathie.

»Ernstel ist tot, gefallen, mein gutes Kind, schon seit dem 29. November des vorigen Jahres tot! Gestern, am 11. Januar 1945, abends kurz nach sieben Uhr kam die Nachricht an.«

Einen Tag darauf notierte er eine Reihe von näheren Umständen: »Mein Ernstel hat den Tod gefunden am 29. November 1944; er war achtzehn Jahre alt. Er fiel

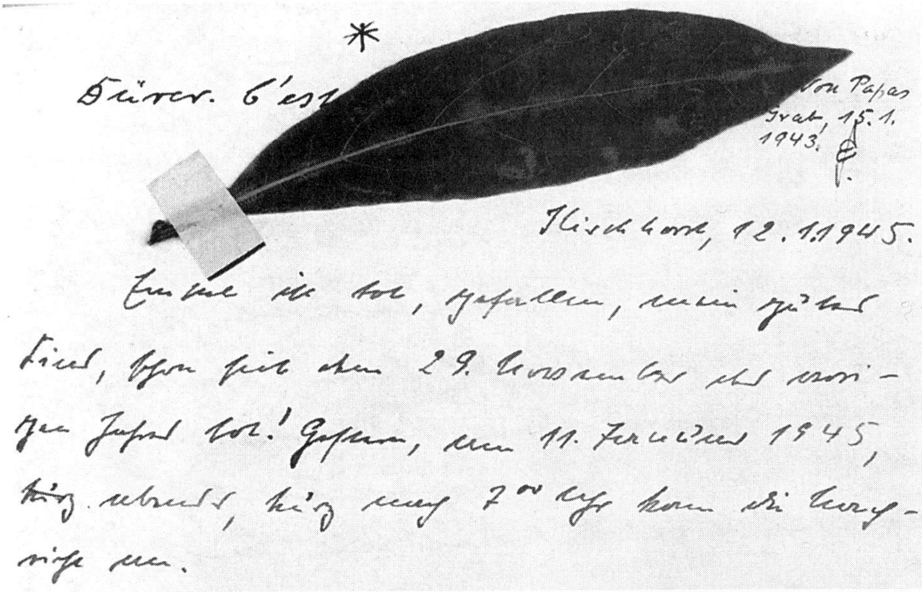

Eintragung des Tagebuchs vom 12. Januar 1945

durch Kopfschuß bei einer Spähtruppbegegnung im Marmorgebirge von Carrara in Mittelitalien und war, wie seine Kameraden berichten, sofort tot. Sie konnten ihn nicht mitnehmen, brachten ihn aber kurz darauf mit einem Panzerwagen ein. Auf dem Friedhof von Turrigliano bei Carrara fand er die letzte Ruhestatt. Der gute Junge. Von Kind auf war es sein Bestreben, es dem Vater nachzutun. Nun hat er es gleich beim ersten Male besser gemacht, ging so unendlich über ihn hinaus.« Ein paradoxes Urteil aus der Feder des hochdekorierten Frontkämpfers.

»Ein Angel- und Wendepunkt«

Immer wieder kreist das Denken um den verlorenen Sohn: »Ich denke viel über Ernstel nach. So manches an seinem Tode gleicht einem Rätsel, das schwer zu lösen ist ...« (14. Januar). »Der Schlaf tut gut, doch gleich nach dem Erwachen stellt der Schmerz sich wieder ein. Ich frage mich, wie es möglich ist, daß wir die ganzen Wochen täglich an den Jungen dachten, ohne daß uns ein Echo der Wahrheit kam. Freilich bleibt, was ich am 29. November 1944, an seinem Todestage, vielleicht in seiner Todesstunde, in diesen Blättern notiert habe. Ich hatte damals gleich an den weitverbreiteten Volksglauben gedacht, doch ist es merkwürdig, daß ich bei allen Versuchen, Perpetuas Traum zu deuten, nicht im entferntesten diese nächstliegende Möglichkeit sah.« (15. Januar)

Am nächsten Tag wurde eine Andacht für Ernstel gehalten, »auf dem Tisch das Bild des Jungen zwischen Tannengrün und zwei Wachskerzen.«

Der Zäsurcharakter dieses Ereignisses offenbart sich allmählich. Zwischen den Zeilen lesen wir, dass dieser Verlust Jüngers Welt erschüttert hat, dass nichts mehr sein Gesicht, noch sein Gewicht besitzt. »Der Tod des Sohnes fügt eines der Daten, einen der Angel- und Wendepunkte in mein Leben ein. Die Dinge, die Gedanken, die Taten vorher und nachher unterscheiden sich.«

Eine neue Zeitrechnung hat begonnen: »Es sind nun zwei Wochen vergangen, seitdem ich die Nachricht erhielt …« – »Es werden morgen zwei Monate, seitdem der Junge gefallen ist … « – »Seit Ernstels Tod vergaß ich, die Überfliegungen und Abwürfe aufzuzeichnen, an denen es in der Zwischenzeit nicht mangelte.« (6. Februar)

Trostschreiben erhält er von mancher Seite. Carl Schmitt wählt den klassischen Ausdruck: »Ernestus non reliquit nos sed antecessit.« (»Ernstel hat uns nicht verlassen, sondern er ist uns vorausgegangen …«)

»Auf Ernstels Tod«

Der Bruder Friedrich Georg, der sich einen Namen als Lyriker und Essayist gemacht hat, schickte ein Gedicht: »Auf Ernstels Tod«

Die Winde fragen nach dem Gespielen:
»Wo bist du?« Und das Echo kehrt wieder.
Der Frühling kommt nun, bald kommt der Frühling.
»Wo bist du, Ernstel? Kommst du nicht wieder?«

Der Harz will grünen. Und auf den Wiesen
In dichten Hecken tönen die Lieder.
Die Amsel ruft dich aus den Gebüschen:
»Wo bist du, Ernstel? Kommst du nicht wieder?«

Er ruht nun. Ach, ihr ruft ihn vergebens
An kühlen Wassern und in den Hainen.
Ihm ward ein früher Friede beschieden.
Wir aber blieben, ihn zu beweinen.

»Der Friede«

Ernst Jünger hat seinem Sohn ein sichtbares Denkmal errichtet, indem er ihn zum Widmungsträger seiner Friedensschrift machte. Im »Geleit« dieses Aufrufes »Ein Wort an die Jugend Europas. Ein Wort an die Jugend der Welt« heißt es u.a.: »Die Schrift ›Der Friede‹ wurde im Winter 1941 in ihren Grundzügen entworfen und lag im Sommer 1944 in dieser Fassung vor … Es ist mir ein Bedürfnis, den Lesern des Manuskriptes für die Sorgfalt zu danken, mit der sie das Geheimnis gewahrt haben – so mancher von ihnen trotz aller Schrecken der Gefangenschaft.

Ernst Jünger

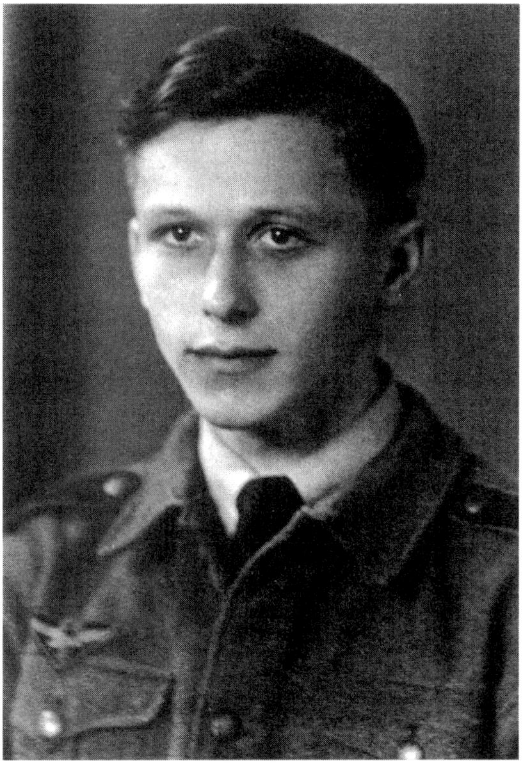

Gewidmet sei die Arbeit meinem lieben Sohne Ernst Jünger; auch er hat sie gekannt. Nachdem er sich, fast noch ein Knabe, im Widerstande gegen die Tyrannis bewährt hatte, fiel er am 29. November 1944 im Marmorgebirge bei Carrara mit 18 Jahren für sein Vaterland. So haben sich die Besten aller Völker nicht geschont. Ihr Opfer und der Schmerz, den sie uns hinterließen, soll fruchtbar sein.« Kirchhorst, den 14. April 1945.

1960 starb, nach schwerer Krankheit, Jüngers Frau Gretha. In seiner Schrift »In Totenhäusern« berichtet der Schriftsteller von einem seltsamen Traum, der ihn am Jahrestag ihres Todes heimgesucht hat. »... Dann ging ich ins Bad. Dort stand einer der Zuber, in denen Wäsche eingeweicht wird. Zu meinem Entsetzen sah ich Gretha darin liegen; das Wasser reichte ihr über den Mund. Ich riß sie heraus, behandelte sie wie eine Betrunkene, umarmte sie. Sie begann zu meiner unendlichen Freude zu atmen; ich sagte: Ich will dich wärmen, komm ins Bett. Sie antwortete: ›Komm du zu mir. Dort ist auch der Sohn.‹«

Ohne tiefsinnige Traumdeutungen anzustellen, versteht man leicht, welch schwermütigen Gedanken Jünger in diesen Jahren, bewusst oder unbewusst, nachhing und wie sie sein Lebensgefühl verdüsterten.

»Schmerz und Hoffnung der irdischen Pilgerschaft«

Als ein anderes Kapitel seiner Trauerarbeit kann man seine Beschäftigung mit der Heiligen Schrift ansehen, die er zwar schon in den Pariser Jahren begonnen hatte. Die Frage nach dem Jenseits, nach dem Sinn des Daseins, nahm jetzt eine wesentliche Stelle in seinem Denken ein. Seine Hoffnung auf ein ewiges Leben kleidete er in seiner Auslegung »Zur Offenbarung Johannis« in eine feierlich-ergriffene Sprache, in Gleichnisse und Paradoxe, wie sie einem mittelalterlichen Mystiker oder Nicolaus Cusanus nicht schlecht zu Gesicht stehen würden:

»Wenn Anfang und Ende bestimmt sind, dann ist auch die Bahn bestimmt. Wie Anfang und Ende sich gleichen, so ist auch des Menschen Bahn ein und dieselbe, gleichviel ob er sie als Bettler oder als König betritt. Der Mensch wird nackt geboren, und hat er die Bahn vollendet, legt er Krone und Bettelstab ab. Er kommt aus dem Garten in Eden und tritt ein in die Himmlische Stadt. Er hat seine Heimat verloren und wird sie wiedergewinnen; das ist der Schmerz und die Hoffnung der irdischen Pilgerschaft.

Was verloren ist, erscheint als der Garten in Eden, und was gewonnen wird, erscheint als Himmlische Stadt. Aber Garten und Stadt sind ein und dasselbe, wenn Himmel und Erde sich finden, wenn der Vater die Mutter umfängt.

Das Tor des Gartens und das Tor der Stadt sind ein und dasselbe, wie Anfang und Ende ein und dasselbe sind. Das Tor das Gartens dunkelt im Schatten, und das Perlentor leuchtet im Licht. Der Mensch wird mit Schmerzen geboren, und er kehrt mit Freuden zurück. Er wird mit Jubel empfangen und wird mit Tränen begraben und wird doch zum Tode geboren und vom Tod in das Leben geführt. In der Stadt grünt der Baum des Lebens, den er im Garten verließ. Dort gibt es nicht Gut und nicht Böse, nicht Kain und nicht Abel, keinen Tempel, kein Heiligtum.

Die Gärten und Städte des Menschen sind Gleichnis des Gartens in Eden, sind Gleichnis der Himmlischen Stadt. Dort sind die gerechten Maße für die vergängliche Stadt.«

Das sind sublime Töne, die man dem ehemaligen Stoßtruppführer nicht zugetraut hätte, ebenso wenig wie die Besessenheit, mit der der reife Jünger Insektenkunde trieb, so dass zu seinem 90. Geburtstag sogar ein »Ernst-Jünger-Preis für Entomologie« gestiftet wurde. Die Metamorphosen des Menschen und Schriftstellers Jünger sind durch den Verlust des Sohnes Ernstel entscheidend gefördert worden, so dass sein Bild immer reicher, die Konturen aber immer unschärfer wurden. Jünger erblickte in dieser zweideutigen, irritierenden Unschärfe sogar einen Wesenszug seiner gesamten Entwicklung. Als er 1982 den Goethe-Preis erhielt, behauptete er geradezu: »Die Ambivalenz begleitete mich durch die mehr als sechzig Jahre meiner Autorschaft, die mir Gegner in allen Lagern eintrug.«

Ernst Jünger starb in Wilflingen im Februar 1998 im hohen Alter von 102 Jahren.

Ernst Jünger: Werke. Tagebücher. Klett. Stuttgart.
Heimo Schwilk: Ernst Jünger. Leben und Werk. Klett. Stuttgart.

Stefan und Dorothee Andres

Requiem für Mechthild

Wie bedauere ich es heute, der lieben Mechthild
nicht noch mehr Vater gewesen zu sein.
Stefan Andres, 1943

In den Jahrzehnten nach dem Zweiten Weltkrieg war Stefan Andres einer der meistgelesenen deutschen Autoren. Seine Meisternovelle »Wir sind Utopia« (1942) wurde in zahlreiche Sprachen übersetzt, sie wurde dramatisiert und verfilmt. Mit seiner breitangelegten Romantrilogie »Die Sintflut« (1949/51) versuchte Andres, satirisch mit der nationalsozialistischen Diktatur abzurechnen. Die Mischung von sinnenhafter Erzählkunst, Philosophie und Theologie, die einen Teil des umfangreichen Werkes kennzeichnet, ist das Produkt der seltsamen Entwicklung, die den Müllerssohn aus dem Moselland zuerst ins Priesterseminar führte, bevor er seine eigentliche Berufung als Dichter erkannte.

Rückblickend fasste Andres die entscheidenden Einflüsse seines Werdens zusammen: »In meiner menschlichen und künstlerischen Existenz zähle ich drei Formkräfte: das bäuerliche Leben, das mich bis zum 11. Lebensjahr umgab, die katholische Kirche, in deren formenden Händen ich als Klosterschüler und Kleriker-Novize bis zum 21. Lebensjahr lag, die antike und humanistische Welt, der ich schon als Kind in der Römerstadt Trier entgegentrat und später mich mit ihrer Helle nährte und erzog auf zahlreichen Reisen nach Griechenland, Ägypten und Italien und vor allem durch fast 15 einsame, aber fruchtbare Jahre, die mir am Mittelmeer, am Rand der Magna Graecia geschenkt worden sind.« (»Über den Künstler und über mich selbst«)

Die erste Stufe seiner Entwicklung, die Kindheit in Breitwies, wo er 1906 geboren wurde, und in Schweich (im Kreis Trier), hat Andres in seinem Roman »Der Knabe im Brunnen« (1953) mit Bildhaftigkeit, Wärme und Humor geschildert. Als Schullektüre hat das Werk eine breite Leserschaft erreicht.

Da die Eltern ihren Sohn für den Priesterberuf bestimmt hatten, kam Andres mit zwölf Jahren in ein holländisches Pensionat für geistlichen Nachwuchs. Wenn er noch mit zwanzig Jahren kategorisch erklärte: »Ich will Priester werden«, so wurde der Glaube an diese Lebensbestimmung allmählich erschüttert und führte 1929 zum Abbruch des Theologiestudiums.

In Köln studierte Andres anschließend Germanistik, Kunstgeschichte und Philosophie. Hier lernte er 1931 die 20-jährige Medizinstudentin Dorothee Freudi-

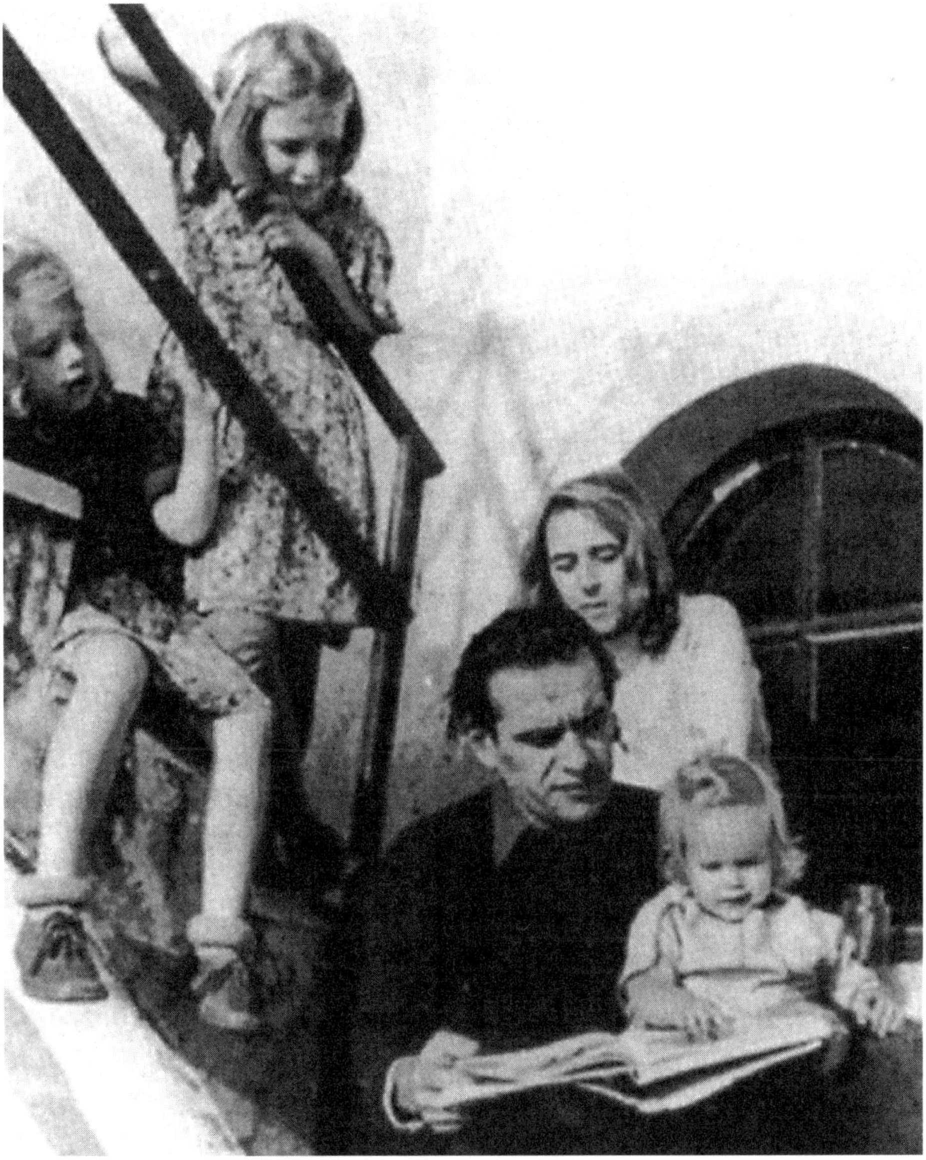

Beatrice, Mechthild, Stefan, Dorothee und Ima Andres in Positano 1941

ger kennen, die er am 28. September 1932 heiratete. Die älteste Tochter Mechthild wurde am 18. September 1933 geboren, die zweite Tochter Beatrice am dritten Hochzeitstag. Die jüngste Tochter, Irene Maria, »Ima« genannt, kam einige Tage vor Kriegsausbruch zur Welt. Mittlerweile war der Schriftsteller, der seine halbjüdische Frau vor der Nazi-Verfolgung schützen wollte, nach dem kleinen Fischerort Positano südlich von Neapel gezogen. Hier wohnte er bis 1949, bevor er für zwölf Jahre nach Deutschland, nach Unkel am Rhein, zurückkehrte. Von 1961 bis zu seinem Tod im Jahre 1970 lebte er in Rom.

Positano, »die Stadt am Meer«

Die fünfköpfige Familie lebte in Positano in sehr einfachen, fast primitiven Verhältnissen: es gab weder fließendes Wasser noch Elektrizität, ein einziger Raum konnte mit einem Ofen geheizt werden, die Nahrung bestand in den Kriegsjahren oft nur aus Kohlstrünken. Aber der Schriftsteller konnte arbeiten, er wähnte sich und seine Angehörigen in einer relativen Sicherheit. Seine Briefe drücken des Öfteren Vaterfreude und Dankbarkeit aus: »Die Kinder gedeihen ... Es ist also viel Grund zur Dankbarkeit in mir vorhanden.« (7.1.1938)

1942 war ein sehr ereignisreiches Jahr. Am Osterfest 1942 trat Dorothee in Rom zur katholischen Kirche über. »Wir ließen unsere Ehe kirchlich einsegnen. Dorothee ist sehr glücklich darüber«, schrieb Stefan Andres am 15. April an seinen geistlichen Freund Pierre Elcheroth. Gleichzeitig kündigte er die baldige Kommunion seiner beiden älteren Töchter an. Aber das »freudenreiche« Jahr endete mit dem tragischsten Ereignis im Leben des Dichters, mit dem Verlust der ältesten Tochter. Die neunjährige Mechthild starb in Positano am 25. November 1942 an Hungertyphus.

»Unsere liebe kleine Mechthild ist in Gott eingegangen«

Im Herbst 1942 grassierte in Süditalien der Typhus. Mehrere Personen aus der Umgebung der Familie erlagen der Seuche, darunter auch eine italienische Spielgefährtin Mechthilds. Allerheiligen brachte das Mädchen noch selbstgewundene Kränze aus Zyklamen auf das Grab der Verstorbenen. Abends bügelte sie mit Ernst und Eifer die Kleider ihrer Puppen und erklärte: »Jetzt ist ein neuer Monat gekommen, da müssen die Puppen auch frisch sein.« Am nächsten Tag legte sie sich mit Fieber zu Bett, verfiel in einen Zustand der Apathie und konnte trotz sofortiger ärztlicher Hilfe nicht mehr gerettet werden.

Zwei Tage nach ihrem Tod teilte Stefan Andres seinem Freund Pierre Elcheroth den Verlust in folgenden Worten mit:

»Unsere liebe kleine Mechthild ist in Gott eingegangen – wir stehen noch immer fassungslos da, aber es ist so. Wärest du doch hier! Ich versuche, meine Frau zu trösten, so gut es geht. Drei Mal glaubten wir sie am Leben erhalten zu können da kam die Lungenentzündung dazu. Sie starb um 2.30 Uhr in der Nacht und liegt nun auf dem schönsten Friedhof der Welt: hoch über dem Meer, ganz nahe unserer Terrasse unter einem großen Johannisbrotbaum. Ich bin ganz leer und arm, am meisten tut mir Dorothee leid. Was dem Vater bis an die Knie geht, geht der Mutter bis ans Herz, heißt ein altes Sprichwort. Und mir geht es fast schon übers Herz hinaus. Aber ich will auch jetzt Gott loben und lieben, das ist der einzige Trost. Nur in der Demut und Liebe vor dem Allerheiligsten ist der Schmerz dieses Lebens, das ja ein Sterben ist, zu ertragen. Und ich vereinige unseren Schmerz mit dem der Millionen schmerzzerrissener Herzen.« (27.11.1942)

Einige Wochen später schrieb er weiter über den Verlust an den Freund:

»Meine Frau ist sehr tapfer, und der Gedanke an die zeitlose Existenz der Seelen in Gott ist unser einziger Trost. Ich habe ein paar Sonette an Mechthild geschrieben und lege sie bei. Die Kunst ist doch eine große Gnade, wenn sie auch andererseits uns soviel auflastet ... Mut, das ist eine ganz religiöse Eigenschaft des Menschen, jener Mut, still zu halten und das Antlitz Gottes zu erwarten! Wenn ich manchmal beten kann, ohne Worte, mich nur hinwerfend in das große, wunderbare Geschehen dieser Welt, dem Einen zu, dann fühle ich mich gereinigt und voller Mut.« (23.12.1942)

Dem Briefe beigefügt waren drei Sonette »An Mechthild«, in einer Fassung, die sich noch teilweise stark von den gedruckten Gedichten unterscheidet.

Ein weiteres persönliches Zeugnis der Trauerarbeit ist der Brief, den Andres am 12. Mai 1943 an den Kölner Komponisten Wilhelm Maler richtete: »Ich sitze in meiner Klause und schreibe täglich 5-6 Stunden an der Sintflut und verfasse Sonette auf meine, unsere Mechthild! Sie werden sie später zu sehen bekommen. Ich muss dem Schmerz die Möglichkeit zum Kristallisieren geben, es ist mir schon viel leichter geworden! Nur am Grabe mache ich stets schlapp, und es liegt nur hundert Meter von unserm Haus entfernt! Aber ich schaue zu den Sternen auf!«

Zwei Monate später beglückwünschte er Karl Kerényi zu seiner »Väterlichkeit«, dazu dass dieser einen würdigen und sicheren Ort bei seinem »Töchterchen« im »Gelobten Lande« gefunden habe: »Epiphanie ist dafür das treffendste Wort, wie ich denn im Kinde überhaupt mich dem geheimnisvollen und unaussprechlichen Gotte am nächsten fühle ...«

Gleichzeitig machte er sich Vorwürfe, dass er als Vater manches bei seinem eigenen Kind aus Unachtsamkeit versäumt habe: »Zu wenig Männer bemerken, was ihnen das Leben hier bereithält, und dies Nichtbemerken halte ich bei mir zumal, aber auch bei andern als eine Schuld. Denn das Aufmerken, das Hinhorchen auf das Leben im Kinde ... zumal in seiner rührendsten Gestalt ... verlangt sehr viel ethische Kraft. Wie bedauere ich es heute, der lieben Mechthild nicht noch mehr Vater gewesen zu sein, wieviel Ungeduld, Missverstehen und Gleichgültigkeit für Stunden musste sie ertragen – und ging dann fort. Aber es ist seltsam: nun ist sie immer bei mir. Ich bin eigentlich nie mehr allein. Besonders wenn ich unter dem Sternenhimmel einsam dahingehe und übers Meer ausblicke, wie nach einem andern Ufer: immer ist es mir, als ginge sie neben mir und stecke mir ihr stilles, blondes Köpfchen mit den ernsten blauen Augen unter den Arm.«

Sein Verhältnis zur Welt, zur »banalen Tatsächlichkeit« hatte sich seltsam gewandelt. Die Fassungslosigkeit der ersten Wochen war einem Gefühl von Resignation, fast von stoischer Gelassenheit gewichen: »Ich werde seit diesem unserem fürchterlichen Verlust von der Welt viel mehr angeredet und zwar mitten im Grauen des Krieges auf eine friedliche, lächelnde Weise, und ich finde, wenn ich so zum nahen Friedhof hinüberblicke, dass eigentlich nichts mehr so ganz schlimm ist, wenn unser Herz nur dem Notwendigen sich bereitet.«

Sonette an Mechthild

Der dichterische Niederschlag des Verlustes sind die 22 Sonette des Zyklus »Requiem für ein Kind«, die größtenteils in den folgenden Monaten entstanden. Indem Andres die strenge Form des Sonetts wählte, zwang er sich zu äußerster Konzentration und Objektivierung. Wenn er auch nicht, nach Goethes berühmtem Ausspruch, durch dieses Fragment einer Konfession »innerlich damit abschließen« konnte, so bewirkte die künstlerische Formgebung doch einen leichten Abstand, oder wenigstens eine Ablenkung. Etwas paradoxer ausgedrückt, je intensiver seine Beschäftigung mit dem Thema Kindertod war, um so befreiender wirkte die Gestaltung, das Ringen um den Ausdruck.

Bemerkenswert ist die Bezeichnung, die Andres seinen Gedichten gab: Sonette an Mechthild. Wie eine geheime Zwiesprache mit der Verstorbenen muten manche Verse an. Immer wieder wendet sich der Dichter unmittelbar an Mechthild: »Kind«, »mein Kind«, »liebes Kind«, so lauten die innigen Anreden, die indes jeden Anflug von Sentimentalität zu vermeiden trachten. Natürlich sind es nur innere Monologe, in denen Andres in bohrenden Fragen, schmerzlichen Gedanken das unfassbare Geheimnis des Todes umkreist, das nur im Glauben an die Transzendenz, oder an die »Apokatastasis« eine tröstliche Erklärung finden kann. In einem Brief, den er während der Krankheitstage Mechthilds schrieb, als das Schlimmste zu befürchten war, äußerte er sich folgenderweise: »Das erwarte ich: dass sich alles, aber alles, in Gott wiederfindet und nichts verloren geht! Et vitam venturi saeculi! In diesem Satz, der die Apokatastasis deutlich ausdrückt, kann allein die Hoffnungslosigkeit inmitten einer christlichen Welt eine Aufhellung erfahren.« (4.11.1942)

Die Idee der »Apokatastasis« hat Andres von dem Kirchenvater Origines übernommen. Bereits auf dem Konzil von Konstantinopel, im Jahre 545, war die Lehre von der schlussendlichen Versöhnung aller Sünder mit Gott, und damit folglich von der Leugnung der Hölle als einem Ort ewiger Verdammnis, als Irrlehre verurteilt worden. Sie tauchte aber immer wieder auf, u.a. bei den Pietisten, sie beschäftigt auch moderne Theologen wie Dichter.

Der Zyklus hebt schwermütig an mit der Feststellung der endgültigen Trennung zwischen der Frühverstorbenen und der Familie:

»Dein Leben und das unsre, liebes Kind,
trennt nun des Todes nahtlos glatte Wand.«

In der ersten Fassung, die im Brief an Elcheroth enthalten ist, folgen die Verse:

»Ich lausch hinüber, wenn der Abendwind
die fernsten Wellen bringt an unsern Strand.«

Dank der Botschaften des ewigen Naturgeschehens scheint die Verbindung zum Jenseits nicht restlos abgebrochen zu sein. Die endgültige Fassung hingegen, mit ihrer Betonung der undurchdringlichen Wand, verstärkt das Gefühl der völligen Trennung und des Schmerzes:

»Und ragt – unendlich! – quer durch den Verstand
Und quer durchs Herz …«

Die Totenklage des ersten Sonetts fasst in den Schlussversen noch einmal knapp die ganze Tragik zusammen, sie klingt aus im elegischen Ton, aber der Gefühlserguss bleibt ausgespart, oder dem Leser als Resonanz überlassen:

»Ich sah dich, Kind, sah deines Sternes Lauf,
Dann stand die Wand um mich. Du warst so schön.«

Die Tiefe des Verlustschmerzes ließ den Vater und Dichter jahrelang nicht zur Ruhe kommen. Mit immer neuen gedankenschweren Versen rang er darum, das Dunkel des Schicksals zu erhellen, die Unergründlichkeit des Schöpfungsplanes, der »Ordnung« Gottes, zu verstehen. Insgesamt sind es 22 Sonette, die er 1948 dem Druck übergab. Wieviele Ansätze verworfen wurden, wieviele Gedichte nicht ausgereift sind, man kann es sich leicht vorstellen. Bei den hohen Ansprüchen der Sonett-Form, die den natürlichen Sprachfluss ständig hemmt und einengt, war es unausbleiblich, dass manches als Torso auf der Strecke blieb. Für ein episches Urtalent wie Andres, der gewohnt war, aus dem Vollen zu schöpfen, waren die Konzision und die Prägnanz des Sonetts ein wahres Prokrustesbett. Insofern ist die gedankliche Vertiefung, die Verdichtung der Aussage und der Metaphernreichtum in diesem Zyklus ein Sonderfall im Werk von Stefan Andres.

Es ist nicht möglich, diese gedankenschweren Gedichte auch nur annähernd zu umschreiben, geschweige denn ihren Gehalt angemessen wiederzugeben. Einige Streiflichter müssen in diesem Rahmen genügen. Mehrere Episoden der Vergangenheit werden knapp beschworen, so der neunte und letzte Geburtstag (XV), das letzte Allerheiligenfest, als Mechthild »Kränze auf der Kinder Hügel« trug (II), der Begräbnistag (XIII). Die meisten Verse kreisen um den Zustand der Trauer, der Leere, der Ratlosigkeit – »man sitzt und einer blickt vorbei am andern« (IV) –. Das Bild der Nacht, der Finsternis und Einsamkeit – »o finstre Nacht« – ist die häufigste Chiffre für die seelische Verfassung des Überlebenden. Nacht und Träume öffnen allerdings auch den Blick in den Zwischenbereich, wo Zeitliches und Ewiges sich durchdringen, wo der Wunsch nach einem Wiedersehen durchaus erfüllbar erscheint. Fast alle Sonette enthalten Tröstliches, verweisen auf die Transzendenz, am ergreifendsten sicher in Sonett V, wo der vom Abgrund bedrohte Vater von der Versuchung der Absurdität, des Nihilismus gestreift wird, dann aber jäh, durch die

Vision der gefalteten Hände des sterbenden Kindes die bergende Gewissheit des Heils wiedererlangt. Versöhnt spricht der Vater die letzten Worte: »du bist in Gott erhalten«.

Zusammenfassend kann man also feststellen, dass trotz aller thematischen Mannigfaltigkeit der Sonette die Grundstimmung der herben Trauerklage meist durch den Blick zu den Sternen, durch die tröstliche Zuversicht des gläubigen Christen gemildert wird. Das folgende Gedicht stehe stellvertretend für die typische Polarität Trauer-Trost mit der Jenseits-Perspektive.

Wo bist du, Kind?

Wo bist du, Kind? So frag ich in die Nacht.
Sie schweigt – doch ohne Hohn, sie kennt die Frage,
und stets im Frühlicht ist's, als ob sie sage:
Gesegnet, wer mein Schweigen nicht verlacht!

Was Liebe glaubt und hofft – ach, der Verstand,
er misst mit sich und nennt es unbemessen!
Was weiß er von der Glut in jenen Essen,
wo uns der Tod ins Unbemessene band!

Ist Gott – bist du! Wie könnt' er, der gedacht
dich lieblichen Gedanken, dein vergessen!
Es fällt kein Stern aus Gottes großer Nacht.

Drum bann ich jede Frage als vermessen
ins Dunkle blickend, bis ich Ordnung sehe
und, selber Nacht, ganz voller Sterne stehe.

Knapper als im Halbvers »Ist Gott – bist du!« kann man die christliche Zuversicht des Weiterlebens nicht ausdrücken. Gottes Existenz impliziert die Unsterblichkeit seiner Geschöpfe. In den Augen des Dichters ist es unvorstellbar, dass Gott sein Geschöpf zu nichts verfallen lässt. »Was Liebe glaubend hofft«, die vereinten christlichen Kardinaltugenden, Glaube, Liebe, Hoffnung, gebieten uns, darüber keinen Zweifel zu hegen, dass »kein Stern aus Gottes großer Nacht« fallen kann.

Dass Andres dennoch, trotz seines starken Glaubens, nicht von bittern Gefühlen, Anfechtungen und Glaubenszweifeln verschont blieb, belegen sowohl einzelne Verse wie auch Äußerungen in Briefen und Romanen. Im VII. Sonett gedenkt er voll Bitterkeit der Nacht, als ihn »der Tröster trog«:

Sooft der Mond im ersten Viertel blinkt,
Denk ich der Nacht, da mich der Tröster trog,
Als ich, nach Zeichen spähend, zag erwog:
Er wächst, mein Kind, er hat dir zugewinkt. (VII)

In einem Brief von 1946 beglückwünschte er W. Maler, dass er mit seiner ganzen Familie den Krieg heil überlebt habe: »Ihr seid noch wenigstens alle beieinander, wir nicht mehr, und das ist und bleibt ein großes Leid.« Zwar ist die Erfahrung des Leides auch eine wertvolle Lehre, ein heilsamer Aufruf, »wesentlich« zu werden. Aber die Prüfungen in diesem Tränental können auch das Fassungsvermögen des Trauernden übersteigen:

»Aber der Blick auf ein Grab gibt auch dem Leben etwas: von jenem Gewicht, das wir brauchen (oder doch manche brauchen), um nicht an der Oberfläche der so plausibel erscheinenden Natur zu bleiben. Mein Glaube an das andere, das ewige Leben ist zur Hälfte und mehr in manchen Zeiten erschüttert. In manchen Stunden aber weiß ich es, dies ist nicht alles! Die Hauptsache kommt erst. Die terra ist eine Hölle oder doch ein Purgatorium – und sie läutert uns manchmal mehr, als uns lieb ist, zu einem höheren Zustand.« (15. Juli 1946)

Von 1949 bis 1961 lebte Stefan Andres in Unkel am Rhein und gab seinem Wohnhaus den seltsamen Namen »Kore« (griechisch für »Mädchen«), zum Gedenken an das Töchterchen Mechthild. Die Wohnung trägt noch heute diese Bezeichnung. Auf diese Weise lebt die Erinnerung an das Mädchen auch in der Rheinstadt weiter.

Madleen – die tote Tochter im Roman »Der Taubenturm«

Wie wenig Andres den Verlust der Tochter verwunden, oder durch den Gedichtzyklus den Schmerz darüber vielleicht zum Schweigen gebracht hat, beweist sein später, teilweise autobiographischer Roman »Der Taubenturm« (1966), der einige schicksalsschwere Wochen des Herbstes 1943 in Positano schildert. Andres hat die persönliche Tragödie, den Tod der Tochter, und die sehr gefährliche politisch-militärische Lage beim Rückzug der Deutschen auf ein Jahr zusammengedrängt. Trotz dieser und einiger anderer romanhafter Verschleierungen – Hauptperson ist der 50-jährige deutsche Sinologe Odilo, der mit Frau und Kindern vor dem Naziregime nach Italien geflohen ist – ist die Figurenkonstellation der Familie wie auch die seelische Lage in Leben und Dichtung fast identisch.

Das Romangeschehen hebt an drei Monate nach dem Tod der ältesten Tochter, die im Roman den Namen Madleen trägt. Das traumatische Erlebnis, »unsere gemeinsame Wunde« (S. 8) taucht immer wieder im Bewusstsein der Familienmitglieder auf, es hat alle tief gezeichnet. Von der Mutter Susi heißt es: »Sie scheint nach dem Tod unserer Tochter ihrem Leben keinen Wert mehr beizumessen.« (S. 7) Jeden Abend zupft sie die Decken an allen drei Betten der Kinder zurecht, als könne diese liebe Gewohnheit Geschehenes rückgängig machen. Zu den jüngeren Kindern sagt sie: »Betet, Kinder, betet zu eurem Schutzengel Madleen ...« (S. 31). Sie hat sich nicht mit dem Verlust abgefunden, um so mehr als sie glaubt, er sei abwendbar gewesen, wie sie ihrem Manne vorwurfsvoll zu verstehen gibt. Er sinniert: »Ja, wenn ich ihren leise und absichtlich ungenau geäußerten Klagen genau zuhöre, trage ich an Madleens Tod die Schuld. Ich hätte gleich beim Ausbruch der Krankheit nach N. (Neapel) reisen und am dortigen Generalkonsulat eine Geldsumme aufnehmen sollen – zuerst hieß es noch ›können‹ – und wir hätten Madleen in ein Krankenhaus überführen lassen.« Das Ergebnis wäre in den Augen des Vaters noch schlimmer gewesen: »Madleen wäre also, hätte ich die Summe erhalten, nach N. in die Isolierbaracken gekommen. Wir hätten unser Kind sechs Wochen früher verloren! Der Trost, ihm bis zum letzten Augenblick hilfreich nahe gewesen zu sein, fehlte uns jetzt.« (S. 26)

Immer wieder wird der »große schwarze Baum« auf dem nahen Friedhof als Todessymbol evoziert: »die Karube, die auf deutsch Johannisbrotbaum heißt und dort auf Madleens Grab steht«. (S. 13) Der Friedhof liegt so nahe bei der Wohnung des Dichters, dass er den Baum einfach nicht übersehen kann: »Da schau, der große schwarze Baum da, das ist jetzt für mich der Tod. Aber in den ersten Tagen und Wochen, da kam es mir so vor, als ob noch nie Eltern ein Kind hätten begraben müssen. Und Mutter denkt heute noch so.« (S. 249) Auf dem Grab selbst steht als Inschrift ein Satz von Laotse, den der Sinologe Odilo besonders schätzt.

Der Ich-Erzähler grübelt viel nach und kommt zu seltsam kritischen Schlussfolgerungen über landläufige Urteile: »Ich hörte früher sagen: der große Schmerz sei dem Menschen heilsam, er öffne ihn für das Leid der Welt, und alle seine guten Anlagen veredelten und vertieften sich in solcher Prüfung. Der große Schmerz, ja, wenn er auf den großen Menschen trifft. Aber bis heute ist mir außerhalb der Bücher noch kein großer Mensch begegnet. Wie gerne beließe ich dem großen Schmerz den ihm von den Ethikern nachgesagten großen Sinn! Aber ich habe eine Erfahrung gemacht: wir beide sind durch den Tod unserer Tochter nicht menschlicher geworden. Vor allem, was doch der Tod eines Kindes eigentlich bewirken müsste: der große Schmerz hätte uns inniger miteinander verbinden müssen. Das Gegenteil trat ein.« (S. 25/26) Der Roman zeigt auch die Entfremdung der Eheleute nach dem Schicksalsschlag und fast die Krise ihrer Verbindung. Aber der Schluss deutet auch die Versöhnung an, die wahrscheinlich beschleunigt wird durch eine schwere Erkrankung der zweiten Tochter, Felizitas. (Diese Namensgebung zeigt deutlich die Verwandtschaft mit dem semantisch sehr nahen wirklichen Vornamen Beatrice an.) Felizitas weigert sich zu sterben, aus Rücksicht auf ihre Eltern: »Ich darf nicht wie Madleen meinen Eltern weglaufen! Die Eltern brauchen mich, sonst sterben sie.« (S. 328)

Sie hat ein merkwürdiges Vertrauen in das Leben, gerade nach einem Sterbefall in der Familie. Sie beruhigt ihren jüngeren Bruder Urbs mit ihrer rührenden kindlichen Logik: »Vor dem Tod brauchen wir sowieso keine Angst zu haben – dafür sorgt Madleen. Die sitzt im Karubenbaum und gibt acht. Sie kennt ja den Tod und hat ihm viel von uns erzählt. Und da hat sie ihm auch gesagt, daß er uns nichts tun darf – wegen der Eltern und so. Mehr als ein Kind dürfen Eltern nicht verlieren, weil sie sonst vor Schmerz selber sterben, und dann ist niemand mehr da für die Kinder, die noch am Leben sind – und das geht nicht, siehst du!« (S. 300)

Am Schluss des Romans, als die tragischen Spannungen des Kriegsendes sich lösen und die geprüfte Familie ihre Einheit wiederfindet, erscheint der Tod der ältesten Tochter wie ein Tribut an das Schicksal, das von jedem ein Opfer fordert: »Und was Madleen angeht – alle opfern ja, alle, alle! Wir konnten nicht allein – so durchkommen!« (S. 336) Es sei daran erinnert, dass Andres bereits in seinem Brief an P. Elcheroth geschrieben hatte, er »vereinige« seinen persönlichen Schmerz »mit dem der Millionen schmerzzerrissener Herzen«. Das allgemeine Leid dieser Kriegsjahre scheint das individuelle Leid zu relativieren. Im Sinne dieser großen Gemeinschaft des Leides hatte Andres seinem privaten »Requiem für ein Kind« bereits die umfassende Widmung vorausgeschickt: »Mechthilds Mutter und allen trauernden Müttern zu eigen!«

Stefan Andres starb unerwartet in Rom am 29. Juni 1970, vier Jahre nach Veröffentlichung seines Romans, an den Folgen einer Operation. Er wurde auf dem Camposanto Teutonico im Vatikan beigesetzt.

»Introibo ad altare Dei, ad Deum qui laetificat juventutem meam«

Eine späte, zuverlässige Informationsquelle über die Tragödie von 1942 stellen die noch unveröffentlichten Aufzeichnungen der Mutter Dorothee Andres dar. Auf den Seiten 54 bis 56 des Typoskripts gewinnt man Einblick in die näheren Umstände, die weder in den Briefen noch in den dichterischen Zeugnissen beleuchtet werden: Im Herbst 1942 herrschte in Süditalien eine Epidemie, der u.a. auch die Tochter eines Nachbarn der Andres-Familie zum Opfer fiel. Am Allerheiligentag, einem strahlenden Sonntag, ging Mechthild mit ihren Eltern in den Dom zum Gottesdienst und anschließend auf den Friedhof, wo sie einen Kranz auf den Grabhügel der verstorbenen Gespielin niederlegte. Am Allerseelentag wollte sie wieder auf den Friedhof, »sie möchte doch so gern den Toten zeigen, dass sie alle liebhätte«. Schon am Nachmittag dieses Tages legte sie sich mit starkem Fieber zu Bett. Der Arzt hegte sofort den Verdacht, dass es sich um Typhus handle, obwohl die ganze Familie sich einer prophylaktischen Kur unterzogen hatte.

Die Mutter erinnert sich: »Ich war Tag und Nacht mit der kranken Mechthild im Kinderzimmer. Bald schon wurde ihr Zustand bedenklich, aber der Arzt sorgte für sie wie für eins seiner eigenen sieben Kinder ... Wochenlang lag das Kind apathisch zwischen Leben und Tod – und eines Tages schlug sie endlich die Augen wieder auf, wollte das Kätzchen, das immer wieder ins Zimmer gekommen war, streicheln – und ich meinte voller Dank, dass sie nun gerettet sei. Aber in dieser Nacht wurde sie uns genommen – es war ein letztes Aufflackern dieses jungen Lebens gewesen.

Von diesem Tag an mochte ich nicht mehr von Krieg, Politik und all dem hören, ich nahm keinen Anteil mehr am öffentlichen Geschehen – aber ich hatte das Gefühl, dass ich eingebunden sei in das allgemeine Leid rund um den Erdball. Den ganzen Winter über wurde ich stets von neuem einbezogen in den Schmerz der

Nachbarn. Viele wurden hinweggerafft durch diese grauenvolle Krankheit, und bald schon gab es unter der Karube, unter der das Grab unserer Tochter lag, noch mehrere Kindergräber. Unser Haus war so nahe am Friedhof, nur durch eine schmale Felsenschlucht getrennt, dass jeder Blick zu diesem dunklen Baum hinging. Mein Mann bestellte eine weiße Marmorplatte, darauf er ein Kreuz aus neun Rosen einritzen ließ, und die Worte: ›Introibo ad altare Dei, ad Deum, qui laetificat juventutem meam.‹

Er nahm sich nun ganz der Töchter an, spielte jeden Abend mit ihnen, erdachte kleine Geschichten für sie und versuchte, seinen Schmerz zu formen in den Sonetten ›Requiem für ein Kind‹, die im Lauf der kommenden Monate entstanden.«

Als Messdiener und junger Seminarist hatte Andres unzählige Male das Staffelgebet vor der Messe gebetet: »Ich werde hintreten zum Altare Gottes, zu Gott, der meine Jugend erfreut.« Unversehens erhielten diese Worte einen neuen, einen ergreifend tieferen Sinn, als der Dichter sie seiner toten Tochter in den Mund legte, als Losungswort auf ihrem Weg in die Ewigkeit.

Stefan Andres: Requiem für ein Kind. Verlag Heinrich Ellermann. Hamburg 1948.
Der Taubenturm. Roman. Piper Verlag. München 1966.
Briefe an einen Theologen (Pierre Elcheroth). In Nouvelle Revue Luxembourgeoise. Luxemburg 1970/71.
Briefe an Wilhelm Maler, an Karl Kerényi. In: Konvolut »Briefe 1931-1947«. Archiv der Stefan-Andres-Gesellschaft, Schweich.

Dorothee Andres: Lebenserinnerungen. 1937-1947. Typoskript. Mit freundlicher Genehmigung von Frau Dorothee Andres.

Michael Braun: Stefan Andres. Leben und Werk. Bouvier-Verlag. Bonn 1997.

Wilhelm Große: Zu Stefan Andres' Lyrik. In: Mitteilungen der Stefan-Andres-Gesellschaft. Schweich 1992.

Mascha Kaléko und Chemjo Vinaver

Elegie für Steven

Dass man doch lernte, sich vor ihm zu neigen,
Der grausam nimmt, was er so zögernd gab.
Solang mein Herz schlägt, ist darin dein Grab.
Ich setze dir ein Mal aus purem Schweigen.

Mascha Kaléko, um 1970

Mascha Kaléko gehört zu den liebenswürdigsten Lyrikerinnen dieses Jahrhunderts. Ihre Alltagsgedichte wie ihre Kinderreime haben ihr treue Leser bei Alt und Jung gewonnen.

Sie selbst teilte ihre bewegte Biographie in sechs »Leben« ein: 1. Mascha allein; 2. Mascha und ihr erster Mann; 3. Mascha und ihr zweiter Mann; 4. Mascha, ihr Mann und Steven, ihr Sohn; 5. Mascha und ihr Mann ohne Steven; 6. Mascha allein.

Mascha Kaléko wurde am 7. Juni 1907 als Golda Malka Aufen in Chrzanów (Galizien) geboren und verbrachte ihre Kindheit, die sie später ganz verdrängte, in sehr bescheidenen Verhältnissen. 1914 übersiedelte sie mit ihren Eltern nach Deutschland, wohnte in Frankfurt am Main, Marburg und ab 1918 in Berlin, wo sie nach der Heirat ihrer Eltern den Namen Mascha Engel annahm. Seit 1925 arbeitete sie im Büro der »Arbeiterfürsorge der jüdischen Organisationen Deutschlands«. 1928 heiratete sie den Philologen Saul Aaron Kaléko.

»Die paar leuchtenden Jahre«

Ihr literarischer Aufstieg begann, als sie Anschluss an die künstlerische Avantgarde Berlins fand, die sich regelmäßig im »Romanischen Café« traf: Erich Kästner, Else Lasker-Schüler, Joachim Ringelnatz, Kurt Tucholsky u.a.m. In der angesehenen »Vossischen Zeitung« wurden ihre ersten Verse veröffentlicht: Zeitgedichte, Großstadtlyrik, in der Tradition Heines und Tucholskys, eine Mischung von Lyrik und Spott, von Gefühl und Ironie. »Sie haben den schnellen Berliner Witz und die Trauer und Weisheit aus dem jüdischen Osten, und mit dieser Mischung erobert sich Mascha Kaléko die Herzen der Leser. Auch dass sie so mädchenhaft zierlich wirkte, gehörte mit zur Wirkung aufs Publikum.« (Gisela Zoch-Westphal). Hermann Hesse kennzeichnete treffend ihre ersten Lyrikbändchen: »Es ist eine aus Sentimentalität und Schnoddrigkeit großstädtisch gemischte, mokante, selbstironisierende Art der Dichtung, launisch und spielerisch, direkt von Heinrich Heine abstammend ...«

Aber diese ersten erfolgreichen Veröffentlichungen fanden ein jähes Ende, als mit dem Aufkommen der Naziherrschaft die Dichterin mit Schreibverbot belegt wurde und ihre Bücher aus dem Buchhandel verschwanden.

Um 1935 begegnete sie Chemjo Vinaver, einem Musikwissenschaftler, der sein ganzes Leben der chassidischen Synagogalmusik widmete. Das Kind, das sie von ihm erwartete, wurde am 28. Dezember 1936 geboren und erhielt die Vornamen Evjatar Alexander Michael. Im Oktober 1937 trennte sich die Dichterin offiziell von ihrem ersten Mann und sie heiratete Vinaver, aber den Namen Kaléko behielt sie als Künstlernamen bei.

Ein Tagebuch für den Sohn

Am 1. Januar 1938 begann Mascha Kaléko für ihren Sohn ein Tagebuch zu führen. Die ersten Sätze lauten: »Avitar. Du bist jetzt ein Jahr alt geworden. Dein Vater hat dieses kleine Buch gekauft, und wir wollen beide dann und wann hineinschreiben für Dich. Wenn Du später, viel später einmal, alles lesen wirst, werden diese Jahre vor Dir auftauchen mit ihrem Schimmer vom Vergangenen.«

Allerdings würde die Mutter ganz allein die Eintragungen machen und auch manches über ihre Ehe niederschreiben, was dem Vater missfallen hätte: »Entweder er liebt mich nicht mehr – er schwört, dass das nicht stimmt – oder er ist ein Mensch, der für das Zusammenleben im Alltag nicht geschaffen ist. Es vergeht keine Woche, in der wir uns nicht bis zur Verzweiflung quälen ...« (1.2.1938) Erst später sollte die Ehe sich zu exemplarischer Harmonie entwickeln.

Im September 1938, kurz vor der »Reichskristallnacht«, verließ die Dichterin mit Mann und Kind Deutschland und wohnte sodann als Emigrantin 20 Jahre in New York. Ihr Mann gründete dort den »Vinaver-Chor«, der sich als erster Chor professionell der jüdischen Musik widmete. Sie selbst, die ihr Publikum verloren hatte, schrieb nur noch wenig. »Meine Welt hat sich verengt auf zwei Menschen, Chemjo und Evjatar.« In dieser Zeit der Vereinsamung und materiellen Not setzte sie sich mit dem jüdischen Glauben und dem unerklärlich grausamen Schicksal des »auserwählten« Volkes auseinander. Die Schnoddrigkeit des Berliner Tons war einem bangen Suchen und Fragen gewichen. In dem Gedicht »Enkel Hiobs« heißt es:

Wie tief entbrannte über uns dein Zorn!
Wo blieb die Feuersäule, die uns führte ...
Wo bleibt die Stimme, da der Dornbusch flammt? ...
Wo bleibt der Stab, für uns das Meer zu teilen?

Das Gedicht schließt bitter und ratlos:

Was willst du, Herr, noch über Hiob schütten?
– Gar tief entbrannte über uns dein Zorn.

Der Hoffnungsträger in dieser schweren Zeit war der Sohn, der jetzt seinen biblischen Vornamen ablegte und Stefan oder Steven genannt wurde. Mutterliebe und Mutterstolz lenkten ab vom Kampf ums materielle Überleben. Ergreifend innig klingt die Apostrophe im Gedicht »Einem kleinen Emigranten«:

Du, den ich liebte, lang bevor er war,
Den Unvernunft und Liebe nur gebar,
Der blassen Stunden Licht und Himmelslohn,
Mein kleiner Sohn.

Die »Riesenschritte« eines Kindes

Steven wurde der Mittelpunkt ihres Daseins. Mit zunehmender Bewunderung registrierte sie die Entfaltung seiner Fähigkeiten: »Der Junge ist wunderbar. Er entwickelt sich zusehends, es ist schwer, objektiv zu sein, wenn man so nah verbunden ist mit einem Wesen, aber mir scheint, er ist besonders begabt. Er fasst blitzschnell auf und vergisst es nicht. Sein Gedächtnis ist bemerkenswert ...« Gleichzeitig stellte sie seine musikalische Begabung fest sowie seine erstaunliche Leichtigkeit, Sprachen zu erlernen. »Sein Deutsch ist von einer Anmut, die alle entzückt. Engländer und Deutsche gleichermaßen staunen über die Reinheit und Schönheit, mit der dieser 2 3/4-Jährige deutsch spricht ...«

Angesichts dieser »Riesenschritte« des Sohnes, stellte sie alles in seinen Dienst: »Sobald er das Haus betritt, bin ich nur für ihn noch da. Wir lesen, unglaublich, dieses Gedächtnis. Diese Auffassungsgabe!« Er kannte bereits 30 längere Gedichte auswendig, nach wenigen Takten auf dem Klavier erkannte er 35 Lieder.

Wie aufsehenerregend diese musikalische Entwicklung war, erkennt man daran, dass der berühmte Komponist Paul Dessau dem Knaben zu seinem dritten Geburtstag einen Kanon komponierte.

Die Tagebuchaufzeichnungen bringen immer wieder euphorische Ausrufe: »Der Junge ist die größte Freude in unserem Leben.« – »Stephen, ein Wunder! Ein Sonnenkind mit Sturm und Regen. Immer herrlich.« – »Das Wachsen seiner Seele, seines Hirns miterleben zu dürfen ist unaussprechlich.« – »Singt, tanzt, spielt und ›improvisiert‹. Dichtet so begabt. Und fragt, fragt!« – »Stephan ist so herrlich ... Ist musikbesessen. Und intelligent.« – »Er ist ein großer Redner und Logiker.«

Steven war »zärtlich und schmeichelnd«, immer bemüht, seiner Mutter seine Liebe zu zeigen: »Mammy, I love you so! I love you even more than God, I hope he do not mind.«

»Vor meinem eigenen Tod ist mir nicht bang«

Mascha Kaléko spürte immer tiefer, wie sehr ihr Glück abhängig war vom Wohlergehen ihres Mannes und ihres Sohnes. Voll dunkler Ahnungen schrieb sie 1944 ein »Memento«:

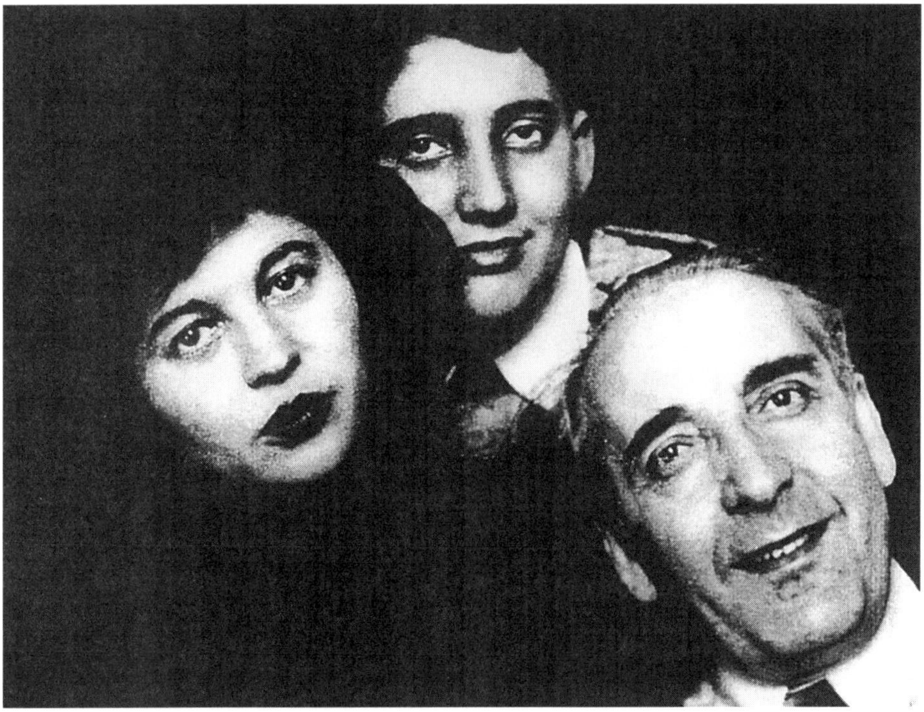

Mascha Kaleko, Steven und Chemjo Vinaver

Vor meinem eigenen Tod ist mir nicht bang,
nur vor dem Tode derer, die mir nah sind.
Wie soll ich leben,
wenn sie nicht mehr da sind?

Besonders prägnant und pointiert erscheinen die Schlusszeilen:

Den eigenen Tod, den stirbt man nur,
doch mit dem Tod der anderen
muss man leben.

Mehr als zwei Jahrzehnte noch waren beide da. Ihr Mann konnte 1956 den ersten Teil seines Lebenswerkes, der »Anthologie der chassidischen Musik«, herausgeben. Den Schutzumschlag hatte Marc Chagall entworfen. Der Band enthielt auch die letzte Komposition Schönbergs, die Vertonung des 130. Psalms (De profundis). Der zweite Teil folgte posthum 1986 in Jerusalem.

Der hochbegabte und frühreife Sohn schrieb schon mit elf Jahren englische Gedichte. Mit 22 Jahren wurde er mit dem ersten Preis der »Off Broadway Revue 1958« ausgezeichnet für seine künstlerischen Leistungen. Längst war er erfolgreich in London, in New York, in Italien und in Berlin als Schauspieler aufgetreten. Er hatte innovative Formen des Theaters entwickelt, er schrieb, komponierte und inszenierte alles selbst, seine »Diversions« vereinten Lieder, Rezitationen, Tanz und Pantomime. Aus der Ferne verfolgten die Eltern die glänzende Laufbahn ihres Sohnes, der zwar nicht, wie er als Knabe gesagt, ein »classical« geworden, »like Mozart and Beethoven.«

1945 veröffentlichte Mascha Kaléko den Band »Verse für Zeitgenossen«, hochrangige Emigrantenlyrik, die ihr viel Anerkennung von prominenten Zeitgenossen einbrachte, von Thomas Mann, Alfred Polgar, Albert Einstein, Johannes Urzidil. Auch Gottfried Benn, der große alte Mann der modernen deutschen Lyrik, schätzte ihre Gedichte, obwohl sie so völlig verschieden von seiner Dichtung waren. Mascha Kaléko war eben nicht »modern«, »Kein Neutöner«, wie sie selbstironisch ein Gedicht betitelte, in dem es heißt:

Weiß Gott, ich bin ganz unmodern,
Ich schäme mich zuschanden:
»Zwar liest man meine Verse gern,
Doch werden sie – verstanden!«

Gerade dieser bewusste Verzicht auf Hermetik, Esoterik oder Pathos machte sie bei vielen Lesern beliebt. Manche Lyrikbände von ihr wurden bei angesehenen Verlegern gedruckt, einige kamen auf die Bestseller-Liste und erhielten glänzende Kritiken, die Dichterin gab noch erfolgreiche Vortragsabende. »Wo sie immer auftaucht ... schlägt sie die Zuhörenden in ihren Bann.« Ihre Erscheinung, schmal und zierlich, wirkte immer noch jugendlich. »Sie hatte den Reiz einer Zigeunerin mit ihrem halblangen schwarzen Haar, den tiefdunklen Augen und einem sprühenden Charme, der ihr bis in die letzten Lebensjahre erhalten blieb.« (G. Zoch-Westphal)

Als ihr 1960 der Fontanepreis der Akademie der Künste in Berlin angeboten wurde, lehnte sie ab, weil das Jurymitglied Hans Egon Holthusen bei der SS gewesen war. Mit dieser Ablehnung beraubte sie sich wahrscheinlich der besten Chance, in Deutschland noch ein offizielles Comeback zu feiern und damit eine neue große Leserschaft zu gewinnen.

Erschwerend kam hinzu, dass sie seit Oktober 1960 in Israel wohnte und nur noch auf Reisen in Deutschland weilte. Als sie Berlin wiedersah, wurde ihr der Verlust der früheren Heimat schmerzlich bewusst, was sie in echt heinescher Art zum Ausdruck brachte:

... Und alles fragt, wie ich Berlin denn finde?
– Wie ich es finde? Ach, ich such es noch!
...
Und mir wird so ich-weiß-nicht-wie
Vor Heimweh nach den Temps perdus...

Aber auch in der neuen Heimat Israel fühlte sie sich nicht recht heimisch, sie verstand die Sprache nicht und fühlte sich wie eine Fremde. In dem Gedicht »Zwischenbilanz« hatte sie vor Jahren geschrieben:

Was wird am Ende von mir übrigbleiben?
Drei schmale Bände und ein einzig Kind.

Steven war der tröstliche Ausblick. In den Gedanken an seine Zukunft schöpfte sie ihre ganze Zuversicht, akzeptierte sie auch, ohne zu klagen, den eigenen Tod. Das nachgelassene Gedicht »Letztes Lied« war wie ein geistiges Vermächtnis der Mutter an ihren einzigen Sohn:

Ich werde fortgehn, Kind. Doch du sollst leben ...

Sing du es (das Lied) weiter, Kind, denn ich muss fort ...

Du aber, Kind, sollst nur das Leuchten erben ...

Der letzte Vierzeiler fasst die Botschaft, schlicht und feierlich zugleich, in prägnanten Antithesen zusammen:

Ich werde still sein; doch mein Lied geht weiter.
Gib du ihm deinen klaren, reinen Ton.
Du sei ein großer Mann, mein kleiner Sohn.
Ich bin so müde – aber du sei heiter.

Gesundheitliche Beschwerden, Asthma und eine Herzkrankheit beim Partner, Magenleiden bei Mascha, überschatteten manchen Tag. Ein Satz aus einem Brief von November 1967 illustriert die Alltagsdepressionen: »Bin in einem seelischen Erschöpfungszustand, der sich so auswirkt, dass ich n i c h t s beginnen kann, sondern um 6 PM mit Mogadon der Welt Gutnacht sage. Und das 6mal wöchentlich.«

»Solang mein Herz schlägt, ist darin dein Grab«

Dennoch war das alles noch wenig, gemessen an dem Schlag, der sie völlig überraschend im Sommer 1968 traf. Während einer Premierenfeier in Massachusetts brach Steven plötzlich zusammen und wurde in ein Krankenhaus eingeliefert, wo man Pankreatitis feststellte. Die Mutter weilte mit dem kranken Mann gerade in Zürich. Sofort flog sie nach Amerika, aber schon vier Tage nach ihrer Ankunft in Pittsfield starb der Sohn, am 28. Juni 1968, im Alter von 31 Jahren. Mascha war unfähig, an der Beerdigung teilzunehmen, sie eilte zurück nach Zürich, wo der hilflose Mann auf sie wartete.

Eine Literaturagentin, die sich des Ehepaares annahm, erlebte die Verzweiflung der unglücklichen Eltern und schrieb darüber an eine Freundin, sie seien »durch den Schock von Stevens Tod noch ganz außerhalb von sich selbst«. Sie fügte hinzu: »Die Verzweiflung und Wut gegen das Schicksal hat sich in Aggression und Misstrauen umgesetzt.« Als sie vermittelnd in einem Konflikt eingreifen wollte, wurde auch sie das Ziel blinder Wutausbrüche. Dadurch wurde die Vereinsamung noch größer. Das seelische Gleichgewicht der Eltern war so schwer erschüttert, dass sich beide von diesem Schicksalsschlag nicht mehr erholen konnten. Daran konnten auch einige Reisen und kulturelle Veranstaltungen nur wenig ändern. »Man zittert zu schlimm und lebt nicht, bei ›lebendigem‹ Leib«, schrieb Mascha an eine Freundin. Als Gebrochene bangten sie ständig einer um den andern, »Gefährten der Trauer«.

Dennoch gelang der Dichterin in dieser trostlosen Zeit ein Werk, das zu ihren besten gehört und das sie dem Andenken ihres Sohnes gewidmet hat. Gefasstheit und Untröstlichkeit halten sich die Waage in den klassisch gemeißelten Versen dieser Elegie. Trotz aller Dämpfung durch die Form hat das Gefühl nichts von seiner Unmittelbarkeit eingebüßt

Elegie für Steven

Kein Wort vermag Unsagbares zu sagen,
Drum bleibe, was ich trage, ungesagt.
Und dir zuliebe will ich nicht mehr klagen,
denn du, mein stolzer Sohn, hast nie geklagt.

Und hätt ich hundert Söhne, keiner wäre
mir je ein Trost für diesen einen, diesen einen!
Sagt ich: hundert? Ja, ich sagte hundert
und meinte hundert. Und ich habe keinen.

Dass man doch lernte, sich vor ihm zu neigen,
der grausam nimmt, was er so zögernd gab.
Solang mein Herz schlägt, ist darin dein Grab.
Ich setze dir ein Mal aus purem Schweigen.

Kein Wort. Kein Wort. Gefährte meiner Trauer!
Verwehte Blätter, treiben wir dahin.
Nicht dass ich weine, Liebster, darf dich wundern,
Nur dass ich manchmal ohne Träne bin.

Chemjo Vinaver starb im Dezember 1973 in Jerusalem. Seitdem verließ die Dichterin nur noch selten ihre Wohnung im 7. Stock in der Altstadt. In ihrem letzten Lebensjahr überwand sie noch einmal ihre Erstarrung und fand die Kraft zu einer Reihe von persönlichen, »wesentlichen« Gedichten, die ihrem »unsagbaren« Schmerz Ausdruck verliehen. Sie wurden aus dem Nachlass unter dem Titel »In meinen Träumen läutet es Sturm« (1977) und »Heute ist morgen schon gestern« (1980) veröffentlicht.

Ein kurzer Berlinaufenthalt mit Vortragsabend im Spätsommer 1974 schenkte der Dichterin »die letzten drei guten Tage«. Auf der Heimreise nach Israel machte sie in Zürich Station, weil sie erfahren hatte, dass der Fahrstuhl in ihrer Jerusalemer

Wohnung nicht funktionierte. Sie fühlte sich zu schwach, die vielen Treppen zur Dachwohnung hinaufzusteigen. So wurde die Lift-Panne zu ihrem Schicksal. Als ihr Magenleiden sich in der Schweiz verschlimmerte, wurde sie in eine Privatklinik aufgenommen, wo sie am 21. Januar 1975 verstarb. In den Gesprächen der letzten Wochen mit der Nachlassverwalterin Gisela Zoch-Westphal sprach sie oft von ihrem Sohn Steven und von seinem Sterben. Mascha Kaléko wurde in einer schlichten Feier auf dem Israelitischen Friedhof von Zürich beigesetzt.

Mascha Kaléko: Verse für Zeitgenossen. 1945.
In meinen Träumen läutet es Sturm. DTV. München 1977.
Heute ist morgen schon gestern. DTV. Berlin 1980.
Gisela Zoch-Westphal: Aus den sechs Leben der Mascha Kaléko. Arani. Berlin 1987.

Abbildungsverzeichnis mit Quellennachweis

Personenregister

C

D

E

F

G

H

I

J

K

L

M

N

O

P

R

S

T

U

V

W

Y

Z

Danksagung

Zahlreiche Personen haben dem Verfasser bei der Beschaffung von Texten, Dokumenten und Bildvorlagen sowie durch Ratschläge wertvolle Dienste geleistet. Ihnen allen sei an dieser Stelle herzlich gedankt.

Dorothee Andres, Rom; Sandra Baud, Paris; Karine Benzaquin, Paris; Andrea Brandt, Schweinfurt; Patrick Dheur, Liège; Hannelore Fischer, Käthe-Kollwitz-Museum, Köln; Sybille Heimann, Deutsches Eichendorff-Archiv, Wangen im Allgäu; Ursula Hummel, München; Danielle Jung, Nationalbibliothek Luxemburg; Karl-Ludwig König, Karl-Marx-Haus, Trier; Dr. Klaus-Dieter Krabiel, Hofmannsthal-Ausgabe im Freien Deutschen Hochstift, Frankfurt/Main; Rudolf Kreutner, Schweinfurt; Dr. Sigurd Martin, Fischer Verlag, Frankfurt; Dr. Gerd Nauhaus, Schumannhaus, Zwickau; Mme d'Oosthove, Paris; Evelyne Poirel, Rouen; Henry Schneider, Else-Lasker-Schüler-Archiv, Wuppertal; Elke Schwandner, Marbach am Neckar; Marie-Thérèse Stanislas, Paris; Sandy Wagner, Sankt-Paulus-Druckerei, Luxemburg.

Ein besonderer Dank gebührt Frau Julia Kuschmann, der Lektorin des Dittrich-Verlags, für ihre gründliche Prüfung des Typoskripts.

Ehnen, im Mai 2001

J.G.